制药配液
风险控制相关
技术考虑要点

国家药典委员会
中国食品药品国际交流中心   组织编写

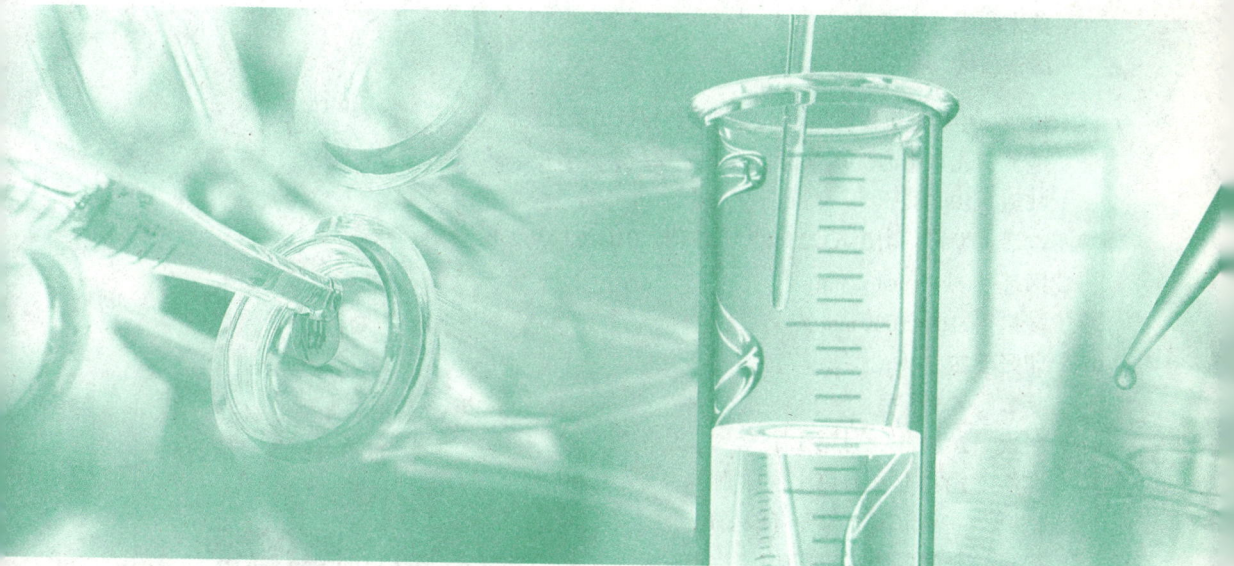

中国健康传媒集团
中国医药科技出版社

内 容 提 要

制药配液是药品生产的基础，涉及药物制剂工艺、原料药制备以及药用辅料生产，是药品生产的起始工艺也是生产全过程质量控制的关键环节。本书对国内外制药生产配液的发展历史、制药配液的种类和应用、生产技术路线、关键生产设备、生产工艺模块、工艺验证技术要求等进行了系统的阐述；通过对中药、化学药、生物药制药配液的案例分析，对各类药品制药配液的工艺流程、质量控制要求以及风险关注点进行了系统的解析，可以使读者更好地掌握制药配液的风险要点，极具参考价值。

本书适合药品监管、研发、生产、检验机构和相关生产企业的从业人员使用。

图书在版编目（CIP）数据

制药配液风险控制相关技术考虑要点 / 张伟，董江萍主编 . — 北京：中国医药科技出版社，2020.3

ISBN 978-7-5214-1563-6

Ⅰ . ①制… Ⅱ . ①张… ②董… Ⅲ . ①药物－生产工艺－风险管理－研究 Ⅳ . ① TQ460.6

中国版本图书馆 CIP 数据核字（2020）第 024925 号

美术编辑　陈君杞
版式设计　也　在

出版　**中国健康传媒集团** | 中国医药科技出版社

地址　北京市海淀区文慧园北路甲 22 号

邮编　100082

电话　发行：010-62227427　邮购：010-62236938

网址　www.cmstp.com

规格　710×1000mm $\frac{1}{16}$

印张　29 $\frac{1}{4}$

字数　473 千字

版次　2020 年 3 月第 1 版

印次　2020 年 3 月第 1 次印刷

印刷　三河市国英印务有限公司

经销　全国各地新华书店

书号　ISBN 978-7-5214-1563-6

定价　**158.00 元**

获取新书信息、投稿、为图书纠错，请扫码联系我们。

编 委 会

参与编写人员　姚建林　陈超群　王海凤　肖　辉　杜文倩
　　　　　　　　沈春丽　安文琪　卢　军　李宜明　易　力
　　　　　　　　温劲松　陈　诚　刘长俊　薛　冰　杨红艳
　　　　　　　　刘　莹　王宗太　许　峰　彭小刚　毛伟伟
　　　　　　　　潘若文　钟　晨　汪　娜　潘薪岭　王　喆
　　　　　　　　章娇娇　时　涛　唐　燕　吕伟伟　陈园园
　　　　　　　　宋作斌　房亚清　刘秋琳　李　峰　梁志国

感谢以下单位对本书编纂的支持：

上海勃林格殷格翰药业有限公司

通用电气医疗生命科学

香港奥星集团

默克化工技术（上海）有限公司

上海东富龙科技股份有限公司

颇尔（中国）有限公司

制药配液贯穿药品制造全过程，从工艺过程所需各类试液的配制，到药用辅料的制备以及最终的制剂生产，是药品制造的重要环节，直接影响到药品的质量。有效管控制药配液的相关风险，确保配液过程和结果受控，是实现药品质量可控的重要基础和保证。

随着当前我国药品研发、生产和监管观念的转变，药品质量源于设计（QbD），实行药品全生命周期的质量控制理念已成为各国药品监管机构和工业界的共识。对于生产环节，药品质量控制理念已由仅是终产品质量标准的符合性，转变为药品生产全过程质量管理和风险管控，强调以行之有效的全过程控制体系为保障，实现药品生产全过程风险可控。鉴于制药配液是药品制造的关键环节，药品生产企业应更加重视并健全制药配液过程质量管理和风险管控。同时，制药配液工艺也应是药品监管机构实施药品现场合规性检查的重点内容。

制药配液是以工程技术和工艺技术为基础，涉及设计制造、设备工程、制药工程、生物工程、材料工程、环境工程、分析检测技术、机械制造、电子工程、自动化工程等众多学科领域的工艺环节。制药配液的发展与科学技术和制造业的发展密切相关，制药配液技术水平的高低，一定程度体现了一个国家科技和制造业整体水平。随着全球制药工业、工程制造、材料科学的迅猛发展，新技术、新材料、新设备和新工艺不断应用于制药工业，使得制药配液的规模化、集成化和自动化水平不断提升，更好地满足了当前医药产业发展的需要，同时也给制药配液过程质量管理、风险管控、技术评估提出了新的要求，带来了新的挑战。

为此，国家药品监督管理局中国食品药品国际交流中心，组织国家药品监督管理局药品审核查验中心、国家药典委员会、中国食品药品检定研究院等相关技术机构的资深专家，以及一批长期从事药品研发和生产的国内外制药行业技术专家，在着眼国际制药配液技术发展的最新前沿，结合当前我国药品生产企业现状的基础上，编纂了《制药配液风险控制相关技术考虑要点》一书，首次对制药配液的范畴、技术与工艺、工业自动化、设备系统、制药配液用耗材、制药用水、原料药制备以及药用辅料配液技术等技术要求进行了全面系统的阐述，本书通过具有代表性的制药配液案例分析，包括化学药品无菌注射剂、疫苗制剂、中药无菌粉针注射剂和单抗制造工艺配液，对各类药品制药配液的工艺流程、质量控制要求以及风险关注点、相关风险防控措施进行了深入的解析和技术解读。特别需要指出的是本书对一次性系统（SUS）、连续配液技术的实际应用、工艺设计、工艺关键质控点和风险防控措施等方面进行了介绍，并提出了技术解决方案。

本书基于药品生产质量管理规范，将制药配液与药品研发设计、药品标准、药品检验等技术标准有机融合，同时，涵盖了各国相关的技术法规和技术要求，有助于国内外药品监管、研发、生产、检验机构和相关生产企业的从业人员更好了解制药配液技术，把握制药配液的风险点，对加强药品生产质量控制管理、严格国家药品标准执行、促进制药配液新技术的应用、推动我国制药配液设备升级改造具有重要的指导作用，是一部极具参考价值的技术书籍。期待在业界广泛实践的基础上逐步演化成国家级技术规范，可以进一步强化我国药品全过程质量控制，提升我国药品监管能力、推进药品质量标准的完善，加强药品质量的可控性，更好地保障公众用药安全，促进我国医药产业健康发展。

谨此对参与本书编写的全体专家和工作人员表示诚挚的谢意。由于编写时间紧，涉及范围广，本书难免有疏漏之处，对此，敬请广大读者批评指正。

张伟　董江萍

2019 年 11 月

目录

第 1 章
制药配液相关技术简介

1.1 药物制剂简介

1.1.1 药物制剂发展历史

1847 年，德国药师莫尔编著了第一本药剂学教科书《药剂工艺学》，使得药剂学成为一门独立的学科。药剂学是研究制剂的处方设计、基本理论、生产技术和质量控制等的综合性应用技术的科学。20 世纪 60 年代后，药剂学结合先进科学技术，在现代理论指导下逐步发展并诞生了许多分支学科，不仅丰富了药物制剂的内容，也极大地推动了药物制剂的发展。现代剂型及制剂的设计和制备是现代药剂学的核心内容，属于药品开发的下游阶段。药物新剂型及新制剂的研究和开发常常是多个学科领域共同耕耘的成果，并依赖于许多基础工业的发展。

片剂、胶囊剂、软膏剂、注射剂等临床常用剂型随着科学技术的发展，以及新型辅料、包装材料和设备的应用，其外观更佳完美，内在质量上也得到了较大提升。常规剂型中发展最快且应用最广的剂型是片剂和胶囊剂。在片剂的发展中，以直接压片、口腔速溶速崩和片剂薄膜包衣为代表的新技术，不仅明显改善了片剂的质量，也节约了工业化成本，促进了片剂生产的半自动化或全自动化操作。同时，药剂学也为新型药用辅料开发、粉体工程学研究和制备技术发明等方面做出了巨大贡献。

新型制剂的开发主要是基于多种剂型、多种用药新途径和新方法，以提高药效、减低毒副作用，并改善病人用药顺应性为主要目的。例如，为方便儿童和老年人这些特殊人群，人们将药物制备成泡腾片、滴剂和栓剂等。针对人体五官的特点和生理特征，一些五官科制剂如眼胶剂、滴耳剂、口胶剂、鼻用凝胶剂等被开发。为满足速溶和速效要求，可以制备含水溶性药物的软胶囊、滴剂、包合物、分散片、可溶片等。根据药理学作用特点，还可以设计具有协同效果的复方制剂，减少用药副作用，这是目前国内外制药行业的重要研究方向之一。

1.1.2 药物制剂分类

随着科学技术的发展，药物制剂的分类也越来越多，从传统的丸剂、膏药，到如今的胶囊、注射剂等。这不仅是药物制剂种类的增加，同时也使药物的药效得到了提升。

药物制剂，即药物应用的必要形式，药物的药理作用必须通过剂型才能发挥效用。《中华人民共和国药品管理法》（2019年修订版）对药品作出定义：药品，是指用于预防、治疗、诊断人的疾病，有目的地调节人的生理机能并规定有适应证或者功能主治、用法和用量的物质，包括中药、化学药和生物制品等。药物制剂解决了药品的用法和用量问题。

目前，常用的药物制剂分类方法有按药物形态分类、按给药途径分类以及按分散系统分类。

A. 按药物形态分类

a. 液体剂型：如口服溶液剂、注射剂、合剂、搽剂等。

b. 气体剂型：如吸入气雾剂、吸入喷雾剂等。

c. 固体剂型：如片剂、颗粒剂、散剂、丸剂、栓剂等。

d. 半固体剂型：如软膏剂、凝胶剂、糊剂等。

形态相同的剂型，其制备工艺也比较相近。例如，制备液体剂型时多采用溶解、分散等方法；制备固体剂型多采用粉碎、混合等方法；半固体剂型多采用融化、研和等方法。

B. 按给药途径分类

药物剂型按给药途径可分为：经胃肠道给药途径剂型和非经胃肠道给药途径剂型。经胃肠道给药途径剂型是指药物制剂经口服后进入胃肠道，局部吸收后发挥全身作用的制剂，如常用的片剂、散剂、颗粒剂、胶囊剂、糖浆剂、口服溶液剂、口服混悬剂、合剂等。容易受到胃肠道中的酸或酶破坏的药物以及胃肠道吸收困难的药物一般不采用这类剂型。口腔黏膜吸收的剂型不属于胃肠道给药剂型。

非经胃肠道给药途径剂型是指除口服给药途径以外的所有其他剂型，这些剂型可在给药部位局部作用或被吸收后全身作用。

a. 注射给药剂型：如注射剂，给药途径包括静脉注射、肌内注射、皮下注射、皮内注射、腔内注射等。

b. 呼吸道给药途径：如吸入气雾剂、吸入喷雾剂、吸入粉雾剂等。

c. 皮肤给药剂型：如冲洗剂、搽剂、涂剂、贴膏剂、膜剂等。

d. 黏膜给药剂型：如眼用制剂、鼻用制剂等。

e. 腔道给药剂型：如用于直肠、阴道、尿道、鼻腔、耳道等的栓剂、丸剂、灌肠剂等。

C. 按分散系统分类

这种分类方法便于应用物理化学的原理来阐明各类制剂特征，但不能反映用药部位与用药方法对剂型的要求，甚至 1 种剂型可根据特征被分属于几个分散体系中。包括溶液型、胶体溶液型、乳剂型、混悬型、气体分散型、微粒分散型、固体分散型等。

1.1.3 药物制剂生产过程的风险等级分类

药物制剂研制的基本任务是将药物制成适于临床应用的剂型，并能批量生产安全、有效、稳定的制剂。国家通过药品标准及有关法律、法规对药品质量进行严格控制，以保证公众用药的安全性和有效性。根据中国《药品生产质量管理规范》（2010 年修订），药企应当运用科学知识及经验对质量风险进行评估，以保证产品质量。

针对不同剂型风险状况，首先建立一个初步的风险与排序，综合考虑风险可能性及风险因素。目前对风险因素的确定，可以简化的采用以下三类。

A. 产品

内在因素：无菌性、给药途径、适用人群范围、非处方药等。

历史因素：召回和质量缺陷历史。

B. 工艺

工艺控制因素、产品易受影响或环境污染因素等。

C. 厂房

检查历史、产品产量估计、产房类型及技术难度等。

剂型风险分析见表 1-1。

表 1-1　剂型风险分析表

剂型分类	产品	工艺	厂房	风险值
液体制剂（大容量注射剂）	无菌性要求，用于体内注射	最终灭菌生产工艺	一般要求（C+A 级别）洁净厂房	高
液体制剂（小容量注射剂）	无菌性要求，用于体内注射	非最终灭菌生产工艺	一般要求（C+A 级别）洁净厂房	高
固体制剂（片剂）	非无菌，口服、外用	涉及制粒、包衣等工艺	一般要求 D 级厂房	中
半固体制剂（普外常用贴剂）	非无菌，外用	制作软材，涂布工艺	一般要求 D 级厂房	中
气体制剂	非无菌	气体分装	清洁要求	低

除了对不同剂型风险进行评估外，可将此方法用于其他风险因素，如对不同药物的生产使用特点或是某种类型的工厂能力进行对比分析。比如，考虑适用人群范围，注射剂中的预防疫苗类产品，由于受众广，而且一般用于健康人或婴幼儿，所以风险值高于其他治疗类生物制品。考虑产品产量和检查历史方面，大型企业产品覆盖面广且产量大，销售涉及多个省市，质量风险就高于一般企业。所以，通过简单的风险因子分类和潜在风险的可能性评估，就能基本确定产品和厂家的风险等级。

1.2 制药配液范畴

制药配液在本书中是指药品制造过程中各类目标液体配制的统称，是根据目标液体的类别、特征、标准和应用，采用适当方法，将各配方组分按照特定规程和操作程序配制成符合既定质量标准的目标液体。制药配液须符合《药品生产质量管理规范》（2010 年修订）（以下简称 GMP），充分考虑并有效管控制药配液系统、辅助系统、配液用耗材、原辅料、配液工艺、配液规范以及配液环境等要素。

制药配液应用广、种类多，为系统阐明制药配液，本书对制药配液进行简化处理，归为四大类：工艺过程中使用液体配制（简称"工艺过程液体配制"）；药用辅料配制；药物制剂配制；其他。本书根据工艺过程液体功能用途和制剂类型分别对工艺过程液体和制剂配制作了进一步分类，详见表 1-2。本书不涵盖药品、原料药及药用辅料生产过程中所涉及的液体配制。本书制剂配制部分不涵盖在配制过程中以非液体状态存在的制剂、药品质量控制实验室所涉及液体的配制以及药品制造过程中器具、设备、环境和设施用清洗消毒液的配制。

药品制造过程通常会涉及多种液体，不同类型液体在配制方面会存在一定差异。同一液体应用于不同药品或是药品制造不同阶段时其配制工艺、技术要求和质量标准也可能存在差异。因此，制药配液实践与所配制液体固有特征和具体应用有关。

表 1-2　制药配液分类

一级分类	二级分类	举例
工艺过程液体配制	培养基配制（含补料培养基）	细胞基础培养基配制，如中国仓鼠卵巢细胞（CHO） 细胞补料培养基配制，如 CHO 细胞 细菌发酵用培养基配制，如大肠埃希菌

一级分类	二级分类		举例
工艺过程液体配制	发酵培养用补料液配制		氨水溶液配制 碳酸氢钠溶液配制
	提取液配制		蛋白质变性液盐酸胍溶液配制
	缓冲液配制		蛋白质复性液配制 酸碱调节液配制 层析平衡缓冲液配制 层析洗脱液配制 层析再生液配制 超滤缓冲液配制 制剂用缓冲液配制
	其他		层析柱保存液配制 超滤膜包保存液配制
药用辅料配制	药用辅料配制		pH调节剂溶液的配制
制剂配制	均相（单相）液体半成品配制	制剂为终端灭菌的均相（单相）液体半成品配制	葡萄糖注射液半成品配制
		制剂为终端除菌的均相（单相）液体半成品配制	赫赛汀半成品配制
		制剂为非终端除菌/灭菌的均相（单相）液体半成品配制	人用狂犬疫苗半成品配制 重组乙型肝炎疫苗半成品配制
	非均相（单相）液体半成品配制	脂肪乳制剂半成品配制	脂肪乳注射液半成品配制
		脂质体制剂半成品配制	脂质体阿霉素半成品配制
		微球制剂半成品配制	艾塞那肽微球半成品配制
		纳米粒制剂半成品配制	紫杉醇纳米混悬剂半成品配制
		微乳注射剂半成品配制	多西他赛微乳注射剂半成品配制
		包合物注射剂半成品配制	盐酸氨碘酮注射剂半成品配制
		凝胶注射剂半成品配制	乙酸亮丙瑞林原位凝胶注射剂
		其他	—
其他液体配制	—		—

1.3　制药配液主要技术简介

　　制药配液涉及工艺技术、工程技术和装备技术等多方面技术。工艺技术是指制药配液方法，是其基础，工程技术和装备技术是指制药配液所需厂房设施、设备系统和耗材条件。随着技术的发展，制药配液可根据具体应用要求采取半封闭或全封闭方式，半自动化或自动化方式，一次性或与重复使用混合方式完成液体配制。在线配液和连续配液等新的配液形式也已开始应用于制药配液实践。制药配液技术的发展还使一些药物新剂型得以实现产业化。制药配液技术归类见表1-3。

表 1-3　制药配液技术

一级分类	二级分类
工艺技术	溶解技术
	混合技术
	分散与凝聚技术
	乳化技术
	纳米技术
	脂质体技术
	微球技术
	抗氧化技术
	热原控制技术
	微生物/无菌控制技术
	连续制造技术
	其他
工程及装备技术	工程技术
	隔离技术
	取样技术
	分配传输技术
	一次性技术
	自动化技术
	其他

1.3.1　溶解技术

制药配液实践中，溶解是指将一种或多种溶质以分子或离子状态分散在溶剂中形成均匀分散体系的过程。溶质是溶液中被分散的物质，可为固体、液体或气体。溶剂是分散溶质的介质，溶剂可分为三类：水、亲水性有机溶剂和亲脂性有机溶剂。溶解过程包括物理过程和化学过程。

溶解技术在工艺过程液体配制、药用辅料的配制和药物制剂的配制中均有应用，例如 pH 7.0 20mmol/L 磷酸盐缓冲液的配制、5% 葡萄糖注射液的配制等。

制药配液中运用溶解技术须综合考虑以下多方面因素。

A. 溶质种类及其物理化学性质

B. 溶剂种类及其物理化学性质

C. 溶质终浓度和溶质投入总量

D. 一次或多次溶解、溶解速度

E. 投料顺序、速度

F. 溶解温度以及溶解环境温度

G. 溶剂 pH 值及溶解过程调节

H. 溶剂和最终溶解的离子强度

I. 附加剂的作用、类型和含量

J. 搅拌方式、强度、速度和时间

K. 溶解用容器

L. 溶解时间、光照

M. 取样要求、取样方式

N. 其他

1.3.2 混合技术

制药配液实践中，混合是指将两种或多种制药配液工艺所需液体，按一定比例，混合成为符合预定要求的液体，混合过程中常采取搅拌、循环等方式提高混合效率。

混合技术在工艺过程液体配制、药用辅料的配制和药物制剂的配制中均有应用，例如利用混合技术将药物原液、保护溶液和溶液混合以配制成符合预期要求的无菌制剂。

制药配液中运用混合技术须综合考虑以下多方面因素。

A. 目标配制液是均相液体还是非均相，以及相应质量标准

B. 微生物控制、无菌控制要求

C. 混合方式：搅拌、循环、搅拌结合循环、摇摆、振动、其他

D. 混合强度、速度和时间

E. 混合装置的选用（类型、特征等）

F. 待混液体类型、特征（如黏度）、体积等

G. 待混液体之间的相互作用或反应（如析出）

H. 待混液体的加入顺序

I. 待混液体的传输方式

J. 混合的体积变化、定量方式

K. pH、电导率、温度等参数的调控要求

L. 取样要求、取样方式

M. 混合用耗材的选用及相应质量控制

N. 其他

1.3.3 分散与凝聚技术

制药配液中，分散技术指将药物成分粉碎成合适的粒径后分散于介质中

制成混悬剂，药物成分的粉碎常用研磨或气流粉碎。凝聚技术是将药物成分凝聚成微晶后再分散到介质中制成混悬剂，按药物微晶化原理，凝聚技术又可分为化学反应法和微晶结晶法。

分散与凝聚技术应用于制剂配制形成混悬剂，具有以下特点：能够将难溶性的药物制备成液体制剂；可实现剂量超过溶解度的药剂要求；可解决两种溶液混合时导致的药物析出问题；能够使药物产生缓释作用。

制药配液中运用分散与凝聚技术须综合考虑以下多方面因素。

A. 分散相均匀度和粒子粒径符合预定质量标准（分散相分散愈均匀，微粒半径愈小，沉降速度愈慢，稳定性愈好）

B. 现行版《中国药典》规定，混悬型注射液中原料药物粒径应控制在 15μm 以下，含 15~20μm（间有个别 20~50μm）者不应超过 10%，若有可见沉淀，振摇时应容易分散均匀

C. 混悬剂贮存时一旦沉下后经振摇可再分散而不能产生结块现象

D. 混悬剂具有良好的通针性，可以通过皮下注射针头，易自瓶中顺利取出，不粘瓶壁

E. 疏水性药物漂浮或结块下沉（可适量添加表面活性剂、甘油等湿润剂）

F. 微粒化程度（比率），粒度大小与均一性

G. 物质浓度

H. 搅拌速度（加大搅拌速度有助于避免形成大颗粒）

I. 反应温度

J. 反应 pH 值

K. 加液顺序

L. 微粒表面带电性能

M. 其他

1.3.4 乳化技术

制药配液中，乳化是指将互不相溶的油相与水相液体相混合，使其中一相以液滴状态分散于另一相中形成非均匀分散体的过程。

乳剂制备中，水溶性药物通常加入水相中溶解；或先加入水溶液中溶解，初乳制成后再加入溶解的药液。油溶性药物通常溶于油相中。水油两相均不溶的药物则先通过粉碎制成合适粒径的药粉，在初乳制成后再加入细粉混匀。无菌制剂的制药配液中，乳化技术常用于乳剂的制备，例如乳状液型注射液、乳状液型滴眼剂等的制备。

制药配液中运用乳化技术须综合考虑以下多方面因素。

A. 药物制成乳剂后，属于不稳定的非均相分散体系，易发生分层、转相、破乳现象，从而影响制剂稳定性

B. 现行版《中国药典》规定静脉用乳状液型注射液中 90% 的乳滴粒径应在 1μm 以下，不得有大于 5μm 的乳滴

C. 药液批量大小

D. 乳化温度（通常乳化温度控制在不超过 70℃为宜）

E. 乳化时间

F. 乳化剂乳化能力

G. 药液黏度和界面张力

H. 乳化设备工作机制

I. 均质压力和均质次数

J. 均质温度和过程时间

K. 其他

1.3.5 纳米技术

制药配液中，纳米粒制备技术是指控制粒子的大小并获得较窄且均匀的粒度分布的技术。目前发展的纳米粒制备技术可分为三类，即机械粉碎法、物理分散法和化学合成法。除一些传统的机械粉碎设备的改进（如振动磨、气流粉碎机、超声喷雾器等）外，也开发了一些新的机械粉碎技术，如超临界流体技术、超临界流体 / 液膜超声技术、高压均质法 / 气穴爆破技术等先进技术及相关设备。

纳米技术应用中，不同的制备技术和工艺适合于不同种类纳米粒的制备。熔融分散法主要用于固体脂质纳米粒（SLN）的制备；溶剂蒸发法、乳化 / 溶剂扩散法等物理方法可用于纳米混悬液或假胶乳的制备；利用聚乳酸（PLA）、聚丙交酯 – 乙交酯、聚氨基酸等作为疏水链段，利用聚乙二醇（PEG）、聚氧乙烯（PEO）– 聚氧丙烯等作为亲水链段，合成具有表面活性的嵌段共聚物或接枝共聚物，在水中溶解并形成纳米胶束；将含有壳聚糖 –PEG 嵌段共聚物的水溶液与聚阴离子化合物三聚磷酸钠的水溶液混合，由于相反电荷的结合而凝聚成纳米粒等。

制药配液中运用纳米技术须综合考虑以下多方面因素。

A. 控制粒子的大小，获得较窄且均匀的粒度分布，减少或消除粒子团聚现象

B. 粒子的形态和表面性能

C. 载药量

9

D. 包封率

E. 载体材料

F. 工艺复杂性、放大性、稳定性

G. 工艺时间

H. 溶剂残留（如涉及）

I. 其他

1.3.6 脂质体技术

制药配液中，脂质体（liposome）系指将药物包封于类脂质双分子层内而形成的微型泡囊体。脂质体是一种人工膜，在水中磷脂分子亲水头部插入水中，脂质体疏水尾部伸向空气，搅动后形成双层脂分子的球形脂质体，直径25~1000nm 不等。

脂质体可作为药物载体，利用脂质体可以和细胞膜融合的特点，将药物送入细胞内部。脂质体药物具有靶向性、定向性、缓释、毒性低、稳定性好等特点。脂质体制备常见方法：注入法、逆向蒸发法、薄膜超声分散法、冻融法、微乳法等。

制药配液中运用脂质体技术须综合考虑以下多方面因素。

A. 脂质体制备不同方法的特点及其适用性

B. 脂质体的粒径和分布

C. 脂质体的形态

D. 载药量

E. 包封率

F. 稳定性

G. 无菌

H. 其他

1.3.7 微球技术

制药配液中，微球系指将药物溶解或分散在成球材料中制成的骨架型微小球状实体，其粒径通常在 1~250μm。药物制成微球以后，可以缓释或控释药物，使药物浓集于靶区，除药物外还可包裹活细胞或生物活性物质，还可对微球进行修饰以后制成主动靶向制剂。

微球制剂具有靶向性、缓释、毒性低、副作用低、稳定性好等特点。制备微球的方法主要分为：乳液 – 固化法、单凝聚法、复凝聚法、喷雾干燥法等。

制药配液中运用微球技术须综合考虑以下多方面因素。

A. 微球制备不同方法的特点及其适用性

B. 微球粒径及其分布

C. 微球形态

D. 微球释放度

E. 载药量

F. 包封率

G. 稳定性

H. 相关物质和杂质

I. 载体材料

J. 药物浓度

K. 附加剂

L. 搅拌速度

M. 时间

N. 其他

1.3.8 抗氧化技术

制药配液中，抗氧化技术是指为防止药液配制过程中发生氧化变质而采取的控制技术。

抗氧化技术的应用对保证制剂产品的含量、有关物质、药液颜色等质量指标有重要作用。对氧敏感的药物在与空气中的氧或溶解在药液中的氧接触时，容易发生氧化降解，产生杂质。药物的氧化与空气（氧）、温度、pH、金属离子、光照等因素综合相关。制药配液中常用的抗氧化技术为惰性气体保护法。在配液过程中，通入高纯度的惰性气体以驱除注射用水中溶解氧和配液罐内顶空氧，以防止药物被氧化。

制药配液中运用抗氧化技术须综合考虑以下多方面因素。

A. 惰性气体选择

    a. 二氧化碳具有水溶性高的特点，有利于驱除溶解氧，但是二氧化碳溶于水呈弱酸性，可能会导致溶液 pH 发生变化，对药液质量产生不利影响

    b. 氮气水溶性小，对于溶液的 pH 影响小

B. 惰性气体的通入方法（投料前先向水中通入惰性气体使其饱和，并在配液过程中持续通入）

C. 药液残氧量或顶空残氧量监测

11

D. 金属离子的催化作用及其对药物的影响

E. 光照度或光照时间控制

F. 其他

1.3.9 除热原技术

制药配液中，除热原技术是指去除引起发热反应的物质（热原物质），热原物质可分为非微生物热原和微生物热原。非微生物热原包括一些药物导致的热原反应，如博来霉素、秋水仙素等。微生物热原包括细菌、真菌以及细菌产物、真菌产物等。细菌内毒素是一种大分子复合物，是构成革兰阴性菌（GNB）细胞壁的一种主要成分。常见除热原技术包括干热法、超滤法、吸附法、酸碱清洗法等。

除热原技术应用中，干热法主要适用于配液用器具、部件等物品除热原处理，常采取 250℃ 持续 30 分钟以上。超滤法主要用于缓冲液、小分子药物活性成分（如中药）的内毒素去除，通常选用截留分子量小于 10000 的超滤膜。吸附法主要用于工艺过程液体、药物活性成分的内毒素去除，通常选择 pH > 2 条件，内毒素聚集物带负电荷表现为阴离子状态，被带正电的吸附剂（离子交换层析包含在内）吸附去除。酸、碱清洗法主要用于设备系统和器具等表面热原物质的去除。

制药配液中运用除热原技术须综合考虑以下多方面因素。

A. 干热法

    a. 干热处理温度

    b. 干热处理时间

    c. 干热处理对象的耐受性

B. 超滤法

    a. 目标物质的通过性（回收率）

    b. 超滤膜与处理对象之间的化学兼容性

    c. 超滤膜的可提取物、浸出物

    d. 超滤膜的完整性

C. 吸附法

    a. 目标物质的荷电性质（回收率）

    b. 内毒素吸附条件（缓冲体系、速度等）

    c. 吸附处理总量

D. 酸、碱清洗法

    a. 酸、碱的浓度、温度

b. 清洗时间

c. 清洗对象的兼容性

d. 酸、碱残留

e. 其他

1.3.10　湿热灭菌技术

湿热灭菌技术，指将物品置于灭菌柜内利用高压饱和蒸汽或过热水喷淋等手段灭杀微生物的方法。湿热灭菌法是制药配液中最常用的灭菌方法，常用的灭菌条件是 126℃持续 15 分钟或 121℃持续 30 分钟或 116℃持续 40 分钟，或使用其他灭菌条件，但均应保证灭菌后的物品无菌保证水平（SAL）≤ 10^{-6}。

湿热灭菌技术主要用于配液用器具、部件、过滤器以及配液系统装置（包括配液罐和管路系统）。湿热灭菌法可分为在线灭菌和非在线灭菌等方式，其中非在线方式需在灭菌后进行无菌组装，需确保无菌状态不被破坏。

制药配液中运用湿热灭菌技术须综合考虑以下多方面因素。

A. 湿热灭菌温度、湿热灭菌时间

B. 湿热灭菌装载方式（灭菌柜 / 灭菌器）

　a. 温度分布验证

　b. 热穿透验证

　c. 生物挑战验证

C. 在线灭菌系统温度分布

　a. 温度分布验证

　b. 生物挑战验证

D. 冷点

E. 残存的空气（不凝性气体 O_2 和 CO_2 气体）影响和蒸汽中不凝性气体（CO_2 气体）的影响

F. 排除空气影响的方法（蒸汽流通置换法和真空蒸汽置换法）

G. 配液系统低位点均应能及时排出冷凝水，以免出现冷凝水聚集

H. 不锈钢表面经长期湿热灭菌产生红锈问题

I. 其他

1.3.11　干热灭菌法

干热灭菌指将物品置于干热灭菌柜、隧道灭菌器等设备中，利用干热

空气杀灭微生物的方法，不同国家药典对干热灭菌温度和时间的要求有所不同，但均应保证灭菌后的物品 SAL ≤ 10^{-6}。

制药配液中，干热灭菌法主要用于配液用器具、部件等物品的灭菌。

制药配液中运用干热灭菌技术须综合考虑以下多方面因素。

A. 干热灭菌温度、干热灭菌时间

B. 干热灭菌装载方式

    a. 温度分布验证

    b. 热穿透验证

    c. 生物挑战验证

C. 风速

D. 压差

E. 滤器完整性

F. 洁净级别

G. 其他

1.3.12 γ辐照灭菌技术

γ辐照灭菌的过程是将待灭菌的产品置于适宜放射源辐射的环境中通过控制辐射条件并保持一段时间而达到杀灭微生物的目的。γ辐照灭菌是通过电离辐射产生的高能射线，在能量传递和转移的过程中通过破坏细菌细胞中的 DNA 和 RNA 并使之降解失去合成蛋白质和遗传功能，使细胞死亡，起到灭菌的作用。灭菌用的 γ 射线通常采用钴（^{60}Co）或铯（^{137}Cs）为放射源，这两种放射源在发生衰变时分别会发射出 1.33MeV 和 1.17MeV 两个能级的射线使微生物的 DNA 受到不可恢复的损伤，从而达到灭菌的目的。

制药配液中运用 γ 辐照灭菌技术须综合考虑以下多方面因素。

A. 国际通用的标准方法建立 γ 射线辐照灭菌工艺及其验证过程（通常使用 ISO11137）

B. 产品平均生物负荷

C. 辐照灭菌剂量设定

D. 剂量分布测试

E. 辐照时间

F. 包装材料

G. 装载方式

H. 产品包装密度

I. 辐照设备

J. 审计与再评估

K. 日常监控

L. 材料的兼容性、耐受性

M. 化学效应

N. 其他

1.3.13 微滤过滤技术

微滤过滤技术是利用具有微孔的介质过滤物料（液体、气体）以达到预期结果。液体微滤过滤的截留机制主要有机械截留、直接截留、惯性、扩散和吸附效应。气体微滤过滤的截留机制主要有扩散、吸附和静电作用。微滤过滤介质可分为深层过滤介质和膜过滤介质，也可分为亲水性介质和疏水性介质。膜过滤介质的材质主要有醋酸纤维素、聚醚砜、尼龙、聚偏二氟乙烯（PVDF）、聚砜、聚四氟乙烯（PTFE）；深层过滤介质的材质主要有玻璃纤维、聚丙烯、混合材质、钛、不锈钢、陶瓷等。

制药配液中，工艺过程液体配制、药用辅料配制和制剂配制均会涉及微滤过滤技术，具体应用包括液体的澄清（颗粒物去除）、微生物负荷控制、除菌过滤；工艺气体（如压缩空气、氮气）的颗粒物去除、微生物负荷控制、除菌过滤。深层过滤介质主要用于液体的澄清、工艺气体的颗粒去除以及保护膜过滤介质。

制药配液中运用微滤过滤技术须综合考虑以下多方面因素。

A. 微滤过滤对象：气体/液体、组成、稳定性、来源、水性/有机相/油性、温度、黏度、pH、电导率、颗粒（颗粒大小、形状、硬度、数量）、其他

B. 微滤过滤目的：澄清、保护过滤、降低生物负荷、除菌、评估标准、质量标准（可见异物、澄清度、澄明度、不溶性微粒、生物负荷、无菌、含量等）

C. 微滤过滤介质：材质、孔径、结构、流速性能、吸附性、热稳定性、物理稳定性（温度耐受性、压力耐受性等）、兼容性、颗粒物、可提取物、浸出物、完整性、验证、其他

D. 微滤过滤配置（有效性、安全性、经济性）

E. 过滤温度

F. 过滤压力（压差）

G. 过滤速度

H. 过滤时间

I. 过滤量

J. 除菌过滤、冗余过滤

K. 其他

1.3.14 超滤过滤技术

超滤过滤技术是利用具有一定截留孔径的介质对物料进行浓缩、透析等操作以达到预期结果。超滤过滤膜介质的材质主要有醋酸纤维素、再生纤维素、聚醚砜、PVDF 等。

制药配液中，超滤技术主要用于内毒素去除、杂质去除、浓缩／透析、制剂配制等。

制药配液中运用超滤过滤技术须综合考虑以下多方面因素。

A. 物料特性

B. 超滤膜特性

C. 压力（压差、跨膜压力）

D. 温度

E. 时间

F. 目标物质的通过率或截留率（回收率）

G. 超滤膜与处理对象之间的化学兼容性

H. 超滤膜的可提取物、浸出物

I. 超滤膜的完整性

J. 清洗方法

K. 其他

1.3.15 隔离技术

制药配液中的隔离技术指在配液过程中，通过物理隔离手段保证料液不被微生物污染或保证人体不受药品危害的技术。常用隔离技术包括被动式屏障系统（Passive RABS）、主动式屏障系统（Active RABS）、封闭式屏障系统（Closed RABS）、密闭式隔离器（Closed Isolator）、开放式隔离器（Open Isolator）。

制药配液中，隔离技术应用主要是两方面：非终端灭菌且不能无菌过滤，须采用无菌工艺；活性成分属于高危或高活性物料，直接暴露于生产环境中或接触人体时，会造成环境污染、危害人体健康。

制药配液中运用隔离技术须综合考虑以下多方面因素。

A. 工艺要求

B. 保护对象

C. 常用隔离技术比较与选择

D. 隔离器气流形式：单向流、紊流

E. 背景环境要求

F. 物料传递：连续传递、间歇传递

G. 物料进出防止污染：进入隔离器前擦拭消毒；在隔离器内应进行汽化过氧化氢灭菌（如可行）

H. 装置内清洁

I. 装置内消毒或灭菌

J. 装置的完整性保证

K. 隔离器手套完整性

L. 隔离器手套清洁消毒

M. 隔离器环境监测

N. 隔离器内的无菌操作规范

O. 资金投入

P. 其他

1.4 制药配液系统

在制药行业中，配液系统被广泛应用于大小规模的缓冲液、培养液、稀释液等各种制药工艺溶液的配制。一般常用的整合完善的配液系统由具备配液、储液和分液等功能的多个设备有效组合而成。常用的配液系统类型主要包括传统的玻璃罐配液系统和不锈钢配液系统。随着制药设备的发展，目前一次性配液系统以及不锈钢与一次性使用技术相结合的配液系统（Hybrid System）在相应制药领域也得以应用。根据实际的罐体类型和体积、生产工艺要求以及厂房的可占用空间，系统设备可设计为固定的原位型和可移动型。依据不同类型的配液系统，一般配液罐体积从 20~20000L 不等，在特殊情况下因生产工艺及规模的需求，设备供应商可将不锈钢罐的使用体积设计并定制到几万升（如 60000~70000L）。

基于不同类型的配液容器（不锈钢罐或一次性塑料袋等）以及相应的操作体积，其对于灭菌、清洗以及定位放置的要求有一定的差异。通常情况下，罐体体积 ≥ 500L 一般采用固定式的原位型放置，如果罐体体积 < 500L 一般采用可移动型放置。基于在实际药品生产过程中工艺流程的特殊性，辅件配置、不同类型的连接管道配置以及系统罐体之间连接的合理性和灵活

17

性，也可作相应的调整。表 1-4 简单列举了不同类型的配液系统容器的基本特点。

表 1-4　不同类型配液系统容器的基本特点

配液系统容器类型	常规容器使用体积范围	灭菌方法		清洗方法		容器放置类型
		湿热高压灭菌	在线灭菌（SIP）	离线清洗（COP）	在线清洗（CIP）	
玻璃罐	0.5~10L	0.5~10L	—	0.5~10L	—	可移动型
不锈钢罐	20~20 000L	20~50L	50~20 000L	< 50L	≥ 50L	固定（≥ 500L）移动（< 500L）
一次性塑料袋	20~3 000L	—	—	—	—	固定的原位型 / 可移动型
不锈钢罐 / 一次性袋	根据生产工艺需求有效组合	20~50L 仅不锈钢	50~20 000L 仅不锈钢	< 50L 仅不锈钢	≥ 50L 仅不锈钢	固定的原位型 / 可移动型

注：目前不锈钢配液系统和一次性配液系统在实际制药生产中使用比较广泛。

1.4.1　不锈钢配液系统

　　传统的不锈钢配液系统一直被广泛应用于制药生产中培养基、溶液、缓冲液以及产品相关的中间体和终极产品的配制。系统的规模一般小到几十升，大到几万升，不锈钢配液系统生产供应商一般可根据用户的实际需求，量体裁衣定制。

　　不锈钢配液系统通常由不同容积规格的不锈钢罐、投料系统（料筒升降系统、液体投料系统或无尘粉末投料系统）、进 / 补料系统、搅拌混匀系统、料液分配输送系统以及相应的在线清洗（CIP）、在线灭菌（SIP）系统等通过不同大小规格的不锈钢管道和控制阀（手动或自动）有效整合而成。相比一次性配液系统，其对生产厂房的设计、使用面积以及配套的公用设施的要求要高出许多。表 1-5 列举了不锈钢配液系统的基本组成部件以及相应的辅助设施和应用标准。

表 1-5　不锈钢配液系统的基本组成及相关部件和标准

组成部件	部件描述	备注
主罐体	不锈钢配液罐（圆柱形，垂直形容器）	产品接触面不锈钢（316L）非产品接触面不锈钢（304L）内部表面处理：标准 Ra ≤ 0.4μm（可选择电抛光）外部表面所有焊缝均经过外部抛光处理
	支架	不锈钢（304L）
	罐体夹套，脚轮	罐体放置形式可依据实际罐体体积大小而定：固定的原位型（≥ 500L），可移动型（< 500L）

组成部件	部件描述	备注
搅拌混合系统	搅拌器，混合器	可根据实际需求配置不同类型的搅拌器和混合器（例如顶级驱动搅拌器，底部驱动磁力搅拌器等）
工艺控制	电导率，pH，温度，重量（称重传感器）	在线控制监测（关键工艺参数）
自动化控制	PLC / SCADA 自动化系统，控制柜，远程控制的区域接线盒	可利用自动化控制软件选择性配置自动化控制系统
清洁 / 灭菌	在线清洗（CIP）在线灭菌（SIP）（可选）	根据实际需求，配置相应的喷淋球，及相应的 CIP 分配管路，回流泵设计；根据实际工艺需要，选择性配置 SIP 系统
系统管道	不锈钢管道	产品接触面不锈钢（316L）非产品接触面不锈钢（304L）
辅助部件	投料口，样品收集口，过滤器，适配器，管路连接头，夹紧钳，阀门等	与产品直接接触的不锈钢辅件必须是 316L（例如进料口盖、样品口盖等）
公用设施	水，电，工业蒸汽，洁净蒸汽，工艺气体，压缩空气，仪表压缩空气，冷却 / 加热等	纯化水 / 注射用水 / 气体

1.4.2 一次性配液系统

一次性配液系统分为开放式和封闭式，根据搅拌、混合器的多种设计特点，每种类型都有其特定的、相适合的实际应用。表 1-6 列举了不同混合器类型及其相关特点和应用。

表 1-6 不同混合器类型及其特点和应用

混合器类型	特点及应用
一次性底部进口混合器	使用传统的一次性袋子，底部入口混合器设计保证不会脱落，搅拌机设计上没有活动部件，可提供更长的正常运行时间。适用于缓冲液、介质配制和无菌工艺处理
机械传动混合器	采用轴装式斜叶片涡轮式叶轮。由于其强大的耦合（直接驱动）和高扭矩输送，这些混合器适用于液体 / 液体操作以及粉末 / 液体操作。它们可以打开和关闭，也可以安装在顶部或底部。在具有在线传感器的自动化系统中运行良好。适用于缓冲液和（或）培养基制备、病毒灭活、控制 pH、产品配方以及罐装
桨式搅拌机	这种封闭式混合器提供垂直桨叶，可以旋转，形成径向流动模式。除桨外，它们没有活动部件。因此，通常被用于颗粒敏感操作，例如缺乏最终灭菌过滤器的无菌制造。它们是任何最终无菌操作的首选混合器，可用于制备细胞培养基、纯化过程中的悬浮和再悬浮、制备色谱吸附剂浆料等
搅拌棒 / 棒混合器	通常选择这些混合器用于开放和封闭的小体积混合。它们适用于介质和缓冲液制备、悬浮和再悬浮、纯化、TFF 和产品配方

混合器类型	特点及应用
悬浮和磁力搅拌器	在某些方面类似于桨式搅拌机，这些封闭式搅拌机也使用垂直桨叶。它们在大规模液体/固体和液体/液体应用中起很好地作用，例如缓冲液/介质制备。磁力搅拌器可用于重载应用，因为它们提供重负荷所需的动力，例如干粉培养基的溶解。悬浮混合器特别适用于极端清洁度至关重要的应用。后期下游处理无法进行最终无菌过滤和（或）去除颗粒时的无菌疫苗生产、治疗性细胞培养基制备等都是很好的例子。混合袋内缺少活动部件、轴承、轴等，消除了不需要的颗粒的摩擦
一次性喷射混合器	配有γ-辐射一次性袋。采用抽吸的封闭系统，从顶部抽取液体然后通过定向端口排出。一次性喷射混合器便于使用和携带，并且经济，适用于清洁操作，例如流体的均质化，或先前存储的流体的再均化或再悬浮

除上述不同类型的搅拌/混合器在一次性配液系统中的特点及适用范围之外，一次性配液系统还具备一些通用的设备特性及组件标准。见表1-7，简单描述了一次性配液系统的组成部分及相应的辅助部件。

表1-7 一次性配液系统的组成部分及相关部件

组成部件	部件描述	部件材质/备注
主罐体	一次性配液，储液，缓冲液袋 2D袋（<20L），3D袋（>20L）	内层（液体接触面）：超低密度聚乙烯薄膜 阻气层：聚乙烯乙烯醇共聚物 外层：乙烯醋酸乙烯酯/超低密度聚乙烯薄膜
	托盘/支撑罐/支架	>50L（支撑罐）（不锈钢 SS 304L）
	罐体夹套，脚轮	罐体放置形式可依据实际罐体体积大小而定：固定的原位型（≥500L），可移动型（<500L）
搅拌	磁力搅拌系统（常用模式）	磁耦合叶轮：高密度聚乙烯 适合液/液，固/液，低黏稠度的溶液配制
工艺控制	电导率，pH，温度，重量（称重传感器）	在线控制监测（关键工艺参数）
自动化控制	PLC/SCADA自动化系统	相比不锈钢配液系统，自动化操作程度相对较低
辅助部件	投料口，样品收集口，过滤器，适配器，管路连接头，硅胶管路，夹紧钳等	设备之间的连接及液体的传递输送一般靠软管来完成，其中部分辅件会与液体直接接触
公用设施	水，电，工艺气体，仪表压缩气等	纯化水/注射用水/气体

由于一次性搅拌/储液袋是组成一次性配液系统的主要核心部分，并且直接用于混合或储存在制药生产过程中的配液、缓冲液和介质以及从中间产品到最终药品的药物成分等，因此所使用的一次性搅拌/储液袋的完整性、颗粒释放、可提取物和浸出物的鉴定尤为敏感和重要。使用厂家或药企除了需要对所用产品事先做好相应的研究比较工作之外，对产品供应商的质量审核和监督也非常重要。

1.4.3 不锈钢及一次性混合的配液系统

不锈钢及一次性混合的配液系统是将不锈钢设备与一次性技术相结合的配液系统，一般用于缓冲液的存储和缓冲分配。在实际操作中利用缓冲液储存袋的灵活性，可以更有效利用洁净区域的操作空间，其封闭式操作系统也便于监管机构进行核查和检验。

1.5 制药配液用装备——无菌检查隔离器

《中国药典》2015 年版新增了通则 9206-无菌检查用隔离系统验证指导原则，这是《中国药典》首次以指导性文件形式专门对隔离器的验证要求进行规定，该文件以《美国药典》为参考，结合了国内当前技术条件，详述了无菌检查隔离器的相关验证要求。无菌检查隔离器能有效降低无菌检查中发生假阳性的概率，降低了对 QC 实验室环境控制的要求，简化了人员更衣等程序。无菌检查隔离器以其可控的、先进的、低能耗的优势，在 QC 无菌检查实验室中得到越来越多的关注。

1.5.1 无菌检查隔离器的发展阶段

20 世纪 80 年代以来，隔离技术在世界范围内已经得到了广泛的应用，而作为制药行业内最早引入隔离技术的实验室无菌检查行业，在国际市场上已经经历了数代变更。

第一代：以 PVC 等软性材料作为主体结构材料，空气处理系统设计为紊流结构；操作部件以手套/袖套组件、半身服为主，并以臭氧或过氧乙酸等消毒方式为控制微生物的主流手段。

第二代：随着无菌隔离技术和灭菌技术的发展，隔离器发展为以不锈钢材料为主体结构，但结构上仍然保留了舱体内紊流设计。灭菌方式以连接外置的汽化或喷雾的过氧化氢设备为主。

第三代：为加强无菌检查隔离器使用过程中的风险控制和基于操作人员职业健康方面的考虑，隔离器发展为以不锈钢为主体材料，单向流设计，在线环境监测装置、汽化过氧化氢灭菌系统与隔离器集成。具备符合 FDA 21 CFR Part11 要求的电子签名和电子记录，可实现记录的灾难恢复、审计追踪等，符合数据完整性的法规要求。

1.5.2 无菌检查隔离器设备技术要求

A. 隔离器的材质

目前国内市场最常见的无菌检查隔离器有两种材质，一种是以不锈钢、钢化玻璃为主要材料的硬墙式隔离器；另一种是以 PVC 膜为舱体结构的软墙式隔离器。

与硬墙式隔离器相比，PVC 作为主体材料设计制造的软墙式隔离器存在以下的优缺点（表 1-8）。

表 1-8　软墙式隔离器优缺点

项目	硬墙式隔离器（不锈钢主体结构）	软墙式隔离器（PVC 主体结构）
单机制造成本	通常为软墙式隔离器的 2 倍以上	价格便宜
操作视野	视野受人体工程学设计影响较大	视野开阔
生产时内部气流	生产时产生单向流，保证内部洁净度达到设定的 A 级（动态/静态）	生产时紊流设计，自净时间长，无法保证内部洁净度
使用寿命	不锈钢设计的硬舱体隔离器能保证 10 年以上的稳定运行	重复使用灭菌剂的情况下，PVC 出现老化，需定期进行整体更换
密封接口完整性	固定连接，不会出现密封接口的破损	通常采用密封件加上喉箍的方式进行连接，密封接口易出现破损泄漏
可靠性	物理结构坚固可靠、密封性好，无菌维持能力强	容易产生破损泄漏，破坏无菌状态维持
灭菌效果	内部空间和暴露表面达到 6 个对数以上的杀灭效果	内部空间和暴露表面达到 6 个对数以上的杀灭效果（内部需增加搅拌风扇）
灭菌后排残时间	不锈钢对汽化过氧化氢无明显吸附，排残时间较短且能在设定的时间内达到预期的排残效果（≤1ppm）	PVC 塑料材质会大量吸附汽化过氧化氢，排残时间较长

使用 PVC 材料作为主体结构的软墙式隔离器时，应重点考量隔离器残留汽化过氧化氢对无菌检查过程的影响。

B. 气流形式

虽然法规中没有明确对无菌检查隔离器中气流的要求，但是单向流隔离器能维持动态下的 A 级，能够进一步提高无菌检查工艺操作的可靠性，避免假阳性的产生。相对于紊流设计，单向流隔离器气流均匀分布，灭菌气体分布扩散均匀。此外，在排残过程中，汽化过氧化氢残留浓度相对紊流设计隔离器更为均一稳定，便于测试。

当选用紊流隔离器时，应测试隔离器的换气次数和自净时间，一方面确保设备在使用前能以较快的速度达到静态下的 A 级，另一方面保证汽化过氧化氢的在灭菌后的通风效果满足要求。

不同的进排风口位置，不同的风量大小/换气次数，都会影响内部气流。

因此对紊流隔离器需要进行气流流型测试来确认气流死角（图 1–1）。这些气流死角可能并不会对灭菌效果产生影响，但会对隔离器使用过程中微生物的控制产生盲区。

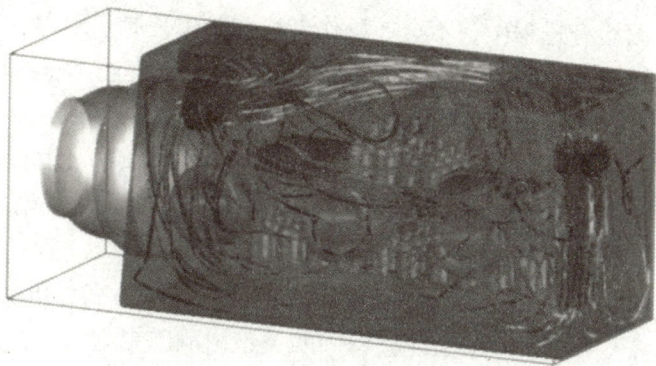

图 1–1　隔离器计算机气流模拟

C. 隔离器的人机工程学设计

无菌检查操作通常会进行 4~5 小时或者更长时间，因此合理的人体工程学设计能有效减轻操作者长时间操作的疲劳感及操作的便利性。

无菌检查隔离器制造商应对标准规格的隔离器进行人体工程学设计，从设备高度、手套/袖套组件的位置、操作平台高度、操作视窗尺寸、集菌仪与手套口相对位置等多个因素考量，保证其适应国内多数操作人员的需求。图 1–2 说明了隔离器在人体工程学上相应的尺寸要求。

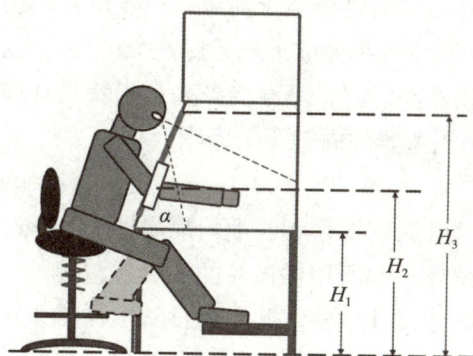

H_1：操作者坐姿时，大腿高度距离地面的高度应不受隔离器的约束

H_2：手套中心离地面的高度应能保证操作者在使用隔离器时肘部可轻松地架在手套口上

H_3：视窗高度，在结构允许的情况下应能保证操作者在无菌检查隔离器内部的视野

α：隔离器视窗倾斜角度，应符合操作者正常坐姿上身自然倾斜的角度

图 1–2　人体工程学考虑因素示意图

由于无菌检查隔离器自身结构的原因，隔离器内部应设置有相应的辅助工具来弥补隔离器内相对受限的操作空间，保证无菌检查操作的便利性。

无菌检查隔离器的人机工程学设计应满足如下几点。

a. 穿戴无菌检查隔离器的手套/袖套组件或半身衣能接触到或充分利用隔离器中的工具进行无菌检查操作。

b. 无菌检查过程中，没有对手套产生过分拉伸，且手套应接触最少的表面。

c. 无菌检查过程中，不会使操作者局部肌肉长时间用力。

d. 无菌检查过程中，操作者的操作视野不受阻挡，能在自然状态下观察到关键工艺位置。

e. 对于标准的无菌检查隔离器，能适应较广范围的人群操作。

一般对于定制化的隔离器，应执行 MOCK-UP 模拟操作过程。

D. 汽化过氧化氢灭菌

汽化过氧化氢灭菌是隔离器最常用的表面灭菌的方式，PDA TR51 中提到的过氧化氢灭菌循环开发验证过程中的关键影响因素有：灭菌前隔离器舱体的温湿度、过氧化氢溶液的浓度、过氧化氢的蒸发效率、总蒸发的过氧化氢量、过氧化氢气体进入待灭菌舱体的温度、过氧化氢在舱体中的分布以及舱体中物品的摆放。因此至少应该对过氧化氢的用量、蒸发温度、灭菌前温湿度、舱体中物品的摆放进行控制，确保灭菌效果的可重复性。

1.5.3 隔离器的应用要求

A. 背景环境

从风险分析的角度考虑，背景洁净度越高，在物品传递过程中背景环境物品表面的生物负载也更低，则发生污染风险的概率就相对更低。一般在隔离器物品传递进入隔离器前，都会对物品表面进行擦拭消毒，在隔离器内会进行汽化过氧化氢灭菌。经过验证的灭菌过程都能够下降超过 6 个对数以上。使用隔离器进行测试时也始终保持隔离器的密封，不会受到来自于背景环境的影响。需进行评估和验证以保证无菌隔离器的内部无菌环境。

B. 物品的摆放

在隔离器的选用中，如何选择与自身测试批量相匹配的隔离器的容积很重要。用户应首先明确列举每日的测试量，如所用供试品的数量、包装、尺寸规格以及培养基、缓冲液的数量包装和尺寸规格。并考虑日常工作排班情况选择合适的隔离器容积，确保隔离器能装载相应的物料。照经过验证的装载方式放入隔离器中。一般针对不同的供试品包装应设计相应的框架进行放置。物料之间不能紧贴在一起，避免灭菌死角。如图 1-3 所示为装载后的隔离器腔体。一旦经过验证，各种物品的摆放位置与摆放形式就应该固定，并写入标准操作规程（SOP）。

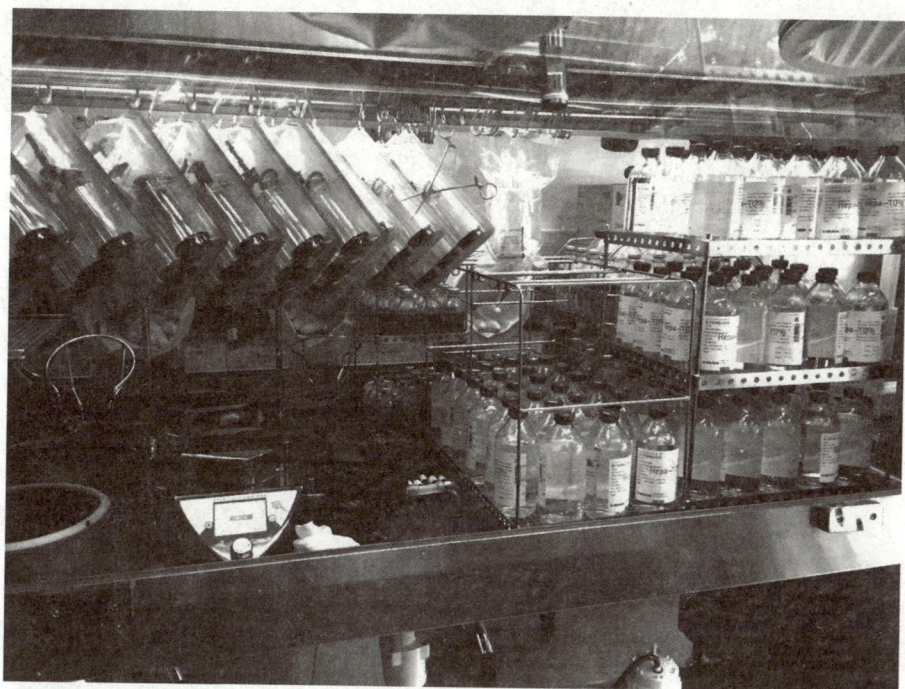

图 1-3 装载后的隔离器腔体

C. 隔离器的清洁

隔离器在使用前应进行清洁和消毒。通常使用不脱落纤维的抹布以酒精或异丙醇润湿后进行擦拭。

清洁的顺序是从高到低，从相对清洁的区域到相对脏的区域，从干燥的区域到湿的区域。每次擦拭使用抹布的清洁面，擦拭的路径有一定重叠。不能以圆周方式进行清洁。

手套除了要进行完整性测试外，还要对手套进行清洁和消毒。可以用抹布蘸消毒剂润湿后对手套表面进行擦拭，从手的部分向袖套的部分擦拭，使用手套时也可用消毒剂喷洒在手掌，然后搓揉手套的手指部分，直到消毒剂干燥。

隔离器的清洁的方法、使用的清洁剂或消毒剂、清洁的频率应形成标准程序。

D. 汽化过氧化氢灭菌

在实际应用中，灭菌验证要考虑以下 3 个方面。

　　a. 灭菌效果以及其重演性：实验室的温湿度虽然没有特殊要求，一般满足操作人员的舒适即可。但必须保证实验室的温湿度条件不因季节气候因素而有大幅的波动。

b. 包装完整性：隔离器在风险分析中除了考虑假阳性的风险外，还要评估假阴性的风险。假阳性的发生除了考虑产品本身抑菌成分影响外，还可能源于不当的表面消毒和灭菌。

塑料或其他有渗透风险的包装方式在经过表面灭菌的过程中，过氧化氢的渗透会提高微量微生物无法被检出的风险。因此对这类包装要进行包装完整性测试。

c. 残留的过氧化氢：过氧化氢灭菌循环结束后，隔离器腔体中残留的过氧化氢同样可能导致假阴性，也会影响环境微生物培养基的恢复生长性能。无菌检查隔离器内部应设置有低浓度的汽化过氧化氢浓度传感器或其他适当的检测手段，对排残结束后隔离器内部的汽化过氧化氢残留浓度进行实时监控或测试。

为保证操作人员的健康安全，实验室空间中过氧化氢残留浓度应不高于 1ppm。

E. 隔离器手套

a. 手套完整性测试：无菌检查隔离器手套应在使用前及无菌检查完成后进行完整性检测。手套的检查方法有两种。目测是最简单也是最有效的测试方法。一般将手套最容易损坏的部位进行适当的拉伸，检查是否有明显破损，同时检查手套是否有龟裂、老化现象。一般在使用前后进行检查，也可过程中进行检查。第二种方法是用手套检漏仪检查手套完整性，利用保压法来对手套进行检查。一般要求定期检查。

无论使用何种方式检查手套，都需要对测试结果进行记录。

b. 手套的清洁消毒：在无菌操作前，需要对手套进行清洁和适当的消毒。使用无尘抹布蘸取适量的消毒酒精、异丙醇或其他要求的消毒液对手套暴露在隔离器一侧的表面进行擦拭。

擦拭的方向应该从手指向着手掌和袖套方向单向擦拭。每擦一次，应将抹布翻一面，用没使用过的表面再进行擦拭。

必要时，在操作前，穿戴好隔离器手套，用异丙醇或酒精直接喷到手的部分，然后像洗手一样搓手掌、手背以及交叉双手的手指，搓洗两指间的部位。用户应根据自身的工艺特点，明确手套清洁消毒的 SOP，严格按照 SOP 进行操作。

隔离器的手套不能随意接触隔离器内部的任意表面，例如应该避免接触关键无菌表面、密封圈等灭菌风险点以及容易对手套表面造成磨损或破坏的物体或表面。必要时可以在戴好隔离器手套后，再戴一层无菌手套进行某些工艺操作。

隔离器的手套可随隔离器腔体内部一起用汽化过氧化氢进行灭菌。在灭菌过程中，要使用手套支撑架将手套最大程度的撑开，使得手套的表面能够充分暴露在灭菌蒸汽中。

F. 环境检测

隔离器中应对沉降菌、浮游菌和关键表面的微生物进行检测。环境微生物检测应该在 SOP 中明确以下问题。

a. 浮游菌采样量，以及采样点数目。

b. 沉降菌的采样位置，每块培养皿的暴露时间。

c. 表面微生物取样位置确定，在测试过程中取样，还是在测试结束后取样。用接触碟取样还是用拭子进行取样。

d. 建立微生物的警告限和行动限，以及采取的措施和原因结果的排查。

e. 对表面取样后，接触过培养基的表面如何处理。

f. 对于隔离器上的管道、废液管道、环境监测系统管道的微生物控制需要建立。

G. 隔离器内的无菌操作规范

操作人员须遵守最基本的无菌操作。在隔离器中还需针对隔离器的特点注意以下问题。

a. 隔离器中的所有动作都不能幅度过大或动作过快。如隔离器中快速挥动手套，会造成隔离器内部压力的巨大波动。快速地将手从隔离器手套中抽走会引起隔离器内部瞬时的负压。

b. 手套不能接触任何与工艺操作无关的表面。

c. 必须由经过隔离器操作培训合格的人员操作无菌检查隔离器。

1.6 制药配液用装备——过滤器

随着第一个注射药品在 1900 年被工业化生产，对于无法在终端进行高温高压灭菌的产品进行适当除菌的需求也由此兴起。最早所采用的方式是瓷制滤器过滤，但是这种永久性滤器所带来的清洗以及交叉污染问题使之最后被石棉滤器替代，并工业化使用了将近 50 年。

薄膜式滤器在 1929 年开始小规模生产，首个上市的薄膜圆片就迅速取代了药剂生产中所使用的瓷制滤器，但局限于无法满足大量生产所需要的有效面积以及经济性等需求，大部分生产仍以石棉滤器为主。上述需求随着 20 世纪 60 年代薄膜筒式滤器的上市而被一一解决，筒式过滤器也成了现今除菌过滤的主要发展方向之一。

1.6.1 过滤器的类型

1.6.1.1 依据滤膜孔径大小（或膜的分离能力）对过滤器分类

过滤器按照不同的标准可以划分成不同的类型，以滤膜的分离能力为标准，大致可分为反渗透膜（Reverse Osmosis Membrane）、超滤膜（Ultra-filtration Membrane）、微滤膜（Micro-filtration Membrane）和纳滤膜（Nano-filtration Membrane）等，表 1-9 是四种过滤方式的对比。

表 1-9　膜过滤技术的参数对比

名称	反渗透（RO）	纳滤（NF）	超滤（UF）	微滤（MF）
膜类型	对称膜；非对称膜	对称膜；非对称膜	非对称膜	对称膜；非对称膜
孔径	< 1nm	1~2nm	0.002~0.1μm	> 0.01μm
截留组分	氯化钠，无机盐	小分子物质，抗生素，多肽，氨基酸	大分子物质，蛋白质，多糖，病毒	颗粒，细菌
膜材质	醋酸纤维素（CA），聚酰胺	有机膜：聚醚砜（PES），聚偏二氟乙烯（PVDF） 无机膜：氧化铝，氧化锆	有机膜：纤维素衍生物类（醋酸纤维素，再生纤维素），聚醚砜（PES），聚偏二氟乙烯（PVDF），聚丙烯腈 无机膜：氧化铝，氧化锆	有机膜：聚丙烯（PP），聚偏二氟乙烯（PVDF），聚醚砜（PES），尼龙（Nylon），聚四氟乙烯（PTFE） 无机膜：氧化铝，氧化锆

反渗透技术（Reverse Osmosis, RO）比纳滤级别更高，可以说是目前流体分离纯化领域相对最高的过滤分离手段。反渗透技术是利用反渗透膜只能透过溶剂（通常是水）而截留离子物质或小分子物质的特点，膜孔小于 1nm，截留分子量小于 200（100~200），反渗透技术主要应用于苦咸水脱盐、海水淡化、肾透析、制药用水及少量的废水回收和再循环使用等。

纳滤（Nano-filtration, NF）是指以压力为驱动力，用于脱除多价离子、部分一价离子和分子量 200~1000 的有机物的膜分离过程。由于分子量较低，这些小分子通常粒径属于纳米级别（一般为 1~2nm 之间），截留分子量范围在 150~1000 之间，这也是纳滤称谓的一个来源。纳滤膜适用于水的净化和软化，以及低分子量物质（如抗生素、多肽、氨基酸等）与无机盐的分离过程。

超滤膜是指由起分离作用的一层极薄表皮层和较厚的起支撑作用的海绵状或指状多孔层组成，切割分子量在几百至几百万的膜，其进行组分分离的过程通常即称为超滤（Ultra-filtration, UF）。通常超滤膜的截留分子量范围在

1k~1000k，典型应用是从溶液中分离大分子物质，已广泛用于食品、工业废水处理、超纯水制备及生物制药领域。

微滤膜是指平均孔径大于或等于 0.01μm 的分离膜，相应地其分离同级别粒径杂质的过程即称为微滤（Micro-filtration, MF），微滤膜一般用于过滤微米级大小的颗粒、细菌及其他大分子物质，迄今为止微滤膜是世界上开发应用最早、使用最广泛的膜技术，主要应用于制药行业的过滤除菌、微电子行业所用水、气、试剂过滤及超纯水生产的终端过滤，另外也已在食品工业、石油化工、分析检测及环保领域获得了广泛应用。

流体过滤领域膜类型与污染物举例的对应尺寸关系如图1-4所示。由特定类型的滤膜与相应组件组合成的整体，便构成了可执行相应过滤分离功能的过滤器。本节将重点介绍微滤与超滤技术。

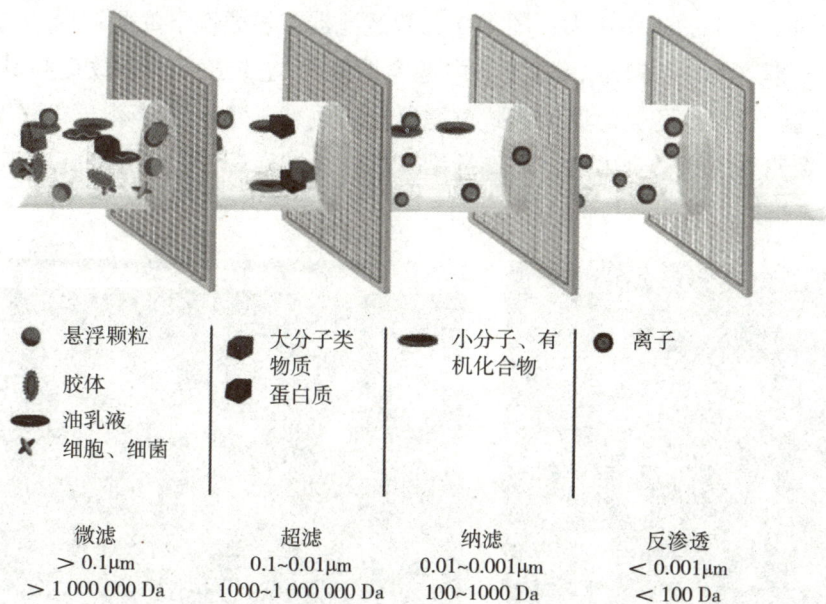

- 悬浮颗粒
- 胶体
- 油乳液
- 细胞、细菌
- 大分子类物质
- 蛋白质
- 小分子、有机化合物
- 离子

微滤	超滤	纳滤	反渗透
> 0.1μm	0.1~0.01μm	0.01~0.001μm	< 0.001μm
> 1 000 000 Da	1000~1 000 000 Da	100~1000 Da	< 100 Da

图1-4 膜类型与污染物对应关系示意图

1.6.1.2 依据滤膜形式或结构对过滤器分类

依据于滤膜形式或结构，可将过滤器可划分为"深度型"和"表面型"。

"表面型"过滤器或网式过滤的所有滤孔都在单一平面上，此类过滤器主要依赖直接拦截进行污染物拦截，市场上只有为数不多的几种过滤器是"表面型"过滤器，例如金属编织筛网过滤器（图1-5）及织布过滤器。绝大多数过滤器都是"深度型"，过滤器膜结构类似具有三维网状结构的、有一定厚

图 1-5　金属编织筛网过滤器

度的海绵，对于污染物的拦截不仅发生在滤材表面，更多的发生在弯曲通道的内部。膜式过滤器及深层过滤器都属于"深度型"过滤器的范畴。

膜过滤的截留率可达到99.99999%以上，除菌级过滤器都属于膜过滤器。图1-6为过滤器在显微镜下的表面结构，膜过滤器的孔道分布均匀、结构坚固、具有良好的耐高压性且易于进行完整性测试。通常，膜过滤器可以耐受 5bar 以上的工作压力；图1-7为膜过滤器在显微镜下的侧切面结构，其厚度一般在 100~260μm，过滤器内部弯曲复杂的孔道可以有效提高其截留细菌的能力。市场上常见的膜式过滤器的材质有尼龙、聚醚砜、聚偏二氟乙烯、聚四氟乙烯、聚丙烯、玻璃纤维、再生纤维素等，常用制备工艺有相转化法、熔融挤压法、拉伸法等。

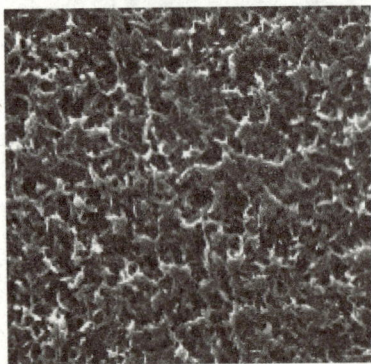

图 1-6　滤膜表面结构

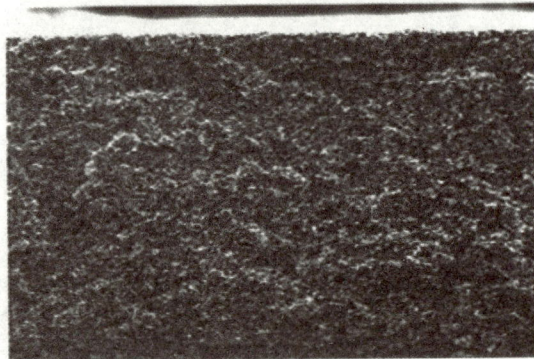

图 1-7　滤膜侧切面结构

深层过滤器（Depth Filter，即"深度型"过滤器的一种）与"表面型"膜式过滤器相比，滤材厚度更大，通常为 3~5mm，容污能力更大，主要材质包括纤维基架、助滤剂、合成树脂三类物质。纤维基架一般为非均一的天然纤维素纤维，为滤膜提供了多孔、渗水性良好的基架结构；珍珠岩、硅藻土、微晶纤维素等是常见的助滤剂，其作用是与纤维素基架提供的多孔通道有效结合，主要以吸附特性辅助机械拦截机制对污染物起到拦截作用；合成树脂颗粒表面带正电荷，可吸附带相反电荷的生物大分子等污染物，同时树脂颗粒可有效提高深层滤器膜层的湿度。深层过滤器内部电镜照片和内部结构见图1-8。

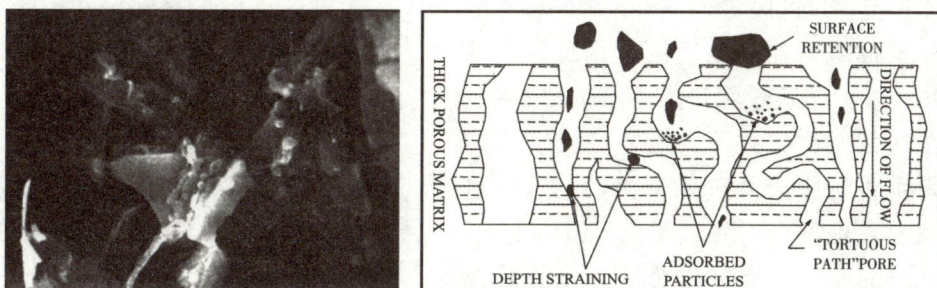

图1-8 深层过滤器电镜照片和内部结构

在以滤膜形式或结构为分类依据的领域中，过滤器滤膜的空隙结构又是从另外一种角度看待过滤器类型的标准。

过滤器生产厂家通常将过滤器滤膜大体分为"非固定孔隙滤膜"和"固定孔隙滤膜"。由于压差增加导致滤材结构中的孔隙尺寸增大属于非固定孔隙滤膜，属于此类滤膜的有毡、纺纱、石棉垫等。由于滤膜结构并非一个完整的整体，如果在压差增加、流速增加或有脉冲的情况下，孔隙被扩大的滤膜就有可能将原本被拦截的污染物释放掉，该类过滤器经过一段时间的使用就会经常发生此类卸载，甚至会发生滤材迁移的问题，这就意味着过滤器的部分滤膜组成材料会发生脱落并污染下游滤出液。

固定孔隙滤膜的滤孔尺寸在较高压差下不会发生变化，由多层滤材或较厚的单层滤材组成。作用主要通过直接拦截机理拦截大尺寸污染物，通过惯性撞击和扩散拦截去除小尺寸污染物，其结构主要是为了避免滤材结构的扭曲，确保流体沿弯曲通道通过滤材。该类过滤器的滤膜在生产中对膜孔尺寸进行了控制，而且通过使用足够厚度的滤膜，即使在压差增加、流速增加或有脉冲的情况下，所拦截的小尺寸污染物的卸载量也大大减少。固定孔隙式过滤器在多种应用中都占优势，不仅具备较高的单位面积容污能力，而且对于污染物的拦截能力大大增强，同时将操作条件发生变化时产生卸载的可能性大大降低。市场上大多数膜式过滤器为固定孔隙滤膜。

1.6.1.3 依据过滤方式对过滤器分类

在流体处理领域内，从过滤方式角度可将过滤工艺分为直流过滤（Direct Flow Filtration, DFF）和切向流过滤（Tangential Flow Filtration, TFF）两类，因此行业内通常也称直流过滤器和切向流过滤器。

A. 直流过滤器

直流过滤是指在压力的作用下，液体直接穿过滤膜进入下游，大的颗粒或分子被截留在膜的上游或内部，小的颗粒或分子透过膜进入下游（图1-9）。在这种操作方式下，液体的流动方向是垂直于膜表面进入下游的，这种过滤模式也称为"死端过滤"（Dead End Filtration）。直流过滤的优势是管路及操作相对简单，但由于滤膜堵塞效应明显，往往会造成滤速衰减较快。直流过滤（DFF）的应用包括前文已提及的澄清过滤、除菌过滤和除病毒过滤等。

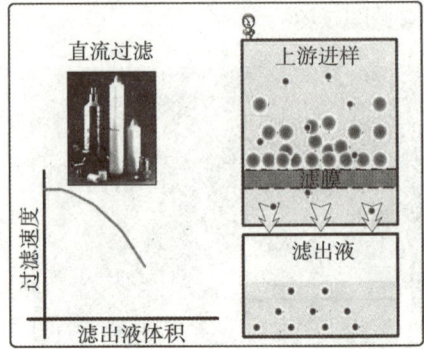

图 1-9　直流过滤原理图

B. 切向流过滤器

切向流过滤是指液体的流动方向平行于膜表面，在压力的作用下只有一部分的液体穿过滤膜进入下游，这种操作方式也称为"错流过滤"（Cross Flow Filtration，图1-10）。由于切向流在过滤过程中对膜的表面进行不停地"冲刷"，所以在这种操作模式下可有效缓解颗粒和分子在膜上的堆积，这就使得这种操作模式在很多应用中具有独特的优势，滤膜不易堵塞并使得滤速在一定范围内能够保持持续稳定。

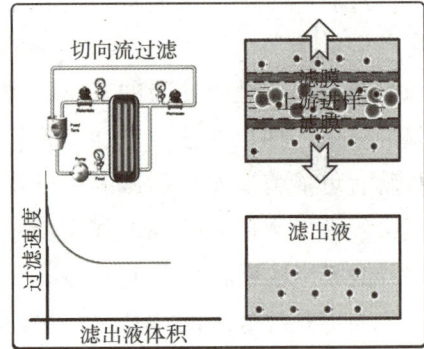

图 1-10　切向流过滤原理图

如前文所述，超滤（UF）是由起分离作用的一层极薄表皮层和较厚的起支撑作用的海绵状或指状多孔层实现切割分子量在几百至几百万的组分分离的过程。超滤过程中，在静压差为推动力的作用下，原料液中溶剂和小溶质粒子从高压的进样侧透过滤膜到低压侧，一般称为滤出侧或透过侧，而大粒子组分被膜所阻挡，使它们在上游的回流侧中的浓度增大。由于超滤级别的滤膜与微滤膜相比都具有更加细小的膜孔道结构，因此，滤速相对较低、过滤所需的压差相对较高，同时，其比微滤膜更容易被堵塞。切向流过滤（TFF）技术可利用其"错流"对膜层表面进行充分的"冲刷"，在很大程度上缓解了微滤膜的堵塞情况，通常将这两种技术的结合称为切向流超滤（TFF-UF）。

切向流超滤（TFF-UF）膜的孔径采用截留分子量（MWCO）来标定其精度，比标定精度大的颗粒及分子将被截留在膜的上游（即回流侧/进样侧）。不同的超滤膜生产厂家，标定膜精度的标准不同，因此产生了不同的截留效率。

切向流超滤（TFF-UF）具有无需加热、能量消耗低、可重复使用等特点，它是制药工艺中常用的一种过滤操作方式，广泛应用于澄清过滤、产物浓缩、除热原、除小分子杂质、脱盐和缓冲液置换等。以平板膜包产品为例，图1-11显示了膜包外观（左上）、膜切面扫描电镜照片（左下）以及膜包结构（右）。

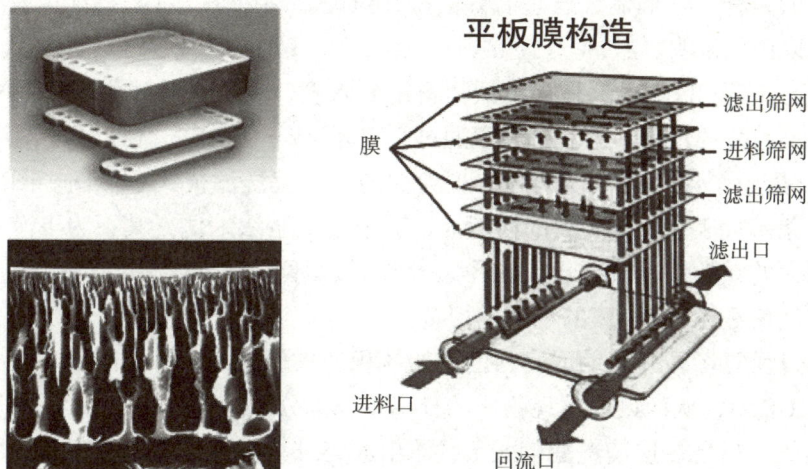

平板膜构造

膜
滤出筛网
进料筛网
滤出筛网
滤出口
进料口
回流口

图 1-11 切向流超滤平板膜包结构示意图

典型的切向流超滤（TFF-UF）系统包括进料液储罐（可能含有洗滤液补给管路）、泵、膜包与夹具、连接管件、阀门和压力表等。切向流超滤（TFF-UF）系统可根据需要而以不同的模式运行。

A模式为运行参数优化测试过程，即滤出液管路回输至进料液储罐内。

B模式为常规的超滤分离过程，即滤出液直接输向另外的储罐。在此状态的运行过程中，如果需要回收的是超滤膜上游侧物料，则此过程主要作用是去除小分子杂质。随着超滤工艺的运行，上游侧体积会逐渐降低，因此可简称此过程为浓缩（Concentration）；如果需要回收的产品在透过侧，则此过程主要执行的是大分子杂质的去除功能。

C模式为连续洗滤状态，即通过另外的洗滤液补给管路输向进料液储罐。此过程主要是针对产品在上游侧的情况，添加的洗滤液会随着超滤工艺的延续而逐渐从透过侧滤出，因此可同时带走可过膜的小分子杂质，常用来进行物料脱盐等处理。

产品收率（Recovery）是指切向流工艺结束后可以最终得到的产物总量

与起始产物总量的比值。对于切向流过滤工艺而言，收率很难达到 100%，主要损失来源于以下几个方面：透过端损失和回流端损失，例如，浓缩操作中，截留率不是 100% 情况下，大分子产物会泄漏到透过端造成透过端损失，澄清操作中，小分子产物会残留在回流端造成的回流端损失；膜吸附，主要是指过滤膜对产物的吸附；由于硬件限制导致不可回收的产品，例如，死体积等影响因素。

在实际的设备使用中，除上述操作方面的因素之外，更重要的是明确超滤工艺的目标，从而制定合理有效的操作策略。现以 TFF-UF 装置实现洗滤目标加以详细说明。

洗滤（Diafiltration）是指降低物料组分浓度、完全去除或替换样品中的低分子量组分的过程。该过程可以通过"连续"或"不连续"两种方式来实现。图 1-12 展示了以 2 倍梯度稀释水平为例的不连续洗滤模式示意图。图中横向黑色条带代表 TFF-UF 膜的横截面，其上为上游浓缩侧，其下为下游透过侧，稍大的颗粒表示分子量或粒径大于 UF 膜截留分子量（MWCO）的组分，小颗粒代表可透过 UF 膜的小分子物质。

通过反复稀释并浓缩回物料的初始体积的操作方式，可逐步将小分子物质滤过 UF 膜，从而最终实现物质的分离（也称分子量切割）。连续洗滤原理与之类似，只是在连续洗滤模式下，滤出液与补给的洗滤液以接近等同的速度同时运作，从而使得上游物料始终保持在恒定的体积水平，通过理论研究计算，上述两种洗滤方式在小分子置换效率上的差异参见表 1-10。

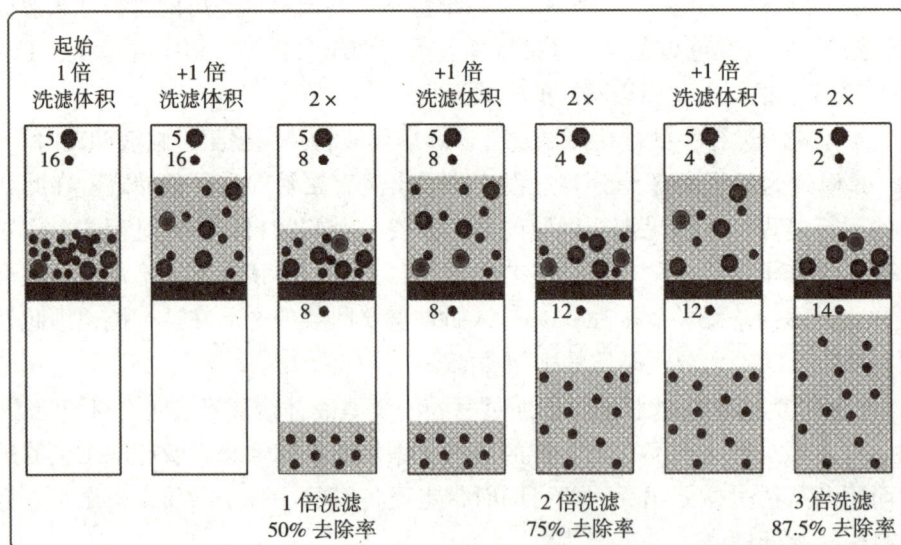

图 1-12　不连续洗滤模式示意图

表 1-10　不同洗滤方式的置换效率

洗滤体积 （倍数）	连续 去除百分比 （100% 透过）	不连续 2X 去除百分比 （100% 透过）
1	63	50
2	86	75
3	95	88
4	98.2	94
5	99.3	96.9
6	99.7	98.4
7	99.9	99.2

　　常见的切向流过滤膜材质有聚偏二氟乙烯（PVDF）、聚醚砜（PES）材质微滤膜、纤维素材质和其他有机高分子材质滤膜等。切向流过滤装置主要有平板式膜包超滤装置（TFF-cassette）、中空纤维柱式超滤装置（TFF-HF, Hollow Fiber）和陶瓷膜超滤装置等。

　　平板式膜包超滤装置（TFF-cassette）是由膜片和湍流网交替的叠加在一起封边后组成，通过泵把物料送入间隔的进液流道，滤过液穿过膜进入滤过液流道。平板式膜包设计的优点为截留效率相对较高、装置机械稳定性好，适合在广泛的压力范围内工作。平板式膜包超滤装置有多种流道筛网可选，容易安装拆卸、清洗方便、占地面积小，可以实现较好的线性放大，其缺点主要是对膜的强度要求较高、需要支撑层以及相对有限的浓缩极限（即物料浓度极限）。

　　中空纤维柱式超滤装置（TFF-HF）是由多束直径很小、内部中通的膜管组成的，其膜管的内径通常是 0.8~1.4mm 不等。通过泵把物料送入膜管内，滤过液穿过膜流入膜与外壳之间。TFF-HF 的优点为浓缩极限相对较高，有些 TFF-HF 装置为双膜层纤维丝的设计，可实现双向进出料液的功能，因此，也可通过反洗的操作实现过滤或设备清洁等目的。TFF-HF 的单位体积内有效膜面积大、工作效率高、占地面积小，中空纤维无须支撑物，由于其开放式的流道，在一般的切向流速下，产生的剪切力也较低，这对于对剪切力非常敏感的产品较为实用。TFF-HF 的主要缺点是截留效率相对较低，耐压较弱，高压下操作容易损坏。

　　陶瓷膜超滤装置基本结构与 TFF-HF 较为相似，只是膜柱内部由多条中通的孔道形态占据空间，这是由膜柱加工工艺所决定的。这些中通的孔道表面即为特定涂层所形成的过滤膜层，其运行原则与 TFF-HF 基本一致，只是多数陶瓷膜柱不具有双膜层设计，因此，不可进行反洗操作（即外进内出式）。陶瓷膜柱超滤装置的优点为浓缩极限相对更高（较 TFF-cassette 与 TFF-HF 而言），可耐受更高的物料浓度或湿固形物含量，其主要缺点是设备规模一般较大、动力需求较大（泵的流量或扬程应配套）且设备整体成本较高等。

由于超滤过程容易出现不同程度的浓差极化现象，因而很容易在膜面形成一层凝胶层，此后膜通量将不再随压差增加而升高。对于一定浓度的某种溶液而言，跨膜压力（TMP）达到一定值后滤速会达到临界值，因此，需选择在滤速到达极限之前的 TMP 进行操作（一般约在 1~5bar，视具体的超滤装置而异），过高的压力（包括进口端压力及 TMP）不仅对滤速及相应的浓缩或洗滤功能无益，而且对设备及操作人员安全等方面也会带来一定程度的危害与风险。

1.6.1.4 成品过滤器类型

按照过滤器在制药及水处理行业的功能为标准，可将过滤器分为预过滤器、微生物符合控制级过滤器、除菌级过滤器、除支原体过滤器、除病毒过滤器等类型。

A. 预过滤器

预过滤器的截留精度（或称孔径）通常以微米（μm）为单位进行定义，此类过滤器用于去除流体中颗粒物从而保护下游避免过早堵塞；具有相对较高精度的预过滤器其孔径可以大到几十微米。

目前在制药领域中所使用的预过滤器产品，其滤膜材质通常包括聚丙烯、玻璃纤维、不锈钢、混合纤维素等等，相应滤器的精度跨度不同，一般主要集中在微滤范围。

B. 除菌级过滤器

除菌级过滤器多为聚醚砜（PES）、聚偏二氟乙烯（PVDF）、尼龙（N66）和聚四氟乙烯（PTFE）等材质组成。除菌级过滤器滤膜的绝对精度通常为 0.22μm 或 0.2μm，与除支原体过滤器 0.1μm 的精度及除病毒过滤器的几十纳米（nm）等相比相对较大。

由于材质本身具有不同的特性，因此在流体过滤领域，上述材质的除菌级过滤器在化学兼容性方面也各有优势，大致的定性描述如表 1-11 所示。

表 1-11　除菌级过滤器常规材质化学兼容性

过滤器材质	高 pH 值	低 pH 值	溶剂
N66	良	较差	良
PVDF	较差	良	良（酮、醛除外）
PES	良	良	良（酮、醛除外）
PTFE	优	优	优（甲苯除外）

C. 除病毒过滤器

除病毒过滤是利用病毒和蛋白质大小的不同，使小于平均孔径的蛋白质通过滤膜，将大于平均孔径的病毒截留在膜内，从而达到去除病毒的效果。除病毒膜需要同时满足病毒去除效果好、目的蛋白质通过性高（回收量、过滤时间）和目的蛋白质不变性的特点。根据目的蛋白质的大小，可以选择平均孔径不同的滤膜。

目前可用的除病毒膜包括（但不限于）以下高分子材料，如：聚酰胺、聚砜醚和表面改性的聚砜醚、聚砜、表面改性的聚偏二氟乙烯和（铜氨液）再生纤维素。组成过滤硬件的附加结构材料可能包括（但不限于）以下高分子材料，如聚碳酸酯、聚酯纤维、聚醚、聚丙烯、聚氨酯及聚偏二氟乙烯。附加组件包括可以增加湿度、表面改性的表面活性剂或保湿剂和（或）用于使得滤过膜吸水的添加剂，或贮藏过程中防止微生物增长的抑菌剂。

除病毒过滤膜的孔径范围可能在 < 0.1μm 的微孔膜到截留分子量 > 100 000k 的粗超滤膜之间。用于除病毒的微孔膜可能是对称的，即孔径分布基本均匀通过薄膜的厚度，也可能是非对称的，即孔径分布不均匀地通过薄膜厚度。非对称微孔膜通常在上游膜表面具有较宽的孔结构，其允许除病毒过滤器具有良好的流动特性和污染物（例如胶体颗粒或蛋白质聚集体）容量。此外，业内也有针对滤膜表面微观结构进行特殊设计的除病毒过滤膜，目的是为了增强流体在膜内部进行多方向流动，从而增加滤膜对病毒颗粒等的拦截效率。

D. 成品过滤器的外观形式

以除菌级过滤器为例，以其外观形式为标准，大致可分为筒式过滤器、囊式过滤器以及以筒式过滤器结构为基础的特殊形式的过滤器等。同时，制药领域最常见的筒式过滤器还需要与配套的钢壳（或称套筒）一起使用。

a. 筒式过滤器

筒式过滤器是制药行业使用最广泛的滤器产品形式，其高度涵盖了 5 英寸、10 英寸、20 英寸、30 英寸与 40 英寸。筒式滤芯的内、外各有一个强有力的圆柱形支撑结构，支撑物一般采用聚丙烯材质，这种材质的熔点较高，一般可达 160℃以上，因此，能承受 100℃以上的高温湿热灭菌。筒式滤芯可用于制药过程中蒸汽在线灭菌，但需注意滤芯厂家给出的滤芯灭菌温度和压力等技术操作参数。

筒式滤芯内部可根据需要装载预过滤器（包括深层滤芯）或除菌级滤膜，除深层滤膜以多层垛叠形式装载外，其他预过滤级滤膜和除菌级膜过滤器都以不同的打褶方式装载。滤膜经打褶设计并装载至滤芯支撑组件内部后，可最大限度提高单支过滤器的有效过滤面积（即滤膜面积）。一般而言，滤膜面积越大，其滤速［单位常以 LMH 表示，即 L/（m^2·h），升 /（平方米·小时）］、最大过滤通量（单位常以 L/m^2 表示，即升 / 平方米）等工作参数会越大。

b. 囊式过滤器

囊式过滤器是由核心组件（滤膜）与有机材质的外壳整合在一起的整体式滤器产品，用于制作囊式过滤器外壳的材料有聚丙烯和聚酯等，其中部分外壳材质强度高、耐热性好，可以接受诸如在线蒸汽灭菌等高温处理条件。为了满足用户对管路连接的不同要求，囊式过滤器家族产生了多种接口的产品形式，同时，为便于适应用户在同一工艺位点使用不同膜面积的过滤器，行业内以 10 英寸筒式滤芯为基础衍生出了 20 英寸及 30 英寸的囊式滤器。

c. 特殊形式的过滤器

在上述囊式过滤器家族中，为了适应不同的工艺需求，又衍生出了一大类特殊形式的过滤器。此类过滤器是以便于用户进行质检、小试选型等为目的的小型囊式滤器，此类小型囊式过滤器与以筒式滤芯为基础的大面积囊式过滤器具有同样的优势，同时，小型囊式过滤器比常规筒式滤芯在使用上简化了安装步骤，无需拆装不锈钢壳体，减少了生产与清洗、消毒等验证工作，减少了钢壳的购置成本，此外，由于小型囊式滤器与大面积的囊式滤器及筒式滤器装载有同样结构的核心组件（滤膜），所以常用来做小试选型实验。

在流体过滤领域，由于用户的工艺条件及目标要求千差万别，因此，针对滤速需求不高、总过滤通量较少或要求空间体积尽量减少等特殊需求，制药行业开发出了以筒式过滤器结构为基础的其他特殊形式的过滤器，多种特殊规格的过滤器产品便得到了不同程度的应用，此类过滤器密封件结构分为内 O 圈、外 O 圈形式，对应于不同结构的钢壳，使用时可视工艺管路特定位点的流体处理目标参数、空间布局等特定要求而选择最合理的产品形式，同时，由于在流体过滤的全工艺流程中，某些位点要求既要适应小流量、少体积的处理需求，又要符合某些特定法规条款的要求（如制药及制药用水领域的药品 GMP），因此，这类可提供全套数据支持文件的生产级小型过滤装置，可最大程度符合法规性要求并满足用户的使用要求。

d. 过滤器的配件（钢壳或套筒）

完整的过滤器由滤芯和不锈钢壳体组成，钢壳是安装于滤芯外的不锈钢滤壳，其材质为 316L。按外形划分，不锈钢滤壳可分为 I–型和 T–型两种，每种滤壳上都含有进料口、出料口、排气口和排液口。

1.6.2 过滤器选型原则与使用

在制药领域选择过滤器时，可参考过滤器供应商提供的流量与压差曲线进行便捷的选型计算与评估。以图 1–13 中曲线 B 为例，代表 10 英寸筒式过滤器，在右侧显示压差的纵坐标轴上找到 3psi 所对应的虚线与曲线 B 的交点，便可对应在底部以 L/min 为单位的横坐标轴上找到具体的流量值（即 25L/min），代表在 20℃的温度下，用此过滤器对水在 3psi 的压差下可实现 25L/min 的滤速。

如果料液黏度比较高，水的流速/压差曲线无法被直接引用，需要过滤器供应商提供相关选型试验以得出更加精确的数据，如针对除菌滤膜的 P_{MAX}、V_{MAX} 实验。此类实验是利用小型滤器（如 47mm 直径滤膜）根据具体工艺要求进行测试，得到相应滤器对某种料液的最大过滤体积（即过滤通量，单位 LMH，升/平方米/小时），计算时会设定合理的安全系数，然后将小型滤器的数据线性放大至实际工艺中。例如某款过滤器，其 47mm 小型滤器的实验结果可以被逐级线性放大至某合适尺寸的滤芯，放大至 10 英寸高度的筒式滤器的放大倍数约为 495 倍。如果要过滤更大体积的料液，则中试规模的测试可以更加有效地确保工艺放大的合理性和可行性。

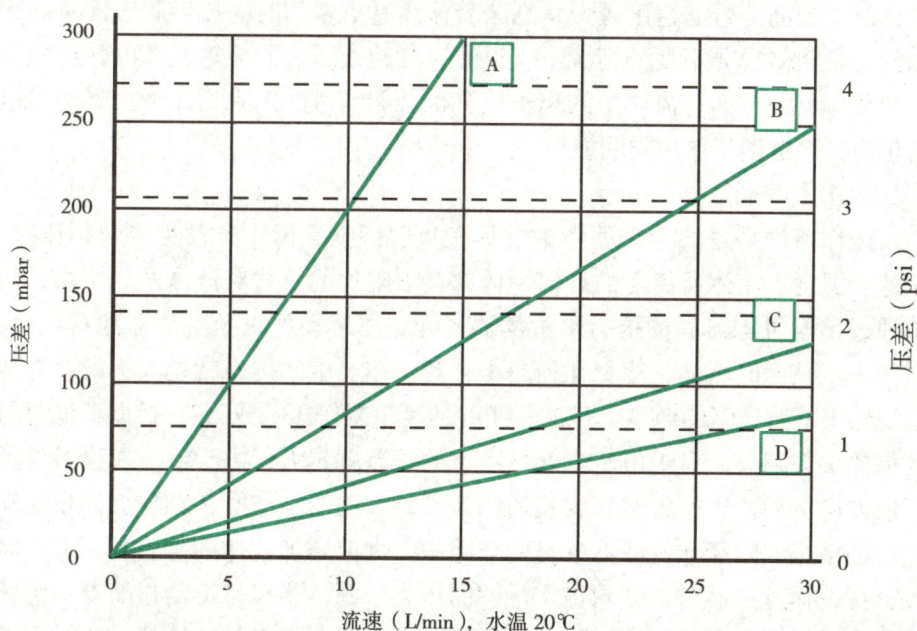

图 1–13　过滤器流量/压差曲线示意图

1.6.3 关于过滤工艺的风险管理

简单而言，过滤工艺是由硬件部分（即过滤器组件等）与软件部分（即过滤工艺相关的控制参数和方法等）组成。因此，当使用者从风险管理的角度看待过滤工艺时，可以从对于过滤器组件的应用可行性分析入手，然后结合过滤工艺过程的相关参数与方法进一步整体考虑。

1.6.3.1 选择过滤工艺时需考虑的因素

在选择过滤器时，对于过滤器组件的应用可行性分析受到多种因素的影响，最值得考虑的因素包括流体特性（如过滤流体种类、流体量、是否稳定）、操作条件（如温度、压差、流速）、颗粒性质（如去除颗粒大小、形状、硬度、数量）、过滤膜类型与过滤所要求的程度等。

A. 流体特性

使用的滤材、滤芯硬件以及滤壳材质与所过滤的流体必须兼容。如果过滤器滤芯被流体腐蚀或损坏，那么反过来也会污染过滤后的流体，因此，先确定流体是否为酸性、碱性、水性、油性，或其溶剂型等是一个基本要求。另外流体特性还包括黏度及化学离子成分。流体的黏度会直接影响过滤速度，黏度越高，过滤速度越慢，意味着流体有更多的时间接触膜表面及内部结构。在流体成分不变的情况下，过滤速度越慢，过滤机理发挥的作用也会有变化；另一方面，流体中的离子成分也会影响过滤效果，流体中离子带电荷越高，静电俘获作用越明显。

B. 操作条件

操作条件是过滤中需要考虑的另一重要因素，操作条件主要包括压差、流速和温度。流体所流经的任何物体都会以附加的方式对流体产生抗力，流体通过洁净过滤器时的抗力由过滤器滤壳、滤芯硬件以及过滤器滤材产生；对于一定黏度的流体，滤材孔径越小，对流体产生的抗力就越大，就会导致过滤器上下游压降的产生，过滤器压降的度量叫作压差或 ΔP。过滤器滤材对流体的抗力越大，对于恒定流速下产生的压差就越大，由于流体总会沿着低压的方向流动，压差就会导致流体的流动；过滤器工作时，颗粒会停止流动并局部堵塞或阻滞在过滤器滤材的空隙中，进而增加流体的抗力和压差。因此，在选择过滤器时，必须提供足够的压力来源，不仅是抵消过滤器对流体的抗力，还有在滤材被堵塞时能够使流体继续以可接受的流速流动，进而充分利用过滤器有效的污染物容纳能力（即容污能力）。但压差也不能无限增加，否则可能会破坏过滤器的结构同时造成拦截能力的下降，过滤器使用者应确保过滤器在供应商建议的合适压差下进行操作。

流速的度量单位以单位时间的流量表示（如 ml/min, L/h 等），流速直接受压差影响，同样的流体，压差越大，则流速越大，意味着同样体积的流体过滤时间越短。不同黏度的流体对流速也会产生影响，如果所有的其他条件均保持不变，黏度加倍，过滤器系统对流体的原始抗力就会加倍；进而要保持相同流速的压差就要增加。

除流速与压力外，温度也是操作条件之一，过滤时的温度既会影响流体的黏度也会影响流体与过滤器之间兼容性。流体的黏度通常会随着温度增加而减少。如果流体黏度太大，可能会建议先加热流体从而降低黏度再进行过滤，当然需要同时考虑流体及过滤器对该温度条件的耐受能力。同样的过滤器在不同温度下的压差耐受能力是不同的，温度越高，最大耐受压差越低，表 1-12 是某品牌 0.2μm 亲水性 PES 膜过滤器在不同温度下的耐压参数。在实际的生产过程中，需对使用的过滤器特性有一定了解，并保证在生产、清洗与灭菌时的操作条件在允许的范围内。

表 1-12　温度对过滤器的影响

温度（℃）	最大正向耐受压差（bar）	最大反向耐受压差（bar）
40	5.5	2.0
80	3.0	—
125（SIP）	1.0	—

C. 颗粒性质

根据料液中颗粒物对于过滤效果的影响，可将其分为可变形颗粒与不可变形颗粒两种。可变形颗粒是指在压力作用下会发生形变的软性颗粒，如胶体、脂质体、细胞碎片等均属于可变形颗粒；不可变形颗粒则是与软性颗粒相对的硬颗粒，如沙粒、粉尘、脱落纤维、金属粉末与活性炭等均属于不可变形颗粒。

过滤截留硬颗粒时，大于孔径的颗粒物被截留在上游堆积形成一层饼状结构，但这种形式堆积起来的结构中间是留有一定空隙的。正如滤纸上方覆盖一层沙粒的效果一样，液体可以透过沙粒到达滤纸的下游。例如，注射剂生产中，采用深层过滤器进行活性炭过滤的工艺就属于典型的硬颗粒过滤机理。过滤截留软颗粒时，在不同操作环境下，可能由于软颗粒的受压变形发生许多不确定状况。需要注意的是，软颗粒可能由于压力的作用发生形变，从而透过比其实际粒径小的膜孔进入下游，使过滤达不到预期效果，同时，软颗粒堆积在滤膜表面会造成孔道的完全堵塞使过滤无法顺利进行，过滤器寿命也会因此缩短。

D. 过滤功能与效果

选择过滤器要能以相关工艺所要求的程度去除流体中的污染物，一旦确定所需去除污染物的尺寸，就可选择完成该要求的过滤器类型，通常情况下，选择比所要求的孔径更精细的过滤器会付出更高的成本。企业可结合颗粒大小和性质选择合适的过滤方法。

根据需要去除污染物的不同，可将过滤分为除颗粒过滤、微生物负荷控制过滤、除菌过滤、支原体控制过滤和除病毒过滤等。除颗粒过滤器精度一般大于 0.45μm，主要用于去除大的颗粒并保护下游过滤器，除颗粒过滤通常采用大流量聚丙烯或玻璃纤维材质深度过滤器。

微生物负荷控制过滤的精度一般为 0.45μm 或 0.2μm，其主要目的是降低流体的微生物负荷，但不属于绝对去除的概念。其对于微生物去除能力不能达到除菌过滤的要求，因此，只能称为微生物负荷控制过滤器。

除菌过滤是指除去流体中所有微生物的工艺过程，精度一般不超过 0.22μm 或 0.2μm。因为缺乏工业界内的统一标准来衡量孔径，孔径的标称对预测微生物截留没有实际的意义，因而需要用微生物截留能力来定义除菌级过滤器，通常除菌级液体过滤器指在工艺条件下每平方厘米有效过滤面积可以截留大于等于 10^7cfu 的缺陷假单胞菌（*Brerundimonas diminuta*, ATCC 19146）并产生无菌滤出液的过滤器。图 1-14 为尼龙材质的除菌级过滤器截留大于 10^7cfu/cm^2 缺陷假单胞菌的电镜照片，图中的椭圆形颗粒物为缺陷假单胞菌。除菌过滤膜材质通常有尼龙（N66）、聚偏二氟乙烯（PVDF）、聚醚砜（PES）、醋酸纤维素（CA）与聚四氟乙烯（PTFE）等。

支原体控制过滤精度通常为 0.1μm，它可将支原体负荷完全去除或降低到可接受水平。除病毒过滤精度通常以纳米表示，如 50nm 或 20nm，具有高效的小尺寸无包膜病毒及大病毒去除能力，对数降低值（LRV）> 4~6。

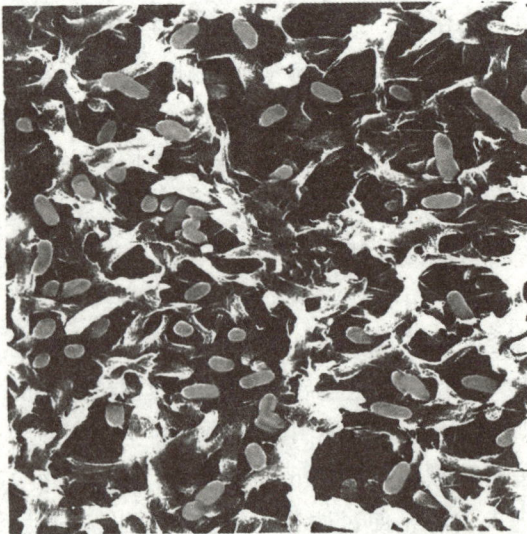

图 1-14 除菌级过滤器的电镜照片

除了以上介绍的液体过

滤，空气及其他气体的过滤在制药及生物技术领域一直有着广泛的应用。在气体过滤应用中，为了降低过滤组件因水蒸气在过滤器内积聚而堵塞的风险，特别是积聚在滤膜孔结构内部，结构材料应当为疏水性，疏水性滤材常用聚四氟乙烯（PTFE）、聚偏二氟乙烯（PVDF）、聚丙烯（PP）以及聚乙烯（PE）。绝大多数需要使用疏水性过滤器的应用中，过滤器都应尽可能多地达到下列理想特性：过滤器在低压差下，有高的气体流速；滤膜应为疏水性，以抵抗水阻塞；过滤器必须有高的热及机械耐受性，能多次蒸汽灭菌，足以在所需条件下长期使用；过滤器即使在不利条件下（高湿度），也能拦截微生物；过滤器应不脱落纤维；应便于安装及维护。

1.6.3.2 过滤工艺的风险管理

随着制药行业的不断发展，药品生产企业对质量风险管理日益重视，ICH Q9 质量管理中明确提出了质量风险管理的两个基本原则：应该基于科学知识和最终与对患者的保护相关联对质量风险进行评价；质量风险管理过程的力度、正式程度和文件化程度都应该与风险水平相适应。

过滤工艺作为药品生产中的工艺组成部分，其风险管理的原则应建立在 ICH Q9 的基本要求之上。ICH Q9 中描述了多种质量风险管理工具，如失效模式与影响分析（FEMA）、失效模式与严重性分析（FMECA）等，企业可选择相适应的工具对过滤工艺的风险进行排序，并制定相应的风险控制策略。

除此之外，James Oliver 在 2008 年提出的 3D 风险模型也可作为过滤工艺风险评估的重要参考策略。基于 3D 风险评估模型并结合过滤器的使用特性，过滤工艺的风险等级可从以下三个方面评估。

A. 过滤工艺在产品工艺流向中的位置

在制造过程的早期阶段，由于后续的各种质量控制系统，可以检测系统性能中的潜在缺陷（例如生物反应器中的污染）。在过程的后期阶段，如灌装和包装阶段，大部分过程测试已经完成，虽然有适当的控制措施来确保产品质量，但最终的加工步骤在产品终端时会给患者带来更大的风险。此外，与过程开始相比，过程最后阶段的缺陷往往具有更低的检测概率。因此，基于缺陷检测水平，在过程的后期阶段产品质量的风险增加。对于过滤工艺而言，最终制剂的除菌过滤步骤风险高于中间体除菌过滤的风险。

B. 过滤工艺与主产品的距离

系统离产品越靠近，则风险越高。这个维度主要是为了评估过滤工艺与生产工艺之间相互作用的程度。如直接接触主产品的过滤工艺，比远离主产品的过滤工艺风险更高。

C. 过滤器的用途

除菌过滤器和非除菌过滤器，通常认为除菌过滤的风险高于非除菌过滤的风险，在企业实际的风险控制策略中，对于除菌过滤器的风险控制应尤为重视。

不管使用何种风险评估管理工具，最终目的都应该是促使药品生产企业做出更好、更基于可靠信息的决策，具备更强大的应对潜在风险的能力，最大程度的保证患者安全。

第 2 章
制药配液相关技术的应用要点

2.1 应用范围简介

2.1.1 化学药品

化学药品是通过化学合成的方法来获得药物有效成分的。生产化学药物就是研究、设计和选用最安全、最经济、最简洁的方法合成药物。化学药品综合应用有机化学、分析化学、药物化学、有机合成化学、单元操作原理、工程学等技术基本原理和经济学方法。制药配液技术是化学药品生产过程中最重要的组成部分之一，大量的设备部件直接接触药品，要防止生产过程中污染与交叉污染的风险以及无菌控制的风险等等。

2.1.1.1 普通化学药品

工业中将从天然矿物、动植物中提取的有效成分以及经化学合成制得的药物，称之为化学药物。将各种原辅料和溶剂配制成均一稳定溶液，通过搅拌混合以及相关工艺控制过程后，经过过滤达到灌装要求。普通化学药品中的无菌制剂及非无菌制剂均能通过配液系统实现。普通化学药品配液系统范围较广，包括了粉针剂、小容量注射剂、大容量注射剂等等。

粉针剂是将供注射用的无菌粉末装入安瓿瓶中或者采用冷冻干燥制备，使用前加溶剂溶解或者混悬后用于注射的针剂，一般没有最终灭菌过程，对无菌操作有较为严格的要求。根据生产工艺的不同，粉针剂可以分为冻干粉针制剂与无菌粉针制剂。冻干粉针制剂是将灌装了药物的西林瓶进行冷冻干燥再轧盖密封而成，常用于热不稳定的化学药物或者生物制品。其核心工艺可以分为：称量、配制、灌装、半加塞、冻干、轧盖等，通常情况下，对于非终端灭菌制剂，原辅料的称量以及配制在 C 级环境下进行。

小容量注射剂通常是指容量在 20ml（含 20ml）以下并直接注射输入体内的液体灭菌制剂，包含水针与油针等，其包装形式有安瓿、西林瓶以及塑料瓶等，塑料瓶是一种新的包装形式，常采用 PP 或者 PE 材质，材质的透气性、渗透性和相容性方面需要进行较全面的验证。

大容量注射剂通常是指容量大于等于 50ml 并直接由静脉滴注输入体内的液体灭菌制剂，对于无菌、无热原以及澄清度的要求较高，主要用于补充体液、电解质以及营养，并作为血浆代用液维持血压，根据其临床用途，将其分为体液平衡用输液、营养用输液、血容量扩张用输液、治疗用药物输液和透析造影类输液等，其包装形式也经历了玻璃瓶、塑料瓶、非 PVC 软袋和直立式软袋四种形式。

2.1.1.2 复杂制剂药品

复杂制剂药品主要指生产工艺过程较为复杂的产品，其中包括制备工艺较难实现的产品，也包括设备难于实现的产品。比如说脂质体，整个工艺过程由简到难，相对于传统的双罐或三罐系统，脂质体配液系统有可能多达数十台罐，包括成膜、水化、均质、超滤等工艺过程。复杂制剂药品的配液系统应用范围较广，包括了凝胶、混悬剂、脂肪乳、肠内营养液、脂质体、胶束、微球、纳米粒等等。其产品的剂型与普通化学药品类似，包括了冻干粉针剂、小容量注射剂、大容量注射剂等等。

A. 混悬型注射剂

将难溶性固体药物分散于液体分散介质中制成的一类供肌内或静脉注射用的药剂称为混悬型注射剂。难溶性固体药物以微粒状态存在于分散介质，属于非均相的液体制剂。混悬型注射剂（以下简称混悬剂）为之前难溶于任何分散介质，但对于某些疾病具有非常好的疗效的药物提供了一种给药方式。混悬型注射剂可以以静脉途径给药，更好发挥药物的作用，提高血药浓度，从而达到提高疗效、减少剂量、延长药效（药物逐渐被吸收）、降低副作用的目的。混悬剂解决了以下几个问题。

　　a. 将难溶性的药物制备成液体制剂。

　　b. 药剂要求的剂量超过溶解度。

　　c. 两种溶液混合时导致的药物析出。

　　d. 为了使药物产生缓释作用。

近年来，混悬剂因为具有以上优点成了研究开发的热门剂型。但混悬剂与均相分散体系不同，因为混悬剂的特性，混悬型注射剂需要满足以下要求。

　　a. 药物颗粒的大小：供一般注射者，颗粒应小于 15μm，15~20μm 者不应超过 10%；供静脉注射者，颗粒大小在 2μm 以下者占 99%. 否则会引起静脉栓塞。

　　b. 有较好的分散性，不能沉降太快。

c. 在贮存时一旦沉下后经振摇可再分散而不能产生结块现象。

d. 具有良好的通针性。

e. 可以通过皮下注射针头，易自瓶中顺利取出，不粘瓶壁。

f. 应无菌、无热原。

B. 脂肪乳产品

脂肪乳产品主要有肠外营养与肠内营养两种产品，其中肠外营养主要以载药型与营养型注射剂为主，大多是中长链脂肪乳，由于肠外营养的长期使用会引起诸如肠黏膜萎缩、肠道屏障改变、肝胆系统功能紊乱等一系列问题，肠内营养在临床上的应用日趋受到重视。随着各种肠内营养液的不断改善，口服肠内营养的价值日益提高，临床应用广泛。

2.1.2 中药制剂

中药制剂涉及配液技术的剂型包括混悬剂、眼用剂、外用剂、气雾剂、糖浆剂、涂膜剂、煎膏剂、洗剂、灌肠剂等，也涵盖了滴丸剂、栓剂、胶剂、软胶囊等生产工艺阶段或步骤。中药历史悠久，传统液体制剂以汤剂为基础，成药制剂以口服液为代表，冻干粉针剂、小容量注射剂（含无菌粉末）作为新型剂型也有几十年的生产应用。

中药制剂配液原料通常为中药材的提取液、浸膏或粉末状提取物等，其储存、配制等过程相对复杂，液体制剂多采用溶解、热处理、冷置、吸附、澄清过滤、精滤或超滤等方式完成。由于中药材批次间差异，配液全过程均更加注重减少批间差异、保证产品稳定的需求，以此来进行工艺设计及相关控制。

2.1.2.1 中药口服制剂

中药口服制剂是采用醇提、水提等方法提取药材有效成分而制成的供内服的一类制剂。中药口服制剂包含的制剂类型较多，其中多种制剂类型需经过配液操作过程。这类制剂包括了合剂、糖浆剂等以水为溶剂的浸出药剂；也包括酒剂、酊剂等以乙醇为溶剂的制剂；还有一些固体制剂（如滴丸剂、软胶囊剂等），其制剂工艺中也需使用制药配液相关技术。

中药合剂系指药材用水或其他溶剂，采用适宜方法提取，经浓缩制成的内服液体制剂，其单剂量包装者又称"口服液"。中药合剂的制法一般包括提取、浓缩、配液、过滤、灭菌及分装等工艺步骤。中药合剂的提取与净化方式与汤剂基本相似，可采用药材水提醇沉、醇提水沉、渗漉提取、冷藏过滤等方法。中药合剂配液工艺中常采用溶解、搅拌、冷藏、过滤等配制技术。

纯化水中药糖浆剂系指含有中药成分的浓蔗糖水溶液，供口服使用。蔗糖及芳香剂等能掩盖药物的不良气味，改善口味。中药糖浆剂的制备方法为使用经过浓缩的提取物浸膏或浓溶液，采取热熔法、冷溶法或混合法等配制技术，与蔗糖、水共同制成制剂。热熔法是指按处方称取规定量的蔗糖，加入适量的沸纯化水中，加热搅拌使溶解后，再加入可溶性药物，溶解滤过，再从滤器上加适量纯化水至规定容量的配液方法。冷溶法是指按处方称取蔗糖，在常温搅拌下溶解于纯化水或含药物的溶液中，再滤过得到药液的配制方法。混合法是指将中药材浸膏或浸出制剂的浓缩液与糖浆直接混合均匀的配液方法。

中药酊剂系指中药材用规定浓度的乙醇提取或溶解而制成的澄清液体制剂，亦可用流浸膏稀释制成。中药酊剂的制备可采用药材提取物粉末或浸膏，用规定浓度的乙醇直接溶解或稀释制得，也可采用浸渍、渗漉等方法得到。中药酒剂指用白酒浸提药材而得到的液体制剂，可采用浸渍、渗漉等方法制备。

滴丸剂为固体口服制剂，但其制剂工艺中需采用与液体制剂类似的制药配液技术。滴丸剂制备过程中，需将药物提取物或浸膏与基质加热熔化，采用与液体制剂相似的称量、分散、混匀、输送等技术，到达滴制设备后，滴入不相混溶的冷凝液中、收缩冷凝最终得到丸状制剂。

软胶囊属于胶囊剂的一种，它是将液体药物与适宜辅料混匀后，密封于软质囊材中而制成的一种胶囊剂，其内容物多为油类或对明胶无溶解作用的溶液、混悬液等。制备软胶囊内容物涉及的辅料包括稀释剂、助悬剂、乳化剂等。中药软胶囊内容物一般是将提取物和适宜的辅料按照一定比例混合均匀制得的混悬液，其流动性要好。可用浸膏粉加基质混合后来制备内容物，也可用浸膏直接制备，但浸膏与油难以直接混合。制备内容物时，可先将遮蔽剂二氧化钛用胶体磨粉碎过筛，溶于热水中。然后将明胶溶于水，充分溶胀后加入甘油、聚乙二醇、抑菌剂、二氧化钛及色素，混匀抽真空脱气后保温、静置，再用于后续软胶囊压制工艺。

2.1.2.2 中药无菌制剂

中药无菌制剂系指法定药品标准中列有无菌检查项目的中药制剂，按照剂型可分为小容量注射剂（含无菌粉末）、大容量注射剂、眼用剂等剂型。按照药材味数可分为单味制剂和成方制剂。

中药小容量注射剂（含无菌粉末）和大容量注射剂统称中药注射剂，系指以中医药理论为指导，采用现代科学技术和方法，从中药、天然药物的单方或复方中提取有效物质制成的可供注入人体内，包括肌内、穴位、静脉注射和静脉滴注使用的无菌制剂，以及供临用前配制成溶液的无菌粉末或浓溶液。其生产流程包括药材前处理、提取、配制、除菌、灌封、冻干、包装等。

一般单味制剂配液工艺相对简单，通常包括称量溶解、浓配、稀配、过滤等工序，配液系统一般由 2~3 台罐，最多数台罐及过滤器组成。成方制剂因处方中药材有效成分种类繁多且复杂，部分制剂存在难溶成分，工艺过程除通常工艺操作外，还会采用预溶解（润湿）、倍增溶解、冷藏、超滤等工序，配液系统一般由 5~6 台罐，甚至数十台罐及过滤器、超滤系统等组成。

2.1.2.3 中药外用制剂

中药外用制剂主要是指通过皮肤、黏膜、腔道等途径给药的中药制剂。与口服给药的中药制剂相比，中药外用制剂有其自身的特点。如制剂工艺较为特殊、辅料变化对药物的吸收利用影响较大、药物多发挥局部作用、对用药剂量精确性的要求相对较低等。

中药软膏剂常用水煮醇沉法、油炸法、溶剂提取法来提取药物的有效成分，或者直接使用中药粉末。基质作为软膏的赋形剂占软膏组成的绝大部分，赋予了软膏一定的理化特性，并对其质量和疗效都起着重要作用。常用的软膏基质有 3 类：油脂性基质、乳剂型基质和水溶性基质。基质不仅影响中药软膏药物的透皮性和释放性，还对中药软膏的稳定性具有一定的影响。

中药气雾剂指能喷射成雾状微粒的中药制剂。是将中药和抛射剂包装在配备有阀门的耐压容器中，当打开阀门时，由于抛射剂气化产生的压力，使药物溶液喷洒成微细的雾状粒子，以供吸入或者在创伤表面形成薄膜，还有的形成泡沫供特殊治疗之用。中药提取物一般采用水提法、醇提法或水提醇沉法等工艺，也有用有机溶媒提取。抛射剂是气雾剂工作的动力源，可选择不同的抛射剂或改变抛射剂的组成来改变其蒸汽压，从而达到不同要求的雾形、粒径。共溶剂多由低分子量烷烃及醇类组成，使用共溶剂的目的是增加药物的溶解度（在两相气雾剂中），在新的抛射剂系统中，常用共溶剂来增加表面活性剂的溶解度。表面活性剂主要起助悬及润滑阀门作用。

涂膜剂系指原料药物溶解或分散于含成膜材料的溶剂中，涂搽患处后形成薄膜的外用液体制剂。化学药物可视其溶解性将其溶解于乙醇或水中，然后与成膜材料均匀混合，或将药物直接加到成膜材料溶液中，均匀混合。中药成分需先制成提取液，中药提取液一般是根据药材中所含药效成分的理化性质，采用适当的方法进行提取得到。有时提取液还需经过适当的纯化和浓缩处理。当主药成分没有合适的溶剂溶解时，也可将其粉碎成细粉，用搅拌或研磨的方法均匀分散于成膜材料的浆液中制备。

2.1.2.4 其他特殊类型制剂

栓剂系指原料药物与适宜基质制成供腔道给药的固体制剂。栓剂应有适宜的硬度和韧性，无刺激性，引入腔道后，在体温条件下应能熔融、软化或溶解，且易与分泌液混合，逐渐释放药物产生局部作用或全身作用（避免首过效应）。中药栓剂生产工艺相对简单，关注称配工序中主药与基质的质量和数量称量、复核，熔融混合工序中蒸汽压力和温度控制。

中药制剂成分复杂，包括单味制剂和成方制剂，其中成方制剂可根据药材成分的性质，综合运用多种提取、分离技术，分别获取不同药材中多种有效成分，并运用制药配液技术，按处方比例对其进行充分混合得到最终制剂成品。对于含挥发油类成分的药材可以采用水蒸气蒸馏收集挥发成分再加入提取后溶液的方法，浓缩一般采用蒸汽加热浓缩、减压干燥等方式。

无论怎样分类，都应根据不同产品组分特性及制备工艺特点，对配液技术进行合理运用，确保中药制剂安全、有效、质量可控。

2.1.3 生物制品

人用生物制品包括细菌类疫苗、病毒类疫苗、抗毒素及抗血清、血液制品、细胞因子、生长因子、酶、体内及体外诊断药品，以及其他生物活性制剂，如毒素、抗原、变态反应原、单克隆抗体、抗原抗体复合物、免疫调节剂及微生态制剂等。我国《新生物制品审批办法》对生物制品的定义为：应用普通的或以基因工程、细胞工程、蛋白质工程、发酵工程等生物技术获得的微生物、细胞及各种动物和人源的组织或液体等生物材料制备的，用于人类预防、治疗和诊断的药品。

2.1.3.1 疫苗

疫苗是指用各类病原微生物制作的用于预防接种的生物制品，将病原微生物（如细菌、立克次体、病毒等）及其代谢产物，经过人工减毒、灭活或利用基因重组等方法制成用于预防传染病的自动免疫制剂。病原微生物种类繁多，所以已经上市的和正在研发中的疫苗种类也非常多。按照病原微生物的类型，可将疫苗分为细菌类疫苗和病毒类疫苗；按照疫苗成分不同，又可将疫苗分为减毒活疫苗、灭活疫苗、抗毒素、亚单位疫苗（含多肽疫苗）、载体疫苗、核酸疫苗等。疫苗的不同类型、特点，对疫苗的制备工艺影响很大。在各种疫苗制备工艺中，配液技术是广泛应用于各个工艺环节中的，大致包括培养基配制、缓冲液配制、药品溶液收集 / 转移 / 分装、灭活、半成品配制使用的稀释剂、稳定剂、佐剂等。

对于可直接培养的细菌类疫苗，以及以真核细胞为宿主培养的病毒类疫苗，制备工艺中都需要配制培养基。培养基作为营养液，其配制过程中的众多因素都会影响到细菌或宿主细胞的表现，运用配液技术，制备质量高且稳定的培养基，有助于培养工艺获得高效且稳定的表现。

所有品种的疫苗，生产工艺中都要用到各种各样的缓冲液。缓冲液提供了一定的离子强度，并保持溶液 pH 值的相对稳定。改变缓冲液条件，对于实现纯化目标，以及保护疫苗的生物活性，都可能有十分重大的影响。运用配液技术，制备出质量高且稳定的缓冲液，要达到的效果有：各离子浓度准确、pH 值稳定、有足够的缓冲能力、配制的时间和温度可控、配制后除菌、内毒素不超标等。

疫苗的纯化工艺过程包含了多个工艺步骤、操作单元。上一个操作单元输出的药品溶液很可能是不均匀的，例如过滤的前端滤出液可能有较高的吸附和可提取物析出、色谱的峰收集浓度呈正态分布等。而下一个操作单元输入的药品溶液往往需要均匀，才能较好的控制该操作单元的效果，例如分装操作前、层析上样前，都需要保证药品溶液是均匀的。这就需要利用配液技术，实现药品溶液的混匀、调整、转移等。

对于灭活疫苗，灭活工艺对疫苗的质量十分关键。如果灭活条件过于剧烈，可能造成抗原蛋白变性等不可逆的损伤，影响疫苗的免疫原性；如果灭活不充分，则可能造成接种者被感染的严重后果。使用配液技术，将活疫苗药品溶液与灭活剂混匀。灭活工艺的关键是所有活疫苗药品溶液均与灭活剂充分接触、防止抗原聚集，严格控制灭活的 pH、温度、时间，在工艺验证时设计合理的取样时间监测各项指标，与药品溶液转运相类似的对于剪切力和无菌性的有效控制等。

在疫苗半成品配制工艺过程，利用配液技术在制剂车间将纯化原液与辅料进行混匀，调节至适宜 pH，然后与灌装设备对接。半成品制备的配液主要是为了使疫苗产品处于最佳的缓冲环境中，以实现最好的免疫活性及保存条件。半成品配制关键工艺包括：辅料添加准确、辅料与抗原混合的均匀性、pH 调节至最佳范围、取样检测各项指标、对配制时间、温度、无菌性的控制、可除菌过滤的品种需要做终端除菌过滤、与灌装设备的无菌对接、不得引入外源污染以及其他风险物质的引入。

2.1.3.2 单克隆抗体药物

单克隆抗体药物，简称单抗，来源于单一 B 细胞克隆产生的高度均一、仅针对某一特定抗原表位的抗体，经基因工程改造，制备出来的药物。单抗药物的基本结构主要是 IgG、IgM、IgA，有的仅保留完整抗体的一部分片段，有的在抗体基础上偶联化合物，制成单抗偶联药物（ADC）。由于各种单抗药物分子结构的主体部分是相似的，所以其制备纯化工艺也比较接近，因此存在平台化的工艺路线图。单抗的生物大分子结构决定了它只能由生物工程制备，不能化学合成。因为单抗的结构存在二硫键、糖基化等复杂的翻译后修饰，所以必须由真核细胞（如 CHO 细胞）表达制备，通常为细胞外分泌表达。

单抗生物药生产通常分为原液生产和制剂生产，原液生产包括上游细胞培养和下游纯化。细胞培养所需的培养基配制，以及各工艺步骤用到的各种缓冲液配制，也都需要使用配液技术。细胞培养工艺结束后，一般采用澄清技术去除细胞、碎片、杂质等。澄清之后将药品溶液收集到配液罐中混匀、调整。然后利用其抗体性质，通过偶联抗原的层析介质，进行亲和层析。由于单抗的制备使用了外源细胞，表达细胞培养工艺进程中具有潜在的内源性或外源性病毒污染，生产工艺中应有至少两步经验证的有效病毒灭活／去除工艺。而低 pH 孵育有较好的病毒去除效果。在亲和层析的洗脱步骤，通常使用低 pH 条件进行洗脱，所以经常在亲和层析洗脱后，利用配液技术安排低 pH 孵育操作，从而减少对 pH 值的反复调整。在此之后一般采用一到两步离子交换／疏水层析技术，进一步纯化，然后进行除病毒过滤和超滤浓缩工艺步骤，对于 ADC 药物还要再进行单抗与化合物的偶联、游离化合物的去除。这些工艺步骤之间，一般也会使用配液罐，对药品溶液进行接收、中转、调整。在超滤浓缩之后，为提高超滤的回收率，一般还会使用配液罐接收、调整并混匀药品溶液，再将药品溶液分装成原液保存。制剂灌装前也需要进行制剂配液，在制剂车间将原液与辅料通过配液罐配制，然后灌装。

单抗生产的各个纯化工艺步骤中，会用到各种各样的缓冲液。缓冲液提供了一定的离子强度，并保持溶液 pH 值的相对稳定。改变缓冲液条件，对于实现纯化目标以及保护单抗的结构、活性稳定，具有十分重大的影响。运用配液技术，制备出高质量且稳定的缓冲液，关键工艺考虑包括：各离子浓度准确、pH 值稳定、有足够的缓冲能力、配制的时间和温度可控、配制后除菌过滤、严格控制内毒素限度等。

单抗的每个纯化操作单元之间，通常都需要对药品溶液进行搅拌。上一个操作单元输出的药品溶液很可能是不均匀的，例如澄清过滤、病毒去除过滤后需要顶洗、层析的峰收集浓度呈正态分布等。而下一个操作单元输入的药品溶液往往需要均匀，甚至添加成分进行调整，才能较好的控制该操作单元的效果，例如 pH 值需要调整、电导率过高需要稀释等。这就需要利用配液技术，实现药品溶液的混匀、调整、转移等。此操作步骤工艺控制要点包括：药品溶液的充分混匀、降低微生物负荷、调整 pH、电导率、添加某些盐溶液或试剂、取样监测各项工艺指标、操作时间和温度可控、不引起抗体的变性、聚集、降解等。

低 pH 孵育病毒灭活是大多数单抗纯化工艺在亲和层析洗脱后都会采用的病毒去除步骤。由于环境 pH 值较低、持续时间较长，容易产生酸不稳定造成的蛋白质聚集、降解等问题。使用配液技术进行低 pH 孵育，重点考虑有：孵育起始和孵育终止的 pH 调整、所有药品溶液 pH 均一、严格控制灭活的温度以保证稳定的 pH 值、准确控制孵育时间、在工艺验证的时间窗口准确取样监测各项指标、药品溶液转运相类似的对于剪切力的有效控制等。

制剂是单抗工艺中必不可少的环节，利用配液技术，在制剂车间将纯化原液与辅料进行混匀，调节 pH，终端除菌过滤，然后与灌装设备对接。制剂的配液主要是为了使单抗产品处于最佳的缓冲环境中，以实现最好的保存条件。工艺考虑重点包括：辅料添加准确、pH 调整至最佳范围、取样检测各项指标、配制时间、温度、无菌保障、终端除菌过滤合规、与灌装设备的无菌对接等。

2.1.3.3 基因工程类药物

基因工程类药物，是指利用 DNA 重组技术，将外源基因通过体外重组后导入受体细胞内，使这个基因能在受体细胞内复制、转录、翻译表达，由此而制备的药物。对于不需要翻译后修饰的目标蛋白，通常采用原核细胞作为表达系统，表达部位可能在胞外、细胞周质、细胞质 / 包涵体等。需要翻译后修饰的目标蛋白，则需要采用真核表达系统，如酵母细胞、动物 / 人源细胞，表达部位可能在胞外分泌和胞内细胞质。不同表达体系、不同表达部位开发的不同基因工程药物，其纯化工艺差别迥异。这主要是由目标蛋白自身各方面特性以及其所处的环境中的杂质的特性决定的。但相同的是，生产工艺自始至终都需要运用配液技术。

与疫苗和单抗类药物的生产工艺类似，基因工程类药物也可能需要运用配液技术进行培养基配制、缓冲液配制、药品溶液收集 / 转移 / 分装、终端制剂等工艺步骤。值得一提的是，还有一些特殊的工艺步骤，也是需要使用配液技术的。

一些表达系统制备的目的蛋白，与最终具有生物学活性的药物之间有构象差异，这是由于表达系统提供的环境不是目的蛋白正确折叠所需的环境造成的。尤其是原核表达系统，以包涵体形式表达的蛋白，纯化步骤中一定需要对蛋白进行变性和复性。蛋白的变性操作，通常是向药品溶液中加入变性剂，如尿素、盐酸胍、表面活性剂等，打断蛋白质分子内和分子间的各种化学键，使多肽伸展。这个过程需要在配液系统中完成，可能需要控制变性剂的加入速度、操作温度、pH 值，控制搅拌速度和剪切力，使变性剂迅速混匀。这些考虑因素都是为了防止蛋白变性过程中局部过于剧烈，造成不可逆的伤害。变性后的复性操作有不同的方法，工业上常用的方法有稀释复性、透析复性、超滤复性、柱上复性及高蛋白质浓度下的复性等。其中，稀释复性是直接向变性药品溶液中加入复性缓冲液；高蛋白质浓度下的复性一种方法是缓慢地连续或不连续地将变性蛋白加入到复性缓冲液中，使得蛋白质在加入过程中或加入阶段之间有足够的时间进行折叠复性；另一种方法是采用温度跳跃式复性，即让蛋白质先在低温下折叠复性以减少蛋白质聚集的形成，当形成聚集体的中间体已经减少时，迅速提高温度以促进蛋白质折叠复性。这些复性方法都需要大体积的配液技术。配液系统能够严格控制变性药品溶液或者复性缓冲液的添加速度、体积、阶段、过程中的温度、剪切力，监控体系的 pH 值、电导率。这些因素对于复性效果，即蛋白质是否能够正确折叠，十分重要。

有些工艺在基因构建时增加了一些前导肽、标签蛋白等，在后面的纯化步骤中需要切除。还有一些蛋白在转录翻译时存在一些序列，需要切除后才能形成生物活性。例如，胰岛素在受体细胞翻译的时候，是包含 A 链、C 肽和 B 链的一整条肽链。在 A 链、B 链复性形成二硫键之后，需要切除 C 肽才能形成有生物活性的胰岛素药物。在这类基因工程类药物的工艺中，需要对目标蛋白进行酶切，才能制备出最终的药物。酶切反应需要在蛋白酶适宜的条件催化下进行，工业生产中需要利用配液技术，在对温度、剪切力、pH、电导率的监控下完成。

2.1.3.4 血液制品

血液制品是指各种人血浆蛋白药品，包括人血白蛋白、静脉注射用人免疫球蛋白、特异性免疫球蛋白、乙型肝炎、狂犬病、破伤风免疫球蛋白、人凝血因子Ⅷ、人凝血酶原复合物、人纤维蛋白原等。血液制品生产的原料是血浆。

目前血液制品工艺中，大量运用冷沉淀的技术。通过加入乙醇、醋酸缓冲液、絮凝剂（如硅藻土），低温孵育，血浆中的不同组分会出现在沉淀或上清中，从而得到分离。在这些冷沉淀的工艺中，温度、pH 值和乙醇浓度的控制对分离各组分的活性、纯度和收率都有十分巨大的影响。例如，一些关键步骤，pH 值要精确到 0.01，稍有偏差，就会造成价值上百万的产品损失。冷沉淀的工艺高度依赖于自动化的配液技术。配液系统可以实现精确的温度控制、pH 值监控以及对乙醇加入量的精确计算和控制。由于生产规模的配液系统通常通过称重模块测重量来反映加入的量，一些专业的自动化配液系统，甚至会把不同百分比乙醇的密度经验值整合在自控系统中，帮助生产者更好的控制乙醇的浓度。另外，加入絮凝剂后的冷沉淀血浆溶液，混匀难度大、容易沉积。所以配液系统需要提供足够强大的混匀动力，不会被沉淀干扰，且罐底出口口径大，不会堵塞。

血液制品是人组织来源的生物制品，其原料血浆应进行相应的污染病毒筛查，并对献浆员进行严格的检查。但血浆中仍然存在已知或未知的病毒污染的潜在风险。因此，血液制品生产工艺中必须有可靠的经验证的病毒灭活/去除工艺。结合广泛应用的冷沉淀技术，利用 Solvent-Detergent（SD）法进行病毒灭活，不仅病毒灭活的可靠性高，而且工艺衔接连贯，有利于提高回收率。SD 病毒灭活通常需要在配液系统中进行，向药品溶液中添加有机溶剂（如磷酸三丁酯）和去污剂（如聚山梨酯 80），进行孵育除病毒。添加的有机溶剂和去污剂后经超滤去除。配液系统在这一步提供了稳定的温度，并混合均匀，保证所有药品溶液充分接触到灭活剂，充分孵育。这步操作通常在细菌非常适宜的温度下进行，孵育时间较长，且血浆本身就是细菌理想的营养物质，所以一旦染菌，即使后面有除菌过滤，内毒素超标也会使产品报废。因此配液系统的严格无菌控制（尤其是连接、断开、取样操作），对产品的质量控制十分关键。

超滤和层析技术也在越来越多地运用到血液制品的工艺步骤中，这些步骤都会使用多种缓冲液。纯化工艺之间的原液储存、转运，制剂车间的原液配制，这些地方也都需要使用配液系统。

2.2 配液系统设计要点

配液在药品生产中有诸多应用点，且药品工艺具有多样性，对操作本身和环境均有较高的要求，需要保证均一性（质量）、安全性（产品和人员）、过程的可控性（批间差异和可重复性）和记录的完整性。

以注射剂的配制为例，溶液的配制是指按工艺规程要求把各种活性成分、药用辅料及溶剂进行配制，按顺序进行混合并制成批配制溶液，以待进一步的灌装。配制包括固体活性成分的溶解、简单的液体混合，还可以包括更为复杂的操作，例如乳化或者脂质体的形成，液体制剂以注射用水或适量的有机溶剂作为溶剂。配制前，应对工艺器皿和包材进行清洁和消毒灭菌，以最大程度降低混合操作给后续工艺带来的微生物污染。配制操作要考虑空气洁净度的要求和交叉污染的预防。配制的准确性包括药品溶液组分的准确性、药品溶液浓度的准确性和药品溶液 pH 值等，必须严格执行规范的工艺流程，保证药液得到充分、均匀的混合。同时，配制全过程应有防污染的措施，并对配制进行时限有所规定。

2.2.1 不锈钢配液系统

不锈钢配液系统广泛应用于冻干粉针、小容量注射剂、大容量注射剂等不同的产品，按照自动化程度分类为自动配液系统、半自动配液系统、手动配液系统。在药品的生产过程中，原辅料的加入与计量、温度控制、pH 值的调节、药品溶液的过滤与灌装以及相配套清洗灭菌等工艺过程，均需要通过人员观察与手动操作相关的部件来完成，相关的参数记录需要操作人员手动记录，称之为手动配液系统；将其中的部分工艺过程通过自动控制的方式来实现称之为半自动配液系统；而整个工艺过程中，除了一些必要的人为干预操作（如药液的取样、滤芯的拆卸与安装、部分原辅料的加入等），其余的工艺过程均通过自动控制的方式来实现的配液系统称之为自动配液系统。随着 GMP 要求的不断更新以及自动配液系统的许多优势，自动配液系统在制药工业的应用越来越普及。自动配液系统优势主要体现在以下几个方面。

a. 原辅料的自动计量、自动搅拌、自动温度控制以及自动过滤等。

b. 在线自动清洗系统，自动检测电导率并进行清洗效果判断。

c. 在线自动灭菌系统，自动检测灭菌温度与压力，自动判断灭菌效果。

d. 生产前后自动在线进行药液过滤器的完整性测试。

e. 系统灭菌后自动保压。

f. 生产过程中，重要参数可以自动记录与打印，具备审计追踪的功能，更符合数据完整性的要求。

配液系统的设计是基于产品工艺的设备实现，与产品的配制工艺息息相关，不同的产品会有不同的配制工艺以及相配套的清洗灭菌工艺，下面将从以下四个方面予以说明。

2.2.1.1 公用工程需求

公用工程是不锈钢配液系统的重要组成部分，主要涉及生产车间的布局、公共工程供给需求、公共排水需求等。厂房布局影响到整个系统的设计，可以通过三维建模的方式，保证设备设计的合理性、操作维修的便利性以及设备整体的美观度。公共工程供给主要是指系统运行所使用的一些公共介质，主要包括：注射用水、纯化水、纯蒸汽、压缩空气、冷冻水、工业蒸汽、真空等，根据配液系统的大小以及工艺实现的方式，决定各种公共供给的使用需求，包括：压力、温度、流量等。公共排水需求主要是指系统清洗灭菌的排口设计，是否考虑回收以及空气隔断的设计等等。

2.2.1.2 工艺配方要点

传统药品的工艺配制过程一般有浓配罐、杂质去除、预过滤单元、稀配罐、除菌过滤单元、灌装，过程控制参数主要是温度、压力、pH、微粒、内毒素、含量等，当然除了传统的配液流程以外，还有其他的一些配液工艺，比如：抗肿瘤药品、无菌混悬制剂、无菌原料药、生物药品、脂质体以及微球产品等等。抗肿瘤药品的生产过程中，使用到无菌隔离器、αβ 密封阀等部件实现密闭投料，更多注重于对人员的保护，减少药品对人员的伤害。下面以普通无菌药品的基本配制工艺为例介绍。

无菌药品按生产工艺可分为两类：采用最终灭菌工艺的为最终灭菌产品；部分或全部工序采用无菌生产工艺的为非最终灭菌产品。中国 GMP（2010 年修订）的附录 1《无菌药品》规定：对于可最终灭菌产品，产品的配制和过滤（指浓配或采用密闭系统的稀配）环境至少为 D 级；对于不可最终灭菌产品，灌装前可除菌过滤的药液、产品的配制与过滤环境至少为 C 级。

可最终灭菌无菌药品的常用配制流程为：①检查所有要求的设备（称量和检测仪器）、容器和起始物料是否齐全且符合规定要求；②检查所有溶剂供应，检查所有中间控制实验室数据；③投入起始物料，确认标签或名称无误，确保投料顺序正确，投料完全；④调至设定温度，保证溶解持续时间，完全溶解；⑤中控实验室数据完整，根据中控实验数据，添加调节 pH、密度、含量等所需的成分；⑥进行过滤，过滤后进行过滤器完整性测试。

非最终灭菌的药品多采用 0.22μm 除菌过滤作为最终灭菌措施。生产过程中质量风险比可最终灭菌产品大，其常用的配制流程为：①检查已灭菌配件的包装完整性，不要接触与产品接触的表面，需用已灭菌的器具与产品表面进行接触；②0.22μm 孔径的除菌过滤器在使用后，需进行过滤器完整性测试；③检查所有要求的设备（称量和监测仪器）、容器和起始物料是否齐全，且符合规定要求；④溶剂准备，检查所有中控实验室数据；确认标签或名称无误，投入起始物料，确保投料顺序正确，投料完全；⑤调至设定温度，搅拌并保证原料完全溶解；⑥中控实验室数据完整，如必要，添加调节 pH、密度、含量等指标所需的成分；⑦微生物污染水平在合格范围，通常情况下，除菌过滤器前端药液的微生物负荷不高于 10cfu/100ml；⑧将 C 级区容器内的药液通过经检测的 0.22μm 孔径除菌过滤器过滤至储存容器内；药液转移完毕，断开管路，进行 0.22μm 过滤器的完整性检测。

2.2.1.3 清洗工艺要点

清洗是指通过物理作用或者化学作用去除被清洗表面上可见与不可见杂质的过程。在药品生产环节，清洗是最为关键的工艺操作之一，任何设备进行工艺生产后都应得到及时的清洗，清洗是预防污染与交叉污染的有效手段。

中国 GMP（2010 年修订）附录 1 第四十九条规定："无菌原料药精制、无菌药品配制、直接接触药品的包装材料和器具等最终清洗、A / B 级洁净区内消毒剂和清洁剂配制的用水应当符合注射用水的质量标准。"最终淋洗的目的是保证清洗效果达到清洗验证的要求，最终淋洗水的水质必须与配料用水水质一致。例如，在无菌药品配液系统中，最终淋洗水必须为注射用水。最终淋洗的结果可以通过在线电导率检测和离线取样检测等方式综合判断。

配液系统清洗的目的就是采用已验证的清洗工艺对清洗目标进行清洗以达到所设定的清洗指标（清洗时间、电导值、总有机碳值等）。根据配液系统的清洗工艺，可以将清洗分为物理清洗与化学清洗。物理清洗是直接采用注射用水或者纯化水接进行冲洗，以达到清洗要求；化学清洗是根据药品的属性采用不同的清洗剂进行浸泡、循环冲洗等方式清洗，再通过物理清洗的方式，达到清洗的要求。配液系统的清洗可按需要采用两者之一或结合的方式清洗，以达到清洗和有效控制系统中微生物与内毒素的目的。

根据清洗的方式，清洗又可以分为离线清洗与在线清洗两种方式。离线清洗（Clean Out of Place, COP）是指被清洗物件主要包括手工清洗、浸泡清洗、机械喷淋清洗、超声波清洗和定位外清洗等多种方式，其工作对象主要为制药生产过程中的小型工具、器皿或设备零部件，比如过滤器的滤芯。在线清洗（Clean In Place, CIP）也称在位清洗，是指被清洗设备或者系统无须拆卸或者仅存在少量拆卸的原位清洗方式，通过流量、压力、电导率、温度和酸碱度等参数的设定实现自动在线清洗，可以对每一步清洗程序的时间、流量、电导率、浓度等关键参数进行检测和打印记录，同时能确保清洗液的温度和浓度在相应的清洗过程中自动恒定，确保了配液系统的清洗效果，与传统的离线清洗方法相比，更加符合数据完整性的要求，追溯性更强，在不锈钢自动配液中使用越来越广泛。

根据产品清洗工艺的需求以及生产安排，可以选择不同的清洗方式，清洗介质可以来源于车间的公用工程系统或者配套相应的 CIP 清洗站。CIP 清洗站可以自动配制清洗液，经气动控制阀门与供给泵、回流泵等组件来完成清洗液的输送及回流，采用加热、单通路清洗、循环清洗和回收等多个步骤组成完善的清洗过程。系统的清洗终点可以由在线电导率传感器进行自动判断。

A. 罐体清洗

在配液系统范围内，罐体清洗是清洗工作的主体，对于罐体清洗目前有两种主要清洗方式。第一种是即时连续清洗，清洗介质从喷淋球进入，然后同时通过罐体底部阀门打开排出，保持罐内水位处于较低水平，如图2-1。

第二种是批次式清洗，通过喷淋器进入清洗介质，然后蓄水至指定液位高度，通过浸泡或搅拌开启的方式进行清洗，如图2-2。

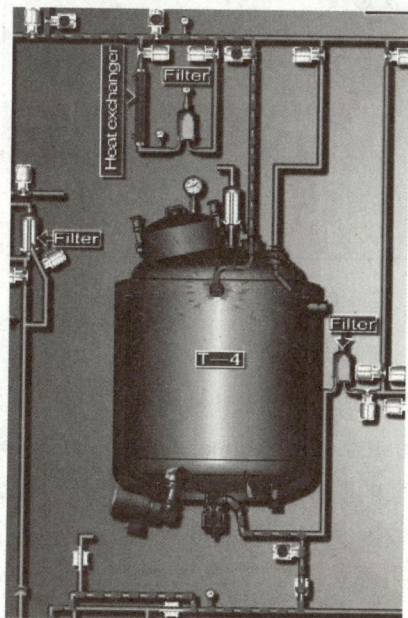

图2-1　连续式清洗

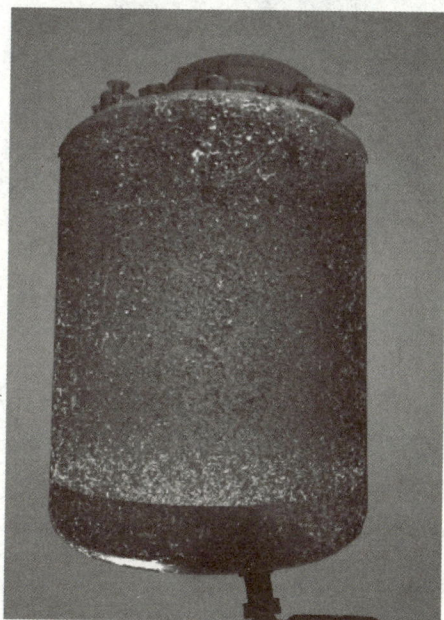

图2-2　批次式清洗

这两种清洗方式各有优缺点，对于会产生"澡盆效应"的产品（异物易漂浮），建议采用第一种方法；对于常规水溶性产品建议采用第二种方法，节约用水。

目前，自动清洗配液罐体的在线清洗技术已经得到现代制药行业的广泛认可，如何正确选择和安装罐体喷淋装置对配液罐体的清洗验证至关重要。依据工作压力的不同，喷淋装置可以分为清洗球与洗罐器两大类，清洗球主要是指处于中、低压工作状态的喷淋装置；洗罐器主要是指处于中、高压工作状态的喷淋装置。

在无菌药品配液罐的清洗过程中，清洗球的设计至关重要，其主要功能参数包含以下几个。

    a. 喷淋压力：为清洗表面提供充足机械力。

    b. 喷淋面积：保证罐内清洗的覆盖面达到100%，且需保证清洗面的喷淋均一性与可重复性，降低清洗验证难度。

    c. 喷淋形式：固定式清洗球、旋转式清洗球（图2-3，图2-4）。

为了降低金属微粒对于产品性状的直接影响，罐体清洗时建议尽量采用固定式清洗球，对于固定式清洗球的选择应经过专业计算与设计。

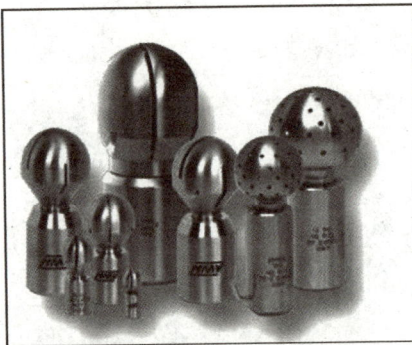

图2-3　固定式清洗球

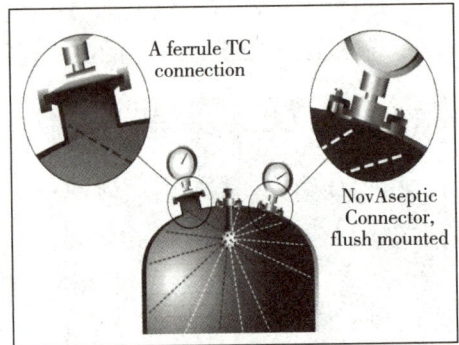

图2-4　旋转式清洗球

B. 管道清洗

在清洗技术领域，温度、机械作用、化学作用和时间是清洗过程的四个基本要素，称之为TACT（Temperature, Action, Concentration, Time）模型，罐体清洗的要素都涵盖在其中，但是对于复杂的管道系统来讲，除了需要满足以上四个因素以外，还需要考虑到死角、坡度、表面粗糙度等因素对于整个系统的清洗效果的影响。

死角检查是系统安装确认时的一项重要内容，死角过大会导致残留量增大，引起微生物、内毒素超标，清洗不彻底。中国GMP（2010年修订）要求"管道的设计和安装应避免死角、盲管"。更加准确的死角量化定义来自于

ASME BPE（图2-5）：L是指"流动侧主管网内壁到支路盲板（或者使用点阀门中心）的距离"，D是指"非流动侧支路管道的内径"。

虽然说大多数GMP法规并未对死角标准做一个最大值的硬性规定，死角的"3D"规则还是得到了制药行业的普遍认同和推广。

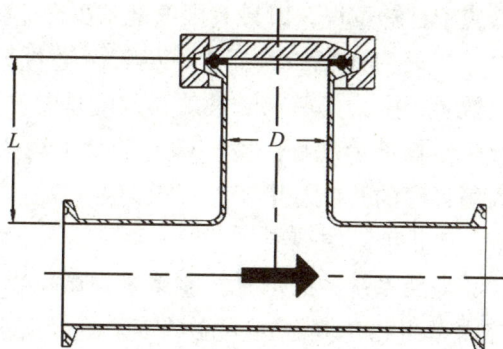

图2-5 死角量化定义

重力作用是促进系统排尽的有效途径，所以系统的坡度不够或者无坡度也会使配液系统存在清洗不彻底的风险，AMSE BPE标准将流体工艺系统的管道坡度分为GSD0、GSD1、GSD2、GSD3四个级别，对于不同用途管道的坡度作出了要求。

粗糙度是原材料材质证书的重要组成部分，是原材料入库时的一项主要检查内容，表面粗糙度需要符合药品生产、清洗和灭菌的实际要求，无菌药品配液系统的内表面处理方式有机械抛光、电解抛光以及酸洗钝化等，其中，电解抛光比机械抛光有更好的清洗与微生物控制优势，但是其造价相对较高，企业可以结合自身条件合理选择使用。

鉴于以上管道清洗的影响因素分析，目前采用管道分段单向清洗、交叉处重复清洗、逐段电导率确认的清洗方法；其优点是管道清洗化繁为简、降低清洗验证的难度、节约用水。

2.2.1.4 灭菌工艺要点

在药品生产环节，消毒灭菌技术是控制微生物指标最常规、最重要的技术。现行版《中国药典》在附录XⅦ灭菌法中规定：无菌物品是指物品中不含任何活的微生物。常用的灭菌方法有湿热灭菌法、干热灭菌法、辐射灭菌法、气体灭菌法和过滤除菌法。可根据被灭菌物品的特性采用一种或多种方法组合灭菌。只要物品允许，应尽可能选用最终灭菌法灭菌；若物品不适采用最终灭菌法，可选用过滤除菌法或无菌生产工艺达到无菌保证要求。

原辅料与制药用水是药品配液系统中最主要的微生物污染源之一。原辅料与制药用水的质量至少必须符合现行版《中国药典》的有关质量标准，其他潜在的微生物污染有：配液管道系统形成负压并倒吸脏空气，罐体呼吸器滤膜破损，在污染的排水口处形成倒吸等。对药品配液系统的设计和维修保养应予足够重视，以最大限度地减少微生物污染。

在灭菌程序的验证中，尽管可通过灭菌过程某些参数的监控来评估灭菌效果，生物指示剂的被杀灭程度是评价一个灭菌程序有效性的最直观的指标。生物指示剂是一类特殊的活微生物药品，可用于确认灭菌设备的性能、灭菌程序的验证、生产过程灭菌效果的监控等。用于灭菌验证中的生物指示剂一般是细菌的孢子。

配液系统的灭菌是控制系统内微生物水平最重要的手段，通过灭菌使系统内微生物达到 $SAL \leqslant 10^{-6}$（无菌保证水平），消毒灭菌的方式有许多种，目前行业内对于无菌药品均建议采用在线灭菌方法，以降低污染风险，减少出错。配液系统设备的在线灭菌主要采用纯蒸汽灭菌。现行版《中国药典》规定："湿热灭菌条件通常采用 121℃ 15 分钟，121℃ 30 分钟或 116℃ 40 分钟的程序，也可采用其他温度和时间参数，但是无论采用何种灭菌温度和时间参数，都必须证明所采用的灭菌工艺和监控措施在日常运行过程中能确保物品灭菌后的 $SAL \leqslant 10^{-6}$。"接下来就针对配液系统纯蒸汽灭菌的工艺要点进行简单阐述。

纯蒸汽灭菌是指利用高温、高压蒸汽进行灭菌的方法，属于湿热灭菌。配液系统灭菌过程中通常采用过度杀灭的方式灭菌，其纯蒸汽的灭菌程序主要分为四个阶段。

排气阶段：在系统内依次通入纯蒸汽置换系统内的不凝性气体，直至各个温度点达到设定的温度。

加热阶段：系统继续通入纯蒸汽，将系统温度加热至 121℃ 以上。

灭菌阶段：121℃ 温度下维持 30 分钟，并确保罐体温度、管网温度和呼吸器、过滤器等部件的灭菌温度均应达到 121℃ 以上，才能开始计时。

冷却阶段：关闭纯蒸汽进气阀门，采用自然降温法或者压缩空气降温法按照预定速度降温至设定温度。

影响灭菌工艺的主要参数有以下几个方面。

A. 温度

配液系统的灭菌温度通常设计为 ≥ 121℃，针对不同大小、规模、功能的配液系统，需在系统设计时就需要充分设计好灭菌方案，优化整个灭菌工艺过程的时间，提高生产效率。只有当系统内所有最低点温度 ≥ 121℃，系统灭菌效力才能得到有效保障，所以配液系统所有过滤末端、最低点、最远点均应该安装温度检测点，以保证系统无灭菌温度盲点。

B. 时间

配液系统的灭菌时间通常是按照 F_0 值计算。在湿热灭菌时，参比温度定为 121℃，以嗜热脂肪芽孢杆菌作为微生物指示菌，该菌在 121℃时，Z 值为 10℃。显然，即把各温度下灭菌效果都转化成 121℃下灭菌的等效值。因此称 F_0 为标准灭菌时间。对于配液系统一般要求灭菌时间为 15 分钟以上。

C. 不凝性气体

对于配液系统的灭菌除了要考虑时间与温度以外，还要一个因素尤为关键，即为系统内部灭菌时不凝性气体的残留问题。对于传统的手动配液系统，管道、罐体、部件数量较多，如果采用人工排气，工作量太大且极易出错；对于自动化配液系统，通过自动化控制是可以实现充分排除不凝性气体的，逐步排除每段管道内的不凝性气体，并结合时间法或者温度法作为验证判断依据。保证整个系统的不凝性气体实现充分排除，这也是自动化配液系统的较大优势项。

2.2.2　一次性配液系统

一次性配液系统是主要由一次性技术组成的配液系统，完整的一次性配液系统由一次性使用的耗材部分和硬件部分组成。在工艺设计中，耗材部分和硬件部分根据工艺需求的不同，有各自不同的设计考量。

2.2.2.1　一次性配液系统的设计

若已确定采用某种搅拌技术和应用工艺，则需要确定配液工艺的关键质量属性（CQA）和关键过程参数（CPP）。例如，无菌性这一属性对无菌制剂的配制与清洗消毒液的配制显然不同，反映在实际生产操作中，开放式的配液设备仍然被用于生产过程。很明显，不同工艺操作的 CQA 大不相同。对于配液工艺，一些常见的 CQA 有批量、成分浓度（等物料特性）、温度、pH、无菌性、粒径分布、沉降速率等。以物料特性为例，CQA 的具体参数和特点会在很大程度上影响配液工艺的设计及应用效果，那么通常需要考虑以下诸方面的因素。

A. 性状：固 - 液还是液 - 液混合，固体形态是颗粒、粉末、晶体等。

B. 密度：固体是否沉降或漂浮，液体是否容易分层等。

C. 溶解性：易溶还是难溶，是否形成乳剂或悬液。

D. 黏度：混合所需扭矩不同。

E. 剪切敏感性：搅拌剪切力对产品稳定性的影响。

F. 温度敏感性：产品特性对温度控制的要求。

G. 化学兼容性：药品溶液与接触部件不发生反应。

H. 可提取物 / 浸出物：可提取物 / 浸出物在最终制剂中的残留及安全性

63

评估。

I. 工艺过程参数：包括但不限于转速、体积、温控、pH、电导率、定量、压力、无菌性、生物负荷、内毒素和颗粒物等等。

2.2.2.2 一次性配液系统的耗材设计

一次性配液系统的耗材部分包括搅拌袋主体和与其相配套的、接触药品溶液的各组件。在设计一次性配液系统时，要首先考虑物料特性和工艺要求等应用需求。

搅拌袋主体部分由形成容器的复合膜、一次性搅拌桨和各接口组成。其中，复合膜由多层共挤出技术制造而成，各供应商在膜的设计上有很多区别，但设计思路相同：通常最内层接触药品溶液的会选用化学兼容性好和可提取物少的惰性材料，中间层起到隔绝气体、硬度支撑作用，最外层能够耐磨损、韧性好并起到支撑保护的作用。复合膜所焊接形成的袋子主体形状，各供应商之间也有各自的设计理念，因此有的设计成圆柱形，有的设计成方型。搅拌袋底部有的设计成水平的，有的底面设计呈倾斜角度的，有的则仿照不锈钢配液系统设计成锥形。锥形底部和倾斜角度地面都可以辅助配液结束后的药品溶液排空，如果配合底搅拌形式，其最小工作体积会更小一些；但锥形底部也增加了生产制造的难度，提高了成本。

搅拌桨会直接接触药品溶液，所以一次性配液系统的搅拌桨是一次性的，和不锈钢系统搅拌相同，搅拌桨的形状及位置是决定配液系统混合效率的关键因素。搅拌桨的设计有顶置搅拌和底置搅拌两种，为了在配液过程形成非对称流增加混合效率，搅拌桨也有不同的倾斜角度设计。搅拌桨的设计是配液系统的核心技术之一，对水平方向混匀效果、垂直方向混匀效果、搅拌剪切力大小、最小工作体积、搅拌过程中的异物脱落风险等等都有决定作用。一般来说，顶置搅拌的使用比较灵活、成本低，但它需要将外部搅拌控制杆从系统顶部插入一次性搅拌袋的搅拌桨套管中，所以对生产车间的层高有一定要求，安装上也更为复杂。而底置搅拌基于其位置优势，其最小工作体积会比顶置搅拌小，安装更为简单且安装位置对车间没有太多层高的要求。但如果被混合物料的黏度大到一定程度时，底置搅拌处理起来就相对困难。因此，搅拌桨需结合实际生产需要针对特定的工艺要求来选择。

搅拌袋主体上连接着各种接口和管路，如进液口、出液口、干粉投料口、取样口和pH/电导电极接口等。接口的设计对搅拌死角的形成以及化学兼容性和可提取物特征等问题有较大影响。如果接口引入了搅拌死角，则需要在性能确认时对搅拌效果予以证明。

与袋子主体相配套的各类组件种类繁多,一般搅拌袋的组件设计都遵循"封闭系统"的原则,即袋子内部不直接暴露在外部环境下。各种组件大致分为以下几类。

第一类组件是管路,常用的是硅胶管路和热焊接管路。硅胶管路因其组分简单、化学兼容性广泛、可提取物少和耐磨损的特点,在药品行业比较常见。硅胶管路在制造时因催化反应条件不同,制备的硅胶管的硬度 / 弹性也有所不同。在一些对耐压要求特别高的应用点,甚至需要配备加强型硅胶管。热焊接管可以进行热焊接和热封操作,可以在焊管机和封管机的帮助下实现两个热焊接管之间的无菌连接和无菌断开操作。热焊接管的原材料与硅胶管完全不同,成分复杂,且操作时需要加热到较高温度,所以各类试剂的化学兼容性与硅胶管不同,可提取物通常比硅胶管多。一次性配液系统的管路通常是通过管夹控制开关的。管夹也是管路组件的一部分,常见的有两类:一类是弹簧水止夹(pinch clamp),操作简便、造价低,但易因碰撞误弹开;另一类是强力水止夹,其控制开关关闭更为彻底,所以不会误弹开,同时须双手操作,造价更高。

第二类组件是各种变径配件,包括直通变径、弯头、T 形三通、Y 形三通、十字四通等。它们主要是用于管路变径、多分管路等设计需求。还有一些与探头配套使用的 T 形三通变形组件,例如与压力表配套使用的组件,由于压力表价格昂贵,目前依然重复使用,为了既让压力表感受器探测到药品溶液的压力,又避免压力表接触到压力,通常用一个带隔膜的一次性 T 形三通检测池解决这个问题。

第三类组件是各种接头,分为快接头、无菌连接器、无菌断开器、堵头等。接头的作用是封闭一次性系统,并实现模块与模块之间的对接和断开。其中,一次性快接头,如 TC 卡盘接头、CPC 接头、鲁尔接头等,都是开放式操作的接头。即在接头与接头对接的过程中,管路内部会暴露在操作环境下。如果想要使用快接头实现模块之间的无菌连接和断开,则需要对操作环境和操作流程做要求,比如在 A 级层流保护下操作。有 3/4" 和 1/5" 两种口径,只有相同口径之间才能相互连接。CPC 和鲁尔接头为公母设计,只有相同管径之间才能匹配。无菌连接器,是不依赖于环境要求而能实现无菌连接的接头。同时相对热焊接管的无菌连接方式,无菌连接器析出管路微粒的可能性更小,因此在终产品及制剂阶段使用更为安全方便。目前无菌连接器的产品相对成熟,有基于抽纸原理的,也有基于 α–β 对接原理的;有的分公母,有的不分公母;有的在湿热灭菌时能够透蒸汽,有的不能。这些方面都是各有优缺点,需要使用者针对自己工艺的特点,基于风险评估选择。无菌断开器有两类产品设计，一种是与无菌连接器相类似的反向设计，位置固定，但不需要外部设备；另一种是无菌钳断设计，用配套的断开钳将套在管路上的金属环连带管路一起封闭、无菌断开，金属环可以在管路上移动，主动选择断开位置。使用热焊接管和封管机的断开技术属于管路组件。死堵在搅拌袋的设计中也很常见，一些不需要使用的接口，会通过管路和死堵封死；准备与其他模块做热焊接操作的热焊接管末端可能也需要死堵封死；还有一些末端，由于工艺中没有严格密闭操作要求，可以用防尘罩密封。

第四类组件是滤器。根据工艺需要，在搅拌袋的出液口或者进液口都有可能设计一次性滤器，起到除菌过滤、降低生物负荷等作用。滤器供应商每种材质的滤器经常有两种，一种是耐受辐照灭菌的，另一种不耐受辐照。在一次性袋子上设计的滤器必须能够耐受辐照。由于一次性袋子上设计的滤器通常一次使用之后就抛弃了，所以滤器的材质选型时就不需要考虑材质对强酸强碱清洗液的化学兼容性了，主要考虑的是相应材质对药品溶液本身的兼容性、工艺目标的要求、目标吸附多少、滤器内死体积大小等因素。

最后一类组件是取样容器。为了使工艺全程可控，各种工艺的众多配液操作环节可能都需要取样。取样操作要考虑到取样的代表性、不引入污染、对操作人员的安全风险等问题。取样口设计在袋子主体侧壁处被认为是最具代表性的位置，这与不锈钢配液技术一致。取样管路根部的接口处要尽量避免与袋子主体形成死角，影响搅拌效果和取样代表性。对于不同时间点多次取样的，如果取样容器之间有共用管路，建议增加冲洗操作，以避免前一次取样残留的样品造成的影响。如果配液搅拌袋全程是密闭操作的，为不破坏密闭性，取样容器通常是一些二维（2D）的小取样袋子，或者小的立体（3D）取样瓶。取样袋子的出口通常是鲁尔接头，而取样瓶的出口则需要通过鲁尔接头连接空气滤器。对于密闭操作的应用，取样后需要将取样容器无菌断开，以保护系统的密闭性。密闭系统对于那些有毒有害的药品溶液，可以更好地保护操作人员。

2.2.2.3 一次性配液系统的硬件设计

一次性配液系统的硬件部分包括支撑容器及配套的电器组件。这些部分都不接触药品溶液，所以均为重复使用。

支撑容器是一次性搅拌袋外面起支撑作用的，包括支撑桶、支架和轮子等部件，通常是不需要拆卸的整体。支撑桶一般有三种：塑料支撑桶、不锈钢单层支撑桶、不锈钢带夹套支撑桶。塑料支撑桶因材料的强度有限，一般只适用于小体积的配液系统，而且不耐受高温，操作温度较高时有变形的风险。不锈钢支撑桶体积可以做的较大，操作温度可以达到一次性袋子的耐受温度上限。当工艺操作需要控温时，通常采用带夹套的不锈钢支撑桶，通过向夹套内通冷媒/热媒，对配液袋里的药品溶液进行控温。夹套的设计需要考虑到最佳的热交换效率、压力监测以及安全泄压阀。夹套的外壁必须是双层设计，以避免外壁聚集冷凝水，破坏洁净区环境。支架是承重部分，如果需要选用称重模块，则需要将其跟支架整合。轮子需要有制动设计，表面材质需要选择不容易伤害洁净区地面的材质。

硬件部分中配套的电器组件有很多，通常都是可以选配的。包含了搅拌电器组件、各探头/变送器/反馈调控系统组件、数据显示/储存/上传系统组件等。正如前文提及的 QbD 理念中对于配液工艺的关键质量属性（CQA）和关键过程参数（CPP）的概念，上述各种电器组件的功能正是为了实现CQA 所需要控制的 CPP 的前提。以下对此类电器组件分别讨论。

搅拌电器组件包括了马达、控制器、电控箱等等。由于各供应商之间、同一供应商的不同品牌之间，所采用的搅拌技术不同，搅拌电器组件通常是互不兼容的。硬件配套的搅拌电器必须与一次性搅拌袋配套使用。选配时需要考虑搅拌能力的可放大性，通常需要避免直接将小试时的搅拌转速直接复制到生产级别的一次性搅拌系统上来，而是要综合考虑搅拌桨的线速度、搅拌系统的功率输出、活性物质的稳定性等因素，并以模拟搅拌效果验证为依据。很多供应商的搅拌电器组件都有易拆卸/安装的设计，便于在不同设备之间共用，所以搅拌电器组件可以选配。

搅拌系统很难通过体积测定来控制药品溶液体积，除非安装流量计。而流量计是接触药品溶液的，并且很难一次性使用，所以体积测定通常是通过称重实现的。需要注意的是，不同药品溶液的密度不同，如果用重量换算体积，需要考虑密度。称重的实现方式有两种选择，一种是通过地秤测量，一种是通过安装称重模块测量。地秤的优点是成本低，灵活，不同搅拌系统通过推上/推下，可以共用；缺点是仅适用于小体积搅拌系统，大体积系统因重量原因很难推上、推下，地秤可能会给洁净区带来卫生死角。与之相比，称重模块需要安装在搅拌系统的称重部位，一般至少为三个/套，使用前需要调平、校准。它的优点是不受系统大小限制，数据可以与搅拌系统集成整合，如果与地秤配备的是相同的称重单元，称重模块的测量精度更高；缺点是成本较高，不可共用，移动后需要重新调平。两种称重单元需根据工艺需求评估对量程和精度的要求来选择。

pH 电极、电导电极也是搅拌系统常见的选配组件。由于温度直接影响到溶液的电离常数，pH 电极必须带有温度补偿功能。pH 和电导电极必须直接接触药品溶液才能工作，所以目前有两种实现方式。一种是用重复使用的电极，优点是测量精度高，缺点是可能需要对探头部分做清洗灭菌，如果需要无菌接入探头则需要借助无菌连接器。另一种是一次性电极，优点是不需清洗，与袋子整体是无菌的，缺点是单次使用成本较高，测量精度低于重复使用的电极。同时为了保证电极检测的灵敏性和精确性，在接入设计上还需考虑电极的位置。电极的型号选择需要根据工艺需求评估对量程和精度的要求。电极产生的信号需要通过变送器转换为数字信号。变送器的选择需要考虑到电极在线校准、数据传输等问题。

对 pH 和电导率有调节需求的，以及对流体输送有需求的，还需要在反应罐体配备蠕动泵。蠕动泵就像用手指夹挤一根充满流体的软管，随着手指向前滑动管内流体向前移动，蠕动泵也是这个原理，只是由滚轮取代了手指，通过对泵的弹性输送软管交替进行挤压和释放来泵送流体。蠕动泵维护使用简单，具有无污染、精度高、剪切力低、密封性好和具有双向同等流量输送能力的优点。其中蠕动泵的控制精度和量程对于泵的功能至关重要，需要设备设计时进行充分考虑。

如果需要监测温度，则需要选配温度探头。温度探头通常可以不接触药品溶液，而是直接接触袋子的外表面，这样就避免了探头的清洁灭菌等问题。探头的选择需要根据工艺需求评估对量程和精度的要求。其信号通过变送器转换为数字信号，在位显示或传输到记录仪。温度的控制需要通过冷媒 / 热媒和夹套实现。冷媒 / 热媒可以由车间的公共介质提供，也可以由专用的温度控制单元（TCU）提供。前者需要增加车间的建设，且温度的控制精度不高，用于一般性控温要求。如果需要对温度进行比较精确的控制，则需要配备 TCU。TCU 将媒介加热或降温，并与夹套进行介质循环。为实现较好的控温效果，TCU 可以接收温度探头的信号，反馈调控介质温度。在选择 TCU 的型号时，需要考虑控温精度和功率需求。功率需求来源于工艺需求，药品溶液体积（V）× 药品溶液比热（C）× 温度变化（ΔT）× 安全系数 / 温度变化时间（t）/ 升温或降温的工作效率（η），是工艺决定的功率需求，TCU 的最大功率必须大于功率需求。TCU 的散热有两种方式，风冷方式不需要车间提供公共介质，且工作效率较高，但会向洁净区散热；水冷方式不会干扰洁净区的空气循环，但需要车间提供公共介质，工作效率也相对低一些。

对于配液后需要进行除菌级除菌过滤的应用，为了将操作控制在除菌验证的压力范围内，最好也需要对压力进行监测，以避免滤器堵塞等原因造成的超压。压力的检测需要使用压力探头，目前有三种实现方式。第一种是使用一次性压力传感器，随袋子整合在一起，辐照灭菌，一次性使用，无需清洗灭菌。第二种是使用重复使用的压力感受器，袋子上设计感受器的流通池，使压力探头既能检测到流通池里的压力，又不会接触药品溶液。第三种是使用重复使用的压力表，袋子上需要增加相同的流通池设计。三种方式中，压力表需要手动记录工艺过程中的压力，而前两种方式可以通过变送器上传记录仪，实现压力数据的连续、电子记录，相对成本更高。

每一种变送器都能在本地显示探头的数据，但变送器不能自动记录数据，当探头较多时，操作员需要分别寻找显示屏观察记录数据，也十分不方便。电子记录仪可以将所有信号整合在一起，统一显示和记录。记录仪生成的数据要求不可更改，有利于实现数据完整性的验证。各个变送器分别向记录仪上传各自的数据，之间存在数据重新计算的问题，要验证二者的一致性。记录仪可以通过 U 盘或网线，将数据导出或上传到中控系统。

为了确保关键数据的真实性，并更清晰地呈现出来，可以为系统配备在线打印机。在关键时间点，将即时数据实时打印出来，附在批记录中，这样能够更好地确保数据可靠性。在线打印机可以由变送器厂家提供，但通常只能打印该变送器提供的数据。如果需要把所有记录的数据都即时打印出来，则需要专门制作打印系统，成本较高。

2.2.2.4 工艺应用对一次性配液系统设计的影响

一次性配液系统的耗材和硬件部分都有很多不同的选择。对于不同的应用，硬件和耗材的配置可能差别很大，大致可以分为两大类应用：培养基 /缓冲液 /API 配制，蛋白原液搅拌。

对于培养基 / 缓冲液 /API 配制，这类应用对于剪切力不是很敏感，对混匀效果要求比较高，通常是固液混匀。在一次性配液系统的设计时，首先需要考虑混匀效果。固液混匀大致分为漂浮类固体、沉淀类固体和不溶固体悬液。漂浮类固体，如培养基，容易在液面形成板结，严重影响混匀效率，所以在设计时要控制投料速度和投料顺序，并选用吸力较好的搅拌技术。对于沉淀类的固液混匀，如常见无机盐溶液配置，袋子底部的一些部位，如底部出液口的盲端、搅拌桨周围的缝隙，都需要关注是否有颗粒不能被溶解、混匀。对于不溶悬液的搅拌，当搅拌停机或者液位较低时，悬浮颗粒会快速沉降或上浮，所以最小工作体积对于工艺十分关键。总之，对于这三类混匀模式，垂直方向的混匀以及低液位下的混匀比较容易出现问题，需要在设计时特别予以关注。

对于很轻的固体粉末（如培养基），以及有毒的固体粉末（如有毒 API），粉尘污染对于洁净区环境以及操作人员安全都十分严重。在系统设计时，建议增加封闭式的干粉投料装置。

有些溶液环境非常容易起泡沫，如培养基、含表面活性剂的缓冲液等，在系统设计时需要考虑剪切力的影响。应减少空气卷入或桨叶露出液面，否则会产生大量泡沫。

这一类固液混匀的应用，通常需要有敞口操作，所以进料部分无需封闭式无菌操作。如果出口带有除菌过滤器，那么过滤器下游需要考虑与下一个操作模块的无菌对接；如果不在配液模块做除菌操作，可以与下游进行敞开式快接。

对于蛋白原液的搅拌，剪切力、颗粒物脱落等都是比较重要的问题，由于通常是液液混匀，所以混匀效率的压力不是很大。搅拌系统的剪切力、摩擦容易造成蛋白的变性、聚集等，这个过程可能是非常缓慢的，需要稳定性研究才能评估。颗粒物的脱落对于终端制剂灌装环节尤其重要，因为后面已经没有可以去除颗粒物的纯化步骤了。这些问题在设计选型时都需要考虑。

蛋白原液搅拌的操作对无菌性要求较高，所以对进液、出液、取样的设计要求都较高，尽量不破坏系统的密闭性，保护系统的无菌性。

一次性搅拌系统耗材的设计还要考虑到浓度均一性对最终产品的影响，尤其是小于 100L 体积的混合，应尽量避免产生搅拌死体积。在底部出液口、侧壁取样口处，建议采用末端平整的无死角设计，即接口处有一个可以平端封闭的阀门，以保证在进料的过程中，不会有药品溶液或者粉末提前进入到出液管内，从而在出液管中形成死体积，造成最终产品浓度上的偏差。越是小体积混合，死体积对混匀效果的影响越大。尤其是对于最终灌装的药品溶液配制应用，后续没有其他的步骤可以弥补这个偏差，这一设计更为重要。如果不能采用无死角设计，应在搅拌效果验证中对死角区域的混匀效果进行有效的验证。

无论哪种类型的配液应用，一次性搅拌袋及其各个组件的材料选择都是工艺设计时需要重点评估的问题。材料问题主要涉及化学兼容性、可提取物 / 浸出物的验证。如前所述，一次性搅拌袋包含了各种不同的、接触药品溶液的零部件，由此可能会涉及多种不同的化学材料。每种化学材料都有各自不同的化学兼容性特点，在设计之初，需要评估所接触药品溶液的各个化学成分与涉及的各种材料的零部件的化学兼容性。供应商可以提供一次性产品与各种常见模拟溶剂接触后的可提取物水平研究报告，用户可以根据这些数据形成的相容性研究作为参考依据。

综上，从一次性配液工艺的操作角度来看，还有诸多因素需要考虑：如根据生产区域的设置和物料转移的要求，可确定设备的可移动性要求；对于需要大量固体投料的混合操作，还需要考虑投料方式和固体转移、提升和对接的需求；某些设计中，也可以向工艺上、下游延伸，整合其他单元操作，如过滤、超滤、切向流过滤等，设计为一个整合系统。如需系统同时适用于多种不同的配液操作，还应考虑通用性，需同时覆盖各工艺的要求。因此，需要药品企业的实际使用者按照自己的需求和条件对一次性配液技术进行合理选择及设计。从遵循 QbD 理念来看，明确的 CQA、CPP 以及工艺要求，有助于设计出更符合工艺需求的一次性系统。

2.2.3 在线稀释与在线配液系统

在线稀释是指用纯化水直接稀释一定浓度的母液，而在线配液则是基于在线稀释的功能，利用动态反馈功能实时调节缓冲液的重要质量参数，包括 pH、流量、电导率、缓冲液浓度等等。所以，要实现在线配液功能，设备必须至少同时含有三个进液流路。如果具有四个进液流路，那么就能够通过 pH 或者电导信号控制其中一个 / 两个 / 三个进液流路的流量，从而获得具有目标 pH、电导率的最终缓冲液。

一次性储液系统的引入，也有效避免了清洗验证和批次间的在线蒸汽操作。另一方面，为了避免在稀释过程中引入偏差，在线稀释系统需要精确地准备固定浓度的母液，从而保证稀释后的终浓度、pH、电导率等关键质量参数符合要求。配液后对 pH 和电导率进行微调，也是另一种符合过程分析技术（PAT）的方法。但是这种方法仍然会影响缓冲液浓度，这是在线配液和在线稀释的一个本质区别。

在线配液是指利用母液和注射用水进行大规模在线缓冲液配置，可以单独作为配液站使用，也可以和下游层析或者切向流膜过滤结合使用。这种方法需要使用全自动的控制方式，结合多种反馈调控功能。设备通常至少使用三路液流，盐流路根据客户需求选配。

这是个常用的缓冲液混合设计。然而，在线配液系统最独特的地方在于不同的控制模式：流速反馈模式，流速 /pH 反馈模式，pH/ 电导反馈模式。所有的控制模式都会使用流速反馈功能，通过调节注射用水的流速来保证配液总流速不变。

2.2.4 配液系统设计要点参考

2.2.4.1 配液系统设计考虑要点参考

配液系统设计需考虑多方面要素，本节仅就要点进行归纳，细分项参见

"2.2.4.2 配液系统用户需求说明要点参考"部分。

A. 配液设备系统设计制造标准（表 2-1）

表 2-1　配液设备系统设计制造标准

标准编号	标准名称
—	药品生产质量管理规范（2010 年修订）
—	现行版《中国药典》四部
—	《药品生产验证指南》（2010）
—	《药品数据管理规范》
—	国际制药工程协会工程指南第 4 卷 – 水和蒸汽系统
—	美国 FDA：21CFR Part11 以及 GAMP 5 要求
GB 50236—98	现场设备、工业管道焊接工程施工及验收规范
DL 5017—93	压力管道制造安装及验收规范
GB 50457—2008	医药工业洁净厂房设计规范
JGJ 71—90	洁净室施工及验收规范
GB 150—2011	压力容器
GBZ 1—2010	工业企业设计卫生标准
TSG 21—2016	固定式压力容器安全技术监察规程
NBT 47013—2015	承压设备无损检测

B. 配液设备系统综合要求

  a. 适用性

  b. 易操作性

  c. 灵活性

  d. 稳定性

  e. 安全性

  f. 经济性

C. 配液设备系统设计考虑基本点

  a. 配液设备系统应用工艺及其要求

  b. 配液系统使用位置及相应洁净级别

  c. 配液系统涵盖范围说明

  d. 配液设备系统构造要求

  e. 配液设备系统控制污染与交叉污染要求

  f. 配液设备系统材质要求

  g. 过程控制及其自动化要求

  h. 数据管理要求

  i. 辅助设备系统及其要求

j. 公用工程要求

k. 维护保养要求

l. 其他

2.2.4.2 配液系统用户需求说明要点参考

制药配液设备系统用户需求说明（URS）是用户（也可以是设备系统制造商）对制药配液设备系统项目范围预期情况所进行的高层次说明，重点强调产品参数和工艺性能参数，尤其是关键质量属性和关键工艺参数。

A. 制药配液设备系统 URS 编制原则

a. 应依据对产品知识、工艺的理解，结合质量风险管理要求并符合公司的质量政策和要求。

b. 应考虑商业要求，非 GMP 法规符合性要求，如环境/健康/安全的要求等。

c. 需求内容应充分而具体，可满足生产或其他用途需求，并且需求应该是清晰、准确、可实现、可测量的。

d. 每个需求之间应没有影响及冲突。

B. 制药配液设备系统 URS 包含内容

a. 配液设备系统设计制造标准要求说明

Ⅰ. 法规标准

Ⅱ. 行业标准

Ⅲ. 企业标准

b. 配液对象及其要求说明

Ⅰ. 配液对象所对应的药品类型

Ⅱ. 配液对象类型（工艺过程液体、半成品）

Ⅲ. 配液对象理化性质（黏度、pH、电导率等）

Ⅳ. 配液对象的稳定性（剪切力、温度、光、氧气等）

Ⅴ. 配液产能及其要求

● 配制时间/速度要求

● 批次配液产能（以体积或流速为单位）

● 综合产能（基于轮转周期）

c. 配液工艺及其要求说明

Ⅰ. 配液工艺步骤说明（从配置准备至配置后处理）

Ⅱ. 配液工艺相关工艺单元说明

Ⅲ. 配液设备系统使用位置及相应洁净级别

Ⅳ. 配液工艺相关工艺单元的洁净级别

Ⅴ. 无菌要求

- 无菌工艺过程
- 非无菌工艺过程（微生物控制要求高）
- 非无菌工艺过程（微生物控制要求一般）

Ⅵ. 密闭要求（密闭、隔离、半开放、开放）

Ⅶ. 配制方式（批次配制、在线配制）

Ⅷ. 配液用物料

- 物料类别、性质、量
- 物料投入顺序
- 物料投入方式
- 物料投入量控制

Ⅸ. 配液工艺关键工艺参数及其范围（浓度/含量、温度、pH、电导率、时间、其他）

Ⅹ. 配液工艺关键工艺参数控制要求

Ⅺ. 取样要求（取样点、取样量、取样方式）

Ⅻ. 清洗（清洗标准、清洗方式、清洗步骤）

ⅩⅢ. 灭菌（灭菌方式、灭菌过程）

ⅩⅣ. 其他

d. 配液系统涵盖范围说明

Ⅰ. 涵盖的设备、系统（名称、用途、规格、数量）

Ⅱ. CIP

- CIP 与配液设备系统整体设计
- CIP 为另行配置

Ⅲ. SIP

- SIP 与配液设备系统整体设计
- SIP 为另行配置

Ⅳ. 其他

e. 辅助设备系统及其要求说明

f. 配液系统构造要求

- 空间尺寸要求
- 荷载要求
- 容器形状、尺寸、底部结构等
- 不锈钢操作平台（如需）

- 其他
  g. 控制污染与交叉污染要求
    I. 材料要求
      - 物料接触与非接触材料
      - 金属与非金属材料要求
      - 耐受清洁消毒（内外表面、环境消毒包含在内）
      - 耐受灭菌
      - 无颗粒、纤维脱落
    II. 表面光洁度要求（内部抛光、外部抛光）
    III. 系统结构便于清洁
    IV. 避免盲管和死角
    V. 坡度要求
    VI. 排水设计空气隔断
    VII. 要求清洗组件易于拆卸和安装
    VIII. 密封垫圈易于拆卸和装回
    IX. 喷淋球（型号、规格、位置等）
    X. 防止润滑油泄漏
    XI. 其他
  h. 配液设备系统主要构成要求
    I. 配制罐要求
      - 容积、尺寸
      - 数量
      - 材质§、表面处理
      - 搅拌（搅拌方式、搅拌桨要求、剪切力要求、安装、拆卸）
      - 物料添加要求（添加物料种类、量、顺序等，物料添加方式，物料损耗与扩散）
      - 通用接口（功能、规格、位置、数量等；功能举例：喷淋、循环、压力、安全阀、压缩空气、视镜等）
      - 监视要求（人孔、视镜、射灯、刻度等要求）
      - 夹套（如需）要求（半夹套、全夹套，加热、冷却、排空功能，降温、保温功能，耐压，连接）
      - 呼吸器要求（过滤器类型、规格、位置等；离线完整性测试、在线完整性测试；离线灭菌、在线灭菌；电热套）
      - 罐底阀（如需）要求

- 取样要求（取样方式，取样点位置，避免污染与交叉污染）
- 物料传输要求（跨房间、跨级别，无菌要求，传输方式，断开方式，其他）

Ⅱ. 储液罐要求（参考配制罐）

Ⅲ. 复杂制剂配液设备系统还包含各外部设备，以脂肪乳配液系统为例，包括油相罐、水相罐、初乳罐、周转罐、均质机、成品罐等

Ⅳ. 管道要求（材质、表面、密封件、焊接、安装）

Ⅴ. 泵系统
- 泵数量
- 泵形式（转子泵、隔膜泵或其他形式）
- 泵性能、功能
- 变频控制要求

Ⅵ. 过滤器
- 过滤器类型、规格、位置等
- 完整性测试（离线、在线）
- 灭菌（离线、在线）

Ⅶ. 仪器仪表要求
- 数量、型号、量程、精度、位置等
- 校准要求

i. 焊接要求（手动、自动，抛光及检查）

j. 机械加工要求

k. 控制要求
- 手动控制、半自动或自动控制（含自动向手动切换）
- 控制系统及软件
- 登录权限管理
- 远程监控、通讯方式
- 工艺参数设定、储存、调用功能
- 控制柜
- 联锁功能
- 监控数据
- 液位/重量调节及控制（含液位计和称重计的控制方式、精度、范围等要求）
- 搅拌速度控制

- pH 调节及监控
- 电导率调节及控制
- 温度控制
- 压力控制
- 流量控制

l. 数据和记录
- 数据存储
- 数据备份
- 数据审计追踪
- 数据安全及恢复
- 数据接口
- 打印要求（打印机型号、打印频率、打印范围及打印纸要求）

m. 故障与报警

n. 公用工程要求

o. CIP 要求（CIP 过程、CIP 液体、CIP 与配液设备系统对接要求）

p. SIP 要求（SIP 过程要求、SIP 与配液设备系统对接要求）

q. 安全要求
- 耐压要求（最高与最低压力）
- 耐温要求
- 安全阀或爆破片：为了保护操作者，防止罐体过压爆破事故，罐上将安装安全阀或爆破片
- 紧急停止：明确急停按钮的安装要求，包括安装位置、数量等
- 复位要求：按下该键时，设备应能够立即停机，进入待机状态
- 故障保护：明确当不锈钢配液系统出现故障时的保护装置的具体要求
- 联锁和解锁：对系统的联锁和解锁功能进行描述，包括联锁的系统以及解锁的情况
- 额定压力：应规定系统的额定压力，防止意外
- 保温隔热：应明确系统的保温隔热措施，防止安全事故
- 防水防尘要求

r. 文件、图纸要求
Ⅰ. 文件格式、语言、交付节点等要求
Ⅱ. 设计文件和资料（依据具体项目酌情增减）
- 质量及项目计划

77

- 风险分析控制文件
- 功能设计说明（硬件和软件设计说明）
- 工艺流程图
- 管道仪表图（P&ID）
- 设计确认方案及报告
- 组件、部件清单及参数手册
- 电路图
- 公用工程一览表
- 其他

Ⅲ. 设备系统交付文件（依据具体项目酌情增减）
- 设备系统合格证和质量保证书
- 使用手册和维护手册
- 材质证书
- 检测证书
- 仪器仪表校验证书
- 安装图纸
- 组件、部件清单（硬件、元器件）及参数手册
- 电路图
- 备件清单、易损件清单
- 公用工程一览表
- 其他

Ⅳ. 确认和验证文件
- 工厂验收测试文件
- 现场验收测试文件
- 安装确认文件
- 运行确认文件
- 性能确认文件

s. 培训要求（培训计划、内容、对象）

t. 售后服务

2.2.4.3 配液系统功能说明和设计说明要点参考

A. 制药配液设备系统功能说明（Functional Specification, FS）

a. FS 是对制药配液设备系统 URS 的回应，描述如何来实现 URS 中的要求和目标，明确说明设备系统预期的实现方式。

  b. FS 通常由供应商来完成，但是需要用户审核、批准该文件。

 B. 设计说明（Design Specification, DS）

  a. DS 是描述实现设备系统功能的手段，需要详细和准确，通过设计说明，用户能够知道设备的正确安装、测试和维护。

  b. DS 通常由供应商来完成，并且供应商拥有该文件的所有权和保密权，但是需要用户审核、批准该文件。

  c. 当该文件由供应商的标准文件（如说明书）组成时，通常该文件同设计确认相结合。

  d. 硬件设计说明是在 FS 定义出具体功能要求后，依据要求如何配置硬件、配置哪些硬件以及这些硬件如何去满足功能要求的设计文件。它是工厂验收测试（Factory Acceptance Test, FAT）和安装确认（Installation Qualification, IQ）中关于硬件测试的基础。内容一般包括：硬件（计算机系统部件、输入装置、输出装置、其他设备、网络连接设备、控制室和控制柜、输入输出及通讯）、公用工程、环境、备件等。

  e. 软件设计说明（Software Design Specification, SDS）是在功能说明定义出具体功能要求后，依据要求如何配置软件、配置哪些软件以及这些软件如何去满足功能要求的设计文件，它是工厂验收测试及安装运行确认中关于软件测试的基础。对于软件类别属于 GAMP5 的第 5 类的软件系统，还应包括软件模块说明（SMS）。内容一般包括软件分类及描述、软件模块名称、模块功能、模块界面、模块错误处理、模块配置 / 管理环境、模块参数和设置等。

  f. 对一些简单的设备或已经详细了解设计方案的设备，功能说明可以和设计说明合并成一个文件即功能设计说明（Functional Design Specification，FDS）。

2.2.4.4 配液系统设计确认要点参考

  制药配液设备系统设计确认（Design Qualification, DQ）是通过有文件记录的方式证明所提出的制药配液设备系统设计适用于其预期用途和 GMP 的要求，以科学的理论和实际的数据证明其设计结果符合用户需求说明。完善的 DQ 是保证用户需求以及设备系统发挥功效的基础，经过批准的设计确认报告是后续一系列确认活动的基础。

  DQ 主要是对制药配液系统设计阶段的技术规格、技术参数和图纸等文件的适用性进行审查，通过审查确认制药配液系统用户需求说明中的各项内容得以实施；审查制药配液系统是否适合预期生产产品的工艺、校准、维修保养、清洗等方面的要求。设计确认执行完成之后，需要对设计确认文件进行批准，从而正式授权相关的设计文件得以批准并发布，以用于制药配液系统的制造。

配液设备系统设计确认主要包含以下方面。

A. 设计文件审核，保证所有设计文件内容完整、可用且经过批准
    a. 由质量部门核准的设计确认方案
    b. 质量及项目计划
    c. 风险分析控制文件
    d. 功能设计说明（硬件和软件设计说明）
    e. 工艺流程图
    f. 管道仪表图（P&ID）
    g. 组件、部件清单及参数手册
- 机械部件数据表
- 自控设备数据表
- 容器图纸

    h. 设备平面布置图
    i. 管道平面布置图
    j. 电路图
    k. 报警清单
    l. 联锁清单
    m. 公用工程一览表
    n. 其他

B. 管道仪表图（P&ID）确认
    a. 工艺流程与用户需求一致
    b. 管径符合工艺要求
    c. 仪表配制符合工艺要求
    d. 组件、部件编号正确

C. 机械部件确认
    a. 机械部件的型号规格、数量符合要求
    b. 材料、表面粗糙度等符合用户需求
    c. 机械部件的技术参数符合用户需求
    d. 密封材料、保护材料符合要求，对介质具有耐受性
    e. 其他

D. 仪器仪表确认

    a. 仪器仪表的型号规格、量程、精度、线性度、数量等符合用户需求

    b. 仪器仪表布置合理

    c. 仪器仪表的密封材料、保护材料符合要求，对介质具有耐受性

    d. 仪器仪表便于安装连接，不产生死角等问题

    e. 仪器仪表的保护等级符合要求

    f. 其他

E. 控制要求相关设计符合用户需求

F. 数据和记录管理设计符合用户需求

G. 安全要求相关设计符合用户需求

H. 系统功能、性能设计确认，与用户需求相符

I. 设计参数和运行参数确认，与用户需求相符

J. 其他设计确认

K. 设计确认的偏差管理

    a. 如实记录设计确认中与用户需求不符的偏差

    b. 采取必要的纠正措施恰当处理设计偏差

L. 设计确认的审核与批准

    a. 审核设计确认各事项工作实施过程和结果

    b. 实施过程和结果符合要求，无未解决偏差或存在的偏差不影响最终验证结果，可批准执行进一步工作

    c. 设备系统制造商和使用方的设计确认批准人需共同核准

2.2.4.5 配液系统设计示例

A. 配液罐设计

    a. 配液罐容积、数量符合工艺需求

        Ⅰ. 满足最小和最大生产批量要求

        Ⅱ. 满足最小工作体积要求

        Ⅲ. 应考虑残留体积因素

    b. 配液罐可根据罐体积和实际应用选择固定式或可移动，通常罐体体积 ≥ 500L 一般采用固定式的原位型放置

    c. 配液罐的尺寸符合工艺需求和车间布置要求

    d. 与产品接触或间接接触管道材质应满足美国机械工程师协会 – 生物工艺设备（ASME BPE）标准要求，采用 316L 不锈钢或其他符

81

合 cGMP 要求的其他材质，并有材质证明

e. 内表面的表面粗糙度一般要求 Ra ≤ 0.4μm，外表面的表面粗糙度一般要求 Ra ≤ 0.8μm

f. 配液罐存在的 O 形圈、密封件和垫片应耐受 CIP 和 SIP

g. 配液罐设计和安装应避免死角、盲管，死角存在会使设备系统清洗、消毒、灭菌不彻底，导致微生物污染或其他杂质污染与交叉污染

h. 配液罐压力安全

　Ⅰ. 配液罐为闭式罐（包括夹套）按《钢制压力容器技术条件》《压力容器安全技术监察规程》制造、试压和验收

　Ⅱ. 配液罐允许工作压力（例如 –1~3bar）、允许操作温度应满足设计规范和工艺需求

　Ⅲ. 配液罐应安装过压保护装置，可选择爆破片和（或）安全阀

　Ⅳ. 配液罐应安装高低压报警装置

i. 罐体采用封头密闭结构，封头为液压技术旋压而成，焊接采用氩气保护焊，为保证罐体材质质量，焊缝焊点无论里外均呈均匀鱼鳞状，不锈钢奥氏体结构在焊缝处应得到必要的保护

j. 罐体结构件不得有裂纹、开焊和变形，内壁表面光滑平整、无死角

k. 配液罐接口（根据实际工艺要求而定）

　Ⅰ. 接口类别（进料口、循环口、压力检测口、真空口、压缩空气口、放空口、注射用水口、纯蒸汽口、呼吸器口、安全阀口、配备视镜口和视孔灯口、取样口、其他）

　Ⅱ. 各类工艺功能接口应该做圆弧过渡处理

l. 配液罐投料设计

　Ⅰ. 存在人工投料和自动投料两种方式

　Ⅱ. 应减少物料损耗

　Ⅲ. 应尽量避免物料扩散

m. 配液罐物料量计量装置

　Ⅰ. 配液罐应配有物料量计量单元，物料量计量的范围、分辨率、精度符合要求

　Ⅱ. 物料量计量方式选择应考虑工艺要求和各种计量方式的特点

　　● 称重计量方式

　　● 液位计量方式

Ⅲ. 应考虑连接管道对物料计量精度的影响

Ⅳ. 可根据工艺要求设定物料量报警功能

Ⅴ. 物料量计量数据管理须符合要求

Ⅵ. 配液罐称重问题示例

ⅰ. 示例问题描述

- 加载砝码后，称重示数一直无法稳定
- 加载砝码后称重示数稳定，但达不到校准要求
- 在配料过程中未发现问题，但在生产过程中或生产结束后发现，生产数量偏低或偏高或含量不符合规定

ⅱ. 示例问题潜在原因

- 受到电磁干扰：因生产现场既有信号线又有动力线，而动力线会对压力传感器的弱电信号造成干扰。需要检查部分线路是否对强电、弱电以及信号线进行分开走线，同时对信号线采取穿管等方式进行屏蔽。需接地的，强电和弱电系统要分开，并可靠接地
- 所在罐体连接的软管与不锈钢管连接之间出现问题，软管长时间灭菌变形导致与不锈钢连接出现力的作用，需要更换软管；或是软管水平长度不够，导致称重受力作用；或者软管非水平安装
- 在验证或维护、维修、清洁消毒的过程中碰触、连接不当导致连接的相邻系统对称重模块造成影响，需要重新拆卸软管后，重新连接调整至合适状态
- 存在其他系统对称重模块所在的罐体不可避免的产生影响时，检查称重模块是静载模块还是动载模块，若为静载模块的话，在条件允许的情况下更换为动载模块，消除其他系统的影响
- 称重模块所在的位置发生变化，造成载荷不能够垂直加载到传感器上，影响称量准确性
- 生产过程中选择的搅拌速度不当，造成系统发生不易察觉的摆动，造成称重不准
- 操作过程中，传感器进水未及时清理或不注意保护保护传感器，导致其长时间在一个潮湿的环境下工作，会对传感器造成损坏导致称重不准
- 传感器安装过程中或者在使用过程中与其相连接的部分

过紧或者过于松动导致称量不准确

- 部分配料系统存在多个罐体同时进行配料的情况，罐体与罐体之间，加料或者加溶剂都会对罐本身有冲击作用，对本身及其他系统的称重模块造成一定的影响，因此在设备前期的选型过程中，需要充分考虑本身工艺的特点选择称重模块。否则极易造成工艺过程的失败，导致产品的报废
- 罐是否带夹套，夹套里的媒介量不稳定，如称重过程媒介进入夹套且流量不稳定，导致称重数值变化

n. 配液罐搅拌设计

   Ⅰ. 搅拌应运行稳定，密封可靠，不污染产品

   Ⅱ. 搅拌方式选择应考虑工艺要求和各种搅拌方式的特点

- 顶部驱动机械搅拌
- 底部驱动机械搅拌
- 底部驱动磁力搅拌

   Ⅲ. 搅拌应满足配液工艺要求，提供充足的剪切力，确保物料搅拌溶解、料液搅拌均匀，形成均一的溶液，不沉积

   Ⅳ. 搅拌设计应考虑物料对剪切力敏感因素

   Ⅴ. 搅拌桨须耐磨，耐干转（不低于20分钟）

   Ⅵ. 搅拌设计应避免清洗死角，能够进行CIP

   Ⅶ. 搅拌设计应考虑无菌风险，避免SIP死角

   Ⅷ. 搅拌设计应考虑颗粒物产生风险

   Ⅸ. 搅拌装置应易于拆卸、维护

   Ⅹ. 搅拌减速机电机防护等级不低于IP65，易清洁

   Ⅺ. 搅拌参数可进行实时监控、记录

o. 取样设计

   Ⅰ. 配液罐应设有取样点，取样点常设在罐底部出液口、近罐体侧壁，满足取样代表性要求

   Ⅱ. 取样设计应方便取样，并能够避免污染和交叉污染

   Ⅲ. 配液应用为无菌工艺或对微生物控制要求高时，取样不能破换系统的密闭性，保护无菌性

   Ⅳ. 取样方式可以是取样阀设计，也可是取样瓶或取样袋设计

   Ⅴ. 取样应考虑取样体积、频率，取样涉及不同时间多次取样时，应避免前次取样残留样品的影响

   Ⅵ. 取样管路应尽量避免与取样容器之间的死角

   Ⅶ. 取样阀应可 CIP、SIP

   Ⅷ. 通常高液位采取直接取样，低液位采取压料取样

  p. 喷淋装置设计

   Ⅰ. 喷淋装置选择应考虑罐体的尺寸、喷射范围、流量、喷射打击力，喷淋覆盖面和障碍物及清洗周期持续时间

   Ⅱ. 喷淋装置可以分为清洗球与洗罐器两大类，清洗球主要是指处于中、低压工作状态的喷淋装置；洗罐器主要是指处于中、高压工作状态的喷淋装置

   Ⅲ. 清洗球的设计主要功能参数包含

- 喷淋压力：为清洗表面提供充足机械力
- 喷淋面积：保证罐内清洗的覆盖面达到 100%，且需保证清洗面的喷淋均一性与可重复性，降低清洗验证难度
- 喷淋形式：固定式清洗球、旋转式清洗球
- 为了降低金属微粒对于产品性状的直接影响，罐体清洗时建议尽量采用固定式清洗球，对于固定式清洗球的选择应经过专业计算与设计

  q. 夹套

   Ⅰ. 夹套形式通常为全夹套

   Ⅱ. 夹套配备冷水、蒸汽、压缩空气，夹套具备加热、冷却功能

   Ⅲ. 夹套加热（例如 3bar 蒸汽）时，夹套外表面温度要求小于40℃。通常，保温用绝热层厚度不小于 50mm

   Ⅳ. 夹套材质符合要求

   Ⅴ. 夹套应能够排空，设有最低排空点和压缩空气吹扫

   Ⅵ. 应防止夹套泄漏导致的保温层外包层发生爆破，应在外包层底部开一小孔

  r. 配制罐应安装通气的除菌过滤器，以补偿由于液位和温度改变引起的压力变化，避免罐内液位变化时，外界空气吸入罐内造成的污染，过滤器滤芯应为不脱落的纤维，具有疏水性并能承受蒸汽灭菌高温

  s. 配液系统排放末端管路需安装空气隔断装置或止回装置，排放管路末端加装阀门，排放完毕可关闭，以杜绝污物倒灌装，有效防止污染，尽可能避免明沟排放

  t. 配液罐设计应充分考虑检查、维护的易操作要求

B. 管道设计

  a. 与产品接触或间接接触管道材质应满足 ASME BPE 标准要求，采用 316L 不锈钢或其他符合 cGMP 要求的其他材质，并有材质证明

  b. 管道抛光

   ● 管道抛光可选机械抛光或电抛光

   ● 内表面的表面粗糙度一般要求 Ra ≤ 0.6μm（有些会要求 Ra ≤ 0.4μm），外表面的表面粗糙度一般要求 Ra ≤ 0.8μm

  c. 管道连接存在的 O 形圈、密封件和垫片应耐受 CIP 和 SIP

  d. 管道尺寸

   ● 应根据流量、速度、压力和温度等参数及其要求核算

   ● 满足清洗点压力大于 3bar，管道流速大于 2m/s，雷诺数 > 5000

  e. 管道应尽量简洁，走向短、管件少

  f. 根据中国 GMP（2010 年修订）要求"管道的设计和安装应避免死角、盲管"。死角存在会使设备系统清洗、消毒、灭菌不彻底，导致微生物污染或其他杂质污染与交叉污染

  g. 流动侧主管网内壁到支路盲板（或者使用点阀门中心）的距离（L）与非流动侧支路管道的内径（D）比值即 L/D 可作为表征死角的量化指标，参见 ASME BPE（图 2-5）。目前制药行业普遍采纳 L/D 不大于 3（$3D$）或 L/D 不大于 2（$2D$）。

  h. 管道系统坡度

   ● 管道坡度需达到一定要求，设置最低点，保证能够将系统中的存液完全排空，具备吹扫功能

   ● ASME BPE 标准将流体工艺系统的管道坡度分为 GSD0、GSD1、GSD2、GSD3 四个级别，其中 GSD1 对应最小坡度为 0.5%，GSD2 对应最小坡度为 1.0%，GSD3 对应最小坡度为 2.0%

   ● 较长管道坡度通常要求不小于 0.5% 或 1.0%，较短管道坡度不小于 2.0%；接触物料管道坡度建议不小于 1.0%

   ● 水平管道的坡度不小于 0.5%

   ● 需要疏水的管道的坡度建议不小于 2.0%

  i. 管道须有物料流向标示

  j. 管道布置需留有空间以便于仪表安装、校验和维护

  k. 管道酸洗钝化不能对不锈钢材质造成破坏

  l. 管道保温要求与否（蒸汽管道主管保热、冷却水管路保冷、其他）

  m. 管道连接

- 可选择自动焊接、卫生法兰或快接等管道连接方式，连接采用焊接方式为主，不锈钢卫生快卡连接为辅，法兰连接慎用，不使用螺纹连接
- 管道与需拆卸设备（组件）连接，应满足拆卸设备（组件）移开要求
- 需拆卸设备（组件）附近管道应有足够的支撑，使拆卸时不需增加临时支撑

n. 洁净管道一般不使用旁通管

o. 管道是否需要穿越不同房间、不同洁净级别；管道穿越洁净区的情况；管道的开孔间隙需要充分密封

p. 管道需能够实现分段 CIP
- 可分段单向清洗、交叉处重复清洗、逐段电导率确认
- 可降低清洗复杂程度、降低清洗验证难度、节约用水

q. 管道需能够实现分段 SIP

r. 管道需能够实现逐段排除管道内的凝性气体

s. 避免软管连接或缩短软管长度

t. 管道具备在线干燥功能

C. CIP 系统设计

a. 清洗是预防污染和交叉污染的必要手段，采取物理清洗方式、化学清洗方式或两者相结合的方式，对配液设备系统进行必要清洗，以去除被清洗表面上可见与不可见杂质。制药配液设备设计制造须重视并有效满足清洗要求

b. 清洗按方式，可分为离线清洗和在线清洗

Ⅰ. 离线清洗是将清洗对象从生产线拆卸或移开，采用手工清洗、浸泡清洗、机械喷淋清洗、超声波清洗和定位外清洗等方式进行清洗，其工作对象主要为制药生产过程中的小型工具、器皿或设备零部件。

Ⅱ. 在线清洗（CIP）是在被清洗设备系统无须拆卸或者仅存在少量拆卸情况下进行清洗，通过流量、压力、电导率、温度和酸碱度等参数的设定实现自动在线清洗，可以对每一步清洗程序的时间、流量、电导率、浓度等关键参数进行检测和打印记录，同时能确保清洗液的温度和浓度在相应的清洗过程中自动恒定，确保了配液系统的清洗效果，与传统的离线清洗方法相比，更加符合数据完整性的要求，追溯性更强，在不锈钢自动

配液中使用越来越广。

c. 制药配液清洗效果影响因素

    I . 制药配液设备系统自身因素：类型、复杂度、应用、设计、制造、质量

    II . 制药配液工艺因素

- 配液工艺要求
- 配液工艺过程
- 配液对象组分及其特征
- 潜在杂质及其特征

    III . 清洗工艺参数因素

- 清洗时间（有效清洗时间，须覆盖所有清洗表面；浸泡时间；漂洗时间；其他消耗时间）
- 清洗强度（设计影响，流量要求，流量限制，清洗区域之间的差异）
- 清洗剂浓度
- 清洗温度（溶解能力、分散作用、表面活性剂的活性、水解反应和氧化反应等更容易受温度影响；通常提高温度有利于增强清洗效果；某些情况，如蛋白变性，提高温度会导致清洗效果下降）
- 其他

d. 清洗工艺主要指标

    I . 目视检测或限度

    II . 清洁剂残留

    III . 产品残留

    IV . 微生物残留限度

    V . 排水能力 / 干燥

    VI . 电导率

    VII . 总有机碳（TOC）

    VIII . 其他

e. CIP 系统设计应符合中国 GMP（2010 年修订）要求，应能够根据应用要求对整个制药配液设备系统或部分进行有效清洗，CIP 站及其配套管路应能实现自身的 CIP

f. CIP 系统设计应基于 CIP 工艺，并服务于 CIP 工艺实现

g. CIP 系统设计应考虑具体应用的设施条件

h. CIP 所配置的 CIP 站和 CIP 分配站的数量、构成，应满足制药配液工艺要求，满足制药配液设备系统 CIP 要求

i. 一个 CIP 站可用于多个工艺设备系统，一个 CIP 分配站可对应多个 CIP 站，专用或共用关系应与具体应用要求相符

j. 分配站主要用于切换两个 CIP 站的供液

k. CIP 站主要构成：清洗罐、润洗罐、酸液储罐、碱液储罐、换热器、CIP 供给泵、CIP 回流泵、碱液补液泵、酸液补液泵、呼吸器

l. CIP 站机械要求

　Ⅰ. 材质、表面处理、焊接、罐、保温等通用性要求参见本小节"A. 配液罐设计"相关内容

　Ⅱ. CIP 泵

- CIP 供液泵和回流泵类型应符合要求（如卫生型离心泵）
- CIP 高压清洗泵应能够保证整个制药配液系统有效清洗，泵及管道直径应能够满足清洗点压力大于 3bar，管道流速大于 2m/s，雷诺系数 > 5000
- 泵速可调节，满足不同 CIP 供液的流量和压力要求
- 满足 CIP 工艺条件连续稳定运行的要求
- 泵内部组件应开放设计以便于清洁，在最低点应有排水口
- 泵易于维护，泵头保护套可拆卸，不必断开管路就能更换桨叶
- 其他

　Ⅲ. CIP 换热器

- 选择符合要求的材质，要求提供材质证明
- 具有升温和降温功能，换热量应符合要求
- 应根据要求规定换器形式
- 管程和壳程符合要求（水压、气压测试）
- 每个换热器应连接排气和排水管路
- 按卫生要求设计，应能够防止被腐蚀、微生物滋生，应满足易清洁性和排尽性要求
- 喷嘴设计应考虑安置位置、无尖角、避免干扰
- 其他

m. CIP 清洗站可以自动配制清洗液，经气动控制阀门与供给泵、回流泵等组件来完成清洗液的输送及回流，采用加热、单通路清洗、循环清洗和回收等多个步骤组成完善的清洗过程

n. 系统的清洗终点可以由在线电导率传感器进行自动判断

o. CIP 工作站应满足配液罐在线清洗并实现清洗相关监测（CIP 工作站适用于配液系统整体）

p. CIP 管道设计原则参见本小节"B.管道设计"部分

q. CIP 工艺过程控制

　Ⅰ. CIP 工作站可独立控制，有操作界面

　Ⅱ. CIP 控制的硬件、软件应符合相关标准和要求

　Ⅲ. CIP 工作站回路控制

- 清洗罐液位控制
- 润洗罐液位控制
- 换热器温度控制
- 流速控制
- 其他

　Ⅳ. CIP 主要监控参数（参数范围应在设计阶段明确）

- CIP 供液流量
- CIP 供液压力
- CIP 供液温度
- CIP 回流液温度
- CIP 供液电导率
- CIP 回液电导率
- CIP 罐液位
- 工业蒸汽供气管路压力
- 其他

　Ⅴ. CIP 系统应配有满足 CIP 工艺过程监控的仪表

　Ⅵ. CIP 站控制系统接口

- 对接 CIP 分配站，可远程控制 CIP 分配站的阀门和泵
- 对接公用工程，可控制公用工程环路的 CIP 模块阀门
- 对接工艺模块，控制 CIP 液传输

　Ⅶ. 能够根据生产需要设置 CIP 的时间和温度，并能在上位机上实时显示、存储、查看、打印所有监测点温度、压力、时间

　Ⅷ. 根据药企的具体情况和控制要求确定 CIP 数据记录和报告方式

r. 公用工程

　Ⅰ. 洁净公用工程：纯化水、注射用水、工艺气体、纯蒸汽

　Ⅱ. 非洁净公用工程：冷冻水、生活用水、电力、工业蒸汽、仪

表气
- s. 安全性
  - CIP 系统安全应符合法规及其他相关要求
  - CIP 系统设计应充分考虑安全防护措施，例如所有运动部件外面都应有防护罩
  - CIP 系统设计应考虑防止误操作系统
- t. CIP 系统设计应考虑设备、组件、配件的易操作性和易维护性
- u. CIP 系统设计应尽量考虑节能

2.3 配液系统操作使用要点

2.3.1 不锈钢配液系统

2.3.1.1 概述

不锈钢配液系统由配液罐、物料转移管路、仪器仪表、公用介质以及电气控制单元等组成，具有在线清洗和在线灭菌功能，相比单一的配液罐具有节约操作时间、提高效率、保障操作安全等优势，在各行业中都具有广泛的应用。

配液罐又称为配制罐、调配罐等，是将一种或者几种物料按照一定的工艺配比进行混配反应的不锈钢混合搅拌反应类容器，广泛用于药品、生物工程、食品和化工等生产环节。

2.3.1.2 溶液配制

在溶液配制前，首先应检查确认电力供应正常；各公用介质供应正常，如注射用水、纯蒸汽、仪表用压缩空气、工艺用压缩空气、冷媒供应正常，仪器仪表显示正常并处于验证/校验有效期内，罐体搅拌运行正常，管路连接正确并紧固，安全附件有效可靠，并确保配液系统已经经过 CIP 清洗，如有必要还需要进行在线灭菌，以防溶液的微生物和内毒素超标。

不同的产品会有不同的配制工艺，下文以比较典型的配制工艺做介绍。

A. 登录配液系统，进入到溶液配制界面。

B. 在溶液配制界面上设置溶液初步定容、最终定容、搅拌桨开启液位、溶液转移压缩空气压力等参数。

C. 点击"生产开始"，系统自动将已降温的注射用水加入到配液罐中，直至达到初步定容重量。

91

D. 打开投料口，开始人工投料，投料要缓慢，避免粉尘，防止物料溶解时产生结块。

E. 人工投料结束，如有需要启动注水程序，将罐壁、罐顶上残留物料冲洗溶解，确保喷淋后的总水量不超过配制总量。溶解后点击"确认"按钮，系统进入最终定容阶段，自动将已降温的注射用水加入到配液罐中，直至达到最终定容重量。

F. 最终定容后，调节 pH，从投料口加入适量盐酸或者氢氧化钠，搅拌均匀后观察 pH，待数字稳定后读数，重复本步骤，直至达到目标 pH。注意：调节 pH 时应避免回调。

G. pH 调节完毕，点击"确认"按钮，溶液配制完成。

H. 在溶液传输管路末端安装液体过滤器，点击"开始传料"，配液罐内的溶液在设定的压力下被输送到溶液使用点。在转移前需要确认转移管路已 CIP/SIP 完毕并且确认转移管路的除菌过滤器已安装完毕，且完整性测试合格。

I. 溶液输送结束，点击"生产结束"按钮，配液罐内的压缩空气通过呼吸器排出，配液罐压力变为 0。

J. 打开罐底阀，将剩余溶液排空。

K. 在规定的时间内对配液罐及溶液传输管路进行清洗。

配制过程中各物料投放与加水定容过程、调节 pH 等关键操作需双人复核，确保参数准确无误，并在批记录有记录。

2.3.1.3 在线清洗

检查 CIP 站和配液罐上仪表处于验证 / 校验有效期内，确保管路连接正确可靠，检查手动阀门确保其处于正确开启或关闭状态后方可开始 CIP 程序。

启动 CIP 程序，系统将按照：纯化水预冲洗→压缩空气吹扫→碱液循环配制→碱液冲洗→压缩空气吹扫→注射用水终淋→压缩空气吹扫的流程全自动进行清洗。

A. 纯化水预冲洗：纯化水预冲洗的目的是去除绝大多数可溶性和不溶性残留物。在管路设置合理的情况下，影响纯化水预冲洗效果的主要因素为流速和冲洗时间。过低流速不能保证水流覆盖到罐内部所有内表面，例如视镜和人孔等难以清洗到的死角，也不易将吸附物冲洗脱离；过高流速会造成设备损耗降低使用寿命，以及不必要的能源浪费。因此确定合理的流速是 CIP 的前提，在设备设计、选型阶段就应充分考虑到。在流速确定的情况下，冲洗时间直接影响冲洗水量，因此确定合理的冲洗时间是保证纯化水预冲洗效果的另一个重要因素。

B. 压缩空气吹扫：压缩空气吹扫的目的是将上一步的清洗液去除，以降低上一步清洗的残留物的量，减少下一步清洗的用水量。压缩空气的压力应能保证将垂直管路中的液体全部吹出，吹扫时间应能保证最大限度将管路中所残留的液体吹干。实践表明，增加无菌压缩空气吹扫程序能有效节省清洗时间和清洗用水。

C. 碱液循环配制：CIP 站根据不同浓度碱液的电导率，自动将预先配制好的浓碱液加入到纯化水中，配制成设定浓度的碱液。碱液循环配制在碱液配制罐内进行。

D. 碱液冲洗：碱液以经过验证的流速，交替冲洗溶液转移管路和罐内表面，冲洗时间需经过验证。

E. 终淋水：目的是将被清洗物质和清洗剂去除，注射用水或纯化水以经过验证的流速交替冲洗溶液转移管路和罐内表面，直至达到设定的清洗时间或者在线检测的合格范围。

CIP/SIP 完成的配液罐，在使用前需要确保内部处于正压状态，以防止被外界微生物以及其他杂质污染，另一方面，在传输溶液时，需要利用罐内压力将溶液传输到使用点，因此配液罐必须具备压力调节功能。压力调节系统主要包括洁净压缩空气系统和泄压装置。在保压/传输溶液状态下，当配液罐内压力低于设定值时，洁净压缩空气系统自动向罐内补充压缩空气至设定压力。在使用该配液罐投料前和溶液传输结束后，需要先通过泄压装置将罐内空气排出以恢复常压。此外，在配液罐的使用过程中，如果工艺无要求，可以通过泄压装置使配液罐保持常压，因此配液罐内空气必须时常与外界空气进行交换，空气进出配液罐都需要经过空气过滤器，以防罐内溶液被外界微生物污染或者罐内生物活性物质泄露。应该定期对过滤器进行完整性检测。

以上工艺只是针对某种产品的清洗工艺，产品不同，清洗工艺也不尽相同，需要使用的清洗剂也不相同，针对不同的产品以及生产排班，也需要不同的清洗工艺。以上工艺仅供参考。其中清洗工艺的确定需要通过清洁验证工作来进行确定，通常需确定以下重要指标：所采用清洗剂、清洗剂浓度、CIP 流量、CIP 压力、终淋电导率、清洗剂温度和清洗时间、特殊产品需求总有机碳含量（TOC）的检测。

2.3.1.4　在线灭菌

在药品生产中，在线灭菌（SIP）是保证无菌条件的重要方式之一，其主要是利用适当的饱和蒸汽在不进行设备拆卸的情况下对设备各附件或整个系统的内表面进行灭菌。在不锈钢配液系统中，我们主要对所有液体接触过的管路、罐体、呼吸滤器、液体过滤器、阀门、仪器仪表等进行在线灭菌。

在线灭菌主要根据生产工艺要求或根据验证给定的灭菌周期进行，尤其在进行多产品共线生产时，在线灭菌是必不可少的。另外，在线灭菌的效果也是生产中需要关注的问题，这个涉及整个在线灭菌系统的设计、维护及验证多个方面，我们分别在不同的章节有详细的阐述，在这里，本章节主要在整个 SIP 系统能够保证灭菌效果的基础上围绕系统的使用来进行探讨。

首先，由于在 SIP 过程中，会使用到饱和纯蒸汽，温度会超过 121℃并具有一定压力，操作人员必须遵守相关安全防范措施，防止人员受伤和设备损坏，只有经过培训的人员方可进行操作，而且操作时操作人员务必佩戴适当的防护设备。我们在操作前也应该知道在 SIP 过程中可能存在的风险以及相关风险可能导致的伤害，比如由于接触不锈钢罐体热表面而被烧伤，或者由于压力过高、接口连接不严导致意外蒸汽排放造成的烫伤。

其次，在系统灭菌工作开始之前，执行灭菌的操作人员必须及时通知所有受影响的部门和人员，系统准备灭菌。然后对整个系统进行检查，通常以下项目必须实施。

A. 所有出口必须关闭，但不包括系统与排放地漏的接口

B. 所有可能被损坏的组件必须被移除

C. 蒸汽管路等易烫伤烧伤部位必须有警告牌

D. 操作人员必须佩戴防护设备，包括眼部、脸部及身体的保护装备

E. 确认电气柜电源已接通，操作屏运行正常

一个普遍的自动在线灭菌程序包括以下步骤。

A. 确认纯蒸汽、压缩空气等公用介质工作正常

B. 系统保压测试，防止系统拆卸安装时出现大的泄露点

C. 纯蒸汽填充系统内部，并排尽系统内存在的不凝性气体与冷凝水，进入升温程序

D. 温度达到灭菌温度后，进入灭菌程序，系统维持在最低灭菌温度及最低灭菌时间以上（通常为不低于 121℃，不低于 30 分钟）

E. 灭菌结束后，进入干燥冷却阶段

F. 系统进入保压阶段直至使用

在整个自动灭菌过程中，我们需要注意操作屏上几个温度传感器的温度数据，要保证每个传感器温度处于 121℃以上。另外需要检查系统中是否存在蒸汽泄漏点，如发现泄漏应立即停止在线灭菌程序。

灭菌结束后我们需要确认蒸汽发生系统是否关闭，操作屏上各阀门状态是否处于设计状态。灭菌操作在批记录中应有记录。

2.3.1.5 软件控制

需要对在线灭菌系统使用人员进行权限控制，一个典型的权限管理系统包括三级权限，如表 2-2 所示。

表 2-2　三级权限管理系统

级别	用户	权限
一级	操作员	可以启动、停止过程，报警确认，设置常规参数
二级	工程师	除一级权限外可以进行关键运行参数设置
三级	管理员	除一、二级权限外，可以访问系统功能

具有最高权限的管理员根据工艺需要为每位系统使用者分配独立账户，每个账户属于三级权限中某一级，并具有独立的用户名与密码，每位系统操作者都必须使用自己的用户名和密码登录系统才能操作，所有操作均在权限范围内进行。

为了对所有的操作进行追溯，系统还需具有审计追踪功能，对系统进行的所有操作都会记录在系统的电子存储介质上，并且无法进行修改。为防止数据丢失，我们也需要有相应的数据备份机制，比如每隔固定的时间间隔对系统数据进行备份，将数据转移至其他存储介质上，另外，灭菌系统自带打印记录仪记录的灭菌温度－时间曲线数据也需要进行保存，这些都是用于证明灭菌过程存在与效果的关键数据。

控制软件应具有报警功能，当系统出现不同故障，屏幕显示相应报警信息，报警信息至少应包括报警编号、发生时间与日期、报警文本，并且指示灯亮起，发出警报，当采取相应措施故障解除后，相应报警指示灯关闭。我们可以采用不同颜色的报警文本来指示报警所处的状态，而且所有报警均应当有存储。

2.3.2 一次性配液系统

一次性使用系统持续、稳定地符合既定的质量要求是药品企业确保生产工艺和产品安全的基础。采用的方案可参考 ICH Q6、Q7、Q8、Q9、Q10、Q11 中的相关原则。

如配液系统具备调节 pH、控温或称重等计量功能，应结合企业自身特点对相关设备进行验证和校验，以提高系统的可靠性并充分满足一次性配液系统的合规性。

2.3.2.1 配液系统的使用要点

一次性配液系统的混合方式主要包括：摇摆模式混合器、搅拌式混合器、振动式混合器以及循环式混合器。其工艺性能主要考虑混合时间、搅拌速度、温度、pH、电导率等参数的控制调节，以及对数据记录及自动化的要求等。因此在一次性使用的配液系统中应根据需求来配置电极，有控温需求的还应按具体情况配置夹套。对于带有计量功能的配液系统，应要求设备供应商提供完整的验证材料。对于关键工艺中使用的一次性配液耗材，应要求其供应商提供证明其耗材安全性的材料，并经充分的验证。还应注意在使用相关系统时是否有合适的完整性检测方案，以确保使用前或后系统的完整性。此外，在配制和储运特殊物料时，还应当考虑如果药品溶液的特性（极性、pH、温度等）超过了标准验证资料的化学兼容性和可提取物范围，应考虑进行可提取物浸出物验证。

2.3.2.2 过滤技术的使用要点

过滤工艺采用的设备主要包括：蠕动泵、隔膜泵、离心泵等。相应配套的一次性配液系统使用的滤器主要都是膜过滤器。过滤器选择应考虑工艺的要求，包括微生物控制、药品溶液性状、过滤体积和总体过滤工艺时间等要求。在应用过程中应对过滤器的拦除能力、完整性、可提取物、生物安全性等进行充分的验证，确保其安全可靠、性能稳定。生物药品企业还应针对工艺最恶劣条件（压力、时间、温度、批量、滤速等）进行特定药品溶液的滤器选型筛选研究。针对项目工艺物料应当进行可滤性测试选型（过滤形式、预过滤选型、滤速通量、吸附、残留体积、回收率等）。此外，过滤工艺操作需要对关键工艺参数进行监控（如滤速、压差、脉冲波动、时间、批量等）。

2.4 配液系统维护与保养要点

自动化配液系统在使用过程中需要进行合理维护，包括日常维护与定期维护；以下就不锈钢配液系统维护过程中的安全注意事项及维护内容进行简单介绍，具体维护方法与步骤将按系统功能模块分别在后续章节中进行介绍。

2.4.1 配液系统在运行中主要存在的危险因素

A. 高温接触

本自动化配液系统的 SIP 通过使用纯蒸汽达到升温效果，所以 SIP 工序运行时设备管路及罐体表面温度较高，需要避免人员接触造成意外烫伤或灼伤。

另一方面由于系统设备中各部件材质的耐高温性能不同，在设备运行中应避免耐热能力较差的部件或材料与高温管路或罐体发生直接接触。设备进行现场定位安装时，应对此项施工细节进行重点检查，以确保各类部件材料的使用安全，但设备在经过一段时间使用之后，系统设备中部分软性材质可能会发生一定程度的位移，所以用户需要定期对系统各软性部件材料进行位置偏离检查。

B. 系统内部残压

为了避免外部介质对系统内部环境造成污染，自动化配液系统的管路与罐体内部需要始终保持正压状态，内部压力数值一般为 0.2~0.3MPa。因此操作人员在拆卸过滤器外壳、打开罐体手孔或人孔时必须通过相应的压力表或压力传感器确认所需打开部位内部是否存在残留压力。在打开此类部位时应采取防护措施（佩戴防护眼镜、手套等）。

配液系统按照系统功能模块主要可以划分为：搅拌系统、称重系统、升降温系统、输送系统、在线清洗系统（CIP）、在线灭菌系统（SIP）以及控制系统等。以下分模块重点介绍。

2.4.2　搅拌系统

搅拌系统按搅拌方式一般可以分为：磁力搅拌系统和机械搅拌系统。

磁力搅拌系统由驱动马达、焊接底盘、阳轴承和搅拌桨四部分组成，主要有以下特点。

A. 通过其焊接底盘完全将罐体内部与外部隔绝，中间通过电机马达前端的磁头对罐体内部搅拌桨模块内部磁块提供磁性动力扭矩。

B. 阳轴承与搅拌桨叶的旋转孔夹层中间部位采用碳化硅作为摩擦接触面材料，直接利用罐体内液体作为摩擦面的润滑剂。需格外注意避免磁力搅拌机在无液状态下干转。

C. 由于阳轴承与搅拌桨叶摩擦部位直接采用药液实施润滑，所以磁力搅拌机不适用于黏度较高的药液药品。一般搅拌机的供应商会提供针对不同黏度、性状药液对应搅拌机的选型。

D. 磁力搅拌系统的安装维护注意事项

    a. 阳轴承的组装需通过专用工具实施，并以螺纹方式连接至焊接底盘顶部。

b. 搅拌桨的安装也需通过专用的抓取工具完成。

c. 驱动马达应从罐体外部焊接底盘孔内插入旋转后固定。

d. 搅拌系统拆卸时也需按照一定顺序，由于存在较强磁场引力，直接从罐体内部将搅拌桨头取下非常困难，强行操作会对搅拌桨内孔摩擦面造成损伤。建议先拆卸驱动马达，再更换内部部件。

机械搅拌系统由电机、减速机、机械密封以及搅拌轴与搅拌桨等组成。机械搅拌系统的安装维护注意事项如下。

A. 传动轴和搅拌轴的联轴器接合面，不能有异物或缺陷。

B. 需对机械搅拌机的电气设备进行安全确认，配电源开关并安装电气安全设施。

C. 在运转过程中，加入高黏度的或带固体颗粒的液体时，要慢慢加入以免引起振动。

D. 运转过程中出现异常声音或温度过高情况，请立即停车并查找原因。

E. 定期检查机械密封是否泄露。

2.4.3 称重系统以及其他计量元器件

自动化配液系统的监测对象主要包括各配管及罐体内部的压力、温度、罐体重量以及排管电导率。管路内部空气压力的控制采用相应的调压阀门、手动阀门以及压力开关。测量的仪器、仪表均需要定期性送检。需送检的部件主要包括：压力表、压力开关、压力传感器、温度传感器、差压液位计、电导率计、pH 计等。

在所有计量模块中，称重模块是非常重要的一环，称重的安装与校准需要注意以下两个方面。

A. 称重模块的安装

罐体与配管单元连接部位全部采用软管连接，目的是使称重模块充分受力，避免罐体与管路单元连接部位应力产生重力偏差，以此降低对于称重模块精确性的影响。软管的安装也要松紧合适，避免挤压或者拉伸产生的应力影响称重。

安装称重模块时，必须保证各支腿的模块受力均匀。另一方面，对于各罐体支腿部位安装的称重模块在现场安置时，各条支腿应处于同一水平面。

B. 称重模块的校验周期

校验周期可以根据生产的批次、精度、目的等要求，进行不同的校验计划，制定对应的校验周期。

2.4.4 在线清洗系统

为了保证系统的清洗效果与监测性能，应定期清洗和维护排管末端的检测传感装置，清洗介质的流量需保持稳定。

对于罐体所设置的固定式喷淋球在安装定位时需要具备一定的设置角度，如果安装角度不理想，就很有可能大幅降低系统对于罐体的自动清洗性能，若运行时发现系统罐体清洗效果不佳则需重新调整喷淋球的安装状态。喷淋球杆边缘具有钢印记号，可以此为标准进行校正。

2.4.5 在线灭菌系统

为了保证自动化配液系统自动灭菌性能，需要具备稳定的蒸汽供给，而且蒸汽供给管路源头的自动调压阀门需定期实施维护。另外，蒸汽供给介质的纯净度应尽可能达到较高标准，避免对管路内部造成污染或不良影响。

为了更好的保证在线灭菌自动进行时，各管路系统与罐体系统内部蒸汽介质的饱和度，通常情况下系统会配备蒸汽疏水阀门用以排尽蒸汽灭菌过程中所产生的冷凝水。使用过程中需对其进行清理，以保证疏水性能良好。疏水阀门的安装位置一般在蒸汽源管路的末端与系统工艺管路主排管的末端。

2.4.6 控制系统

配液系统的电气硬件部分与软件程序一起被称作实现自动化运行的控制系统。对于电气元件，使用知名品牌以保证系统质量与各类验证标准的符合性。

因此，在正常使用情况下，一般不会有问题产生，但也不排除一些例外，以下将列举易产生问题的部件。

A. 定期检查电器柜有无异常声音，异常味道等。

B. 设备维修时，关闭所有与系统连接的电源。

C. 设备一段时间内不用时要关闭电控柜总开关及 UPS 以延长使用寿命。

D. 不要擅自更改电器柜内的接线。

E. 电器柜内的电源只供配液设备所用，严禁用柜内电源进行其他操作，尤其是焊接设备，这样会直接损坏内部的元器件。

2.4.7 易损件的更换

配液系统在使用一段时间之后，会有许多零件需要进行更换。其中包括卡箍密封圈、隔膜式压力表、温度计、各类阀门的密封垫、阀芯、过期的爆破片安全阀等。以下内容是对于这些更换部件在更换时所需要注意的事项。

A. 隔膜式部件

对于系统中所有隔膜式压力表、压力变送器等，在更换时必须注意保护隔膜片（下部感应压力的平面部分），必须避免对其造成撞击损伤而影响感应精度。

B. 各类阀门内部密封垫、阀芯

为满足系统自动化要求，在设计中所设置的气动阀门数量较多，增加了相应工作量，各厂商阀门都具备拆装注意事项，进行更换时必须按照供应商所提供的安装说明文件施行安装。

必须避免拆装不当而造成阀门动作异常。一般情况下气动球阀内部都设有强力弹簧，更换阀芯时具有一定安全风险，我们建议用户直接与阀门供应商联系。

C. 爆破片

爆破片的压力感应部位是根据设计压力值进行特殊加工制造的，安装或更换时需要对此部位实施保护，必须避免对其造成撞击损伤而影响使用精度。

D. 卡箍密封圈

本配液系统的管路连接形式主要以卡箍连接为主，相应密封圈数量较多，对其实施更换的工作量较大。实施更换时应注意选用与管件口径匹配的密封圈，以免造成管路内部残液量增大，或流速损失。

第3章
配液技术的风险管控

3.1 风险管理概述

随着当今制药行业生产标准日趋严格及各药品监管机构的大力推动，质量风险管理（Quality Risk Management, QRM）已成为药品生产企业良好运营、发展的重要工具。采用合适的风险管理工具和方法来评估、控制、审核配液系统整个生命周期各项活动的风险，包括系统的设计、建造、安装、确认、运行及维护等，使风险降低至可接受水平。

ICH Q9《质量风险管理》中关于 QRM 的定义：质量风险管理是质量管理方针、程序及规范在评估、控制、沟通和回顾风险时的系统应用（图 3-1）。

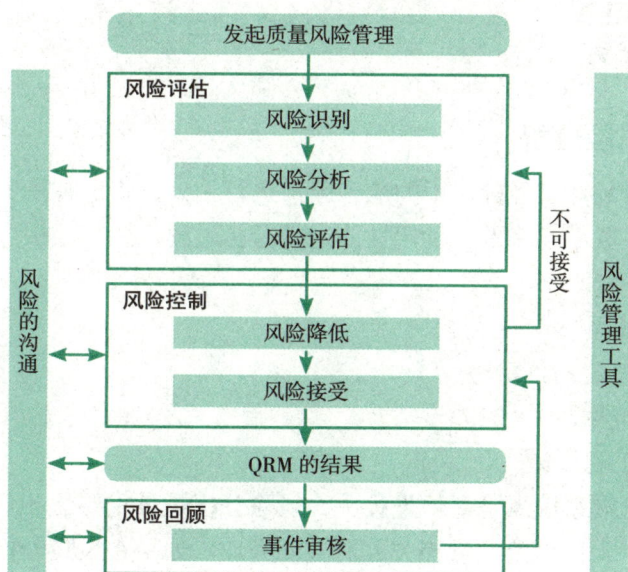

图 3-1　质量风险管理模式图

"风险（Risk）"由两个关键因素构成：A. 危害发生的可能性；B. 危害发生的严重性。

有效地管理风险就是对风险这两个因素的控制。QRM 是通过掌握足够的知识、事实和数据后，前瞻性地推断未来可能会发生的事件，通过风险控制，避免危害发生。

风险评估活动适用于制药配液系统的各个层级，评估范围可涵盖项目、单个活动或具体事项等。

3.1.1 风险识别

风险识别是指根据风险问题或风险描述，系统地利用信息来确定可能的危险因素的过程。这种信息可以是历史数据、理论分析、指导性的意见等。风险识别针对的是"哪些事项可以导致错误的发生"这一问题，包括确定其可能的后果。

针对配液系统可从以下方面考虑。

A. 配液工序产品关键质量属性，如溶液的含量、黏度、pH、均匀性及内毒素等
B. 配液工序产品关键工艺参数，如温度、压力、搅拌转速、时间等
C. 配液工序操作方便性，如加料液、取样、CIP、SIP、水排放等
D. 配液系统，如不锈钢配液系统、一次性配液系统、在线配液系统
E. 自控系统
F. 公用工程

3.1.2 风险分析

风险分析是对已经确认了的危害因素进行估计，将危害发生的可能性及其危害严重性联系起来的一种定性或定量分析过程。风险分析可从以下方面考虑。

A. 产品质量
B. 系统失效 / 故障
C. 数据可靠性
D. 公用工程设施

在制药配液系统风险评估过程中，风险分析是最重要的环节，需要有丰富经验的技术人员以及质量相关人员共同完成。如果在风险分析过程中，由于人员的专业技术或者评估理解出现差错，有可能会造成本来风险很高的因素被误判为低风险，进而对其忽略控制，造成影响产品质量的风险增高，甚至会影响患者的用药安全；或者本来很低的风险被误判为高风险，造成不必要的资源和成本的浪费。因此在风险分析过程中，需要确保所有相关部门都参与评估，所有参与风险分析的人员都理解风险评估的过程。

3.1.3 风险评价

风险评价是将已确定和分析的风险与所给定的风险标准进行比较的过程。对于配液系统，不同时期风险点不同，如初期设计阶段，风险点可能为设计缺陷，功能不满足使用、不匹配等；验证阶段可能是未识别关键部件和关键控制点，验证项目不完善等；使用阶段可能是人为操作错误、缺少定期维护及保养等。

3.1.4 风险控制

风险控制包括风险降低和（或）风险接受两方面的行动或决定，使风险降低到一个可接受的水平。风险降低主要致力于如下方面。

A. 消除风险发生的根本原因

B. 风险结果最小化

C. 减少发生的可能性

D. 风险转移或分担

根据不同的风险类型可以采取不同的降低风险的措施，包括但不限于进行确认、设计变更、建立 SOP、增加技术规格的详细信息等。

风险接受可以是接受残余风险的正式决议，也可以是一个被动决议，对于某些类型的危险，即使最好的质量风险管理也不能完全消除。在这些情况下，可以认为已经应用了最佳质量风险管理策略且质量风险通过行动已降低到了一个可接受水平。风险接受的标准如下。

A. 有具体的消除或降低风险的解决方案

B. 已确定补救、纠正和预防行动计划

C. 行动有负责人和目标完成日期

D. 按计划进行 / 完成预定的行动

E. 随时监控行动计划的进展状态

3.1.5 风险交流

风险交流是决策者与其他人员之间分享风险管理信息的过程。通过合适的风险交流，能够促进制药配液系统风险评估的实施，使制药企业、供应商、操作者掌握更全面的信息从而调整或改进整改措施。应沟通的信息包括以下几个方面。

A. 风险的性质

B. 发生的可能性

C. 严重程度

D. 可接受性

E. 控制和纠正、预防措施

F. 可识别 / 预测性

应记录风险交流的过程和结果，如在公司内部沟通、与供应商沟通、与药监部门的沟通或与患者沟通等。

3.1.6 风险审核

风险管理是一个持续性的质量管理过程，应当建立定期回顾检查的机制，对风险管理过程的输出和结果进行审核，回顾频率应基于相应的风险水平确定。

制药配液系统的风险审核应考虑到新知识的应用，如过程分析技术的应用。一旦启动质量风险管理过程，这个过程应被持续应用到那些可能会影响最初质量风险管理决策的事件中。

3.2 配液系统风险管理

现行配液系统主要包括：玻璃罐、不锈钢配液系统、一次性配液系统、不锈钢与一次性混合系统、在线配液系统，以下我们将根据不同配液系统的工艺特点进行风险管理要点分析，并提出风险控制措施。

3.2.1 不锈钢配液系统的风险要点及控制措施（表 3-1）

表 3-1　不锈钢配液系统的风险要点及控制措施

不锈钢配液系统	风险项目	风险控制措施
不锈钢配液罐	材质和标准接口不符合要求，导致罐体生锈	根据产品特性，在 URS 中对材质和标准接口进行要求 在设计阶段响应 URS 对材质的要求 FAT/SAT/IQ 中对材质进行检查
	焊接不符合要求，导致焊接部位不平滑、有死角	在 URS 中对焊接进行要求 在设计阶段响应 URS 对焊接的要求 FAT/SAT/IQ 中对焊接证明文件进行检查 FAT/SAT/OQ 中进行保压测试
	表面粗糙度不符合要求，导致半成品滞留	在 URS 中对表面粗糙度进行要求 在设计阶段响应 URS 对表面粗糙度的要求 FAT/SAT/IQ 中对表面粗糙度进行检查
卫生软管	材质是否符合要求	URS 中要求供应商提供相关材质证明
	软管与不锈钢接触处泄露	系统进行气密性检查，检查是否有泄露点

不锈钢配液系统	风险项目	风险控制措施
喷淋球	材质是否符合要求	URS 中要求供应商提供相关材质证明
	喷淋装置布置不合理，导致罐内有清洗死角 喷淋球故障	在 URS 中对喷淋球的清洗方式进行要求 在设计阶段响应 URS 对喷淋球的清洗方式的要求 FAT/SAT/OQ/PQ 中确认喷淋效果
管路	材质是否符合要求	URS 中要求供应商提供相关材质证明
	管路布局安装不合理，有死角、坡度错误	在 URS 中对管路布局进行要求 在设计阶段响应 URS 对管路布局安装的要求 IQ 中对 P&ID 进行检查确认，检查管路的坡度是否符合要求
呼吸器	材质是否符合要求	供应商提供相关材质证明
	滤芯破损／水凝堵塞	OQ 中确认滤芯完整性效果 日常使用也应定期进行完整性试验
称重传感器	仪表指示失灵以及变送器损坏	在 URS 中对称重传感器范围、精度、校准标准等进行要求 在设计阶段响应 URS 对称重传感器范围、精度、校准标准等要求 IQ 中检查校准证书 制定仪表检查校准 SOP，对仪表以及变送器进行定期检查，校准
压力变送器／压力表	材质是否符合要求	URS 中要求供应商提供相关材质证明
	仪表指示失灵以及变送器损坏	FAT/OQ 阶段确认压力变送器的故障报警功能（增加可检测性），检查出厂报告或第三方校验报告，并定期校验（降低可能性）
温度传感器	材质是否符合要求	URS 中要求供应商提供相关材质证明
	仪表指示失灵以及变送器损坏	在 URS 中对温度传感器范围、精度、校准标准等进行要求 在设计阶段响应 URS 对温度传感器范围、精度、校准标准等要求 IQ 中检查校准证书 制定仪表检查校准 SOP，对仪表以及变送器进行定期检查，校准
电导率计	材质是否符合要求	URS 中要求供应商提供相关材质证明
	仪表指示失灵以及变送器损坏	确认电导率计的故障报警功能，检查校验证书（增加可检测性） 定期进行检查或校验 OQ 阶段确定电导率计的准确性是否准确（降低可能性）
取样阀	材质是否符合要求	URS 中要求供应商提供相关材质证明
	阀门泄漏	在 URS 中对取样阀进行要求 在设计阶段响应 URS 对取样阀要求 IQ 中检查安装状态 OQ 中确认工作状态 制定维护 SOP，定期检查
隔膜阀	材质是否符合要求	供应商提供相关材质证明
	阀门安装角度是否正确，坡度是否正确	IQ 中检查安装状态
	阀门泄漏	OQ 中确认工作状态 制定维护 SOP，定期检查

不锈钢配液系统	风险项目	风险控制措施
搅拌功能	材质不符合要求	选择符合要求的材质，要求提供材质证明 更换后检查材质，使用前后保持设备干燥防止被腐蚀或产生微粒污染产品并定期维护（增加可检测性）
	搅拌能力不足	在 URS 中对搅拌能力进行要求 在设计阶段响应 URS 对搅拌能力的要求 FAT/SAT/OQ 中确认搅拌功能
双管板式卫生级换热器	材质不符合要求	选择符合要求的材质，要求提供材质证明 更换后检查材质，使用前后保持设备干燥防止被腐蚀或产生微粒污染产品并定期维护（增加可检测性）
	管程或者壳程是否存在泄漏	进行水压或者气压测试
	换热效能是否满足需求	在 SAT/OQ 阶段确认 WFI 水温报警功能（降低可能性，增加可检测性）
卫生级泵	材质不符合要求	选择符合要求的材质，要求提供材质证明 更换后检查材质，使用前后保持设备干燥防止被腐蚀或产生微粒污染产品并定期维护（增加可检测性）
	机封处是否泄露	进行水压或者气压测试
	泵的流量与扬程是否满足需求	检查泵的相关选型是否符合要求，并进行泵的相关功能测试
除菌过滤器	过滤器材质不符合要求	根据产品特性和工艺特性，除菌过滤工序开发阶段对除菌过滤器材质进行考虑 在 URS 中对除菌过滤器材质进行要求 在设计阶段响应 URS 对除菌过滤器材质的要求 IQ 中检查产品和滤膜的化学兼容性证明
	过滤器型号不符合要求	在 URS 中对除菌过滤器型号进行要求 在设计阶段响应 URS 对除菌过滤器的要求 IQ 时检查过滤器型号
除菌过滤器	过滤器堵塞、泄漏	供应商提供过滤器完整性报告 IQ 中检查过滤器完整性报告 OQ 中检查过滤器完整性 制定维护 SOP 使用前后完成过滤器完整性检查
可编程逻辑控制器（PLC）	配料过程中无法测量	选用可靠品牌 PLC，高可靠性，高稳定性 在 IQ 中进行检测确认（降低可能性）
平板电脑	操作导航故障	在 SAT 或 OQ 阶段进行 HMI 操作导航测试（降低可能性） 更换、维修或升级后进行功能确认（增加可检测性）
激光打印机	罐体重量、操作日期、操作人员、产品名称、产品批号无法正常打印	程序测试检查

不锈钢配液系统	风险项目	风险控制措施
CIP/SIP	配液罐及管路保压不符合要求 预过滤滤芯、软管等的安装不符合要求 CIP/SIP 参数不符合要求	CIP 前对配液罐及产品管路进行保压测试 确认使用产品对应的专用软管及滤芯，并确保安装操作符合要求 预过滤囊式滤芯（筒式滤芯）、软管灭菌后至使用前（SIP 前安装）的 Holding 研究 CIP/SIP 参数确认、验证研究、定期再确认
称量工序	注射用水水质不符合要求 配液容器及工具清洁状态没有确认 称量顺序没有规定 原料用量计算错误	注射用水使用前确保水系统符合要求 对配液用容器工具进行清洗，检查外观，在清洁有效期内 称量顺序注意先称量辅料再称量原料 辅料用量根据批记录要求，原料用量根据批记录及 COA 计算（列出车间所有产品原料计算公式），双人复核 称量过程中原辅料称量记录即时打印 内包装检查如发现有破损，不得用于投料，立即进行退库处理
配液工序	配液条件水温及保温有明确要求 配液浓配次数及顺序没有规定 pH 检测及调节、定容不符合要求 配液温度、转速、时间等工艺参数的设定及复核没有规定 配液过滤介质及压力没有规定 环境确认要求 取样要求	明确配液罐及管路保温等特殊要求（列出车间所有产品配液条件、水温及保温情况） SOP 中明确规定配液浓配次数及顺序 确保各工艺参数由有权限的人员设定，设定准确、有复核，有审计追踪或参数设定记录 明确 pH 调节时滴加或调节速度 SOP 中明确配液温度、转速、时间等工艺参数，所有关键工艺参数经过验证及定期确认 取样前配液罐搅拌确认关闭 明确配液过滤介质及压力，并根据批记录要求进行操作 根据产品工艺要求明确生产环境洁净级别，并在生产过程中确认条件的符合性及人员操作的规范性 溶液取样注意操作规范及取样量，确保样品不被污染，及时送样，登记样品，时限内完成检验 中药制剂配液过程本身由于包含再纯化（吸附、过滤、层析、超滤等）、再配比、再分散（加热或冷藏、乳化等）的步骤，风险核心还应特别关注清洁有效性
关键参数电子数据的设定及控制	数据可靠性不符合要求	关键操作参数实现配方权限管理，原始数据及事件、报警等实时电子记录，具备审计追踪功能 配液系统设计通常无法避免人工的手动控制操作，如果采用 PLC 触摸屏控制操作，根据不同产品工艺要求应当可以设定、配制参数并经过验证 任何基于自动控制的操作界面（终端），需要设定一定级别账户、密码，通常采用三级账户密码控制方式 自动控制的操作，应当能够存储元数据，便于查证 自控系统的时钟应当可以通过网络（或其他方式）自动校准 采用 PLC 控制的，应配有可编程控制器、液晶触摸屏和远程控制接口，实现全自动操作控制、监控和数据记录、打印功能 需要配备独立操作的控制柜，其壳体材质为碳钢，静电喷涂，电气开关和电气元件都集中在控制柜内，控制柜防水、防尘，散热如需考虑独立风扇，则应当具备易拆卸、清扫功能 自控系统应具备短路、断路、过载、缺相、过流、过压、相序、漏电等保护功能设计

不锈钢配液系统	风险项目	风险控制措施
清洗工序	配液容器及工具清洗 罐底阀清洗	CIP 前需要进行酸洗、醇洗（列出车间所有产品的清洗方法及清洗参数和次数） 配液容器及工具根据批记录要求清洗 每批 CIP 结束后拆除罐底阀清洗 通过清洁验证数据证明是否可以多产品共用配液系统，验证可接受则可共用，但不包括特殊物料或产品 CIP、SIP 各控制参数通过验证证明其有效性

3.2.2 一次性配液系统的风险要点及控制措施（表 3-2）

表 3-2　一次性配液系统的风险要点及控制措施

一次性配液系统	风险项目	风险控制措施
兼容性实验	一次性反应器或储液袋的材质，无法判断产品或物料（包括生物细胞生长物料等）与袋子的兼容性	完成物料与一次性储液袋的兼容性实验
混合效率	搅拌桨的形态（尺寸、形状），驱动的形式（直接驱动、磁悬浮驱动、磁力耦合驱动等），搅拌桨的形态和驱动的形式不同直接影响到该混合系统可提供的扭矩动力，没有进行充分的研究及验证	一次性配液系统的混合效率与混合成分的状态（例如液－液混合或固－液混合）以及混合体积有直接关系，须根据不同产品进行充分的研究及验证 对于使用一次性配液系统用于固液混合的应用，建议进行针对工艺的详细混合效率研究，以保证选择的混合技术适用于工艺对于时间、温度、混合均匀性等方面的详细要求 在某些情况下，例如固－液混合、黏度较高的料液混合、大体积料液混合中，设定转速有可能和实际转速发生较大偏差，为了降低工艺风险，有必要对配液系统的实际转速进行监测，并且针对工艺参数需求进行详细分析
颗粒物产生	颗粒物产生可能直接影响到终端药物的质量，也可能对工艺效率产生间接影响	一次性混合系统应用于终端配制的影响尤为关键，因为这直接关系到最终产品的质量 由于搅拌轴或者搅拌桨直接接触混合体系，颗粒物产生的风险来源更多地取决于一次性混合系统的驱动方式 传统的磁力搅拌由于使用到轴封可能会存在微粒风险，因此有必要对其颗粒物释放进行限定。注射用水颗粒物释放标准，可以作为一次性配液系统的颗粒物要求参考 在终端灌装环节，混合操作之后常常有除菌过滤环节。颗粒物的产生有可能导致过滤效率的降低或者增加过滤器的负荷

一次性 配液系统	风险项目	风险控制措施
泄漏	反应器或配液袋泄露引起的产品污染，会造成物料及人力资源损失，生产计划调整	可评估配液工艺对具体产品质量属性（例如无菌、低生物负载等）的影响，根据影响的风险等级，确定采取相应行动，例如，供应商审计，了解产品制造工艺及造成泄漏的风险点，供应商对其采取的控制措施及检测放行项目等；或额外执行相应使用前或使用后完整性测试，执行使用前完整性测试，需考虑完整性测试对工艺操作的影响（例如一次性产品的无菌状态），同时，需考虑完整性测试方法的可靠性及代表性 包装、贮存运输环境要求，一次性系统包装材料的控制要求、可靠性，基于风险的包装形式等
配液袋的检查	配液袋及其备件领用及传递过程没有详细规定	明确规定使用前须对配液袋及其备件的状态进行确认，包括包装密封性检查等 确保配液袋、过滤器与产品的相容性符合要求，包括可析出物的分析及对产品的质量影响等 确认配液袋的灭菌结果及是否在有效期内
配液前检查	设备设施是否符合要求	检查配液房间及房间内所有设备/容器，目检确认其洁净并在灭菌有效期内，检查确认操作间内没有上批残留的物料及标签 检查房间压差、温湿度符合要求 检查天平/台秤的校验标签，确认其在校验期内，对天平/台秤的状态进行批配液前确认并记录 配液用水如为注射用水，开启降温开关，待温度降低到设定温度用水指示灯亮后方可使用 配制器皿应为经过湿热灭菌并在有效期内或一次性无菌物品，培养基配制罐和移动配液罐需清洗并在效期内 一次性储液袋将用于配置完成液的承装和储存，确保在整个工艺无菌连接，建议采用一次性无菌快接头（或管路在线焊接）与滤器连接
配液工序	配液条件水温及保温 配液浓配次数及顺序 搅拌参数 pH检测及调节、定容 配液过滤介质及压力 环境确认	投料顺序根据批记录要求完成 正确完成配液袋的安装、确认磁力搅拌器搅拌角度、搅拌速度及定容后搅拌时间 pH调节时控制滴加速度，每滴加一次碱（如氢氧化钠）溶液或酸（如盐酸）溶液后搅拌均匀 溶液取样注意操作规范及取样量，取样前确认配液袋搅拌已关闭 配液过滤介质及压力根据批记录要求进行操作 控制配液时限要求 配制结束后应在验证时限内进行过滤除菌 根据产品工艺要求明确环境条件洁净级别，并在生产过程中确认条件的符合性及人员操作的规范性 药用辅料及原液称量符合无菌操作要求 所有关键工艺操作、工艺参数完成验证及定期确认

一次性配液系统	风险项目	风险控制措施
过滤工序	过滤器确认 过滤方式	完成过滤方法及效果的验证 完成过滤器完整性测试 过滤蠕动泵速度、过滤时间、过滤方式的工艺验证及参数确认 非一次性使用滤芯需限定使用次数 过滤溶液所用的滤器及盛装过滤后溶液的器皿应在验证时限内使用 过滤过程中操作人员需严格控制过滤工艺控制参数在标准的范围内 过滤工艺控制参数：滤膜过滤压差、过滤温度、过滤时间、介质过膜流速、过滤方式、介质过滤批量 滤器灭菌前和分装结束后，对滤器进行完整性测试，需要注意的是一次性滤器只能保证其一次性使用
人为错误	培训及要求不细致	对操作人员进行系统化培训及定期检查、重复性培训 可通过优良的设计来规避风险，如配液转速设置错误，则可通过数据可靠性管理，设置权限管理流程，只有主管可以修改设置参数，并有修订记录或审计追踪
供应商管理	信息及要求沟通不充分	药品生产企业与供应商要有良好的沟通机制，明确双方的责任及义务，明确药品生产企业的要求 药品生产企业要加强对供应商的监管及要求，完善药品生产企业第一责任人的要求及责任 建立良好的变更及投诉机制，确保供应商的变更信息能得到良好的传递及评估，药品生产企业生产过程中所发现的问题能快速得到解决
售后服务	售后服务支持不足	一次性配液系统需要专业的售后服务来提供日常及预防性维修和保养 这是制药厂家选择一次性混合系统的重要标准之一，以满足混合系统日常使用中工程维保的相应人力和物力需求

3.2.3 在线配液系统的风险要点及控制措施（表 3-3）

表 3-3　在线配液系统的风险要点及控制措施

在线配液系统	风险项目	风险控制措施
操作软件	软件自动化控制导致pH 和电导率反馈控制时间过长	在 URS 中定义放行缓冲液的 pH 和电导率等关键质量参数的范围 在 PQ 中测试各项缓冲液的自动化配置效果
	无法有效记录并保存所有缓冲液配制过程	在 URS 中定义软件审计追踪，批记录等功能 在 PQ 中测试数据记录的功能
材质	材质兼容性不适合缓冲体系	根据缓冲液母液和终缓冲液性质，在 URS 中对材质进行要求，PP 材质多适用高盐缓冲液 在设计阶段响应 URS 对材质的要求 IQ 中对材质进行检查，要求供应商提供相应材质证明

在线配液系统	风险项目	风险控制措施
阀门	阀门不符合要求，存在死角，影响缓冲液组分和清洗效果	在URS中对阀门类型进行要求 在设计阶段响应URS对阀门的要求 IQ中对阀门文件进行检查，要求供应商提供相应材质证明
过流件抛光	表面粗糙度不符合要求，导致缓冲液残留，影响CIP效果	在URS中对表面粗糙度进行要求 在设计阶段响应URS对表面粗糙度的要求 IQ中对表面粗糙度进行检查，要求供应商提供相应文件
管路	管路设计不合理，有死角，影响清洗效果	在URS中对管路布局进行要求 在设计阶段响应URS对管路布局安装的要求 IQ中对P&ID进行检查确认，检查管路的坡度是否符合要求
pH计	仪表精度不够，导致反馈效果不好	在URS中对pH范围、精度、校准标准等进行要求 在设计阶段响应URS对pH范围、精度、校准标准等要求 在IQ中测试pH校验 制定仪表检查校准SOP，对仪表进行定期检查，校准
电导检测器	仪表精度不够，导致反馈效果不好	在URS中对电导范围、精度、校准标准等进行要求 在设计阶段响应URS对电导范围、精度、校准标准等要求 在IQ中测试电导校验 制定仪表检查校准SOP，对仪表进行定期检查，校准
流速/流量监测仪器	仪器精度不够导致反馈效果差	URS中要求精度、校准标准等，设计阶段确认，IOQ中确认，定期校验 定期完成工艺确认
泵	泵流量范围和精度无法满足工艺要求	在URS中对流量范围和精度进行要求 在设计阶段响应URS对流量范围和精度要求 OQ中确认泵速范围及精度

3.3 配液系统质量保证

本节从配液系统生产质量管理体系、设计、生产过程控制、质量控制、配液系统供应商质量保证、运输与交付、变更管理和质量投诉等方面全面阐述配液系统制造过程和其供应商的生产管理流程。

A. 配液系统供应商质量保证主要介绍配液系统供应商的质量管理体系，针对配液系统的特殊考虑。配液系统供应商的质量管理体系是支持制药企业实施配液系统的一个重要组成部分。配液系统生产质量管理体系的建立，确保生产出的配液系统符合不同制药企业的应用需求，同时提供充分质量保障，满足制药生产中对于配液系统的法规需求。

B. 配液系统设计主要介绍产品设计相关考虑要素、流程和特定配液系统设计考虑因素，帮助读者更好地实施配液系统的选型与设计，合理制定用户需求说明（URS）。

C. 生产过程控制涉及配液系统的制造工艺步骤以及全过程控制，从原料控制到工艺过程控制，再到质量控制。读者可以了解优质的配液系统供应商如何保证产品质量及性能表现持续稳定地符合既定要求。

D. 质量控制主要介绍质量控制体系要素，生产前、生产过程、批放行相关质量控制以及主要检测方法。这部分内容有助于读者了解配液系统供应商所实施的质量控制和已有的质量数据，便于查询、获取、分析和利用特定配液系统相关质量数据。同时基于不锈钢配液系统、一次性配液系统以及在线配液系统质量控制特有属性，分别进行阐述。

E. 交付与运输主要涉及配液系统的运输包装、运输方法、运输验证、运送链保障；配液系统的安装、确认和培训。

F. 配液系统变更管理要求依据《药品生产质量管理规范》（2010 年修订）中"第十章 质量控制与质量保证"的"第四节 变更控制"对供应商实施变更的要求。主要介绍配液系统变更管理的重要性与复杂性、变更对配液系统本身及对药品和药品工艺的潜在影响、变更类型、变更通知协议、变更控制沟通和评估流程等。变更管理直接关系到特定配液系统供应的持续稳定、一致，最终关系到制药企业的工艺稳健性。

G. 质量投诉主要介绍配液系统供应商如何开展产品反馈、确定数据趋势、调查潜在质量问题、纠正或预防措施、跨部门沟通。

作为配液系统生产企业，质量保证系统应当确保以下几点。

A. 配液系统的设计与研发体现规范的要求，满足制药企业 GMP 生产。

B. 生产管理和质量控制活动符合规范的要求。

C. 管理职责明确。

D. 采购和使用的原材料正确无误。

E. 生产过程得到有效控制。

F. 确认、验证的实施。

G. 严格按照规程进行生产、检查、检验和复核。

H. 每批产品经质量授权人批准后方可放行。

I. 在贮存、发运和随后的各种操作过程中有保证配液系统质量的适当措施。

J. 按照自检操作规程，定期检查评估质量保证系统的有效性和适用性。

质量管理体系是用来指导我们管理、提高和控制产品及服务的质量从而达到提高企业业绩的目的。质量管理体系包含以下重要的部分：职责分配，例如工作描述及目标；质量程序；过程描述或操作指导；公司内部培训资源。

制药配液系统的质量保证直接或间接影响到最终药品的质量，建议遵循 ICH Q9 对医疗器材及药品生产的要求，在相应的质量管理体系（QMS）下运行。这个体系会确保所有的过程被恰当的记录，使其能满足质量体系的要求。

质量体系能够为以下事项提供指导。

A. 可持续的设计、采购、生产和服务过程

B. 培训并掌握所有事项

C. 符合相应质量标准及法律法规

D. 产品质量满足客户要求

有效的供应商质量体系能够确保设计、生产、运输过程并给客户提供高质量的产品和服务，这对于公司的可持续性发展是至关重要的。除此之外，全球各地的法律法规机构要求制药关键工艺产品，例如配液系统的生产，必须在有效的质量体系下进行，从而保证设计、生产、发售、安装和服务过程。这可以确保产品是安全、有效的，可以满足预期用途。

3.3.1　配液系统的设计

质量源于设计，配液系统的质量保证及控制源自制药企业的应用需求和配液系统初始设计，由于生物制药配液系统的要求较高、构造复杂，故以生物制药工艺配液系统的设计流程为例进行阐述。

为了保证配液系统设计满足制药配液工艺的不同使用要求，配液系统设计、研发、验证，至最终产品放行上市，通常分为以下四个阶段。

A. 设计和定义

B. 设计开发和验证

C. 设计转移和确认

D. 产品放行和商品化

配液系统的设计需综合考虑材料、组件、系统配置、系统功能、制药工艺要求、制药工艺厂房与布局等方面信息，才能实现特定功能的配液系统在制药工艺中安全、稳定、有效运行。本节将从配液系统设计考虑要素、设计流程、特定配液系统设计考虑因素几个方面阐述配液系统设计。

3.3.1.1　设计考虑要素

组件选择不当或系统配置不合理会直接导致配液系统在可用性和适用性方面出现问题。因此，配液系统供应商需要与制药企业紧密合作，充分考虑各相关要素需求，评估配液系统技术可行性，确保设计合理。尤其是在客户定制化系统设计过程中，制药企业需要担负起确认系统需求的责任，可能还需要付出更多努力来解决供应商在某个特定应用上经验不足的问题。总体而言，配液系统设计考虑要素主要包括工艺相容性、厂房与设备设施、运行要求、配液系统制造能力、技术限制等，详见表 3-4~表 3-7。

表 3-4　配液系统工艺相容性考虑要素

因素	设计考虑
材料安全性	化学兼容性 生物相容性 动物源组分 可提取物 / 浸出物 非特异性吸附 擦拭溶剂渗透性
物理特性	坚固性和系统完整性（例如膜或管路的厚度、透明度、表面光滑度、延伸性、柔韧性等） 材料强度，耐刺穿性以及组件和系统的完整性
微生物要求	高压蒸汽湿热灭菌或其他可用灭菌方法 配液系统无菌验证及保质期内储存无菌验证
时间	接触时间（例如短时间流过或长时间储存） 工艺时间（例如混合时间）
体积	工艺 / 操作规模 滞留体积 死体积
温度	温度变化耐受性（冷冻应用需使用特殊配液系统以保证系统的完整性） 升温控制 温度调节时间
阻隔特性	水蒸气的损失 氧气、二氧化碳以及氮气的损失（阻气的特性受到温度和相对湿度的影响）
pH	耐受 pH 值上、下限 pH 值恒定或随时间变化
压力	系统或不同组件对相对和绝对压力的耐受 加压方式灌注或排空
可视性	肉眼监视工艺限制（例如用于制作一次性配液系统的聚合物材料通常被定义为透明、半透明、不透明）
光照	对光照的敏感性（包括暴露时间）
流速	管路的内径 袋子端口的尺寸 重力驱动或蠕动泵驱动
颗粒物	工艺管路的软管、阀门膜片、垫片、滤器等本身可能含有一定的颗粒物或由于摩擦和破损造成的颗粒物脱落
混合	黏度 混合效率 颗粒物产生（例如没有终端的过滤） 物料的均一性 低体积的配剂或混合 温度控制
除菌过滤	过滤器位置，获得最优的产品回收 过滤方向 过程中排气或排污 使用前的冲洗、完整性测试和使用后的完整性测试 冗余过滤、预过滤、过滤器尺寸选型

表 3-5　制药工艺厂房与设施

因素	设计考虑
厂房	配液系统对房间洁净级别要求及对房间洁净级别的影响 洁净区接收容纳配液系统的能力 支持区域、在用及已用配液系统或废料的存储（储存空间受操作频率和供应商供货时间的影响） 配液系统组装、移除和阶段性转运对空间的要求 厂房设计和布局
设施	大型配液系统需要提升设备用于组装、搬运和转移
现有设备	不同配液系统整合程度，现有设备的改造
占地空间	配液系统形状与尺寸 适宜叠放

表 3-6　配液系统运行要求

因素	设计考虑
组装连接	系统复杂性 组装连接便捷与标准化 操作错误预防 标准化组装流程
工艺连接	连接要求 连接方式（无菌连接器，包括 SIP 接头和无菌接管机） 相关端口和连接部件可以满足现有工艺的操作
工艺断开	断开要求 断开方式（SIP 接头和无菌封管机）
取样	考虑取样代表性、取样点、取样体积及取样频率
校准	校准方式/流程、频率
工艺参数监控	监控参数类型与要求
自动化	自动化程度
清洗	重复使用部分的清洗及对批次间转换的影响
培训	对人力需求的影响及相应培训 操作配液系统培训有效性
废料处理	使用后废料的分类及相应处理机制等

表 3-7　配液系统制造商能力

因素	设计考虑
制造环境	制造所需环境与配液系统应用要求相匹配 环境洁净度（颗粒物）达到 ISO 等级要求，或 GMP 洁净等级要求 车间环境的微生物限度满足制造要求，需要定期控制和监测 环境温度、湿度满足要求

因素	设计考虑
生产能力	制造工艺技术水平及人员满足要求 制造所需设备满足要求 关键设备，如制膜挤出设备、密封设备等，工艺参数需验证并严格控制 质量标准可建立，质量可控 客户定制化对成本、物料管理、生产效率和供应时间的影响 供应商对配液系统关键部件上游供应商的选择 配液系统关键性耗材（例如一次性配液袋）的持续安全供货

3.3.1.2 设计流程

配液系统设计流程由前概念设计、概念设计、草稿设计、成稿设计、项目实施、稳定运行六个阶段构成。该设计流程适用于客户定制化配液系统，也适用供应商的标准配液系统产品。实践中，配液系统设计流程各阶段的投入与产出与具体配液系统及其应用的复杂程度、供应商及制药企业的经验有关。此外，在整个设计实施过程中，用户需求、风险控制、项目组织、产品质控等多方面因素需要被综合考虑（表3–8）。

表 3–8　配液系统设计流程

阶段名称	阶段任务
前概念设计	URS 前的信息交流（供应商与制药企业充分沟通） 预期应用工艺过程 制药企业对系统的预期 评估预算
概念设计	准备 URS（定制化系统由用户准备） 工艺流程图 自动化策略 车间厂房布局与洁净室分类 设备布局
草稿设计	最终 URS 设备清单细节与参数描述 最终工艺流程图 工艺自动化构成 最终设备布局图 系统确认策略 确认系统设计
成稿设计	工艺设备选型说明书 设备设计图 P&ID 2D 和 3D 图纸 工程质量计划 批准实施

阶段名称	阶段任务
项目实施	施工组装配液系统（包含标准组件和系统的组装，以及客户定制系统的组装） 质量管控 运输与安装 确认检测
稳定运行	持续稳定，持续改进 稳定的供应链 产品品质与技术支持

3.3.1.3 一次性配液系统设计考虑因素

一次性配液系统主要有以下几种类型，其设计考虑因素见表 3–9。

A. 摇摆式混合器

B. 搅拌式混合器

C. 振动式混合器

D. 循环式混合器

表 3–9　一次性配液系统设计考虑因素

因素	设计考虑
工艺性能	混合时间 搅拌速度的调节与控制 温度的调节与控制 其他过程参数，如 pH/ 电导率的调节与控制 数据记录及自动化需求
混合组件	满足产品接触要求 各组件与特定工艺的匹配
粉末操作	粉末添加、接入方式 操作便捷性与回收率 粉尘污染 粉末与配液系统材料相容性
温度控制	系统的热传质效果 混合袋子和保护容器壁之间的贴和 温度对组分溶解性的影响
混合均一性	又称混合均质性，无论是乳化剂还是颗粒分散剂

3.3.2 配液系统生产过程控制

配液系统应用于药品生产工艺过程中，对药品生产工艺及药品质量具有潜在影响。因此，配液系统的生产必须严格按照精心设计并经验证的方法及规程进行，满足其质量和预期的应用要求，符合性能和安全方面的工业标准。

与药品产品相同，配液系统产品的质量特性不能只依赖于任何形式的最终成品检验，在商业化生产阶段产品质量需要依赖于完善的生产全过程控制，从原料控制到工艺过程控制，再到质量控制。配液系统生产应包括起始物料／原材料的接收、生产、包装、标签、质量控制、放行、存储、分配，以及相关控制。通过有效的供应商管理策略、原料质量控制、工艺过程监控和成品批放行检验控制等手段，保证配液系统的质量和安全。

配液系统生产过程控制的基本原则包括以下几点。

A. 建立必要的生产过程控制目标。

B. 确定实现过程的方法和准则。

C. 确定所需要的人力和设备设施等资源。

D. 对生产过程控制进行监视和测量，并报告结果。

E. 采取措施，以实现持续改进生产过程控制。

制造商在实际生产中所执行的生产过程控制需要与所建立和声明的生产过程控制策略一致，确保生产过程控制持续有效。

3.3.3 配液系统在生产前的质量控制

在之前的章节里我们已经了解到常规配液系统依据不同的产品接触材料通常可以分为传统的不锈钢配液系统和一次性配液系统。两者在实际 GMP 生产过程中具有许多相同的质量属性及质量保证机制，由于不同材质的设备组件和辅件，特别是与产品直接接触的部分材质，以及两者在实际应用中的优劣和特点，在生产前的质量控制内容、方法和步骤的侧重点也有所差异。就生产前的定义，可以将其区分为 GMP 生产启动前（设备的首次启用）和常规 GMP 生产前（设备的常规使用）两种，这两种情况在实际的质量控制中，其工作内容及重点还是有一定的区别，表 3–10 列出了针对常规不锈钢和一次性配液系统特有的质量属性以及可能影响产品质量的相关因素。

表 3–10 常规配液系统在生产前的质量控制

GMP 生产启动前（设备的首次启用）		
设备质量控制	不锈钢配液系统	一次性配液系统
生产厂房及公用设施	生产厂房及相关的公用设施设备必须符合 GMP 生产要求和法规规范，并成功通过所需验证（例如环境监测、水电系统等）	
配液设备	设备必须成功通过相关验证（DQ, IQ, OQ, PQ） 成功通过在线／离线清洁验证（CIP/COP） 成功通过在线灭菌（SIP）验证（如果配置的话）	设备必须成功通过相关验证（DQ, IQ, OQ, PQ） 完成针对一次性袋及相关的与产品直接接触的塑料辅件就可提取物／可浸出物对产品质量影响的风险评估 确认跟产品直接接触的物料材质必须符合相关标准

GMP 生产启动前（设备的首次启用）		
设备质量控制	不锈钢配液系统	一次性配液系统
文件	具备所有相关的验证文件（厂房、设备、仪器、环境等） 完成所有相关的设备仪器使用记录 有效的生产文件（批记录，标准操作规程等） 操作人员培训记录等	
人员	操作人员必须通过相关的技术和文件培训，符合上岗要求	
常规 GMP 生产前（设备的常规使用）		
设备质量控制	不锈钢配液系统	一次性配液系统
生产厂房及公用设施	确认厂房及公用设施运营正常，环境符合生产要求 完成生产区域的生产前清场	
配液设备	确认设备安装完好 完成设备使用记录，确认设备仪器校验记录 完成并通过相关的在线清洗（CIP）和在线灭菌（SIP）	确认设备安装完好 完成设备使用记录，确认设备仪器校验记录 确认一次性袋子的完整性
文件	完成所有相关的设备仪器使用记录 有效的生产文件（批记录，标准操作规程等）	
人员	操作人员必须通过相关的技术和文件培训，符合上岗要求	

　　生产设备生产前的质量控制只是对产品质量整体管控中的某一环节，对于产品质量的真正保证完全取决于制药企业内部质量管理体系的完整性和完善性，以及操作人员和管理人员在实际操作过程中执行力的有效性。质量源于设计，这包括生产厂房、公用设施、生产设备、生产工艺以及生产文件体系等有效系统的设计，同时注重产品从开发到生产，直至销售过程中的每个环节的质量管控，以符合产品全生命周期管理的经营理念。针对不同常规配液系统的特点，注重对影响产品质量的关键质量属性进行有效地把控。譬如，为避免产品污染和交叉污染的风险，配液设备系统的有效清洁度对于不锈钢配液系统非常关键，在生产前对于相关的清洁度指标的检测以及结果审核尤为重要；另外，一次性配液系统对一次性配液袋、储液袋的完整性要求非常高，从而在生产前对一次性袋的完整性检查和测试就变得非常关键。特别是一次性配液系统，企业对其产品的质量把控从某种意义上说完全依赖于设备物料供应商的质量管理系统，除了药品生产企业要做好对供应商的产品质量监控之外，对供应商本身的内部产品质量管理体系也要有很高的要求。

3.3.4　生产原料控制

　　原材料控制是关系到配液系统质量的根本基础，原料品质直接关系到最终的产品质量，同时也关系到药物安全和工艺安全，以及供应保障。

原材料的界定与制造商对所生产的配液系统的类型、复杂程度有关。譬如，硅胶管、囊式滤器、无菌连接器等是结构功能复杂配液系统的原料组件，与此同时，这些配液系统组件又可以作为相对独立的一次性使用产品直接应用于制药工艺之中。

原材料的质控责任：配液系统制造商有责任确定并选择适当的组件和原料，以满足使用目的和质量要求。

3.3.4.1 原材料质控的基本考虑

A. 保证原材料持续稳定地符合既定质量标准要求。制造商宜与上游供应商签署长期供应合约，建立长期战略合作伙伴关系，以保证所需原材料的供应安全。

B. 原材料供应能保障中长期配液系统市场需求。配液系统制造商宜选择行业领先的优质原料供应商作为合作伙伴，双方协同建立原料的安全库存与稳定供应。

C. 原材料关键品质参数及其潜在风险需有严格控制。

D. 制造商必须与原料供应商就原料质量属性要求达成一致，结合材料科学和 QbD 等知识工具共同完成对原料制造过程的充分认识与有效控制。

E. 制造商宜关注和控制原料的聚合物、树脂配方组成、技术参数、加工工艺过程、关键工艺参数、设计空间、批次间差异等，并清楚这些方面对最终产品质量的影响。

F. 制造商需要明确配液系统的关键质量属性，并将其作为评价和优化原料配方及生产工艺过程的指标。譬如细胞生长一致性、生物相容性、纯度、稳健性、气阻隔性、洁净度、可提取物 / 可浸出物和无菌等。

G. 制造商需规定原料检验项目。必要时应当根据情况重新评估物料的质量，确定其适用性。

H. 制造商宜充分掌握原料的关键质量属性和工艺过程，以便对原料供应商资质以及生产设施进行确认。

I. 制造商需要确保在必要时能够快速启用符合资质的备选供应商或启用新的设备供应商，以保证原料供应，应有持续供应计划。应定期评估供应商检验报告的可靠性、准确性。

总之，制造商需要与原料供应商充分协作以确保对原料的充分了解和有效控制，有效管理原料变更并保证原料供应稳定，而且制造商必须能够证实其对原料供应商的产品质量实施了足够的控制。

3.3.4.2 原料生产工艺的过程控制

制造商需要确保对以下关键工艺环节的确认和控制。

A. 应确保生产过程涉及厂房设施、设备、生产工艺、清洗流程、分析流程、中间控制和计算机系统等的每一个步骤/环节都经过验证和确认。

B. 应确保所有配液系统生产过程均按照工艺规范予以实施和记录。所有生产批记录应经审核，并确保记录完整和经签字确认。质量部门需在批放行前对批生产记录进行审核与批准。

C. 应确保对关键质量属性和关键工艺参数的验证和执行。例如确定原料和关键工艺参数与关键质量属性的关系，并进行生产工艺验证和关键工艺点风险评估，确保生产工艺能够持续的生产出符合质量标准的产品。应当综合考虑中间产品特性、工艺步骤对最终产品质量的影响大小等因素，设定合适的中间控制项目、控制标准、检验类型和范围。应当制定操作规程，详细规定中间产品的取样方法。

D. 应确保建立标准操作规范，以确保生产过程的有效运作和有效控制。例如应有生产操作详细说明，包括：操作顺序；所有工艺参数的范围；取样方法说明；所用原料、中间产品及成品的质量标准；完成单个步骤或整个工艺过程的时限（如适用）；必要时须遵循的特殊预防措施、注意事项或有关参照内容；保证中间产品或原料在可控条件下贮存，并明确标签、包装材料、特殊贮存条件以及使用期限。

E. 应确保偏差报告和评估，关键偏差需要调查并记录结论。同时对偏差有评估和纠正预防措施，以对配液系统的制造工艺进行持续改进。

3.3.4.3 原料生产工艺的关键质量监控

应明确关键质量控制点和控制参数范围，对原料、中间品、成品、人员和环境及工艺过程的关键质量参数进行监测。

监测和测量方法可以是内部审核、过程审核、日常质量、过程及其输出的检测（如适用）、过程有效性的评估等。宜选用适当的统计技术，如抽样检验、控制图、工序能力分析、排列图、对策表等对数据予以分析评判。关键质量参数未能达到预期结果时，应进行数据分析并采取有效的纠正预防措施。

3.3.4.4 灭菌控制

可采用适当的经验证的方法进行灭菌，如湿热灭菌、干热灭菌、辐照灭菌等方法。产品或物料均应贴签,清晰地注明品名、批号并标明是否已经灭菌。每一次灭菌操作应当有灭菌记录,并作为产品放行的依据之一。

A. 灭菌控制的常规要求

a. 湿热灭菌工艺:高压灭菌、在线蒸汽灭菌监测的参数应当包括灭菌时间、温度和压力。产品的初级灭菌包装应使用耐高温耐高湿并且透气的材料,初级包将作为无菌屏障,保证灭菌后产品不受污染。在规定的温度、压力和时间内,被灭菌物品所有部位均应与灭菌介质充分接触。在验证和生产过程中,用于监测或记录的温度、压力探头与用于控制的温度、压力探头应当分别设置,设置的位置应当通过验证确定。每次灭菌均应记录灭菌过程的时间 - 温度,压力曲线。应考虑不同装载密度对于升温时间的影响并监测每种装载方式所需升温时间,且从所有被灭菌产品或物品达到设定的灭菌温度后开始计算灭菌时间。

b. 环氧乙烷灭菌工艺:需要通过验证来评估环氧乙烷灭菌是否会对产品的功能性及包装完整性造成影响,并设定有效的解析时间来保证产品材料环氧乙烷即氯乙醇的含量小于标准要求,应当确认被灭菌物品的包装材料及包装方式对灭菌效果的影响。灭菌工艺中使用的所有参数必须是验证过的,从而能够保证灭菌效果。灭菌时,应当将验证过的、一定数量的生物指示剂放置在被灭菌物品的指定部位,监测灭菌效果,监测结果应当纳入相应的批记录。每次灭菌记录的内容应当包括完成整个灭菌过程的时间、灭菌过程中柜体的压力、温度和湿度、环氧乙烷的浓度及总消耗量,灭菌曲线应当纳入相应的批记录。灭菌后的物品应当存放在温度受控的通风环境中,以便将残留的气体及反应产物降至规定的限度内。影响使用气体灭菌的一些因素是:预温过程、环氧乙烷浓度、灭菌湿度、温度和时间。可通过对合适的指示生物(例如枯草芽孢杆菌的孢子)来对气体灭菌进行监测和验证。

c. 辐照灭菌工艺:经评估辐照灭菌对产品外观及性能没有不良影响,方可采用辐照灭菌。验证方案应当包括辐照剂量、包装材质、装载方式、产品族分析并考察产品装载密度变化对灭菌效果的影响。辐照灭菌过程中,应当采用剂量指示剂测定辐照剂量,以保证实际辐照剂量在所需范围内。应当有措施防止已辐照物品与未辐照物品的混淆。在每个包装上均应有辐照后能产生颜色变化的辐照指示片。辐照灭菌应当有记录。

尚无具体的一次性使用组件和系统的辐照灭菌行业规范，目前行业和法规机构一般采用 AAMI / ANSI / ISO 1137 提供的方法进行。按照 AAMI/ANSI/ISO 11137 规定，必须季度性的对产品组的主产品进行剂量审核，审核时应选用供应商所生产能代表最差情况的组件，确认整个产品组的产品能够达到无菌保证水平（SAL）≤ 10^{-6}。

B. 产品防护

制造商应对原料、中间品和成品及包装采取有效的防护措施，以防止产品特性的丧失、破坏或降低。这些防护措施包括以下几种。

a. 建立标识管理体系。通过标志、标记或记录来识别物料特性或状态，进而对不同标志或状态的产品进行分区管理以防止混淆。例如，不同状态可能是：不同生产过程阶段的原料，已加工 / 未加工产品，已检验合格产品 / 已检验不合格产品 / 未检验产品等。

b. 建立物料代码。生产的起始物料 / 原料、包装材料和产品标签应有名称或代码，接收批号或流水号，按规定进行取样留样和检验，经批准放行后方可使用。

c. 建立关键原料的质量标准。对可能影响产品质量的起始物料 / 原料、包装材料和产品标签建立质量标准并形成文件。

d. 建立出入库标准操作规程。应当有防治物料错放到现有库存中的操作规程。采用唯一性标识来识别产品的个体或批次，并对需要追溯的情况做出相应记录。产品标识应包括：名称、生产地址、识别码、批号、质量标准、储存和特殊运输条件、复检及有效期，以及其他特殊要求。必要时按照变更控制执行标签修改。

e. 建立储运防护措施。采用适当的搬运方式和设备；防护重点在于产品搬运和储存时的防护；在原料、中间品和最终成品贮存期间，应提供必要的环境和设施条件，采取有效措施防止损坏、变质或误用。

3.3.4.5 生产工艺的其他控制

A. 包装

配液系统包装容器的密封性应当经过验证，避免产品遭受污染，有利于产品搬运和贮存时的防护，以及满足某些特定要求（如低温、避光等）。

B. 储存

应保证起始物料或原料、中间产品和最终产品在可控环境下贮存，并保存贮存条件记录，采取有效管理控制措施，防止产品损坏、变质或误用，在搬运、贮存时防止损坏或失效。

C. 不合格品处理

　　a. 制造商需要对不合格原料、中间品和成品进行有效控制，应按照既定程序文件采取判定、标识、记录、隔离、评审和处置等控制活动。

　　b. 制造商可对不合格的情况、类别属性进行评估，参照规定采取返工、重新加工、降级使用或报废等方式处置不合格品。

　　c. 批生产记录中应记录重新加工的原因和理由。制造商应确保不合格物料的最终处理情况有记录。

　　d. 应建立并实施纠正措施程序文件，针对现存不合格的原因，采取适当措施，以防再次发生此类情况。

D. 第三方职责

　　a. 制造商在未进行书面声明的情况下，不得允许第三方生产、包装、贴标签、审查、检测、放行或处理配液系统产品。

　　b. 制造商应对任何影响产品质量要求的外包过程加以识别和控制，外包过程有可能是配液系统产品实现的直接过程中的一部分，也可能会涉及其他过程。例如，制造商委托第三方完成对配液系统的最终伽马射线灭菌。制造商必须能够证实其对这样的过程实施了足够的控制，以确保这些过程能够按照相关要求进行。

　　c. 制造商与第三方应有书面协议，对这些控制程度依赖于委托加工或外包的过程的性质和涉及的风险罗列出来，在与供方签订的协议中需包括过程的规范和过程确认、供方的质量管理体系要求、现场检验和验证要求以及审核。

E. 人员管理

　　配液系统的生产操作或生产管理工作人员应相应的教育背景、培训经历和工作经验。企业有书面文件明确规定每个岗位的职责和符合资质的员工应满足哪些要求，并持续地对员工进行具有针对性的培训和评估。人员应符合卫生和健康规范，应根据所涉及的生产活动要求采取适当的着装和防护，禁止在生产区域进行与生产无关的活动。

F. 环境管理

　　a. 配液系统产品操作环境应洁净、卫生及有序，易于有效清洁，确保厂房与设施不会对配液系统的原料、中间品和成品造成污染。

　　b. 配液系统的产品制造宜在其应用工艺点的同等级别下进行，对于部分物料准备、组装、包装等操作必须在洁净区进行的产品，每一步生产操作环境都应达到 GMP 规范的适当静态和动态洁净度标准，以尽可能避免产品或所处理的物料被颗粒或微生物污染的风险。常规的管理措施有：对洁净区悬浮粒子进行动态监测；根据产品及操作的性质制定温度、相对湿度等参数，并予以监控；对洁净区微生物进行动态监测。

G. 设备管理

对关键设备进行安装确认、运行确认和性能确认，确保设备能够在长期生产过程中符合所有特征要求。合理配置并使用合适的测量和监视设备，以不断监视测量产品特性及过程特性的变化，进而通过调整和修正等措施将这些特性控制在规定的范围内。确保必要的校准执行和记录。应评估产品、工艺或设备变更提案，并确保新设备或修改后的设备设施经过充分验证确认。

H. 设备原材料质量控制

a. 成品组件供应商的供应链包括组件生产商、塑料树脂生产商和服务供应商（如伽马辐照工厂）。供应链的各个部分在确保成品组件质量稳定方面发挥着关键作用。因此，应对其供应商进行严格管理，其方式与药物生产商的供应链管理方式大体相同。

b. 关键组件和塑料树脂供应商应通过其直接客户进行质量审计。此外，直接客户应评估供应商的技术实力水平及质量管理体系是否达到要求，这是产品设计严谨性以及出现质量投诉时所需技术支持重要因素。

c. 配液系统供应商确保上游原材料供应商具备完善质量管理系统的同时，也需确保各种类型终端用户正确使用一次性系统，符合相应产品应用指南及相应法规要求。

3.3.5　供应商质量管理

一次性配液系统主要有混合系统硬件和一次性混合耗材两部分组成。混合系统的生产厂家需要对其供应商通过多步骤流程管控来进行质量控制。

A. 长期战略采购和下层供应商管理

B. 明确定义混合系统硬件的详细说明

C. 明确定义混合系统耗材的详细说明

D. 混合系统硬件发货前的质量检测

E. 混合系统耗材发货前的质量检测

F. 现场 IQ/OQ 或 SAT

G. 最终交付和完成年度维护合同

一次性混合系统供应商需采购大量的硬件及耗材配件，这些大都需要依赖于上级供应商。评估如何筛选合格的一次性混合系统供应商，有必要去了解他们如何对其上级供应商进行要求和管理。对于制药终端用户来讲，下面是对一次性混合系统供应商选择上级供应商时需要考虑的考评要点。

A. 硬件及耗材的质量

B. 供货时间保障

C. 持续稳定供应能力

D. 硬件和耗材的成本

3.3.6 配液系统的确认和验证

确认和验证是配液系统质量保证与控制的重要组成部分。确认和验证应基于风险评估的结果，来决定其必要性和程度。一次性配液系统由实现核心功能的硬件和一次性使用的耗材两部分组成，因此确认和验证时应该考虑硬件和耗材两部分。

对于一次性配液系统，"确认"的对象是配液系统的硬件和耗材本身，而"验证"的对象则是目标配液工艺。确认的实施是通过对设计、安装、运行和系统性能等各方面进行检查、测试以证明设备能正确地达到预期的运行结果，符合用户需求和相关法规要求。验证则是基于客户的生产工艺，如物料特性、操作温度、时间等，证明一次性配液系统的工艺兼容性、溶出析出特性、吸附性等，即证明"与药品直接接触的生产设备表面应当平整、光洁、易清洗或消毒、耐腐蚀，不得与药品发生化学反应、吸附药品或向药品中释放物质"［中国 GMP（2010 年修订），第五章 设备，第二节 设计和安装，第七十四条］。

关于一次性配液系统具体的确认与验证策略和方法，可参考第 5 章内容。

3.3.7 文档记录

一次性混合系统的设计、生产、检测、放行需要有完善的文档记录，作为管理和追溯的介质和依据。

所有文档记录按照 ISO9001 标准进行管理。文档系统通常包括：质量手册、程序文件、作业指导书等编制、修改、发放、回收。确保所有文档完整真实地反映实际生产流程，并且支持追溯查询要求。

3.3.7.1 一次性配液系统硬件的质量检测

A. 设备识别检测

目的是确认该设备被贴上正确标签和可以被正确识别，可以根据有效信息联系到对应的图纸。

B. 符合性测试

　　a. 不锈钢材料检测

　　b. 设备平面和框架表面的目测检查

　　c. 检测所有焊缝光滑，无倒刺

　　d. 检测所有焊接无黑点

　　e. 检测设备内表面和外表面的粗糙度达到要求

　　f. 检测混合系统脚轮的功能

　　g. 对于夹套款混合系统硬件，检测夹套的进出口没有褪色和凹坑

C. 尺寸检测

该检测的目的是确认生产符合设计要求。检测人员根据生产图纸来进行具体检测，通常包含以下项目。

　　a. 混合容器内宽

　　b. 混合容器内长

　　c. 混合容器内高和搅拌桨定位

　　d. 设备总高度

　　e. 设备外宽

　　f. 设备外长

　　g. 开门尺寸

　　h. 轨道间距

每个供应商对各个尺寸都应定义一定的允许偏差范围。只要检测结果在偏差范围内，该检测即为合格。

D. 功能性机械测试

该检测目的是保证系统所有机械配件功能正常，严格按照设计图纸正确安装。这项检测包括以下项目。

　　a. 验证设备设计生产图纸能够反映生产就位的设备实际情况

　　b. 检测脚轮的功能

　　c. 检测小门的功能

　　d. 检测小门把手的功能

　　e. 检测嵌入托盘的功能

　　f. 驱动对接检测（如使用非嵌入式驱动）

　　g. 夹套连接测试（只针对夹套款混合容器）

　　h. 称重指示器定位锁的测试（只针对带有称重模块和显示器的混合

容器）

    i. 检测称重模块（只针对带有称重模块的混合容器）

    j. 检测电极支架功能（只针对配有电极支架的混合容器）

    k. 检测固体投料支架的功能（只针对配有投料支架的混合容器）

E. 检测电子元件和设定点

该检测是为了确认关键电子元件符合设计要求（电路图）并且被正确标记，出厂时的设定点或程序设定是符合要求的。这仅适用于整合有称重模块具有重量检测功能的混合容器。

F. 转速校准验证

这项检测在设备发运前实施。混合器驱动装置在不同的转速下使用测速计读取转速（RPM），测试操作人员需要记录设定转速和实际转速。如果实际转速在定义的偏差范围内，检测结果即为通过。

在某些特殊情况下，供应商可以被要求进行一些选择性测试。例如：混合性检测通常使用水和带色染料来评价某款混合系统的混合时间。

3.3.7.2 一次性配液系统耗材的质量检测

一次性混合耗材在出厂前也会经过多项检测。供应商随货提供产品质量证书，说明该批次耗材通过的要求的测试项目，是可以使用的合格产品。

通常情况下，混合系统耗材的检测和报告会包含这些内容：混合袋的货号，图纸编码（对于客户订制耗材），生产批号。有时对于关键组件，例如包含过滤器的订制产品，报告中还会包含关键组件的批号。

从全球范围来看，不同国家或地区的 GMP 在供应商提供可追溯声明方面有着不同的要求，整体来说其核心精髓基本都要求确保该产品能够根据供应商的质量管理体系追溯全程的生产信息。供应商需确认耗材中接触到料液的原材料为符合 USP〈88〉的 Class Ⅵ 塑料材质，能够保证生物安全性。所有可能与料液接触的原材料均需提供不含动物来源证明，确保免除可传播性海绵体脑炎（TSE）或牛海绵状脑病（BSE）的风险。

供应商还需要说明是否遵循 ISO9001 管理体系。有些耗材供应商可以对所有批次所有规格混合袋逐一进行 100% 的检漏测试，这需要给用户提供相应的声明，并且在供应商审核中提供有关记录。检测报告也包含伽马射线灭菌的辐照证书。

每个生产厂商都要有一套耗材包装的专有流程和方法，来最大程度上确保耗材在运输过程中被妥善保护，产品功能不会受损，尽可能减少袋子破损的风险。

3.3.8 放行

配液系统供应商应当建立并实施成品放行程序，明确成品放行条件及要求。成品放行前至少应当符合以下条件。

A. 完成所有规定的工艺流程。

B. 批记录完整齐全。

C. 相应质量控制记录完整齐全，结果符合规定要求，相关执行人员及其审核、授权批准人员均已确认。

D. 生产过程中的相关不合格品均已按照规定进行处理。

E. 有权放行人员已按规定签发批准成品放行。

3.3.9 纠正措施和预防措施

纠正和预防措施（CAPA）管理是满足监管机构法规的必须要求。纠正和预防措施管理，在配液系统生产过程中，不仅是法规要求，更重要的是帮助供应商企业减少事故责任，降低事故频率，以及确保更安全有效的一次性产品用于制药生产。

一次性使用系统生产通常基于偏差处理、趋势分析、投诉、风险评估、产品年度回顾、内审、合规性评价和质量评审等方法进行评价分析，输出措施，由 CAPA 执行。

CAPA 评定组应该在一次性产品生产地建立，并定期查看 CAPA 记录。CAPA 审批组应来自于质量保证、生产运行、一次性产品设计工程师、产品售后、采购及供应商管理等部门。通过统筹各部门意见来有效的管理和执行纠正和预防措施，以有效保障和提升一次性产品的质量要求。

3.3.10 变更控制和通知

生产设备变更可影响设备性能，以及可能渗入药物物质及工艺中间产物的化合物数量或类型。如果配液系统或组件出现变更，变更项制造商应对其进行严格资格鉴定，这点非常必要。应根据 ICH Q9 原理，变更资格水平应与变更的复杂性和风险相适应。

应记录变更并与终端用户进行有效沟通，允许对与变更相关的产品、工艺和患者风险进行逐项评估。供应商应采取保守方法确定需要何种变更，因为有时供应商无法预先通过其本身性质确定变更不会影响产品或工艺质量。沟通应预留足够时间，确保终端用户能够评估影响并进行必要的工艺变更。

成品组件供应商也有供应链，该供应链涉及组件生产商、塑料树脂生产商和服务供应商（如伽马辐照加工商）。供应链各个部分在确保配液系统成品质量稳定方面发挥着关键作用。当供应商的供应链发生变更时，供应商应有相应的变更管理方案对涉及的变更进行通知。

3.4 配液系统质量控制

本章节介绍生产配液系统必要的质量控制体系，涉及原材料和组件的选择到成品包装运输全过程。

3.4.1 质量控制项目

配液系统的质量检测类型，可以分为六类。

A. 物理测试

B. 功能测试

C. 生物测试

D. 化学测试

E. 法规检测要求

F. 灭菌及消毒测试

表 3-11~表 3-16 分别对应以上六类质量检测的质量矩阵，罗列了每类检测可能会涉及的不同检测方法和适用范围。对于一次性配液系统，主要参照下表对于容器和薄膜的要求，同时对于传感器、管路、过滤器、连接器和阀门同样适用。这些表格的生成是基于 ISO、ASTM、EN 等组织以及 ISPE、BPOG 等协会组织所发布的相关文件，同时也参考引用了不同配液系统供应商的相关文件。

读者在了解或参考这六个质量矩阵时需注意以下几点。

A. 具体配液系统的质量检测项与产品类型、应用目的、工艺要求、行业标准现状等有关。

B. 不应机械地要求具体配液系统的质量检测涵盖和遵从质量矩阵涉及的所有相关内容。

C. 不同供应商所参考的方法标准、选择的质量检测项、建立的方法及判定标准、设定的检测频率可能会存在差异，需客观对待。

D. 应基于科学和风险，分析、判断特定供应商所提供的质量数据及文件是否充分。

表 3-11　物理测试

测试类型	基本描述	测试参考	适合该类测试的组件				
			连接器 & 阀门 & 保持器	容器 & 薄膜	传感器	管路	过滤器
压力爆破测试	在给定温度操作压力和高压条件下设备的表现性能；通常包括在静态压力下确认爆破压力	ISO 7241-2 ASTM D1599-99 EN 12266-1 ISO 1402 生产商定义方法	√	√	√	√	√
完整性（泄漏）测试	在给定温度下确认组件和配液系统的完整性。包括在高压条件和操作条件下的压力测试 流体静力学泄漏测试	修正版 ASTM E515-11 ASTM D4991-94 生产商定义方法 ASTM E1003-13 ISO 1402	√	√	√	√	√
拉力测试	水压测试 +B26（外壳 / 阀座测试）（仅针对隔膜阀） 确认连接件 / 连接器 / 适配器对于负载的承受力	ISO 9393-2 生产商定义方法	√	√	N/A	N/A	N/A
落锤测试	检测方法包括在一定条件下受到自由落体冲击影响而导致塑料膜破损机械性能强度	ASTM D1709-15 ISO 7765-2	N/A	√	N/A	N/A	N/A
刺穿耐受测试	刺穿耐受测试描述了膜在使用时的耐用性。具有高抗刺穿性的膜通常具有高的抗变形性以及延伸率。该测试使用相同能量单位，评估膜强度及延展性，与拉伸韧性类似	ASTM D7192-10 ASTM D3787	N/A	√	N/A	N/A	N/A
撕裂强度测试	撕裂强度测试测的是对裂缝开始形成或开始增加的抗性强度	ASTM D624-00 ISO 34	N/A	√	N/A	√	N/A

续表

测试类型	基本描述	测试参考	连接器 & 阀门 & 保持器	容器 & 薄膜	传感器	管路	过滤器
				适合该类测试的组件			
撕裂强度测试	撕裂强度测试的是对裂缝形成开始增加时的抗性强度	ASTM D1938-14 ASTM D1004	N/A	√	N/A	√	N/A
延伸率	用于测试材料的延展性。弹性系数或弹性模量用于测量当材料受到外力驱动时发生形变的趋势（系数100%，200%）	ASTM D412 ISO 527 ASTM D882 ISO 527	N/A	√	N/A	√	N/A
拉伸强度	检测拉伸材料至其断裂点所需的拉力	ASTM D882 ASTM D882 ISO 527 ISO 37	N/A	√	N/A	√	N/A
O₂和CO₂透过率	确认 O_2 或 CO_2 气体穿透材料的稳态速率	ASTM D3985-05 ASTM F1927-14 生产商定义方法	N/A	√	N/A	√	N/A
水蒸气透过率（WVTR）	水蒸气透过率测试	ASTM F1249-13 ISO 15106-3 生产商定义方法	N/A	√	N/A	√	N/A
压缩变形测试	压缩变形测试是在一定条件下进行压缩加载后的残留形变	ASTM D395 ISO 815	N/A	N/A	N/A	√	N/A
硬度测试	测量材料的硬度	ASTM D2240 ISO 868	N/A	N/A	N/A	√	N/A
比重	相对于水的密度	ASTM D792	N/A	N/A	N/A	√	N/A

表 3-12 功能测试

测试类型	基本描述	测试参考	连接器 & 阀门 & 保持器	容器 & 薄膜	传感器	管路	过滤器
水流速及压降测试	检测通过设备的水流速。压力流试用于确定设备的压力损失，可作为测定液体流速的一种功能性测试。测试结果取决于干液体的性能和温度。通常采用室温下用水进行测试的压降作为参考	ISO 7241-2 / ISO 3968 / 生产商定义方法	√	N/A	√	√	√
	流量系数 C_v	IEC 60534 / DIN EN 1267	√	N/A	N/A	N/A	N/A
加速老化测试（产品寿命）	加速和（或）实时老化测试通过确认时间和环境对于产品特性的影响，确认组件包装材料的无菌完整性和物理特性	ASTM F1980-07 / 生产商定义方法	√	√	√	√	√
颗粒物	评估样品内部和表面的颗粒物	USP〈788〉/ EP 2.9.19	√	√	√	√	√
包装测试 / 运输完整性	确认产品包装能在产品运输过程中起到足够的保护作用。标准的包装运输性能测试在实验室内进行的实验能确保该包装经受外界运输环境	ANSI/AAMI BF7 / ASTM D4169 / ASTM D4728-06 / ISTA 2A	√	√	√	√	√
腔体完整性	用于检测不同包种类和形式的产品其密封性能的完整性	气体检测	N/A	√	N/A	N/A	N/A
密封完整性	用于确认功能类强度满足要求	生产商定义方法，通常与 ASTM F88/F88M-09 和（或）风险评估一致	N/A	√	N/A	N/A	N/A

测试类型	基本描述	测试参考	连接器 & 阀门 & 保持器	容器 & 薄膜	传感器	管路	过滤器
			适合该类测试的组件				
细菌挑战/沾污测试	确认密封件抵抗细菌污染的测试	ISO 15747	√	√	N/A	N/A	N/A
分离测试	对于填装进设备装置（层析柱或膜层析）的树脂/膜进行分离性能和放大性的测试	生产商定义方法	N/A	N/A	N/A	N/A	N/A
吸附载量测试	在一定的缓冲液条件下确认吸附物质和吸附剂（通常为凝胶或膜层析）静态（平衡）和（或）动态结合载量	生产商定义方法	N/A	N/A	N/A	N/A	N/A
预处理测试	对于产品在使用前预处理条件的描述和确认。可包含去除（洗净）储存溶剂，或润湿设备	生产商定义方法	N/A	N/A	N/A	N/A	N/A
层析效率测试（HETP，理论塔板数）	分离效率测试，通常用于层析柱	生产商定义方法	N/A	N/A	N/A	N/A	N/A
冷裂测试	测试塑料薄膜的冷裂温度（*备注：仅针对冷冻融应用）	ISO 8570	N/A	√(*)	N/A	N/A	N/A
玻璃态转变温度	确认材料的玻璃态转变温度（T_g）。T_g 即聚合物从坚硬状态转化为橡胶样弹性状态的温度（*备注：仅针对冷冻融应用）	ASTM E1640-13　ASTM D3418　ISO 11357-2　ISO 11359-2	N/A	√(*)	N/A	N/A	N/A
揉搓测试	用小孔的形式测试材料的耐揉性	ASTM F392-93	N/A	√	N/A	N/A	N/A

测试类型	基本描述	测试参考	适合该类测试的组件				
			连接器 & 阀门 & 保持器	容器 & 薄膜	传感器	管路	过滤器
扭结阻力 / 弯曲半径	扭结阻力和弯曲半径两个名词可以互换，用于描述管路弯曲时流体通过管路能力的变化	生产商定义方法	N/A	N/A	N/A	√	N/A
溶质截留率	单独或连续数据	生产商定义方法	N/A	N/A	N/A	N/A	√
细菌截留测试（除菌级过滤器）	通过标准测试方法进行细菌挑战，确保下游流出液的无菌性	ASTM F838-05	N/A	N/A	N/A	N/A	√

表 3-13　生物测试

测试类型	基本描述	测试参考	适合该类测试的组件				
			连接器 & 阀门 & 保持器	容器 & 薄膜	传感器	管路	过滤器
生物安全性测试 – 体外	评估哺乳动物细胞培养物对聚合材料可提取物的反应	ISO 10993-5 USP〈87〉	√	√	√	√	√
生物安全性测试 – 体内	确认医疗设备与血液的相互反应，或者受试动物对于聚合材料的生物学反应	ISO 10993 USP〈88〉	√	√	√	√	√
细菌内毒素	对细菌内毒素进行定量测试	USP〈85〉 EP 2.6.14	√	N/A	√	√	√
总微生物负荷	确认每个流出液单位体积的微生物含量（cfu/ml）；根据标准方法进行鉴别和确认	基于 USP 要求，生产商定义方法	N/A	N/A	N/A	N/A	N/A

制药配液风险控制相关技术考虑要点

表3-14 化学测试

测试类型	基本描述	测试参考	连接器 & 阀门 & 保持器	容器 & 薄膜	传感器	管路	过滤器
化学兼容性	确认润湿后的部件与工艺流体中使用的化学溶剂之间的兼容性	生产商定义方法，通常与ASTM D543和（或）风险评估相一致	√	√	√	√	√
可提取物	通过模型溶剂定性和定量评估可提取物信息	生产商定义方法	√	√	√	√	√
理化容器测试（有/无选择提取）	评估塑料制品及其可提取物的物理和化学特性	USP〈661〉 EP 3.1.5. EP 3.1.7.	√	√	√	√	√
《欧洲药典》理化性质	对于硅胶特性的系列测试	EP 3.1.9	√	N/A	N/A	√	N/A
	对于热塑弹性体的系列测试	EP 3.2.9	√	√	√	√	N/A
注射剂弹性塞	确定弹性相关物理化学提取特性的系列测试（不适合硅胶材料）	USP〈381〉	√	N/A	√	√	N/A
电导率测试	对亲水性滤芯冲洗液进行测试确认	USP〈645〉	N/A	N/A	N/A	N/A	√
氧化物质	对亲水性滤芯冲洗液进行测试确认	USP〈1231〉	N/A	N/A	N/A	N/A	√
pH漂移测试	对亲水性滤芯冲洗液进行测试确认	USP〈791〉	N/A	N/A	N/A	N/A	√
总有机碳（TOC）	对亲水性滤芯冲洗液进行测试确认	USP〈643〉	N/A	N/A	N/A	N/A	√

适合该类测试的组件

表 3-15 法规检测要求

测试类型	基本描述	测试参考	适合该类测试的组件					
			连接器 & 阀门 & 保持器	容器 & 薄膜	传感器	管路	过滤器
无动物来源	对含有动物来源成分的组件进行声明	EMA 410/01	√	√	√	√	√
TSE BSE 声明	欧洲指南文件对于降低通过药物产品传播牛海绵状脑病病毒原的风险	EMA 410/01	√	√	√	√	√
		EC 1774					
		EP 5.2.8					
REACH	欧洲共同体同体关于化学品及其安全使用的法规要求	EC/1907/2006	√	√	√	√	√
RoHS	关于限制在电子电器设备中使用某些有害成分的指令	2002/95/EC	N/A	N/A	√	N/A	N/A

表 3-16 灭菌及消毒测试

测试类型	基本描述	测试参考	适合该类测试的组件					
			连接器 & 阀门 & 保持器	容器 & 薄膜	传感器	管路	过滤器
灭菌工艺兼容性	在灭菌程序后确认生产商声明的产品功能表现	生产商定义方法	√	√	√	√	√
辐照验证	对辐照灭菌进行确认和验证	ANSI/AAMI/ISO 11137	√	√	√	√	√
		AAMI Technical Information Report 33					
蒸汽灭菌	对灭菌过程进行确认和验证	ANSI/AAMI/ISO 17665	√	N/A	N/A	N/A	√
环氧乙烷灭菌	对灭菌过程进行确认和验证	ISO 11135	√	N/A	N/A	N/A	√
消毒测试(细菌调整测试)	用建议的清洁过程评估抗菌能力和内毒素去除能力(如在线清洗 CIP)	基于 USP 要求,生产商定义方法	N/A	N/A	N/A	N/A	N/A

137

可提取物和浸出物是对配液系统进行风险评估的重要指标，受各界关注程度高，在此对可提取物和浸出物指标相关现状作进一步说明。

从法规层面讲，各药品 GMP 指南（如美国 FDA、欧盟 EMA 等）明确要求：与药物产品相接触的表面不能与药物发生相互反应，即接触表面不得产生释放成分，也不得吸附药物产品成分，以确保药品的安全性、有效性、纯度或质量等不发生超出官方或其他既定相关要求的改变。其中，"不得产生释放成分"就直接与可提取物和浸出物有关。但是在实施层面，尚缺乏更为详细的监管指南用以指导如何评价制药配液系统相关的可提取物和浸出物指标。在此背景下，有些文件在某种程度上可作为参考，如 USP〈661〉和〈381〉包含了关于提取条件（表面积 – 体积比、温度和提取时间）的建议；USP〈661〉专题论文也包括了非挥发性残留物含量、灼烧残渣、缓冲容量和重金属的一般分析测试。

尽管各方尚未达成一致意见，但是 BPOG、BPSA、ASTM、USP、PDA、PQRI、ELSIE 等国际组织致力于建立 E&L 标准化测试工作已取得一定成果。其中，BPOG 和 ASTM 都提出了有关可提取物和浸出物的测试建议，希望统一可提取物和浸出物测试的抽提溶剂、接触时间、接触温度等条件。由于这些文件尚未达成共识，且在进一步修改过程中，本文仅以这些已有测试标准化建议为参考，生成了一个综合性表格，以便读者了解可提取物和浸出物测试标准化的核心内容。表 3–17 汇总了建立配液系统可提取物测试需要考虑的方面，如配液系统组件类型、抽提溶剂、接触时间和接触温度等。

实践中，在不同工艺阶段（上游或下游）或不同药品生命周期阶段，不同配液系统的可提取物和浸出物的验证要求可随着工艺或应用的风险等级而有所差别。制药企业应首先根据溶液与材料的接触时间、温度、溶液性质（pH、极性、离子强度等）、表面积 – 体积比等因素，对配液系统进行风险等级划分，再从供应商获取相关的可提取物数据并进行评估。若获得的可提取物数据不能覆盖药品生产的工艺条件，则需额外进行可提取物验证；若具有代表性，可评估其潜在的毒理学风险，并作为潜在的目标浸出物。在低风险应用时，如接触时间短或处于上游工艺阶段等，供应商提供的可提取物数据文件就足够了；在高风险时，如长时间接触或极端条件等，则需要在特定应用下（实际药品或药品安慰剂）的浸出物数据来评估其安全性水平。所有的可提取物和浸出物验证文件需作为工艺验证的一部分进行归档。供应商也可以协助制药企业完成这类风险评估，如图 3–2 所示。

表 3-17 可提取物测试方案矩阵

抽提条件： 抽提溶剂 接触时间 接触温度 配液系统组件	抽提溶剂		接触时间	
	必选溶剂	可选溶剂	时间 0	时间 t1、2……
			接触温度（℃）	
	M1、2、3……	O1、2、3……	温度 1	温度 2……
储存、混合和生物反应器培养袋				
管路				
管路连接器和切断器				
无菌连接器和切断器				
除菌过滤器、工艺过滤器				
切向流过滤膜包				
传感器和阀门				
层析柱；弹性材料零部件（垫片、O形圈、隔膜和隔片）；容积式泵的润湿聚合物表面				
搅拌桨的模制零件				
一次性灌装针头				

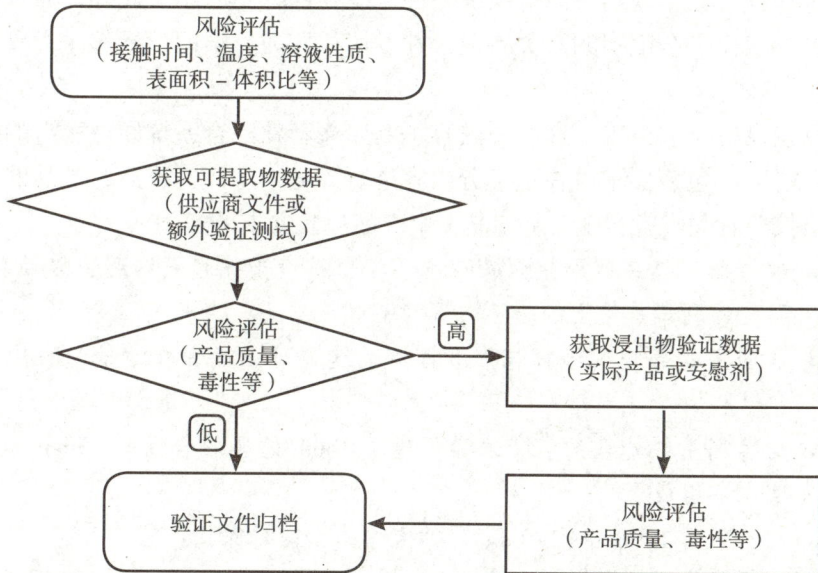

图 3-2 可提取物和浸出物验证决策树

3.4.2 生产前质量控制

一次性混合系统在生产前需要对硬件和耗材的选型、设计进行详细分析，对照用户的工艺需求，确认在设计选型阶段能够满足质量源于设计的要求。

3.4.2.1 一次性混合系统硬件的详细规格要求

混合系统硬件的详细规格要求是供应商最初定义并且需要每年回顾的一个标准文件。这份文件有专有的文件编码，并且有生产和质控系统来管理。如果有任何修订需求，需要根据 ISO9001 管理要求进行变更的启动和实施，并对新的文件进行编码的更新。该文件通常包含以下内容。

A. 物料编号和（或）图纸编号

每种规格的混合器硬件都有一个独特的物料标号，通常情况下其图纸会对应一个物料编号或图纸编号。

B. 产品和工艺描述

这部分内容会简要描述混合器硬件的不同规格以及与该硬件配套使用的相关配件说明。

C. 设备总体说明

这部分内容会提到该混合系统硬件可能和推荐的应用。此外，通常还会包括符合操作安全范围的有关参数条件，例如压力、温度、操作注意事项等信息。

供应设施要求也属于这部分内容（例如夹套款混合系统硬件所需的加热/冷却液体）。包装要求也在这部分内容进行界定，生产完成后，产品的包装会严格按照有关内容实施。下面是一个产品包装要求的实例。

➤ 搅拌桶在包装前用异丙胺清洗，脚轮用带子扎起来以避免接触灰尘，所有的刹车是锁上的。

➤ 非固定的部分用纸板包裹并固定，这样可以确保在运输过程中不会移动。

➤ 支撑桶用热处理的装货木箱运输（10mm 的厚胶合板与 25mm 厚加强实木条组成）。

➤ 箱子里用 100mm×100mm 厚的泡沫作为内衬保护。

➤ 以下包装符号出现在木箱的 4 个侧面："此面朝上/脆性材料/远离水。"

➤ 木箱可以通过货盘运输，有一个可拆卸的前板和顶板（板是固定的，每侧有 2 个门闩）。

➤ 前面的板有 2 个楔形物，因此它可以用作坡道加载 / 卸载容器。
➤ 容器在用铝箔包裹后放入木箱。
➤ 每个木箱都标明标识代码和编号，写在盒子或箱子的前面。

在包装方法和要求内容部分，还对"标签"要求进行明确规定。例如：可能要求标签以焊接或螺丝固定等方式固定在硬件设备上，标签需包含哪些必需信息等。

下面是具体实例，说明了一次性混合系统硬件详细规格要求包含的内容。
➤ 常规表述

设备是按相关的机械图纸和步骤文件制造的，机械图纸上应标明公差和工业规格说明。

支撑桶有一个扩大的底部，有一块板覆盖在底部的孔上。更大体积的支撑桶有 2 个排水盖板。推车带有 4 个滚轮，前面 2 个滚轮带刹车。支撑桶可以附加一个电极支架。

更大体积的支撑桶带有一个文档支架。在放入容器前需要先包裹上金属箔片。每个装货箱都有识别代码和序列号，写在箱子或者装货箱前面。
➤ 无夹套支撑桶

支撑桶可以折叠。底部的盖板向排水口有略微倾斜。支撑桶上有几个不同的孔用于检测袋体内的液位，还有一个孔用于放置管路。

支撑桶的左右侧都有开孔，可以用绳子 / 缆绳把桶吊起来。大体积的支撑桶前面还有一个较低的小门。
➤ 带夹套支撑桶

配液支撑桶在背面，左右侧分别有 3 个凹焊板用于液体回路。大体积的支撑桶在前面还有一个附加的回路在较低的 PC 板上。

支撑桶是绝缘的。液体连接是采用 Staubli 方式（自闭型）。夹套可以承受的工作压力为 6.2bar，并通过了 24 小时 10bar 的压力测试。

底部是平整的。支撑桶的前面有一个聚碳酸酯的盖板，用 4 个螺丝固定在双层夹套上。
➤ 材质

框架和盖板：304 不锈钢。

滚轮：不锈钢以及白色聚酰胺。

夹套支撑桶的前盖板：透明聚酰胺 12mm。
➤ 表面处理

所有框架和盖板外部都是玻璃喷砂（Ra < 1.2μm）。

支撑桶内部没有拉丝（Ra < 1.2μm）。

支撑桶用酸钝化或者焊接处用 TIG 处理。

经过表面处理的容器不受损坏，如凹痕、刮痕等。

所有焊点都是磨平和光滑没有黑点。所有的边缘都无毛刺、没有粗糙的边缘和空隙，焊点必须在整个接头周围，以确保密封。

所有的表面处理后都防褪色。

3.4.2.2 一次性混合系统耗材的设计

一次性混合耗材的设计也是需要考量的关键因素之一。混合系统供应商有多重不同的标准设计耗材。标准设计图纸可以提供给用户进行检查和确认。如果用户通过检查核对，确认标准设计可以满足工艺需求，则可以直接选择标准设计。然而，更多情况下用户的工艺需求无法通过标准设计耗材来实现，这时客户订制系统就变得非常重要。

有些供应商通过使用自动化软件平台来管理一次性混合系统耗材的订制设计。使用这种自动化软件管理平台需要一个庞大完善的数据库，其中包含所有可能用于订制设计的组件信息。数据库保存和选取的各个组件，需要通过相应的质量测试和供应安全审核。除此之外，其他必要的测试，例如一段管路和一个接头两个组件相连，它们的连接安全性测试也是必须进行的，相关的数据测试结果一定要符合工艺特定需求。

142

3.4.3 制造过程质量控制

3.4.3.1 目检

目检是配液系统生产过程中控制的关键一环。目检可用于合理选材、颗粒物污染、膜切割、膜和端口密封、装配以及部件紧固。在生产过程的关键步骤可进行这类检验（例如袋子制造完成时），此外还可进行定期或突击检查。

3.4.3.2 工艺性能验证

工艺性能验证必须定期进行。验证需包括对焊接或密封温度、压力和时间次数等工艺设备进行数据监控。它还可能包括操作员所实施的测试，例如膜密封和部件紧固的拉力测试、为完整性测试所进行的袋子抽样以及自动化系统数据审核和验证。必须进行验证以便确保制造过程受到严格控制并在规定限制范围内进行操作。

3.4.3.3 完整性测试

由于配液系统的完整性极为关键，因此作为生产程序的一部分，必须对系统进行检漏测试。测试的方法、灵敏度、限度、适用范围、依据等，均需要有充分的验证数据予以支持。测试的灵敏度必须考虑终端用户应用的重要程度。测试方法宜考虑终端用户也可采用。

测试抽样的水平，可根据生产商的过程历史、自动化水平和支持数据来确定，检漏测试可以在具有统计学意义的抽样上进行，或者对每一个配液系统都进行测试。

3.4.3.4 产品灭菌

配液系统的灭菌可使用多种方法进行，例如高压蒸汽灭菌、环氧乙烷灭菌以及辐照灭菌等，各类方法的考虑点如下。

A. 高压灭菌：一般由终端用户装配配液系统或组件后进行相关操作。

B. 在线灭菌（SIP）：该一次性使用组件必须声明可耐受 SIP，例如"增强聚砜外壳的囊式过滤器"和"Steamthrough 一次性使用蒸汽连接器"，就是可耐受 SIP 的实例。

C. 气体灭菌：气体灭菌相对于其他灭菌方法而言尚未得到广泛应用，是由于两个原因：①可形成氯乙醇和乙二醇反应副产物；②若有过滤器，部分环氧乙烷可能留在过滤基质中或形成氯乙醇，即有形成基因毒性杂质的风险。采用该方法前需要评估此灭菌方式对一次性产品和工艺的潜在影响。

D. 辐照灭菌：塑料材质对伽马射线辐照具有较好的相对通透性，所以特别适用于辐照灭菌。供应商需对辐照灭菌进行验证审核。

E. 重复灭菌：一次性使用组件通常不建议承受重复多次的灭菌循环。伽马射线辐照是累积性的过程，重复辐照将会显著降低物理完整性，可能形成更多可提取物和浸出物。

上述灭菌方法之中，剂量为 25k~40kGy 伽马射线辐照灭菌最为常见。无论采用哪种方法进行灭菌处理，都必须对灭菌过程和灭菌保证水平进行验证。

3.4.4 放行质量控制

对于最终成品需进行的测试通常包含完整性检测、外观目检、颗粒物检测、细菌内毒素检测、批记录审核、无菌检测、包装储运确认等。

A. 最终产品检漏测试

在放行之前，配液系统可能使用过程中检漏测试方法，或使用更强化、灵敏度更高的方法进行检漏测试或完整性测试。这种测试可以验证最终装配系统的完整性。如过程中的检漏测试一样，这种测试的应用和灵敏度必须考虑终端用户应用的重要程度。

B. 目检和颗粒物检测

必须对最终装配成功的系统进行目检，以确认其与主图纸以及批次记录要求相符合。目检须由训练有素的操作员或质量控制人员按照已有的 SOP 规定进行。必须根据生产商的规定对外来的或内源性的颗粒物进行评估（检测方法可参考 USP 和 EP 相关标准）。流体流道之外的颗粒物可以清除。其他目检的缺陷必须根据制造商的规范要求进行评估。

C. 细菌内毒素检测

可根据产品的目标应用要求，对最终一次性成品进行内毒素检测。

D. 批记录审核

在产品放行之前，必须根据供应商的质量体系对批记录进行审核和批准。

E. 无菌检测

对于最终有灭菌要求的一次性产品，需在灭菌后进一步确认产品的无菌状态，尤其是由第三方进行灭菌服务的供应商，需要确认每批灭菌的剂量和其他要求。

F. 包装及储运验证

最终产品必须在室温下运输和储存，尽可能地减少与光源和热源的接触。为了保证一次性系统在运输过程中不会遭受损坏，必须根据 ISTA 2A 标准对包装以及运输流程进行验证。生产商应根据风险评估的要求选取能代表最差条件的配液系统进行该验证。风险评估应当考虑组件的重量、组件是否存在任何尖锐边缘或尖端以及膜或其他组件在运输过程容易遭到穿刺、磨损、冲击、振动或其他破坏的易损点。

3.4.5 不锈钢配液系统质量控制

供应商需对不同的配液系统项目制定专门的质量控制程序。该程序主要包含如下内容：项目管理、工艺流程设计、机械设计（设计，检查/测试，调试）、自控设计（设计，检查/测试，调试）、采购管理、仓储物流管理、安装（管道，机械，自控，电气）、文件系统、现场测试和培训。质量控制流程用于保证项目执行质量，整个项目执行过程可追溯。

质量控制流程标准和文件包括但不限于：洁净管道和管件焊接程序标准作业指导书、静水压试验方案、酸洗钝化方案、斜度检查试验方案和报告、死角检查试验方案和报告、内窥镜检查标准、工厂性能测试（FAT）与现场性能测试（SAT）。

如果项目执行过程中需要变更，变更控制通过变更通知单执行。变更通知单需包含系统变更原因和变更方案的描述、变更后对系统产生的影响和需做的测试以及需要更新的文件。

材料进行入库检查，材料所附文件由代码表示。接收材料时，应检查相关文件的完整性。入库检查结果记录在材料入库检测单上。检测保证材料与所要求一致。材料至少要做以下几项检测：材料等级检查和标识检查、损坏性检查、尺寸检查、表面粗糙度检查和文件检查。不合格的材料不进行入库操作。所有金属材料都将标记有材料等级。没有标记的材料不进行入库操作。材料随附材料证明书，材料证明书标识材料等级。所有材料通过目检。损坏的材料不得入库。

为了确保可追溯性，每个部件的编号应填写在材料检查表中；焊接检测报告和焊缝编号填写在焊缝检测表中。在设备施工的轴测图中注明焊缝编号，以便查找，必要的 316L 卫生级不锈钢管道，可以在管道上刻码，方便追溯。

为确保高质量的焊接，建议采取以下措施：每天开始焊接之前为每个直径的焊缝焊接一个焊样；每个焊样，应给予编号并填写在"焊接检测表"中。焊样应使用一个单独的"焊接检测表"；焊样要由技师检查并批准；焊缝连续编号，编号和其他有关的数据（例如焊接材料、日期和名称、焊机等）填写在"焊接检测表"中。

焊接过程中，建议执行以下几项检查：目视检查所有焊接的外表面；内窥镜抽查不低于 20% 自动焊缝以及 100% 手工焊缝的内表面并用视频或照片（首选）记录；如果检查的记录是视频，记录表必须提供焊缝编号；检查结果应填写在"焊接检测表"中，并由焊工和技师签字；所有焊工必须有中国国家安全生产监督管理局签发的焊工证书并在有效期内。自动焊机具有合格证。

3.4.6 一次性配液系统质量控制

一次性配液系统的质量控制措施，包括工艺过程中检测和成品检测，其目的是确保系统的关键质量属性。

工艺过程测试可以包括膜焊接强度确认、子组件泄漏测试、系统密封性测试。成品测试可以包括内毒素负荷定量，缺陷检查或可见颗粒污染检查以及可见或不溶性颗粒的定量。

可实施所有测试，或者通过书面取样方案进行测试。对故障模式和工艺的理解可应用于创建取样方案。

3.4.7 在线配液系统质量控制

在线配液系统的质量控制涵盖了设备的设计、制造、检验、安装、运行、维护及验证等各个环节，应满足相应的配液生产工艺和新版 GMP 的要求。

在设计和制造前，应确认其主要功能和性能参数，对于特定的缓冲液配制，需要充分的小试实验来确认。主要材质和结构形式、清洗和消毒（灭菌）的方式、控制方式和可操作性，以及对药品生产环境的影响等应符合新版 GMP、用户需求及相应产品标准的要求。

在材料的选择上，接液材料均应无毒、耐腐蚀、不脱落、不与流体介质发生化学反应、吸附，或向缓冲液中释放物质。需要消毒、灭菌的材料应耐高温蒸汽或化学气体的消毒灭菌。接液的材质应当具有良好的追溯性证书，金属材料一般要求 EN10204-3.1 证书，非金属材料一般要求 EN10204-2.1 及以上的证书。对于接液的非金属材料还应符合化学稳定性好、对介质使用安全的证明。通常可参考美国 FDA 21CFR177 和 USP〈88〉Class Ⅵ 的标准，以及 BSE/TSE 无动物来源的证明。另外，设备中带有受压元件的材料应符合国家相关强制性标准中的有关规定。

在结构的设计上，系统应易于清洁，与物料直接接触的部位应尽可能实现在线清洗、在线灭菌。系统应设置有关参数的测试点和必要的验证预留孔或取样孔。设计上可参考美国机械工程师协会的 ASME BPE 标准，和 cGMP 的相关要求。系统应运行平稳，产生振动的设备应有主动隔振装置，传动机构和运动部件的暴露部位应有安全防护装置，传动系统应有密封装置，能防止润滑油、异物及摩擦产生的微粒进入待配制溶液。机械设计和结构相关的安全与健康规定应满足欧盟的 2006/42/EC 机械指令。系统的电磁兼容性应满足人身和环境保护的要求。设备既不干扰其他设备，同时也不受其他设备的电磁影响。系统的电磁兼容性的设计应满足欧盟的 2014/30/EU 电磁兼容指令。

在安全性能上，系统中涉及受压容器和受压管道的，应按照相关国家强制标准的规定进行设计、制造、检验和验收。设计和制造方应具有相应的资格证书，产品随机技术文件应齐全。在具有爆炸危险环境中使用的设备，应按照相应的防爆标准来进行产品的设计、制造、检验和验收。输送易燃易爆介质的管道应有导除静电装置。系统的电气设计要求应符合一定的电气安全要求，例如绝缘距离要求、耐高压要求、抗燃性要求、温升限制、关键零组件的使用寿命及异常状况测试等。应遵守国际相关的电气安全标准，如欧盟的低电压指令（LVD）。

在控制系统的设计上，应遵从良好自动化生产实践指南（GAMP），软件应确保电子记录、电子签名和在电子记录上的手签名是可信赖的、可靠的并且通常等同于纸制记录和在纸上的手写签名，可参考美国 FDA 21 CFR Part 11 的要求。

3.5 配液系统变更管理

3.5.1 变更管理概述

配液系统变更管理要求依据中国 GMP（2010 年修订）的"第十章 质量控制与质量保证"中的"第四节 变更控制"，对接相应的供应商实施变更及要求。对于配液系统而言，涉及众多不同的供应商（例如化合物、膜和袋组件生产商）和物料（例如供应链中涉及的树脂和添加剂），因此变更管理是个复杂的过程。本章节描述的变更管理是对于供应商而言，任何相关变更都要通过充分的评估和文件记录，完成这些变更供应商内部需要考虑的因素和执行的操作，以及对用户的影响和建议。

配液系统生产工艺或生产用原材料的变更会影响与流体接触材料的物理和化学特性，在实施变更之前必须予以仔细评估。这些影响一开始看起来可能微不足道，但这些配液系统生产或原材料的变更可能会影响整个制药工艺。

为了帮助实施风险评估，变更通知所包含的信息，可使终端用户通过企业的变更控制管理来更好地评估变更所带来的影响。为了判断对聚合物性能和可提取物 / 浸出物的潜在影响，需要对聚合物类型、添加剂、包装、膜或组件生产过程、灭菌、保质期以及透气性和（或）渗透性等方面进行评估。

对于终端用户而言，本节为评估变更重要性所需要考虑的事项提供了指导。根据变更的重要程度，确认终端用户评估变更所需的时间和资源，并在必要的时候进行重复研究。

终端用户必须确保与供应商达成变更通知协议（包括第三方供应商），并且该协议须提供足够的时间来评估任何变更对配液系统功能上的影响。配液系统可预测和可控的转换与持续操作是否顺利，取决于终端用户和供应商之间的沟通是否高效。选择和考核备选供应商可有助于控制计划和实施变更的成本、库存和时间。

必须建立终端用户和供应商（包括子供应商）之间有效的变更控制沟通和评估流程，以便监测工艺条件、设备、分析方法、生产场所、树脂、膜、添加剂以及其他相关项的任何变化。

对配液系统供应商进行审计时，需要注意供应商如何定义变更以及变更控制流程如何发挥作用，包括如何通知客户。通常供应商和终端用户之间的质量协议中应包含变更控制部分。供应商质量协议的目的是：设定质量预期，认识和理解有关法规和指导文件，提供质量问题如审计、投诉和变更控制的管理建议。

3.5.2 供应商产品变更控制

制药生产过程中，任何原材料的生命周期内都会发生一些产品变更（包括配液系统在内）。供应商和终端用户都会对这些变更的影响进行评估，以便确认该类影响对病患安全以及生产工艺可能会造成的风险。终端用户和供应商之间充分的技术交流和供应链的可追溯性，对于理解依据科学和数据进行的风险评估而言至关重要。

3.5.2.1 变更控制主要考虑方面

目前并没有一个足以为评价或评估产品变更控制提供支持的行业最佳做法。以下是需要考虑的一些方面。

A. 供应商及其子供应商是否对新产品进行了充分的可提取物测试？

B. 终端用户是否完全理解所描述的变更？变更可能对产品造成何种影响？

C. 产品用于哪些工艺过程步骤（上游还是下游）？

D. 是否为场地变更且配备了不同工作方式的新设备？

E. 供应商是否延长了物料的有效期？如果是，这一变更对可提取物有何影响？

F. 灭菌程序是否有变更？

G. 是剂量变化、程序上的变化还是场地变更？

H. 对变更产品的制造商和该产品的组件制造商是否有相应的审计程序？

这些问题的答案可以帮助更好地判断变更的范围和潜在的风险。

3.5.2.2 定义

A. 主要（须通知）变更：经由工厂质量经理和其他相关部门评估的工艺、产品、设施变更，以及其他可能对客户产品、工艺、文档或流程产生潜在影响的变更。

B. 次要（无须通知）变更：经由工厂质量经理和其他相关部门评估的工艺或产品变更，不会对客户产品、工艺、文档或流程产生潜在影响的变更。

C. 风险评估：对产品外观、尺寸和性能拟定变更影响所进行的分析以及评估。

3.5.2.3 主要（须通知）变更（包括但不限于以下各项）

A. 质量证明或标识。

B. 公司名称变更或并购。

C. 关键生产工艺步骤变更，包括灭菌工艺。

D. 关键原材料或制造商的变更（包括动物源性成分的变更）。

E. 停止生产的产品或已有替代品的产品。

F. 生产地点或销售 / 仓储中心变更（新场所或转移）。

G. 生产环境下调到一个较低的洁净室等级。

H. 包装变更（包括规模和尺寸大小）。

I. 产品的物理变更。

J. 收到过法规监管机构的审计报告，发现与产品相关或与用于生产、检测或储存产品的设施相关的缺陷。

K. 法规备案文件的更新。

L. 产品的安全使用或性能。

M. 用于过程检测或放行检测的检测方法或设备变更。

N. 提供制造、放行检测、包装、标签、审计或辐照产品的第三方变更。

3.5.2.4 次要（无须通知）变更（包括但不限于以下各项）

A. 材料经销商变更（非生产商）。

B. 添加或修改生产设备的数据采集功能。

C. 例如更换预防性维护、维修或再校验的类似事项。

D. 不会影响产品性能或声明的程序变更。

E. 生产环境升级到一个更高的洁净室等级。

变更历史、决策及通知策略都必须通过良好的质量控制系统进行记录并储存，如 TrackWise 变更管理记录。

3.5.3 变更通知

最终用户必须确定，与供应商（包括第三方供应商）之间存在变更通知协议，且该协议为评估变更对配液系统功能的影响提供了足够的时间。配液系统的可预测性、变更可控性和可操作性，依赖于最终用户与供应商之间的良好交流。每一个供应商应当根据生产质量控制系统确认自己的变更通知流程和内容，一般变更通知建议包含但不限于以下各项。

A. 变更编号（用于追溯所有该变更相关信息）

B. 受影响的产品

C. 变更内容描述

D. 变更的原因

E. 变更实施时间

F. 变更的影响及供应商建议

G. 其他支持材料（例如原材料变更是否影响可提取物含量等）

以下为变更通知样本示例。

时间：

主题：　　　　　　［变更和产品概述］

建议行动：　　　　［用户采取行动概述］

参考编号：　　　　［可追踪的变更编号］

尊敬的用户：

XX公司现对"某某产品"进行以下公告：

根据附件的产品编号和批号显示，贵公司曾经购买过我司受到此次影响的产品。该份变更公告需传达至贵公司可能受该产品影响的人员。

［具体变更描述］包含变更的详细内容、涉及产品及变更原因。

校正行动：

为确保要求的校正行动正确实施，需制定校正行动解决方案并监督其执行。应包含供应商进行该变更时所执行的行动和方案。

推荐行动：

［具体推荐行动描述］包含可能造成的影响和建议终端用户采取的行动。

如果您需要此次产品公告的更多信息，请联系当地技术支持［具体联系方式］。

（需由相应人员签字确认）

XXX 质量经理　　　XXXX 生产经理

XXXX 部　　　　　XXXX 部

附件：受影响的产品编号和批号清单

产品编号	批号

3.6 配液系统质量投诉管理

供应商质量投诉管理系统是确保供应商可以接收产品反馈、确定数据趋势以及调查潜在产品质量问题的机制，从而支持终端用户连续生产。无论何种来源的产品质量问题均需要相应的纠正或预防措施（CAPA）。总的来看，供应商的投诉管理和 CAPA 管理系统是为了完成产品反馈转换为增强产品稳定性和质量的终极目标。

产品质量问题可能会涉及产品的各个要素，包括实物产品其任何性能要求、包装、标签、运输和文档。因此，投诉管理和 CAPA 管理系统需要大量功能性部门（如 QA、研发、生产、供应商质量、采购）的积极参与，在供应商质量管理系统（QMS）中描述了每个组织的责任。从该意义上来看，投诉管理和 CAPA 管理有效性是供应商 QMS 整体有效性的间接指标。

配液系统领域中投诉管理的结构要素与其他生产设备的结构要素相同。因此，及时响应、组织专家进行调查、调查结果的归档、问题的及时解决、学习在供应或产品质量改善中提供协助以及揭示系统性问题的投诉发现趋势，均同样适用于一次性和可重复性设备提供商。

通过特定参照配液系统，关键动态是要求二级供应商参与投诉调查，此点非常常见。但这可能会影响问题的及时响应和解决。需要有严格的供应商资格鉴定过程以评估设计质量、生产、产品放行。除了从设计到商业化追踪外，二级供应商需一定程度上了解终端客户的需求，从而确保二级供应商可以有效支持客户。例如，二级供应商应尽量不变更材料或工艺，并建立强大的变更管理流程，该流程应包括技术熟练的变更确认，明确的变更通知，为供应商和终端用户评估和批准变更预留足够的时间。

标准一次性系统质量投诉管理流程主要包括以下五个阶段。

A. 质量投诉筛选

B. 质量投诉评估

C. 质量投诉调查后关闭

D. 对客户质量投诉回应（如需要）

E. 质量投诉趋势分析记录纠正

3.7 配液系统运输与储藏管理

目前应用于国内制药企业的配液设备，主要还是以不锈钢设备为主。不锈钢设备便于清洗，化学兼容性好，经济耐用且工艺条件相对比较成熟，因此对产量较大的制药企业而言，不锈钢设备无疑是首选。但是随着一次性配液系统被逐渐接受和认可，以高附加值的生物药为主的制药企业公司也开始在配液上用一次性系统替换不锈钢设备。一次性系统的优点是设备模块化，灵活性高，可以随时跟进工艺变更而做出调整。且无需 SIP/CIP，节省了清洗步骤。同时一次性系统占地面积相对不锈钢设备更小，从而可以为制药企业节省更多的操作空间。由于一次性抛弃，减少了人员反复操作的风险。软管的设计更是减少了管路的死体积。这也是为什么附加值较高的生物制药企业更愿意选择一次性系统设备。但是它的缺点是耗材成本相对高，而且在运输和储藏管理上比不锈钢设备更需要谨慎。

本节将分别阐述不锈钢设备和一次性系统设备在运输和储藏中需要注意的事项。

3.7.1 运输管理

运输是指人或物品借助于运力系统在空间产生的位置移动。这里所言的运力系统是指由运输设施、路线、设备、工具和人力组成的，具有从事运输活动能力的系统。经济发展的同时，交通运输方式也在不断的变化与发展，各种运输方式相应地由各自单独作业趋向于相互影响、相互协调的方向发展。公路、铁路、水路、航空等多种运输方式在具体的交通运输过程中都会发挥各自的优点。

3.7.1.1 按运输设备及运输工具分类

表 3–18　运输方式按运输设备及运输工具分类

运输方式	特点
公路运输	主要使用公路设备、设施运送物品的一种运输方式 ● 优点：在综合运输体系中，公路运输的灵活性是最强的，具体表现为：可以实现"门到门"运输；可以实现即时运输；起运批量小；服务范围广；能最大限度的满足货主个性化的服务需求 ● 缺点：能源消耗大，成本高，空气污染严重，占用土地多
铁路运输	使用铁路设备、设施运送物品的一种运输方式，可分为车皮运输和集装箱运输 ● 优点：运输容量大，成本低廉，连续性强，可靠性好 ● 缺点：初始投资大，占用土地多
水路运输	使用船舶运送货物的一种运输方式，主要有内河运输、沿海运输、近海运输、远洋运输四种方式，主要承担大吨位、长距离的货物运输，是在干线运输中起主要作用的运输形式 ● 优点：运输能力大，成本低廉，能源消耗及占用土地少 ● 缺点：速度慢，连续性差

运输方式	特点
航空运输	使用飞机运送货物的一种运输方式，航空运输业务主要有航空运输业、航空运送代理业、航空运送作业等三种类型 ● 优点：速度快 ● 缺点：成本高，空气和噪声污染重

3.7.1.2 按运输的协作程度分类

表3-19　运输方式按运输协作程度分类

运输方式	特点
一般运输	孤立的采用不同运输工具或同类运输工具而没有形成有机协作关系的运输
联合运输	简称联运，是使用同一运送凭证，由不同的运输方式或不同运输企业进行有机衔接接运货物，利用每种运输手段的优势以充分发挥不同运输工具效率的一种运输方式

3.7.1.3 按运输中途是否换载分类

表3-20　运输方式按运输中途是否换载分类

运输方式	特点
直达运输	是指物品由发运地到接收地，中途不需要换装和在储存场所停滞的一种运输方式 ● 优点在于，可以避免中途换装所出现的运输速度减缓、货损增加、费用增加等一系列弊端，从而能缩短运输时间，加快车船周转，降低运输费用
中转运输	是指物品由生产地到最终使用地，中途经过一次以上落地并换装的一种运输方式 ● 优点：一是可以将干线、专线运输有效衔接；二是可以化整为零或集零为整，从而方便用户，提高运输效率；三是可以充分发挥不同运输工具在不同路段上的最优水平，从而获得节约和效益，也有助于加快运输速度 ● 缺点：在换载时会出现低速度、高货损，而且会增加费用支出

153

　　针对不同的货品以及业主的货期要求，供应商往往会采取不同的运输方式。但是目前主要还是集中在公路、海运和空运为主。往往是直达运输，以便于最大限度的缩短货期。

3.7.1.4 不锈钢设备运输管理

　　不锈钢设备由于其本身的特点，体积大，重量沉，且有一定的硬度，所以主要还是以公路和海运为主。但是需要考虑到运输过程中湿度对不锈钢设备的影响，需要在设备外包装防潮的材料，如塑料薄膜、闭式微孔泡沫塑料等。

　　此外，有些不锈钢设备上还搭载一些精密感应设备，比如说称重模块、检测模块，这就要求设备外包装还要考虑到运输中震动和冲击对精密感应设备所造成的影响。震动会造成货品摩擦损坏，更严重会产生共振造成内部破坏。需要额外对这些模块进行加固，铺垫缓冲材料，以缓解上述现象。

缓冲材料的包装方式可分为三种。

A. 全面缓冲包装：将货品的周围空间用缓冲材料衬垫，而对其进行全面保护。

B. 部分缓冲包装：仅在货品的拐角或局部地方使用缓冲材料衬垫。这种方式既能得到较好的效果，又能降低包装成本。

C. 悬浮式缓冲包装：先将货品置于纸盒内，货品于纸盒间各面均用柔软的泡沫塑料衬垫妥当。盒外用帆布包紧、缝合，或装入胶合纸箱，然后用弹簧吊在外包装箱内，使其悬浮吊起。这种方式适用于极易受损的精密机电。

总体来说目前供应商采用的还是部分缓冲包装，既有出于经济的考量，同时也兼顾了设备的保护，是一种最为常见的包装方式。

3.7.1.5 一次性系统运输管理

相较于不锈钢设备，一次性系统大多由 LDPE 材质的储液袋、硅胶管、PP 材质的囊式滤器、PP 材质的接头等部件组成。所以体积小，重量轻，但是缺少硬度，容易受到外力的影响而造成破损。所以在制造组装后，必须经过仔细的包装保护，以避免出厂、运输、入库等环节对系统的损害。在包装材料选择上，会使用多种方式组合来包装。所用的缓冲材料通常也不止一种，比如塑料薄膜 + 泡沫塑料等。而且一次性系统由于都是预灭菌，所以包装材料更要确保其在运输过程中不发生破损失效。供应商也应依照相应的规范对运输包装保护效果进行测试验证（表 3-21）。

表 3-21　一次性系统的运输规范

编号	规范名称
ASTM D-3951	Standard Practice for Commercial Packaging（1988）
ASTM D4169	Standard Practice for Performance Testing of Shipping Containers and system
ASTM D4728-06	Standard Test Method for Random Vibration Testing of Shipping Containers
BSI BS 1133	Packing Code（1985）
BSI BS 2540	Silica Gel for Use as Desiccant for Packages（1960）
BSI BS 3177	Method of Determining the Permeability Materials Used for Packaging（1969）
ISO 3394	Dimension of Rigid Rectangular Package–Transport Packages（1984）

编号	规范名称
ISO 780	Pictorial Marking for Handing of Goods（1985）
ISO 4180	General Rules for Compilation for Performance Test Schedules，Part2：Quantitative Data（1980）
ISO 7065/1	Packing Sacks–Drop Test，Part1：Paper Sacks（1984）
ISO 6591/1,2	Packing Sacks Description and Method of Measurement（1986）Part1：Empty Paper Sacks；Part2：Empty Sacks Made from Thermoplastic Flexible Film
ISO 6599/1,2	Packing Sacks，Vocabulary and Types，Part1：Paper Sacks（1983）Part2：Thermoplastic Sacks（1986）
ISO 2233	Conditioning for Testing（1986）
ISO 2234	Stacking Test Using Static Load（1985）
ISO 2248	Vertical Impact Test by Dropping（1985）
ISO 2244	Horizontal Impact Test（Inclined Plane Test，Pendulum Test）（1985）
ISO 2247	Vibration Test at Fixed Low Frequency（1985）
ISO 2872	Compression Test（1985）
ISO 2873	Low Pressure Test（1985）
ISO 2874	Stacking Test using Compression Tester（1985）
ISO 2875	Water Spray Test（1985）
ISO 2876	Rolling Test（1985）
ISTA 2A	Packaged–Products 150Ib（68kg）or less

3.7.2 储藏管理

在制药企业使用过程中，生产和消费在时间、空间以及品种和数量等方面是不同步的。考虑到每个供应商的交货期都不同，而且有些设备由于在国外生产，交货期可能会延长到几个月之久。为了不影响生产，制药企业通常会提前根据生产计划预估半年甚至一年的用量需求。或者在厂建时期，会同步采购设备，等待厂建完成后，就可以立刻投入生产。

3.7.2.1 不锈钢设备的储藏管理

不锈钢设备在出厂前，都需要做清洗、干燥、除油以及表面钝化处理。不锈钢设备通常有良好的抗氧化性，这与氧化铬（Cr_2O_3）的形成有关。不锈钢设备的储藏过程中需要避免金属腐蚀的发生。

不锈钢钝化处理的原理在于，其表面自动形成了一种厚度非常薄的无色、透明的富铬氧化物膜，这层膜的形成防止了钢的生锈。我们称其为钝化膜。钝化膜的形成实际上是钢中铬元素把自己易形成氧化物（钝化膜）保护自己的特性给予了钢的结果。

但是随着时间的延长，最初形成的氧化层（Cr_2O_3）并不保证材料有高的抗氧化性能。随着时间的延长，不锈钢的氧化特性可能发生若干变化。在轻微氧化的情况下，氧化层保持其保护性，而在氧化比较严重的情况下，氧化物的生长速度可能突然增快，急剧氧化。当不锈钢钝化膜在环境介质中遭受破坏后，在破坏处可自发形成保护性钝化膜，防止金属的腐蚀。因此，在钝化膜影响下，不锈钢的腐蚀速率可达到碳钢的千分之一乃至更低。

而放置在潮湿的空气或长时间浸泡在水中，不锈钢的抗氧化性能会明显的降低。这是因为水分降低了保护性氧化层的塑形所致，且随着环境温度的升高，这种现象会更加明显。

3.7.2.2 一次性系统的储藏管理

一次性系统设备通常都是采用化学性能相对稳定的材质，所以对储藏的环境要求不是很高。但是由于其本身没有硬度，不耐压，所以严禁将重物堆叠在一次性系统的外包装上，以免造成破损。其次，由于一次性系统通常都是预灭菌，所以它的有效期通常是辐照后 2 年内有效，非灭菌的一次性系统效期最长也不超过 5 年，所以一次性系统的储藏期较短，需要使用者及时使用和定期清理。

3.8 配液工艺考虑要点参考

3.8.1 制药配液工艺生命周期流程

A. 工艺需求

B. 工艺建立

C. 工艺验证

D. 持续改进

E. 工艺退役

3.8.2 制药配液工艺基本要求

A. 设计合理

B. 质量符合

　a. 所配制液体符合既定质量标准

b. 质量指标：依据具体配液应用而定，包括均一性、活性成分含量（制剂配制）、残留物含量（如有）、pH、电导率、生物负荷／无菌、内毒素、颗粒物、其他

C. 工艺受控、工艺稳健

　　a. 配液人员资质符合要求，行为受控

　　b. 配液方法受控

　　c. 配液用设备系统运行受控

　　d. 配液设施与环境受控

　　e. 配液用原辅料、耗材、水、气／汽等质量受控

　　f. 工艺参数受控：搅拌速度、剪切力、体积／重量、温度、时间、pH、电导率、压力、其他

D. 数据完整性符合规范

E. 有效防止污染、交叉污染

F. 环境卫生和安全（EHS）

G. 经济性符合要求：产能、直接成本、间接成本

3.8.3　制药配液工艺设计考虑要点

A. 制药配液工艺基本要求（见 3.8.2）

B. 配液对象及其要求

　　a. 药品和药品工艺特点及要求

　　b. 配液对象类型及其性质

　　c. 配液对象要求：质量要求、工艺要求

C. 配液对象配方

　　a. 物料清单

　　b. 配制量及物料量

D. 原辅料及活性成分的特征

　　a. 特征项：性状、密度、溶解性、黏度、剪切敏感性、温度敏感性、光敏感性、其他

　　b. 特征项对配液影响（举例）

●　漂浮类固体（如培养基）在液面有可能形成板结，进而影响混匀效率，配液工艺建立时需考虑控制投料速度、投料顺序，并选用吸力较好的搅拌技术。

●　涉及易形成泡沫物料时，需考虑采取控制搅拌速、剪切力和液面高度等措施。

- 涉及沉降类固体时，需考虑避免混匀系统底部的某些部位，如底部出液口的盲端、搅拌桨周围的缝隙，存在不能被溶解、混匀的颗粒。
- 涉及不溶性固体时，需考虑搅拌停机或者液位较低时，悬浮颗粒会快速沉降或上浮的问题。
- 涉及高黏度物料时，需考虑给予较大混合扭矩，同时考虑搅拌形式的适用性。
- 涉及剪切力、温度或光照敏感物料时，例如某些生物分子，需采取选择适当搅拌方式、控制搅拌速度、减少摩擦、控制温度、避光等相应控制措施，避免产生变性、聚集、裂解等问题。
- 工艺设计还需考虑配液中存在的轻质固体粉末和有毒有害类固体粉末造成的粉尘污染问题，为保护洁净区环境和操作人员，宜采用封闭式投料装置和混匀系统。

E. 制药配液用耗材
   a. 耗材自身特性
   b. 应用工艺条件（如温度、压力、时间等）
   c. 主要评估点（根据具体耗材而定）：化学兼容性、可提取物/浸出物、吸附性、颗粒物、物理强度（如破损）、完好性、系统密闭性（如需）、搅拌形式、最小工作体积、最小残留体积、搅拌死角、安装/拆卸空间要求、其他

F. 配液设备系统
   a. 适用性
   b. 易操作性
   c. 灵活性
   d. 稳定性

G. 制药配液环境
   a. 制药配液所处环境需与配制对象、配制工艺、设备系统等具体情况及要求相匹配。
   b. 中国 GMP（2010 年修订）的"附录 1 无菌药品"规定：对于可最终灭菌产品，产品的配制和过滤（指浓配或采用密闭系统的稀配）环境至少为 D 级；对于不可最终灭菌产品，灌装前可除菌过滤的药液、产品的配制与过滤环境至少为 C 级。

H. 工艺技术与方法

I. 工艺过程及控制

　　　　a. 工艺步骤

　　　　b. 关键工艺参数及范围

　　　　c. 过程分析与监控方法

　　　　d. 自动化

　　　　e. 其他

J. 配液工艺风险管理

K. 工艺验证

L. 变更与持续改进

M. 在线清洗（CIP）

N. 在线灭菌（SIP）

O. 其他

第 4 章
制药配液工艺自动化

随着监管要求的提高、企业风险防控意识的提升以及制药装备技术水平的提高,制药配液工艺自动化程度逐步提高。目前,制药配液工艺所涉及的清洗、灭菌、完整性测试、密闭性测试、物料识别、加料、计量、酸碱调节、离子强度调节、搅拌、温度控制、操作记录和参数记录等已可实现自动化。制药配液自动化有助于降低操作人员因素所导致的风险,有助于工艺受控、稳定、高效,以及数据的管理。

4.1 自动化与信息化架构

4.1.1 自动化与信息化

工业自动化技术是一种运用控制理论、仪器仪表、计算机和其他信息技术,对工业生产过程实现检测、控制、优化、调度、管理和决策,达到增加产量、提高质量、降低消耗、确保安全等目的的综合性高的技术,包括工业自动化软件、硬件和系统三大部分。工业自动化技术作为 20 世纪现代制造领域中最重要的技术之一,主要解决生产效率与一致性问题。无论是高速大批量制造企业还是追求灵活、柔性和订制的企业,都必须依靠自动化技术的应用。自动化系统对提高生产过程的安全性,提高生产效率,提高产品质量发挥积极作用。

自动化不仅包含利用信息实现目标的原理和方法,而且包含作为其载体的技术和装备,并最终将它们集成在自动化系统中,涉及从理论、方法、技术到设备的各个层面。信息技术是由信息获取、信息传输、信息处理和信息利用四部分组成的。基本的自动化系统至少包含有信息获取、处理和利用三部分,而带有计算机网络或通信网络的自动化系统则更是包含了以上全部内容。但需要指出的是,以控制为基础的自动化虽然涉及到信息技术的全部,但其重点是在信息的利用上,即如何利用信息去实现有目的的行为,信息的获取、传输和处理,则是为了实现这一目的的手段和工具。因此,自动化离不开计算机、通信和信息处理,但与这些信息技术相比,更体现了人类改造自然的直接目的。在这个意义上,自动化技术显然是信息技术中最核心的组成部分之一。

信息时代的自动化，则是在机械化时代自动化的基础上升级而成的。在计算机用于自动化之前，自动化的功能目标是节省人力。随着计算机和信息技术的发展，计算机和信息技术作为自动化技术的重要手段，自动化的视野大大扩展，自动化的功能目标不再仅仅是代替人的体力，而且可以代替人的部分脑力劳动。目前，已有企业将信息技术用于企业产品设计、制造、管理和销售的全过程，以提高企业在全球化形势之下的市场应变能力和竞争能力，这显然是企业信息化的主要内容和目标。企业综合自动化系统可对生产经营进行科学的分析、评价和预测，对生产计划和经营策略及时进行调整，以适应多变的市场需求。工业控制自动化技术正在向智能化、网络化和集成化方向发展。因此，从提高企业自动化系统工作层次的角度看，信息化的确是促进了自动化的提高，而且可以说，信息化是更高层次的自动化。

4.1.2 自动化与信息化层级

工业自动化可分级为：基础自动化、过程自动化和管理自动化。其中，基础自动化主要包括现场仪表、可编程逻辑控制器（Programmable Logic Controller, PLC）、分布式控制系统（Distributed Control System, DCS）、现场总线控制系统（Fieldbus Control System, FCS）等；过程自动化主要包括优化控制、先进过程控制（Advanced Process Control, APC）、人工智能、生产调度等。自动化层级相应可分为：现场层、制造执行系统或过程控制层、资源管理决策层。

4.1.2.1 计算机化系统功能层次

美国仪表、系统和自动化协会(The Instrumentation, Systems and Automation Society, ISA）于 1995 年投票通过 ISA-95 企业系统与控制系统集成国际标准（简称 S95，也称作 SP95）。S95 标准是为实现上层管理信息系统、下层车间控制系统之间的集成，最大贡献在于统一了管控系统集成的术语、信息对象模型及其数据结构、活动对象模型。S95 标准将制造企业的计算机化系统划分了五个功能层次，并定义了每一层应该提供的功能及信息的响应时间（图 4-1）。

A. 层级 0，定义了实际的物理过程。

B. 层级 1，定义的活动包括对物理过程的参数测量、状态感知及对物理过程的操作。典型代表有各类传感器及执行器。

C. 层级 2，定义监视和控制物理过程的活动。这一层的典型代表是各类控制系统，如分布式控制系统（DCS）、可编程逻辑控制器（PLC）等，信息相应时间是小时、分钟、秒，或者更快。

D. 层级 3，定义的活动是生产预期产品的工作流程，它包括维修记录及生产协调，被称为制造执行系统（Manufacturing Execution System, MES）。信息响应时间是天、班次、分钟、秒。

E. 层级 4，定义了管理生产运营的相关业务活动，这些活动包括建立生产计划（例如材料的使用、发货、运输），确定库存量，确保生产原料及时准确到货。

层级 3 的信息是层级 4 活动的关键，这也是为什么很多国内甚至国外发达国家企业上了企业资源计划（ERP）系统却遭遇了不同程度的失败，出现重复投入、信息冗余、"信息孤岛"、各系统的信息无法相互理解的根本原因是没有层级 3 数据（MES）的支持。

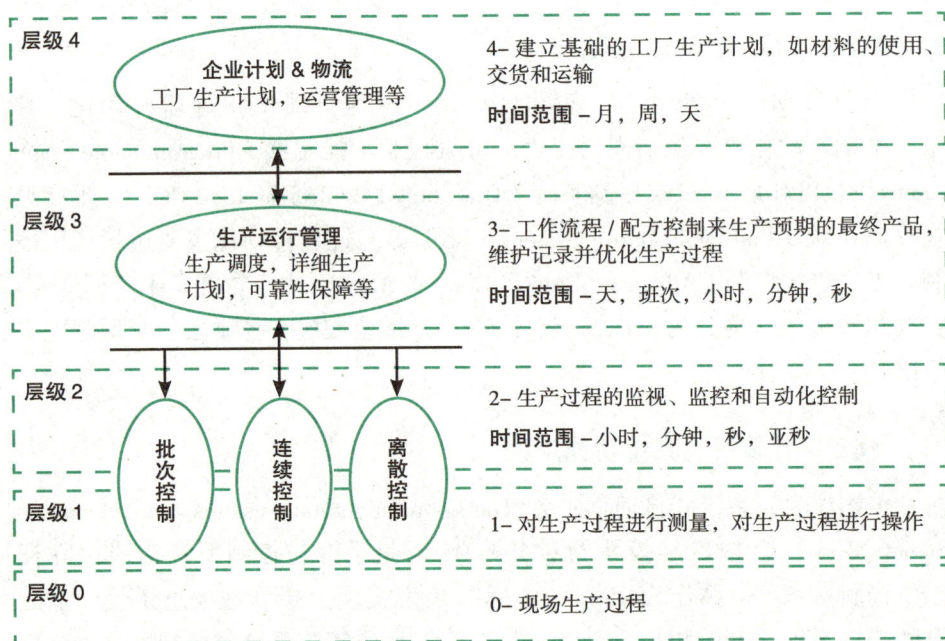

图 4-1 计算机化系统功能层次（ANSI/ISA-95.00.01-2000）

S95 同时将企业物理结构模型分级为：企业、地点、区域、生产线、设备单元（或过程单元 / 零部件，或生产单位）。其中，企业和地点对应计算机化系统层级 4 的活动范围，区域、生产线和设备单元对应计算机化系统层级 3 的活动范围，如图 4-2 所示。

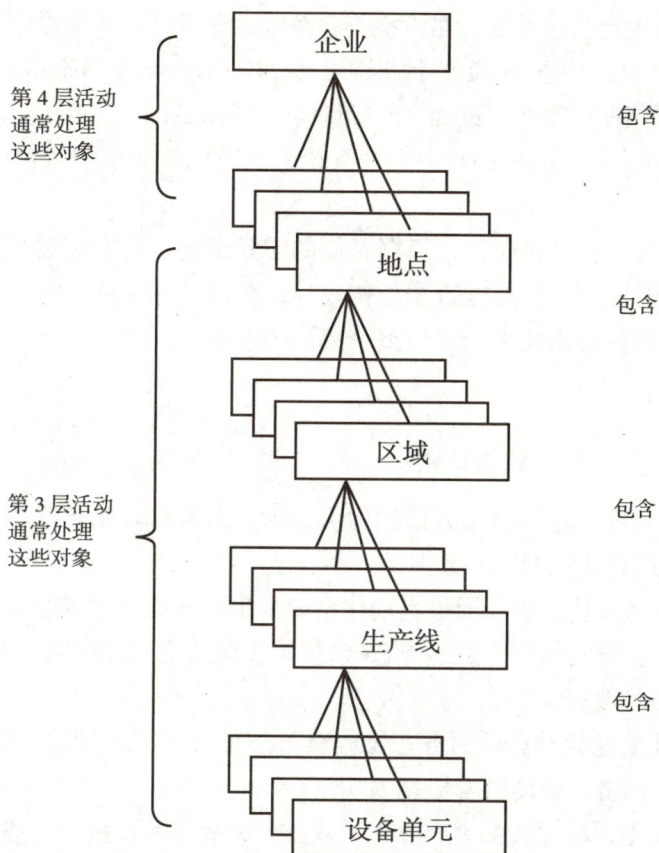

图 4-2 基于角色的物理层划分（ANSI/ISA-95.00.01-2000）

4.1.2.2 基于系统层级的企业信息架构

企业信息架构基于系统层级可分为五层：设备层、控制层、车间层、工厂层和集团层。

A. 设备层，主要包括车间使用的仪器仪表、传感器、制药生产设备和辅助装置。通过设备层，组建车间的基础生产装置，完成药品的生产过程及生产中设备、物料等的参数感知。

B. 控制层，各个生产设备或生产工序使用的不同规模的自动化控制设备和控制系统。完成对设备层的自动化控制和协调，完成部分工序的自动化生产。

C. 车间层，车间使用的生产管理、物料管理及制造执行系统。主要包括制造执行系统（MES）、批系统（Batch System）等。

D. 工厂层，面向整个工厂使用的质量管理、物料管理及生产监控系统。

包括生产监控系统、实验室管理系统、仓库管理系统等。

    E. 集团层，由企业资源计划（Enterprise Resource Planning, ERP）、客户关系管理（Customer Relationship Management, CRM）、商业智能（Business Intelligence, BI）等系统组成。完成企业层级经营管理的信息化系统。

通过分层的信息化架构，根据企业的实际情况，考虑每层要达到的信息化目标，同时要完成各层的数据架构设计，考虑整体系统之间的信息共享和协同，利用各种通讯技术，实现整个集团的信息互联互通，达到协同生产的目标。

4.1.2.3 企业整体数据架构

从数据角度，企业整体数据架构可分为：工业自动化数据、生产信息化数据、企业信息化数据、大数据。

    A. 工业自动化数据，通过自动化系统采集的工业实时数据。

    B. 生产信息化数据，通过 MES 系统等收集的生产过程中的人员、设备、物料等数据。

    C. 企业信息化数据（财务、供应链），通过企业经管人员收集的企业计划、财务、供应链等数据。

    D. 大数据，通过数据集成收集形成企业大数据库，包括上述提到的集团所有的信息化数据。

考虑整体数据的独立性，同时在数据的规划中考虑数据与数据之间的统一。建立企业级别的主数据，才能完成后期大数据的构建，为最顶层的商业智能提供数据来源。通过商业智能工具，产生商业智能分析数据，达到销售、财务、供应链及工业智能生产步调一致，协调生产的目的。

4.1.3 自动化平台

目前，自动化系主流平台为：DCS、PLC 和数据采集与监视控制系统（SCADA）。

4.1.3.1 DCS

DCS 是一个由过程控制级和过程监控级组成的以通信网络为纽带的多级计算机系统，由多台计算机分别控制生产过程中多个控制回路。DCS 是可集中获取数据、集中管理和集中控制的自动控制系统，综合了计算机、通讯、显示和控制（4C 技术），其基本思想是分散控制、集中操作、分级管理、配置灵活以及组态方便。DCS 按地区把微处理机安装在测量装置与控制执行机构附近，将控制功能尽可能分散，管理功能相对集中。这种分散化的控制方式能改善控制的可靠性，不会由于计算机的故障而使整个系统失去控制。当管理级发生故障时，过程控制级（控制回路）仍具有独立控制能力，个别控制回路发生故障时也不致影响全局。与计算机多级控制系统相比，DCS 结构更加灵活、布局更为合理、成本更低。

4.1.3.2　PLC

PLC 是一种专为在工业环境应用而设计的数字运算电子系统，用于其内部存储程序、执行逻辑运算、顺序控制、定时、计数与算术操作等面向用户的指令，并通过数字或模拟式输入/输出控制各种类型的机械或生产过程。PLC 将计算机技术、自动控制技术和通讯技术融为一体，成为实现单机、车间、工厂自动化的核心设备。PLC 具有可靠性高，抗干扰能力强，组合灵活，编程简单，应用范围广，成本相对较低，维修方便等优点。随着技术的进步，其控制功能由简单的逻辑控制、顺序控制发展为复杂的连续控制和过程控制，成为自动化领域的三大技术支柱（PLC，机器人，CAD/CAM）之一。

4.1.3.3　DCS 与 PLC 区别

DCS 是一种"集散式控制系统"，而 PLC 只是一种"控制装置"，两者是"系统"与"装置"的区别。系统可以实现任何装置的功能与协调，PLC 装置只实现本单元所具备的功能。DCS 更侧重于过程控制领域（如定制化配液工艺流程），主要是一些现场参数的监视和调节控制，而 PLC 则侧重于逻辑控制（如制药设备）。当然现在的 PLC 也有很好的处理过程控制能力，但是专业性、稳定性、全面性上落后于 DCS 系统。DCS 可以选配更加高级的控制选件，比如批控制（Batch Control）、模型预测控制（Model Predictive Control, MPC）等高级控制套件；DCS 更易于通过 GMP 审核，该系统的电子签名及记录、用户管理、数据安全性相比 PLC 系统更加完善和统一。自动化平台选用 DCS 还是 PLC 一直是制药企业比较关注的问题。应该从控制点总量和数模比例来确定是采用 DCS 还是 PLC 系统。一般来讲模拟量大于 100 个点以上的或总控制点位在 300 以上的，应采用 DCS；数字开关量较多的、总控制点位在 300 以内的，PLC 则是更好的选择。

4.1.3.4 SCADA

数据采集与监视控制系统（Supervisory Control and Data Acquisition, SCADA）功能是在工业生产过程中实时采集现场数据，对工业现场进行本地或远程的自动控制，对工艺流程进行全面、动态和实时的监视，并为生产、调度和管理提供必要的数据。通常情况下，SCADA 系统定义为一个数据采集平台，层级上高于 DCS 与 PLC 系统。

4.1.3.5 架构图示例

A. 当配液生产定制设备包的控制点较多，超过 300 个控制点时可采用 DCS 架构，见图 4-3。

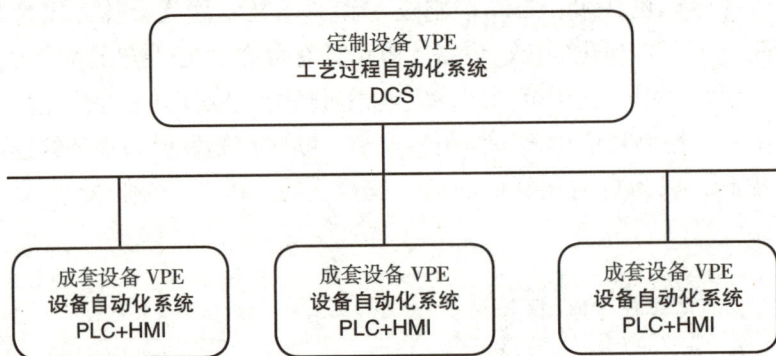

图 4-3　DCS 架构示意图

B. 当配液生产定制设备包控制点低于 300 个控制点时可采用 SCADA+PLC 架构，见图 4-4。

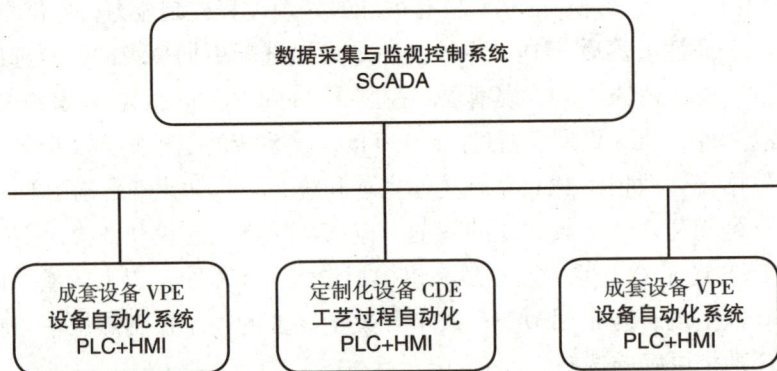

图 4-4　SCADA+PLC 架构图

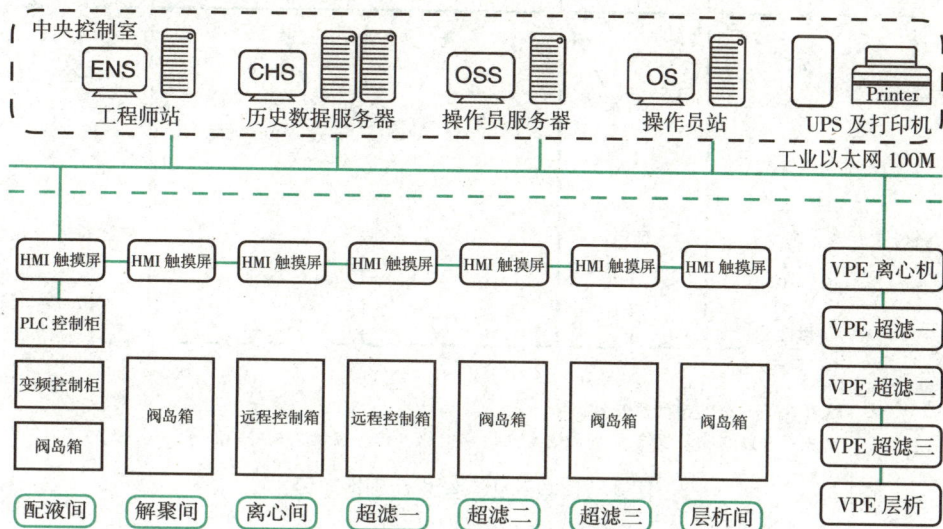

图 4-5 配液系统网络架构图

D. 配液车间整体自动化架构，见图 4-6。

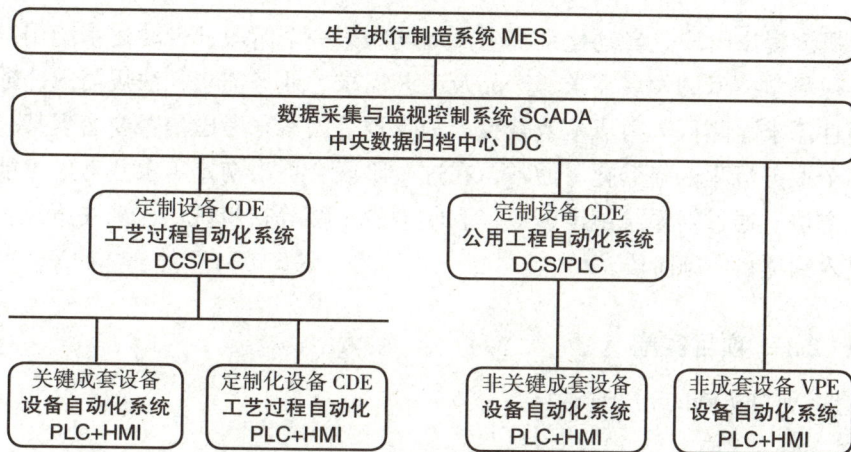

图 4-6 配液车间整体自动化架构图

4.2.1 自动化系统生命周期阶段划分

自动化系统生命周期包括从概念提出到系统退役的所有活动，参见图 4-7，可分为四个主要阶段：概念提出、项目实施、系统运行、系统退役。

第 4 章 制药配液工艺自动化

167

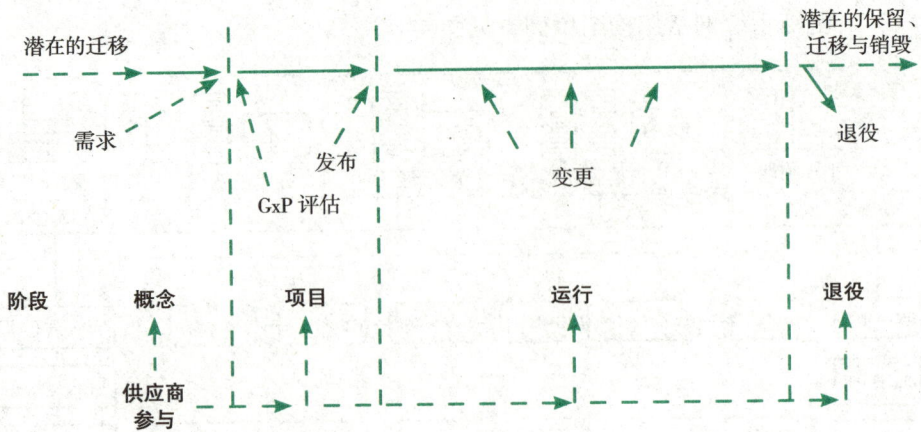

潜在的迁移

需求

发布

GxP 评估

变更

潜在的保留、迁移与销毁

退役

阶段　　概念　　　　项目　　　　　运行　　　　　退役

供应商参与

注：这可能是一个复杂的供应链；
　　供应商可以提供贯穿于整个系统生命周期中的知识、经验、文件与服务

图 4-7　自动化系统生命周期阶段

4.2.2　自动化系统生命周期各阶段活动概述

4.2.2.1　概念提出

概念提出阶段是自动化系统生命周期的第一个阶段，自动化系统用户根据行业科学技术的发展需求、产品及工艺需求、业务需求、法规需求、数据可靠性需求、降低人力成本或减少人为干预等因素来考虑是否要实现某一个或多个业务流程的自动化。通常，在这个阶段会提出初始需求并考虑可能的解决方法。通过对系统范围、成本和收益的平衡等初步认识，来决策是否需要进入到项目实施阶段。

4.2.2.2　项目实施

A. 项目实施的五个阶段

　　a. 计划

　　　● 编写审核并批准用户需求说明 / 实施初步风险评估

　　　● 进行供应商评估审计并选择合适的供应商

　　　● 编写审核并批准验证计划

　　　● 编写审核并批准质量及项目计划

　　b. 规范

　　　● 编写审核并批准功能说明

　　　● 编写审核并批准硬件设计说明，包括图纸

- 编写审核并批准软件设计说明
- 编写审核并批准软件模块说明
- 实施功能性风险评估，识别控制措施
- 编写审核并批准设计确认方案，执行测试及审查结果

c. 配置和（或）编程
- 订购硬件
- 构建系统
- 开发软件
- 制定配置管理计划
- 集成系统

d. 确证
- 软件源代码审核
- 编写审核并批准软件模块测试方案，执行测试及审查结果
- 编写审核并批准工厂验收测试方案（硬件和功能）
- 执行内部工厂验收测试（FAT）预测试并审查结果（供应商内部的）
- 执行并见证 FAT 测试并审查结果（被监管公司提供见证的）
- 运至现场
- 安装调试
- 编写审核并批准现场验收测试（SAT）方案，执行测试及审查结果
- 编写审核并批准安装确认 / 运行确认（IQ/OQ）方案，执行测试及审查结果
- 编写审核并批准可追溯矩阵

注意：由于术语使用的不同，可能的叫法也有"单元测试""配置测试""功能测试""需求测试""用户验收测试（UAT）"等。

e. 报告
- 生成系统最终文件并进行审批
- 保证所有设计文件均为"竣工"版本
- 编写技术手册
- 为操作人员、工程师、管理员等进行相应知识的培训
- 生成最终验证总结报告和移交检查表并进行审查
- 完成移交
- 系统放行投入使用（运行阶段持续维护，遵循变更与配置管理）

B. 项目实施支持流程
    a. 项目实施支持流程内容：风险管理、设计审查、变更与配置管理、可追溯性管理、文件管理、其他
    b. 项目实施阶段活动与支持流程（图4-8）

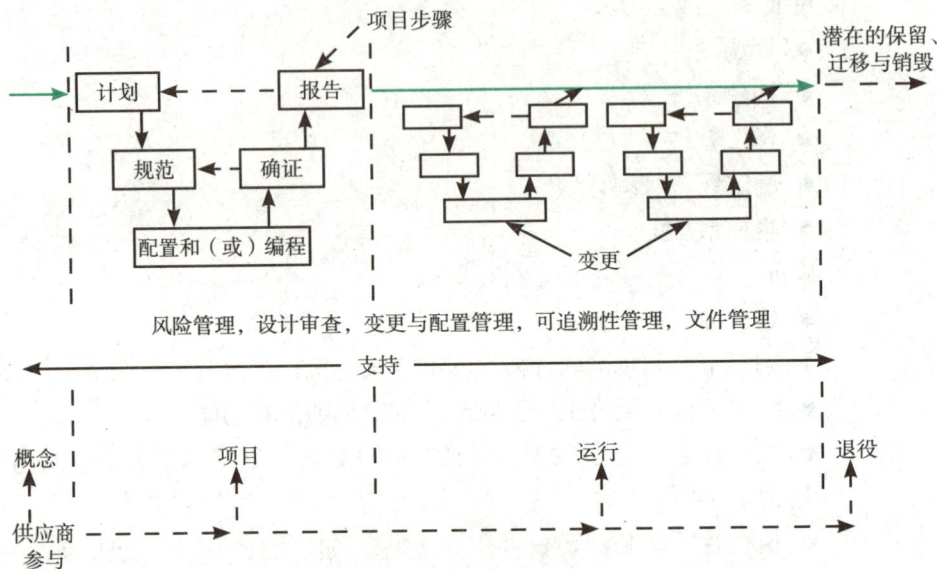

图4-8　项目实施阶段活动与支持流程

C. 项目实施支持流程示例之偏差管理
    a. 自动化系统的偏差管理应遵循企业的偏差管理与纠正预防措施流程。
    b. 自动化系统偏差处理的步骤包括：偏差的报告、偏差的评估、偏差的调查、纠正和预防措施、偏差报告的批准、纠正和预防措施的跟踪。
    c. 自动化系统偏差处理各步骤具体内容不在此赘述，仅列出几个常见问题供参考。
- 偏差发生后，只有偏差记录，没有进行偏差评估和偏差调查，而直接把偏差关闭。
- 偏差调查没有记录或调查记录，没有数据支持只有推测性的描述。
- 对于偏差发生的根本原因结论明显错误。
- 有偏差发生，有偏差评估和偏差调查，但是偏差迟迟无法关闭。
- 偏差处理过程中只有质量部门参与，没有偏差发现者的参与。

- 同一个偏差重复发生，没有预防措施。
- 偏差处理报告完成了但是没有对产品进行隔离、评估和复检。

D. 项目实施支持流程示例之变更管理与配置管理

 a. 自动化系统的变更应遵循企业变更控制流程，发生变更时应该同时考虑配置管理活动，尤其在变更的评估过程中。一般情况下变更包括以下几方面内容。

- 变更内容的详细描述，例如软件变更、硬件变更或者相关文件变更。
- 变更的原因描述，例如系统固有缺陷导致的变更或者由于其他系统的变更而引起计算机化系统的变更。
- 变更的风险评估一般由相关领域专家或者有经验的人员组成专家团队进行，比如由生产部门、质量部门、工程部门、EHS、IT等部门人员。评估的结果应由相关人员和质量部门进行审批。
- 变更的风险评估，例如更换计算机化系统的服务器属于一个重要变更，需要针对此变更编写单独的需求说明包括软件的需求、硬件的需求等，进而进行设计确认、安装确认和运行确认等。而一个微小变更比如更换一块非关键区域的温度传感器可能仅仅需要进行接线测试和温度显示测试。
- 变更的实施计划，包括实施涉及的人员安排与时间安排等。
- 变更方案的审核与批准，可能需要相关管理人员对于变更方案进行审核和批准，待批准后才可进行变更的实施。
- 变更的实施，变更的执行过程应建立追踪体系以保证变更按照计划顺利进行，变更执行完成后需要对变更效果进行评价，确认变更是否达到预期。对于影响程度较小或者结果显而易见的变更的评价可作为变更执行过程的一部分，但是对于影响范围较大或者重大变更，其评价结果应该基于客观数据进行。
- 变更的关闭，变更执行完毕后，将变更实施的结果比如相关的测试和验证结果进行审核与批准，关闭此项变更。

 b. 企业宜尽早建立自动化系统配置清单和配置管理流程，使能够在系统变更、故障等情况下快速完成测试、恢复，使系统尽快重新运行。

 c. 系统配置包括硬件配置和软件配置，配置参数可从设计文件、现场测试文件、变更报告等文件中获得，并动态更新。

 d. 配置管理要求

- 每个系统的配置管理使用唯一的名称和编号进行识别，版本号需要根据每次的变更进行更新，确保变更后的配置项目是最新的。

- 对于所有的配置项目都应该采用变更控制，由授权的员工对系统软件、硬件等的配置进行记录、归档。
- 任何配置的内容不允许在未授权的情况下进行更改，对于配置更改应该有权限的控制，特别是软件代码或参数的修改。
- 对于系统的配置应该进行周期性的审核。

4.2.2.3 系统运行

自动化系统在系统运行阶段，须由既定的、及时更新的、可操作性的规程对其进行管理，以保证系统处于受控（包括其安全性）、符合预期用途并且符合法规要求的状态。为了保证操作员可以熟练使用自动化系统，需要对操作员进行相应培训，保证操作员严格按照标准操作规程（SOP）进行系统操作。

A. 自动化系统运行阶段相关管理规程（表 4-1）

表 4-1　自动化系统运行相关管理规程

序号	规程名称
1	计算机化系统生命周期管理规程
2	计算机化系统风险管理规程
3	计算机化系统供应商管理规程
4	计算机化系统验证管理规程
5	计算机化系统定期审查管理规程
6	计算机化系统电子数据与电子签名管理规程
7	计算机化系统安全管理规程
8	计算机化系统变更与配置管理规程
9	计算机化系统存档与备份恢复管理规程
10	计算机化系统突发事件与纠正预防措施管理规程
11	计算机化系统移交管理规程
12	计算机化系统退役管理规程

B. 自动化系统运行管理规程之安全管理

  a. 安全管理是指利用不同级别权限确保系统只有经过授权人员才能使用，防止系统数据丢失、意外损坏和未授权的修改，保证系统安全。

  b. 安全管理策略

- 系统权限分组安全策略，比如硬件方面可以使用门禁防止无关人员进入，软件方面可以进行用户分组，不同组别用户具有不同权限防止无关人员修改系统配置。

- 用户增加和删除的策略，比如新员工需要进行用户的增加，员工离职需要及时删除用户账号等。
- 用户密码组成策略，比如密码长度、大小写字母、数字组合、密码生命周期等。
- 系统定期进行安全监控，比如专人定期核对系统日志、操作记录等。

C. 自动化系统运行管理规程之备份与恢复

　a. 备份是指复制记录、数据和软件用来预防原始记录、数据和软件的完整性和可用性的损失，备份包括控制程序的备份和运行数据的备份；当采用工控机运行组态软件时，则工控机的操作系统也需要进行备份。

　b. 恢复是指在需要时复原已备份的记录、数据和软件。

　c. 依据系统实现的业务及备份需求确定系统备份的范围，其目的是支持系统灾难恢复及相关的业务持续性。例如由计算机化系统本身产生的所有与患者安全、产品质量和数据完整性相关的系统记录、数据；查看备份数据及系统恢复所需的所有软件（如操作系统、分层式软件和工具、基础产品、定制代码等）。

　d. 企业应该建立计算机化系统的备份与恢复的规程，定义系统备份存储的位置，并根据风险确定的备份的频率。备份与恢复规程建立以后应该根据规程进行备份与恢复的测试，可以在系统进行调试和验证时进行。对于系统的备份与恢复过程应该进行文件化的记录。

　e. 为了降低风险，应尽可能采取异地双备份的策略。如果系统备份由第三方负责管理，则应对第三方相关能力进行评估。

　f. 自动化程序的备份可能还需要根据配置的变更进行，当系统某些参数配置变更时，自动化程序应及时进行备份，以防系统灾难发生时没有最新的自动化程序进行恢复。

　g. 计算机化系统的备份与恢复一般包括操作系统与自动化程序（代码）、数据（工艺过程数据、报警数据以及操作记录数据）的备份与恢复。

　h. 备份操作均应由专人负责管理，并做好台账记录，台账内容应至少包括编号、名称、路径、备份时间、操作人和使用说明等。

　i. 所有的备份工作，其目的都是在兼顾操作系统、控制软件可靠运

行的前提下最大限度地保障实时数据和历史数据的完整性。无论
备份的架构如何部署，建立可控而定义清晰的备份管理制度将会
降低数据丢失的风险，更好的保护企业的关键数据。

j. 自动化程序每次备份时都应该记录其系统名称、版本、日期、备
份原因及操作员等内容。对于备份的文件应该在一定周期内进行
恢复测试，以确定在需要时备份可用。

k. 数据的备份可以采用多种形式比如冗余硬盘存储数据、冗余服务
器存储数据或者远程历史归档服务器存储数据等形式，具体采取
哪种形式可以根据风险评估的结果确定。数据备份的存储位置应
该异于过程数据实时的存储位置。数据备份可以采用全备份或者
增量备份的形式，备份的时间间隔可以以日、周、月、季度、年
度等进行（表 4-2）。备份的数量一般采用多个备份，比如常驻备
份为 6 个，那么第 7 个备份开始即替换第 1 个日期最久的那个备份。
每个备份应该以一个独有的标示进行区分，比如系统名称、日期、
操作员和备份原因等。对于备份完成的文件应该对其进行核实，
确保备份的文件确实可用。

表 4-2 系统备份周期评估表

评估类型	评估标准及参考频率		
系统使用频率	□ 1~4 次 / 月	□ 5~9 次 / 月	□ ≥ 10 次 / 月
	1 次 / 半年	1 次 / 季度	1 次 / 月
系统稳定性	□ ≤ 1 次 / 年	□ 2~4 次 / 年	□ ≥ 4 次 / 年
	1 次 / 半年	1 次 / 季度	1 次 / 月
数据关键性	□ 一般数据	□ 原料药、主要关键数据	□ 中间品、成品关键数据
	1 次 / 半年	1 次 / 季度	1 次 / 月
系统自身数据存储能力	存储数量、存储周期、数据占用量 （确保系统配置存储容量和系统数据产生周期相匹配）		
	□ 1 次 / 半年	□ 1 次 / 季度	□ 1 次 / 月

注：以评估结果中最短周期作为该系统的数据备份周期；表中备份频率为参考频率，企业根据
实际情况自行评估决定。

l. 为了确保备份介质可读、可恢复，应当定期对系统数据 / 程序备份
进行恢复测试。如果在当前系统中进行恢复测试，应尽可能的将
数据恢复到不同的目录中，以避免覆盖现有数据。

D. 计算机化系统的升级

a. 自动化系统的升级具有复杂性，形式各异，每个系统都有其独特
的挑战性。分析纷繁复杂的技术和运行事件，对其进行分类排序，

同时还要将预算和进度保持在控制之下，以确保效率提升和收益获得。

b. 自动化系统升级可分为简单升级和复杂或根本升级，企业需区别对待。并不是所有的升级都要同等对待。有些升级，只是简单的更换即可，对运营只有很小或者根本没有影响。其他升级则可能会从根本上改变配置和系统的行为，需要大量的安装、培训和测试工作才能完成升级。所以需要先了解自动化升级的不同类型。

c. 最常见的升级类型是微小的版本 / 型号的升级，包括系统中硬件或软件部分。这可能包括部件、固件的物理更换，或者服务包升级到商用软件（COTS）。这些类型的升级改造一般需要很少、甚至无需应用软件的重新更新。除了被更新的部件，自动化基础设施的其余部分一般保持不变。

d. 所有的系统，都是基于某种形式的硬件和软件技术平台。对这些平台的重大升级，即使是同一生产厂家的产品，也可能会导致某种程度的软件重新设计。尽管这些变化，可能仅限于简单的配置和脚本的变化，但是应用软件可能需要完全重新编译。整个应用则需要全部重新测试，以确保正常运行。

e. 最常见的升级是控制器处理器和模块的升级。在同一产品线内的升级，一般不需要应用程序的变化，或者即便是最糟糕的情况发生，也只需要微小的配置变化。

f. 处理器固件的变化，可能会影响特定功能的响应。例如，比例 – 积分 – 微分（PID）控制逻辑的改变，可能需要重新设定 PID 的调节参数。这种类型的升级完成之后，完整的测试和验证该系统应该是计划的一部分。如果进行不同品牌产品的升级改造，可能所有安装和运行都需要进行重新测试和验证。

g. 应该为新、旧系统的运营生成一份详细的需求说明书。该需求说明书应定义所有功能细节，规定系统功能要求、软件要求和硬件要求等。应召集系统使用者、运营维护人员、质量人员和任何其他相关人员参加的会议，来审查需求说明书。这有利于大家达成共识，为升级改造建立牢固的基础。

E. 数据管理

a. 数据可以包含在纸质记录（比如工作表和记录本）、电子记录和审计追踪、照片、微缩胶卷或微缩胶片、音频文件或视频 文件或其他媒介中，通过这些媒介，将 GxP 活动相关的信息被记录下来。

b. 数据应按照生命周期原则实施管理，数据管理具体要求和规范参见《药品数据管理规范》征求意见稿。本节仅就工艺数据管理、审计追踪数据管理和备份/恢复管理作概要说明。

F. 工艺数据（趋势、报表及报警）的管理

a. 计算机化系统应确保生成的工艺数据（趋势及报表）真实、准确、完整，在记录存储期间不失真。

b. 对于自动采集到的数据，应保证它在生成、传输、存储环节中不失真；例如对现场传感器进行校准，进行环路测试等。

c. 对于关键数据的手工录入（如投料量），应该由另外一个操作者或使用经过验证的电子的方式对数据准确性进行检查。

d. 对于本身错误的数据或录入错误的数据对系统造成的严重性和潜在结果进行风险评估，依据风险评估的结果采取相应的控制措施。

e. 为满足质量审计的目的，存储的工艺数据应当能够打印成清晰易懂的文件，能够适合国家药品监管机构的检查、审核和拷贝。

f. 如果工艺数据被具有相应权限的操作者转换为另外一种数据形式，则在系统验证时需要确认在转换过程中数据的数值和（或）意义没有被修改。

G. 审计追踪数据（或系统日志）的管理

a. 审计追踪有助于重现所记录事件的历史，帮助从原始数据追踪到有关的记录、报告或时间事件，或从记录、报告、事件追溯到原始数据。例如计算机化系统中的事件日志、历史文件夹、数据库查询或报告、显示计算机化系统相关事件的其他机制、特定的电子记录或在记录中包含的特定数据。

b. 审计追踪记录要求

● 能够记录所有的历史数据，包含修改数据前的旧数值。

● 能够标示出具体操作的人员，如原始输入和记录使用者的 ID。

● 由系统自动生成事件发生的时间/日期标记。

● 如果需要证实和证明行动的合理性，也需要包含事件发生的原因。

● 由系统自动生成，不会受到任何用户干扰，普通用户的操作权限不能对审计追踪功能进行配置。

● 必要的审计追踪不能被关闭。

c. 计算机化系统必须具有审计追踪功能的情况

● 生产地和出口国家相关的法规要求系统必须具有审计追踪功能。

● 系统具有可以创建、修改或删除 GxP 或法规相关的操作、运行

记录的功能，例如：普通用户可以更改 GMP 相关的系统数据或配置；系统用户可以更改 GMP 相关的数据 / 记录。

  d. 审计追踪定期审查

- 为确保系统运行正常，应至少每年对计算机系统的审计追踪回顾一次，查看审计追踪功能是否仍然处于激活状态，需要的审计追踪信息是否被正确记录。
- 如果回顾的数据和日常运行的业务相关，那么审计追踪应关注于以下两方面：与偏差、投诉或召回等事件相关的审计追踪记录；对于 GxP 系统，相关的审计追踪进行定期审查时应包含表 4-3 中内容。

表 4-3　审计追踪检查表

检查内容	如何检查
审计功能的配置参数，特别是审计追踪是否被关闭	检查审计追踪功能和数据是否可得
系统的管理员或超级用户是否可以删除或改变审计追踪记录。在必要时，抽查操作者对审计追踪记录的变更	比较纸质记录和审计追踪
评估系统管理员执行的事物处理	使用系统管理员用户标识过滤出审计追踪
系统功能外的数据变更，例如通过直接进入数据库修改数据	使用数据库功能和日志
在必要时，抽查注释	阅读注释

4.2.2.4 系统退役

当一个计算机化系统的现行功能实施不再适用，或执行一个新系统替代现有系统的功能时，该系统就从实际使用中引退。此阶段是生命周期的最后一个阶段，其目标是要消除对原系统的依赖并提供一个如何从原系统中取回相关数据的方法（保留、迁移还是销毁）。系统退役时需要注意考虑数据可靠性相关的问题，防止仍处于有效期内的 GxP 关键数据出现丢失、失效或无法访问等情况。

4.3　自动化系统风险管理

计算机化系统的质量风险管理是一项非常重要而且有益的工作，它贯穿于系统从初始概念提出直至最终系统退役的全过程。欧盟 GMP 附录 11 "计算机化系统""通则"部分表述："风险管理应在计算机化系统的整个生命周期中应用，考虑患者安全、数据完整性和产品质量。作为风险管理体系的一部分，验证程度和数据完整性控制的决策应基于经证明合理和文件化的计算机化系统风险评估基础之上。"

4.3.1 自动化风险管理应用范围

计算机化系统的风险管理应用于系统整个生命周期，见图 4-9。

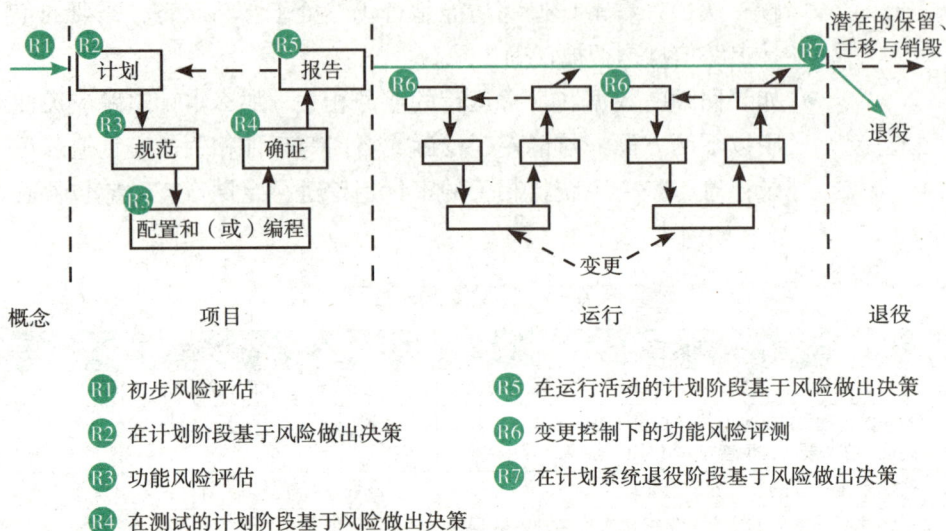

R1 初步风险评估		R5 在运行活动的计划阶段基于风险做出决策
R2 在计划阶段基于风险做出决策		R6 变更控制下的功能风险评测
R3 功能风险评估		R7 在计划系统退役阶段基于风险做出决策
R4 在测试的计划阶段基于风险做出决策		

图 4-9 应用于计算机化系统整个生命周期的风险管理

4.3.2 自动化风险管理的目的与益处

计算机化系统的风险主要是针对患者安全、产品质量以及数据完整性而言的，其目的及益处包括以下几点。

A. 识别风险并将其消除，或者将其降低到一个可以接受的水平。

B. 针对具体的系统采取适宜的生命周期活动，提供依据和灵活的方法。

C. 更加关注于患者安全、产品质量和数据完整性（最终目标），对 GxP 风险进行有效的识别和管理。

D. 根据系统的整体风险（GxP 风险、复杂性和新颖性、供应商评估）确定采用适宜的生命周期活动（及文件）。

E. 为充分利用供应商的活动（知识、经验和文件）提供依据。

F. 确保系统符合预期用途。

G. 加深对产品和流程的理解。

H. 提高系统合规效率。

I. 更好的识别潜在风险，提出建议的控制措施。

J. 其他。

4.3.3 自动化系统风险管理实践

自动化系统风险管理流程可参见 ICH Q9，风险管理工具一般采用简化 FMEA 模型，不在此赘述管理流程和管理工具本身，而是以案例形式呈现。

A. 实施初步风险评估案例样表（表 4-4）

表 4-4　初步风险评估样表

系统名称			
系统验证编号		系统评估文件号	
第一部分：系统范围界定			
参考文件编号			
系统范围界定			
描述系统的用途			

B. 评估系统对产品质量的潜在影响案例样表（表 4-5）

表 4-5　GxP 关键性评估样表

第二部分：GxP 关键性评估		
GxP 关键性评估评价标准	是否适用（Yes / No）	说明
1. 系统是否生成、处理或控制用于支持法规安全性和功效提交文件的数据？		
2. 系统是否控制临床前、临床、开发或生产相关关键参数和数据？		
3. 系统是否控制或提供有关产品放行的数据或信息？		
4. 系统是否控制与产品召回相关要求的数据或信息？		
5. 系统是否控制不良事件或投诉的记录或报告？		
6. 系统是否支持药物安全监视？		
评估		
系统影响性评估将系统分为关键、非关键两类，即 GxP 关键系统和 GxP 非关键系统。6 个问题均需回答，以 "Y" 或 "N" 表示。6 个问题中只要有一个问题的答案是 "Y"，就将该系统归类为 "GxP 关键系统"，在 "GxP 关键系统" 一栏填写 "√"。若 6 个问题中所有问题的答案均是 "N"，则系统归类为 "GxP 非关键系统"，在 "GxP 非关键系统" 一栏填写 "√"。"Y"：是；"N"：否；"N/A"：不适用		
系统 GxP 关键性结果		
关键		非关键

C. 软硬件评估

就 GxP 关键系统，审查软件类别，并判定适用于设备软硬件的最高级别（表 4-6）。

表 4-6　软硬件评估样表

第三部分：软硬件分类评估	
硬件类别评估	
硬件类别	**说明**
第 1 类——标准硬件部件	该系统的硬件包括标准硬件组件如电脑、主机、控制器等
第 2 类——定制硬件组件	该系统的硬件包括定制硬件组件如堆垛机、输送系统等
结果	
根据上述标准对本系统硬件进行审查判定其适用于如下硬件类别	
软件类别评估	
软件类别	**说明**
第 1 类——基础设施软件：包括但并不仅限于已经发展完备或商业可用的分层软件和基础设施软件工具，示例：微软视窗操作系统	
第 3 类——非配置产品：带有现成或标准软件包的非配置型设备。这种软件可允许输入参数，但是必须使用默认的软件配置，示例：环境控制舱	
第 4 类——配置产品：带有现成或标准软件包的配置型设备。这种软件可进行配置以满足用户具体的应用需求。这包括基于标准模块并进行了更改以符合具体要求的 PLC 梯形逻辑	
第 5 类——定制应用程序：带有定制软件的定制设备。针对所要求的应用而不是根据之前已经经过测试和挑战的代码或模块而定制开发的软件（PLC 梯形逻辑）	
结果	
根据上述标准对本系统软件进行审查判定其适用于如下软件类别	

D. 美国 CFR21 评估

根据表 4-7 对系统进行评估，确定其是否适用于美国 CFR21 Part 11 有关电子记录和电子签名要求。

表 4-7　美国 CFR21 Part11 评估样表

第四部分：美国 CFR21 Part11 评估	
美国 CFR21 Part 11– 适用性审核	**是否适用声明** （ Yes / No / N/A ）
1. 系统用以维持规定规则（例如美国 CFR21 Part 210,211 等）所要求的，用于替代纸质版格式文件的电子版格式（例如在 SQL 数据库中所存储信息）的记录 备注：以与纸质版等同的电子版格式（例如 PDF）维护的永久性记录复印件并不被认定为是电子记录	
2. 系统用于维持规定规则所要求的，除了以纸质格式还需以电子格式维持，并需要据其执行法规要求进行工作的记录 备注：如果系统会生成纸质版记录，而这种记录是用于进行法规要求工作的唯一记录，那么此项声明并不适用	

第四部分：美国 CFR21 Part11 评估	
美国 CFR21 Part 11– 适用性审核	是否适用声明 （ Yes / No / N/A ）
3. 系统用于维持根据规定规则要求需要以电子版形式提交给使用者或相关监管机构的记录 备注：在编写一份提交文件时用到了某记录，并不会使得该记录需要适用 Part 11 的要求	
4. 系统用于维持预期等同于规定规则所要求的手写签名、首字母签名和其他一般签名的电子签名	
结果	
如果对第 1~4 号声明的回答均是"否"，那么该设备不适用于美国 CFR21 Part 11 的范围	
如果对第 1~4 号声明中任何一项的回答是"是"，那么该设备适用于美国 CFR21 Part 11 的范围	

E. 评估汇总（表 4-8）

表 4-8 结论汇总样表

第五部分：结论汇总	
评估项目	结果
系统是 GxP 关键系统 / 非关键系统	
硬件类别	
软件类别	
系统是否适用于美国 CFR21 Part 11 要求范围	

F. 实施功能性风险评估（表 4-9）

表 4-9 实施功能性风险评估样表

功能／部件	说明／任务	GxP 关键性	失效事件	最差情况影响	可能性	严重性	可检测性	风险优先性	风险控制措施	评论

G. 风险控制

风险评估过程目的是采用合适的控制；依据所辨识出的风险级别可通过

一组选项实现控制，这些选项包括但不限于以下内容。

  a. 修改工艺设计或者系统设计

  b. 通过外部程序

  c. 增加规范细节

  d. 增加复查的级别和次数

  e. 增加额外的更严格的验证活动

一旦确认和实施控制，将重新进行 FMEA 评估，以确保风险级别得到了有效降低并且已达到可接受的水平，同时对措施情况进行持续监控。

注意风险评估的最终目的是以一种合理的方式充分利用资源，以降低系统对患者安全、产品质量和数据完整性的影响。

4.4 自动化设计

4.4.1 自动化设计流程

4.4.1.1 自动化设计流程图

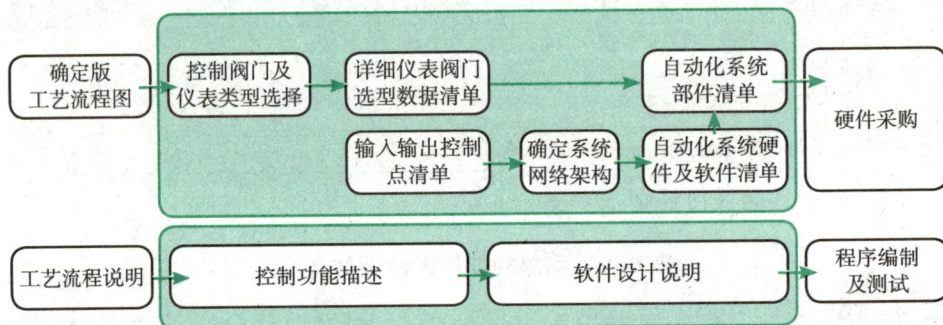

图 4-10 自动化设计流程示意图

4.4.1.2 自动化设计文档

A. 硬件设计说明（HDS）

  a. 仪表阀门选型设计单

  b. 输入输出控制点清单

  c. 控制系统网络架构图

  d. 自动化系统仪表阀门清单

  e. 自动化系统硬件及软件清单

B. 功能设计说明

C. 软件设计说明

4.4.2 自动化仪器仪表

4.4.2.1 自动化仪器仪表分类

A. 按功能分类

　a. 检测仪表，用于检测压力、流量、物位、温度、成分量、物性量等参数的技术工具。

　b. 传感器，用于将检测仪表参数转换为一定的便于传送的信号（例如电信号或气压信号）的仪表。

　c. 变送器，输出为单元组合仪表中规定的标准信号的传感器。

　d. 执行器，自动控制系统中的执行机构和控制阀组合体。

B. 按监控对象分类

　a. 温度仪表：玻璃温度计、双金属温度计、压力式温度计、热电偶、热电阻、非接触式温度计、温度控制（调节）器、温度变送器、温度校验仪表、温度传感器、温度测试仪等。

　b. 压力仪表：压力计、压力表、压力变送器、差压变送器、压力校验仪表、减压器、胎压计、气压自动调节控制仪器、液压自动调节控制仪器等。

　c. 流量仪表：流量计、流量传感器、流量变送器、水表、煤气表、液位变送器、液位继电器、液位计、油表、水位计、液位控制器、计量仪等。

　d. 分析仪器：色谱仪、色谱配件、光度计、水分测定仪、天平、热学式分析仪器、射线式分析仪器、波谱仪、物理特性分析仪器、摄影仪器、频谱分析仪。

　e. 光学仪器：光度计、折射仪、滤光片、滤色片、棱镜、透镜、分光仪、色差计、光电子、激光仪器、显微镜、望远镜、放大镜、经纬仪、水准仪、光谱仪等。

　f. 行业专业检测仪器：风速风温风量仪、温湿度仪、粉尘测定仪、噪音仪、水质分析检测仪器、酸度计 /pH 计、电导率仪、极谱仪、采样器、气体分析仪器、照度计、声级计、尘埃粒子计数器、粮食油检测仪器、测汞仪等。

C. 按安装形式分类（图 4–11、图 4–12）

　a. 嵌入式设备（In–Line Devices）

b. 插入式设备（Insertion Devices）

c. 在线式设备（At-Line Devices）

d. 离线式设备（Off-Line Devices）

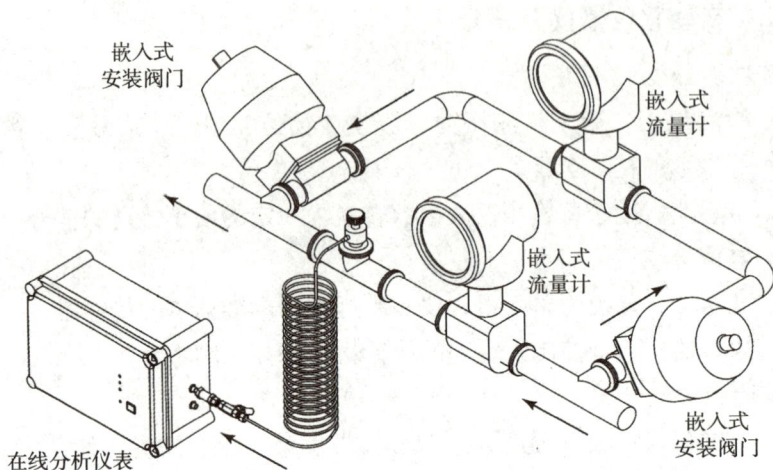

图 4-11　嵌入式与在线式仪表

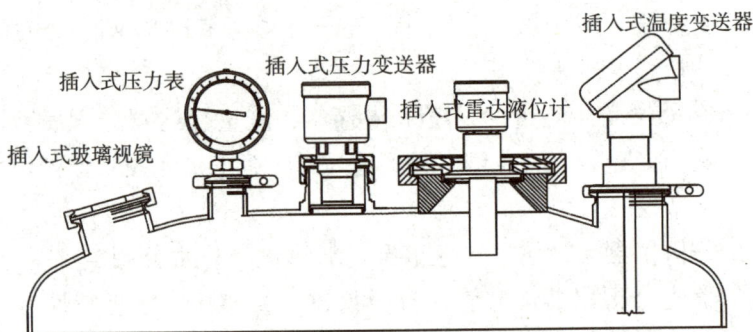

图 4-12　插入式仪表

D. 按测量值影响分类

  a. 关键仪表

- 关键工艺参数，或者直接影响关键工艺参数

- 产品质量报告值，或者对产品质量报告值的准确性有直接影响

- 指示安全隐患，通常这是国家强制检定的项目

- 设备性能的重要指示

- 重要的经济核算

  b. 非关键仪表

- 非关键工艺参数
- 为工作提供方便或者仅仅提供信息的测量值

E. 执行器分类

执行器按所用驱动能源分为气动执行器、电动执行器、液压执行器。

4.4.2.2 自动化仪器仪表选择

A. 仪器仪表要求（表4-10、表4-11）

表4-10　仪器仪表要求

过程仪表	精度要求	材质要求	物理连接	电气接口	工况条件	防爆及防护
温度变送器	0.50%	原则上采用与管道和罐体相同材质与表面粗糙度，316L是常规选用材质	卫生型卡箍连接或无菌法兰连接	24VDC 4~20mA	-50~130℃，-0.1~0.6MPa	防护IP65以上，防爆等级根据实际工况确定
压力变送器	0.20%					
电容式液位计	0.25%					
双法兰液位计	1.00%					
称重传感器	0.10%					
浮子流量计	1.50%					
电磁流量计	0.50%					
质量流量计	0.10%					
pH变送器	0.01pH					
电导率	3%					

表4-11　仪表选型参数表

序号	内容	描述	序号	内容	描述
1	工段		10	仪表材质	
2	设备		11	安装形式	
3	工艺描述		12	仪表尺寸	
4	安装位置		13	防爆及防护等级	
5	仪表类型		14	量程	
6	仪表位号		15	精度	
7	工艺介质		16	规格型号	
8	工况参数		17	单位	
9	电气参数		18	数量	

B. 安装形式选择表（表4-12）

表4-12　仪器仪表安装形式选择表

安装形式	嵌入式	插入式	在线式	离线式
温度变送器	√	√	–	–
压力变送器	–	√	–	–

安装形式	嵌入式	插入式	在线式	离线式
电容式液位计	-	√	-	-
双法兰液位计	-	√	-	-
称重传感器	-	-	-	√
浮子流量计	√	-	-	-
电磁流量计	√	-	-	-
质量流量计	√	√	-	-
pH 变送器	-	√	-	-
电导率	-	-	-	-
总有机碳	-	-	√	-

C. 仪表选择与安装注意事项

    a. 仪表安装应当便于操作人员操作。

    b. 仪表现场指示应当朝向操作人员便于观察、维护人员便于操作的方向。

    c. 仪表安装应当稳固，必要时应当对应安装支架或防护装置。

    d. 仪表的安装位置应易于检修、维护、更换。

    e. 每台仪表在现场应当有唯一的编码标识。

    f. 液体填充物应当是较稳定物质，在发生泄露及极端情况下与产品接触不会对产品造成损害。

    g. 动物油严禁用于仪表润滑。

    h. 应当使用卫生型仪表及阀门，螺纹连接不能使用在料液直接接触的工艺中。

D. 仪表校验

    a. 关键仪表应当定期校验或确认。校验周期的制定，可以参考国家计量检定规程，并且考虑其故障频率。

    b. 非关键仪表应当定期校验、确认或者检查；如果定期检查，那么检查方法应当能够发现其出现故障。

E. 执行器特点

    a. 接受来自调节器发出的信号，以其在工艺管路的位置和特性，调节工艺介质的流量，从而将被控参数控制在生产过程所要求的范围内。

    b. 气动执行机构

      ● 以气源作为动力，相对经济、结构简单。

- 易于掌握和维护，在现场也可以很容易实现正反左右的互换。
- 安全，适用于易燃易爆环境。
- 故障时，须借助于一套组合保护系统来实现保位。

c. 电动执行机构

- 输出的推力或力矩基本恒定，抗偏离能力强，能克服介质的不平衡力，达到对工艺参数的准确控制，所以控制精度比气动执行器要高。
- 配用伺服放大器，可以很容易地实现正反作用的互换，也可以轻松设定断信号阀位状态（保持/全开/全关）。
- 故障时，一定停留在原位。

d. 液动执行机构

- 较优的抗偏离能力（该特点重要，因为当调节元件接近阀座时，节流工况不稳定，且压差越大，越厉害）。
- 运行非常平稳，响应快，能实现高精度的控制。

F. 自动阀门

a. 阀门分类：卫生级隔膜阀、卫生级球阀、角座阀、气动调节阀、蝶阀、其他

b. 阀门选择（表4-13、表4-14）

表4-13 阀门用途及阀门类型选择

阀门用途	截断阀	调节阀	材质要求	连接形式	工况条件
加料管路	隔膜阀	隔膜式调节阀	阀体为316L 膜片为 EPDM/PTFE	卫生型卡箍	0~150℃/-1~0.4MPa
夹套温控回路	开关球阀/角座阀	气动调节阀	304	法兰	0~150℃/-1~0.6MPa
物料转移管路	隔膜阀	不适用	阀体为316L 膜片为 EPDM/PTFE	卫生型卡箍	0~150℃/-1~0.4MPa
在线灭菌管路	隔膜阀	隔膜式调节阀	膜片为 EPDM/PTFE	卫生型卡箍	0~150℃/-1~0.4MPa
在线清洗管路	隔膜阀	不适用	阀体为316L 膜片为 EPDM/PTFE	卫生型卡箍	0~150℃/-1~0.4MPa
工业蒸汽疏水	开关球阀	不适用	304	法兰	0~150℃/-1~0.6MPa
洁净蒸汽疏水	开关球阀	不适用	阀体为316L 膜片为 EPDM/PTFE	卫生型卡箍	0~150℃/-1~0.6MPa

表 4-14　阀门选型参数表

序号	内容	描述	序号	内容	描述
1	工段		10	阀门材质	
2	设备		11	安装形式	
3	工艺描述		12	阀门尺寸	
4	安装位置		13	防爆及防护等级	
5	阀门类型		14	量程	
6	阀门位号		15	气源压力及附件要求	
7	工艺介质		16	规格型号	
8	工况参数		17	数量	
9	电气参数				

c. 自控阀门注意事项

- 安装应当稳固，必要时应当对应安装支架或防护装置。
- 安装位置应易于检修、维护、更换。
- 每台阀门在现场应当有唯一的编码标识。
- 动物油不能被使用于阀门润滑及密封。
- 应当使用卫生型阀门，螺纹连接不能使用在料液直接接触的工艺中。
- 气动阀门控制气源应当经过过滤。

4.4.3　自动化软件

自动化软件是人机交换的应用程序，是将人的操作行为转换为控制系统的执行动作，同时记录设备和人员的行为的软件平台。自动化软件从功能上分为组态软件和运行软件两部分，组态软件一般运行在工程师站上，将工艺控制原理编制、编译成程序，并将程序下载至控制器及操作员站。运行软件是运行在操作员站的人机交互平台，会交换和记录人机对话。

4.4.3.1　自动化软件应具备功能

A. 过程监控：能够将生产过程进行数字化显示用于人机交互，应包含工艺流程信息、关键参数信息、控制状态信息、报警及时间提示等。

B. 接口通讯：具有能够与其他控制系统进行通讯并采集关键信息状态、控制关键运行模式的功能。

C. 变量记录：对关键工艺参数、报警信息、时间信息、批次信息等生产数据的记录。

D. 用户管理：对使用人员的权限管理分配及人员操作记录的功能，禁止非授权人员操作工艺流程。

E. 审计追踪：审计追踪是一系列有关计算机操作系统、应用程序及用户操作等事件的记录，用以帮助我们从原始数据追踪到有关的记录、报告或事件，或从记录、报告、事件追溯到原始数据。自动化系统用于获取、处理、报告、存贮原始数据时，系统设计应能提供全面审计追踪的功能，能够显示对数据进行的所有删、改。审计追踪功能应显示删改人、删改时间，并记录删改的理由，必要时删、改均应经过批准。

F. 变更管理：软件设计、实施过程中某一阶段的变更，均要引起软件配置的变更，这种变更必须严格加以控制和管理，并将变更记录信息精确、清晰进行提示、标注和存档。

G. 数据备份：数据包含历史数据、审计追踪数据、事件、程序等。数据备份是为保证数据完整性将历史数据进行实时数据备份，自动化软件应具备就地或远程备份的功能。

H. DCS 系统应采用服务器客户端架构，这样更易于形成统一的数据记录。

4.4.3.2 自动化系统软件类别

软件分为基础设施软件（1 类）、不可配置软件（3 类）、可配置软件（4 类）和定制应用软件（5 类）这 4 个类别，详见表 4-15。值得注意的是，软件分类并没有特别明确的界限，需要将软件分类同供应商评估以及 GxP 风险评估联系起来加以认识和理解。

表 4-15　自动化系统软件类别

软件类别	说明	典型测试方法
1 类软件—基础设施软件	分层式软件 用于管理操作环境的软件	记录版本号，按照所批准的安装规程验证正确的安装方式
3 类软件—不可配置软件	可以输入并储存运行参数，但是并不能对软件进行配置以适合业务流程	简化的生命周期方法： 用户需求说明 基于风险的供应商评估方法 记录版本号，验证正确的安装方式 基于风险进行测试 有用于维持系统符合性的规程
4 类软件—可配置软件	这种软件通常非常复杂，可以由用户来进行配置以满足用户具体业务流程的特殊要求。这种软件的编码不能更改	生命周期方法： 基于风险的供应商评估 供应商的质量管理系统 记录版本号，验证正确的安装方式 在测试环境中根据风险进行测试 在工艺流程中根据风险进行测试 具有维持符合性的规程

软件类别	说明	典型测试方法
5 类软件—定制软件	定制设计和编制源代码以适于业务流程的软件	与可配置软件相同，再加上： 更严格的供应商评估，包括进行供应商审计 完整的生命周期 设计和源代码回顾

4.4.3.3 自动化软件实施注意事项

A. 程序编程结构及方法可参考 ISA 88 规范；国际标准 ISA 88 确立了企业的物理模型（Physical Model）、配方模型（Recipe Model）和工序指令模型（Procedural Model）。

B. 需要程序编制人员或工艺人员编制功能设计文档，以便程序人员参考功能进行编程。

C. 企业应当对软件代码进行风险评估，根据风险评估的结果，对所采用软件进行分级管理。

D. 程序人员在编程同时也应编制程序代码说明文档，便于程序测试及后期维护检查。

E. 程序编制时应对单元程序做相关软件运行模拟测试并形成单元测试记录，在全部程序编制完成时应对程序整体进行模拟测试形成程序测试记录。

4.5 自动化系统验证

自动化系统验证遵循全生命周期理念，基于科学和风险的理念，重点应关注以下方面。

4.5.1 验证活动可增减性

自动化系统验证活动可增减性的基础和依据是质量风险管理，其决策因素主要依据以下三个方面。

A. 系统的 GxP 风险（对患者安全、产品质量和数据完整性的影响）→验证的范围。

B. 系统的复杂性和新颖性（主要体现在软硬件类别和项目大小）→验证的深度。

C. 供应商评估的结果（供应商的能力水平高低）→供应商参与活动的平衡点。

4.5.2 自动化系统生命周期各阶段验证活动

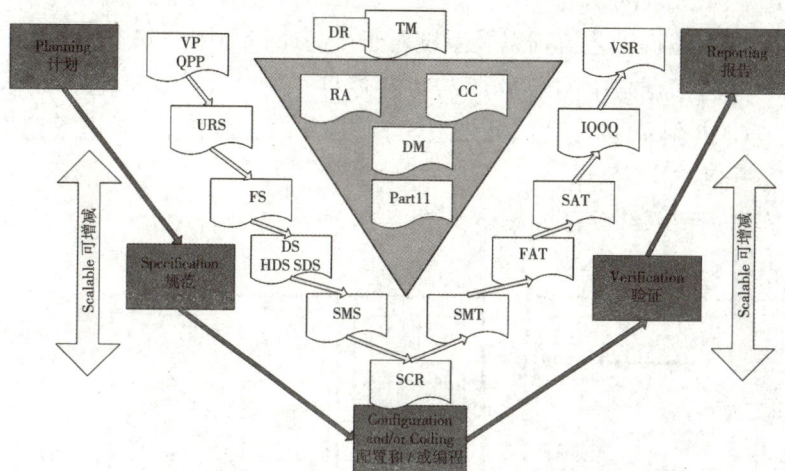

VP	Validation Plan	验证计划
QPP	Quality and Project Plan	质量及项目计划
URS	User Requirement Specifications	用户需求说明
FS	Functional Specifications	功能说明
HDS	Hardware Design Specifications	硬件设计说明
SDS	Software Design Specifications	软件设计说明
SMS	Software Module Specifications	软件模块说明
SCR	Source Code Review	源代码审核
SMT	Software Module Test	软件模块测试
FAT	Factory Acceptance Test	工厂验收测试

SAT	Site Acceptance Test	现场验收测试
IQ	Installation Qualification	安装确认
OQ	Operation Qualification	运行确认
VSR	Validation Summary Report	验证总结报告
DR	Dessign Review	设计审核
TM	Traceability Matrix	可追溯矩阵
RA	Risk Assessements	风险评估
CC	Change Control	变更控制
DM	Document Management	文件管理
Part11	21 CFR Part11	美国联邦法规 21 篇第 11 部分

图 4-13　自动化系统生命周期各阶段验证活动

4.5.3 遗留自动化系统验证

A. 遗留系统特点

　　a. 已在生产中使用

　　b. 未经验证或没有充足的证据证明其能满足现有法规要求

B. 遗留系统成因

　　a. 忘记将其纳入验证计划

　　b. 未遵循相应的验证规程

　　c. 最初经过验证，但之后忽略了再验证等工作

　　d. 关于以下情况的变更

　　　　● 范围与使用（使用中变更）

　　　　● 法规（法规变更或升版）

　　　　● 产品类型（更换产品）

　　　　● 公司相关业务（转向他国市场）

C. 实施遗留系统验证的一般原则

a. 无需重建所有项目文件，只需保证设定目标可以达到即可

b. 注重关键问题

c. 深入理解工艺流程以及系统对于产品质量和用户安全的影响

d. 实施依据是中国 GMP（2010 年修订）附录《计算机化系统》、欧盟 GMP 附录 11《计算机化系统》、美国 CFR21 Part11《电子记录与电子签名》等

D. 实施遗留系统验证的策略（图 4-14）

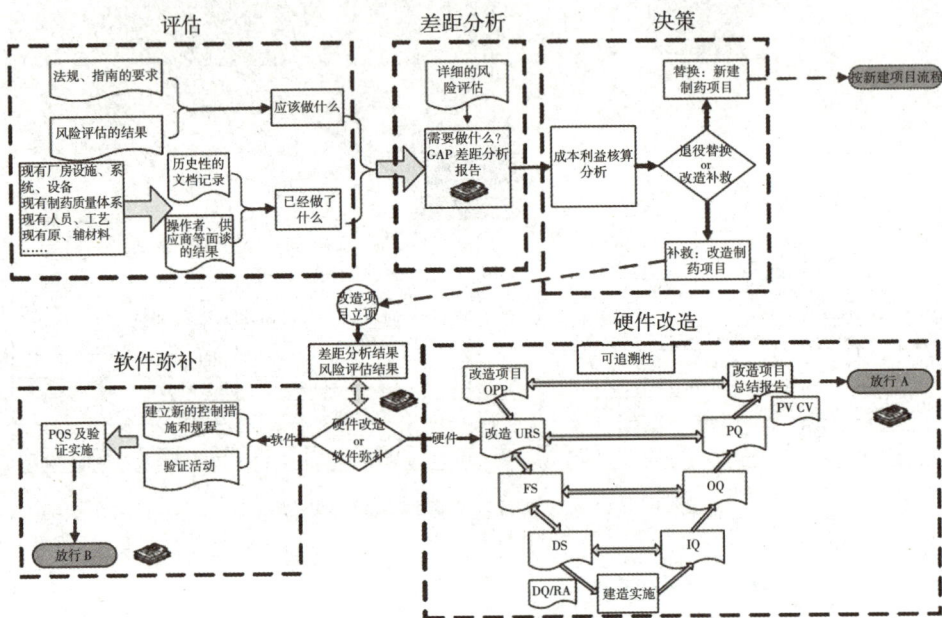

图 4-14 实施遗留系统验证的总体策略

a. 现状评估与差距分析

● 就相关计算机化系统基于中国 GMP（2010 年修订）附录《计算机化系统》、欧盟 GMP 附录 11《计算机化系统》及美国 CFR21 Part11 等法规的要求以及用户的使用特点、相关领域的科学和经验，进行全面的差距分析及问题查找；找出与 GxP 及用户需求相违背的方面。

● 需要由质量、IT 及业务部门擅长该系统的人员组成团队小组，对差距分析提出的挑战问题给予真实、系统、全面的回答（过程中要避免问题隐藏和被遗漏）。

● 对被挑战的问题给出正面回应的，不能简单以"是"和"符合"来给出答案，必须同时给出证明其符合要求的"证据"；对被挑

战的问题给出负面响应的，建议最好也能说明当前已有的其他有效措施（如适用），见表4-16。

表4-16　差距分析样表

编号	主题	问题挑战	响应	法规来源	关键性	发现差距及建议整改措施	
						硬件整改	软件弥补

b. 决策与差距弥补

- 列明差距弥补与纠偏所需投入的活动及资源：硬件改造和（或）软件弥补。
- 决策层综合评估（生产质量、成本投入和回报收益的综合平衡考量分析）并做出决策，涉及整改对象/内容、相应的硬件改造措施和（或）软件弥补措施、负责人、计划完成日期等（表4-17）。
- 联系供应商对系统进行必要的升级改造，完善相关的GMP缺陷性问题和功能。
- 对管理员、维护员、操作员以及软件实施供应商进行必要的培训，使相关职责的人员能够胜任对应的工作任务。
- 建立缺失的SMP/SOP，并进行培训和实施。
- 完善系统描述、URS、FS、DS等规范及设计信息。
- 实施或完善软件实施供应商质量审计。
- 对最终完成升级改造的系统进行确认验证等。

表4-17　差距弥补的整改措施表

编号	主题	措施（硬件H）	措施（软件S）	关键性	整改决定	负责人	计划完成日期

c. 最终系统状态的确认与放行

决策与差距弥补确定后，相关责任人执行差距弥补活动的落实与实施，并就最终系统状态进行确认与放行，职责分工可参考表4-18。

表4-18　职责分工表

项目	任务描述	制药企业	供应商
1	系统软硬件升级改造		√

项目	任务描述	制药企业	供应商
2	管理体系搭建	√	
3	必要的培训	√	√
4	供应商评估	√	√
5	完善 URS、风险评估等	√	
6	完善 FS、DS 等技术规范		√
7	进行确认验证活动	√	√
8	最终的追溯矩阵与放行总结报告	√	

通过上述三步流程，保证最终各计算机化系统既能满足法规监管的要求、建立起完善的管理规程体系、搭建起全面的风险评估及确认验证体系、又能增加制药企业对于系统在操作使用方面的信心、找到受控的基准线。

4.5.4 自动化系统再验证

自动化系统再验证通常结合于工艺再验证的活动中。但是如果计算机化系统单独发生一些变更活动，则需要根据变更评估的结果确认是否需要单独进行计算机化系统单独的再验证。

4.5.5 自动化系统定期审查

自动化系统定期审查应贯穿于整个系统的运行周期，以保证系统始终能保持符合要求的状态并满足企业流程规定。定期审查应该确认所有系统组件包括软件和硬件都具备相应的支持流程，且这些流程在日常生产和维护中正常使用。

A. 制定审查策略和计划

a. 企业应该制定定期审查流程，此流程应具有通用性，适用于所有的计算机化系统，但具体的审查周期应该根据系统的评估结果、新颖性和复杂性确定。也可以将计算机化系统的定期审查作为工艺系统定期审查的一部分同时进行而不需要单独对此系统进行定期审查。

b. 定期审查流程应确定责任人和审查时间，系统的使用者应该确保系统按照流程进行定期审查，并进行记录。而质量部门应该对定期审查活动进行监督。

c. 定期审查的时间可以考虑如下情况进行安排：计算机化系统验证报告中写明审查的时间；企业对于各个系统的定期审查计划；系统的变更与复杂性基础上确定审查计划；具体的事件来决定，比如较重大偏差的产生等等。

  B. 定期审查的准备

    a. 定期审查前需要准备相应材料以备审查时使用。

    b. 系统文件包括规范文件、验证文件、计划文件、培训资料、记录表格等。

    c. 系统操作规程及其记录，包括配置管理规程、变更管理规程、偏差管理规程等。

    d. 前期的系统定期审查文件。

  C. 定期审查的实施

    a. 审查实施人员应该囊括所有涉及部门人员或相关主题专家，比如生产部门、质量部门、工程部门、IT 部门等等。

    b. 审查的过程应该进行记录并存档。

  D. 定期审查的报告

    a. 定期审查实施完成后应该出具一份定期审查的报告，证明系统可以继续使用。

    b. 报告应该包含审查的结果、是否具有偏差、如有偏差采取何种纠正措施等，待产生的偏差都已经关闭后才可对审查报告进行批准。

4.6 制药配液工艺过程自动化

    配液的控制系统通常采用 DCS/PLC 系统对复杂的工艺进行控制，系统构建可参照 ISA 88 的结构进行划分。典型的 DCS 系统如西门子的 PCS7 系统、罗克韦尔的 PlantPAx 系统、爱默生的 DeltaV 系统。在配液自动控制系统中应用批次管理功能，可以将复杂繁琐的操作转化为批自动控制，减少误操作率，提高产品质量，自动实现设备资源最优配置；根据原料和设备条件，可及时修改变更工艺配方及参数，快速响应市场需求；同时可生成符合 NMPA 验证要求的电子签名和批生产记录，对数据和操作进行追溯，为企业质量管理及数据完整性提供了有效方便的工具。

    配液工艺过程自动化的设计首先要对工艺进行梳理，按照 ISA 95/88 的思路，将工艺需求转化为程序设计。本节以配制功能实现、转料功能实现、SIP 功能实现为例，介绍配液部分工艺过程，以 CIP 为例介绍 CIP 工艺实现和自动化。

4.6.1 配制功能实现

配制功能的流程一般是往配制罐内加入一定量的生产用水，然后投入定量的物料，启动搅拌，充分搅拌后开始定容，最终调配出一定浓度的产品。在这个过程中，需要借助测量精确的仪表装置来配合完成，如称重、质量流量计等。

对于调节 pH 的生产过程来说，可以借助在线的 pH 计、蠕动泵或者调节阀来实现。在调节过程中，设置 pH 前置量和延时时间，当在线的 pH 值到达设定值时，关闭调节功能，待充分搅拌均匀后（延时时间），根据 pH 值决定是否再次启动调节过程，也可以通过人工加入 pH 调节剂。采用自动或人工 pH 调节取决于不同的配料工艺。

4.6.2 转料功能实现

转料功能是将物料从一个位置转移到另外一个位置，依据液位装置的零点和延时时间或者物料的重量来完成转料。在物料输送过程中，根据工艺及物料的特点，如果控制流速，就需要在管路上安装流量计、调节阀；如果控制压力，一般是控制输送泵的出口压力，输送泵要求是变频控制。根据物料的性质也可以通过 N_2 或压缩空气作为动力实现物料的转移。

4.6.3 SIP 功能实现

SIP 可以分为 4 个阶段：泄漏测试阶段，升温阶段，灭菌阶段，降温阶段。

A. 泄漏测试阶段：保压测试或者真空测试。

B. 升温阶段：纯蒸汽进入灭菌目标，升温初期由于灭菌目标一般处于常温状态系统会产生大量的冷凝水，此时系统会自动打开疏水旁通，有利于冷凝水快速排出、温度的快速升高。随着罐温的升高，冷凝水也会减少，疏水旁通可以由常开变为脉动开启。

C. 灭菌阶段：监测该灭菌目标的所有疏水温度，只有当这些温度同时达到灭菌温度且持续一段时间后，才认为灭菌成功。在灭菌过程中，如果参与灭菌控制的任何一个温度点低于灭菌温度，则灭菌计时器停止，直到温度合格后计时器复位并重新开始计时。在灭菌阶段，同时要监测罐体压力，当压力超过高限设定值时，蒸汽阀也要关闭，防止因疏水不及时导致温度达不到 121℃，而蒸汽阀常开的情况。

D. 降温阶段：灭菌结束后进入降温阶段，降温一般分为两步降温。第 1 步进入降温步骤后，往罐内或系统内充入洁净的压缩空气降温，同时排冷凝水。第 2 步当罐内或系统内温度降到一定值后（例如 110℃），洁净压缩空气充入降温的同时可以通过向罐体夹套通入冷冻水，节省罐体冷却的时间。

在 SIP 灭菌后，物料的存放 / 转移过程中开始运行保压功能。保压功能可以分为出料罐的保压和进料罐保压。作为出料罐保压时，排气阀是关闭的，根据罐体压力控制压缩空气阀的开关，保压范围根据设定值来确定；作为接收物料的进料罐时，压缩空气阀是关闭的，根据罐体压力控制排气阀的开关。

4.6.4 CIP 功能实现与自动化

配液工艺系统所涉及工艺罐体数量繁多，管网系统复杂，且所有与药液接触的设备在使用前和使用后都要进行清洗。配液系统的清洗，一般分为罐体清洗和管路清洗。为保证清洗效果，提高清洗效率，常采用全自动 CIP 工作站来实现系统的清洗过程。

A. 常见 CIP 步骤（表 4-19）

表 4-19　CIP 步骤表

序号	步骤
step 1	纯化水准备（PW level adjustment）
step 2	纯化水预冲洗（PW pre-rinse）
step 3	压缩空气吹扫（Aseptic gas blow）
step 4	碱液准备（Alkaline level adjustment）
step 5	碱液循环加热（Alkaline preparation in circulation）
step 6	碱液循环冲洗（Alkaline wash in circulation）
step 7	压缩空气吹扫（Aseptic gas blow）
step 8	纯化水准备（PW level adjustment）
step 9	纯化水冲洗（PW rinse）
step 10	压缩空气吹扫（Aseptic gas blow）
step 11	水罐排空（Water tank drain）
step 12	注射水准备（WFI leve adjustment）
step 13	注射水冲洗（WFI rinse）
step 14	压缩空气吹扫（Aseptic gas blow）
step 15	系统排放（System drain）

B. 常见 CIP 配方（表 4-20）

表 4-20　CIP 配方表

序号	名称	配方
1	纯化水冲洗	step 1+step 2+step 3+step 15
2	注射水冲洗	step 11+step 12+step 13+step 14+step 15
3	碱液冲洗	step 4+step 5+step 6+step 7+step 15
4	简单冲洗	step 1+step 2+step 3+step 11+step 12+step 13+step 14+step 15
5	复杂冲洗	step 1~step 15

C. 罐体清洗

a. 一套 CIP 工作站清洗的目标可以是多个，但同一时刻只能清洗一个目标。在 CIP 回水管路要设置回流泵和液位开关。设置回流泵的目的是抽走罐内的积水，保证罐体清洗效果；设置泵前液位开关的目的是检测回水到了泵前，防止回流泵空转。如果不设置泵前液位开关，也可以用自控程序控制延时时间来替代。回流泵的旁路在管路清洗和压缩空气吹扫时处于开启状态。

b. 罐体清洗过程中涉及到搅拌和喷淋球气动阀的动作状况，搅拌在冲洗过程中延时启动，并要低频运转直到冲洗结束，保证搅拌的清洗效果；罐体顶部喷淋球阀门间歇交替打开，目的是保证喷淋效果并节省能源。

c. 纯化水冲洗：设置冲洗时间，冲洗的流量参数，时间到后进入压缩空气吹扫，不用检测回水电导率情况。

d. 注射水冲洗：在回水管路设置电导率检测装置，当回水电导率持续低于设定值（例如：2μS/cm）一段时间后，认为注射用水冲洗成功。如果回水电导率一直高于设定值，且冲洗时间达到了注射用水最长的冲洗时间或达到了注射水冲洗循环次数，则认为冲洗失败。

e. 碱液冲洗：在碱罐中调配好一定浓度的液碱，然后经过换热器进行加热，加热到设定温度（例如：65℃），然后把碱液经供水泵打到清洗目标。碱液要回到 CIP 站，可以循环利用。在 CIP 站回水管路上有高浓度电导率检测，当碱液浓度低于设定值，碱液是直接排放的，高于设定值时，碱液直接回罐。

f. 压缩空气吹扫：在纯化水、注射水、碱液冲洗完成后，要进行压缩空气的吹扫，吹扫时间可以设置。

g. 系统排放：CIP 的回水管路要设置低点排放，保证在 CIP 清洗完成后储罐及管路不留积水。

D. 管路清洗

    a. 清洗管路比清洗罐子简单一些，不用考虑回流泵和喷淋球气动阀的开启，回水经过 CIP 回流泵的旁路，其 CIP 清洗步骤和罐子清洗是一样的。每个清洗目标是依据流量来设置的，同时也要参考下CIP 的供水压力，通常维持在 2.0~3.0bar。

    b. 各企业产品特性不同，清洗的工艺也有所差异。企业需根据实际情况选用能达到清洗效果、通过清洗验证的清洗工艺。

E. CIP 工作站

CIP 工作站的主要作用是提供清洗液和压缩空气，其中，清洗液可以是纯化水、注射用水、酸、碱等。CIP 工作站可以设置多种配方，以满足 CIP 清洗的需求。CIP 站提供洁净压缩空气，用来将清洗后的配液系统吹干。

    a. CIP 工作站常用规格

- 单罐 CIP 站：CIP 站由一个罐、一个供给泵、一个换热器及管道阀门组成，清洗介质在清洗完后需排放更换清洗介质。
- 双罐 CIP 站：CIP 站由一个清洗罐、一个终淋罐、一个供给泵、一个换热器及管道附件组成。清洗罐用来配制碱液及酸液进行酸洗及碱洗，终淋罐用来进行酸洗或碱洗后的终淋。换热器用来将清洗液加热到要求温度。
- 三罐 CIP 站：CIP 站由一个清洗罐、一个终淋罐、一个水洗罐、一个供给泵、一个换热器及管道附件组成。清洗罐用来配制碱液和酸液，进行酸洗和碱洗，终淋罐用来进行酸洗或碱洗后的终淋，水洗罐用来进行纯化水清洗。换热器用来将清洗液加热到要求温度。

    b. CIP 站控制系统

CIP 站采用独立控制系统，PLC+ 触摸屏形式，预留 PROFIBUS 及 PROFINET 通讯接口。与其他控制系统采用通讯方式交换数据。

    c. CIP 站主要参数及仪表

- 液位传感器：检测罐液位，控制系统自动调节罐液位。
- 温度传感器：检测罐内温度、CIP 站供水温度及清洗液温度。
- 流量传感器：检测 CIP 站供液流量，自控系统通过 PID 控制供给泵变频器使供液流量达到设定值。
- 电导率：电导率分为供液电导和回水电导。供液电导率用来检测酸碱配制浓度，回水电导用来检测终淋是否合格。
- 变频器：供给泵变频器控制供给泵速度，提供不同清洗目标的清洗流量。

F. CIP 控制参数

    a. 清洗液温度：清洗液温度越高清洗效果越好，考虑到能源消耗，一般将清洗液加热到 70~80℃，清洗液温度通过换热器组件控制。

    b. 清洗流速：清洗液流速越高，清洗效果越好，管道流速在 1.51m/s 时会产生湍流，因此在清洗管道时，需要将流速控制在 1.51m/s 以上。在清洗配液罐时，需根据罐喷淋球大小调节供液流量，喷淋球压力保证在 2~3bar。

    c. 清洗液浓度：CIP 自动配制酸清洗液和碱清洗液，根据供液电导率调节浓度，电导率调节的设定值根据配液产品而定。

G. CIP 站控制策略

    a. 纯化水预冲洗：根据清洗罐液位系统自动补充纯化水，通过供给泵将纯化水按照设定流量供给被清洗目标。如果被清洗目标是配液罐，则需启动回流泵保证罐内积水尽量少。纯化水冲洗设定时间到后，自动结束冲洗。

    b. 碱液配制：清洗罐内自动调节液位到碱液配制设定液位后，启动供给泵进行清洗罐内循环，同时通过隔膜泵将浓碱液输送到清洗罐内，根据电导与碱液浓度的比例控制清洗罐内碱液电导，当碱液电导达到设定值后，自动停止碱液配制。

    c. 碱液冲洗：通过供给泵将碱液按照设定流量供给被清洗目标。通过回流泵将被清洗目标内的碱液打回清洗罐。碱液循环清洗时间达到设定时间后，碱液冲洗自动结束。

    d. 酸液配制：清洗罐内自动调节液位到酸液配制设定液位后，启动供给泵进行清洗罐内循环，同时通过隔膜泵将浓酸液输送到清洗罐内，根据电导与酸液浓度的比例控制清洗罐内酸液电导，当酸液电导达到设定值后，自动停止酸液配制。

    e. 酸液冲洗：通过供给泵将酸液按照设定流量供给被清洗目标。通过回流泵将被清洗目标内的酸液打回清洗罐。酸液循环清洗时间达到设定时间后，酸液冲洗自动结束。

    f. 注射用水终淋：根据清洗罐液位系统自动补充注射用水，通过供给泵将注射用水按照设定流量供给被清洗目标。如果被清洗目标是配液罐，则需启动回流泵保证罐内积水尽量少。

    g. 终淋期间注射用水如果回流到 CIP 站，需检测回水电导，当回水电导达到设定值时认为终淋合格，终淋自动结束。如果注射用水在被清洗目标处直接排放，则根据终淋时间自动结束终淋。

　　h. 洁净压缩空气吹扫：CIP 站可提供固定压力的洁净压缩空气，用来将被清洗目标残留清洗液吹干，吹扫时间达到设定时间后吹扫自动结束。

　　i. 终淋罐 SIP/ 巴氏消毒：终淋水可以是注射用水和纯化水，根据被清洗目标产品而定。终淋水是注射用水时需对终淋罐进行纯蒸汽 SIP，终淋水是纯化水时需利用供给泵和换热器对清洗罐进行巴氏消毒。

　　j. 清洗罐巴氏消毒：利用供给泵和换热器对清洗罐进行巴氏消毒。

H. 清洗配方管理

　　a. CIP 站根据清洗目标可设定不同的清洗配方。清洗配方设定包括对控制策略的调用以及对不同参数的设定，比如酸碱设定液位、清洗流量、清洗时间等。

　　b. CIP 站配方预存在工控机或者触摸屏上，可根据清洗目标编号自动调用。

第 5 章
制药配液系统的确认与验证

根据配液系统的内容，本章将分别对不锈钢配液系统、在线清洁（CIP）系统、一次性配液系统、一次性使用系统、配液系统无菌保障水平、过滤系统的确认与验证内容进行介绍。

5.1 确认和验证概述

中国 GMP（2010 年修订）的"第七章 确认与验证"及附录"确认与验证"中，分别对"厂房、设施、设备、检验仪器、生产工艺、操作规程和检验方法"的确认与验证活动等提出了相应的要求。

对制药配液系统实施确认和验证，是确证配液系统及配液过程的可靠性、稳定性，为配液工序生产出符合预期质量属性的产品提供质量保证。

随着科学技术的发展以及生产者和药品监管机构对质量保证可靠性要求的提高，更多先进的技术理念应用于制药配液系统的设计中。确认和验证工作在制药配液系统的设计、建造、试运行和验证的过程中对制造商、设备供应商和用户的设备操作、维护人员来说都是很大的挑战。中国 GMP（2010 年修订）附录"确认与验证"中提到"供应商或第三方提供验证服务的，企业应当对其提供的确认与验证的方案、数据或报告的适用性和符合性进行审核、批准"，为由供应商或第三方对制药配液系统的确认和验证予以实施或帮助实施提供了可行性。

在一个整体的制药配液系统验证项目中，确认和验证应侧重于配液系统的关键方面，如和产品直接接触的设备材质，配液工艺的关键质量属性和关键工艺参数等。验证的目标是使配液系统和设备符合预期的用途，满足设计、安装、运行及性能的要求，以支持明确的、受控的工艺有能力持续生产出符合质量规范的产品。为了确保生产系统符合其预期的用途，仅仅依赖于安装后的验证不够充分，而应基于 ICH Q8 "制药开发"中提到的"质量源于设计"（Quality by Design, QbD）的理念，加之对产品和工艺需求的了解，进而应用科学和风险管理的手段，将有计划、有组织的验证活动应用于系统的整个生命周期。

美国材料与试验协会（ASTM）E2500-2013《制药、生物制药生产系统和设备的规范、设计、确证标准指南》适用于制药和生物制药生产系统中，可能影响产品质量和患者安全的所有要素，以风险和科学为基础的方法，对潜在可能影响产品质量和患者安全的生产系统和设备的规范、设计和确证进行描述。该指南推荐的基于科学和风险评估的确证流程如图5-1所示。

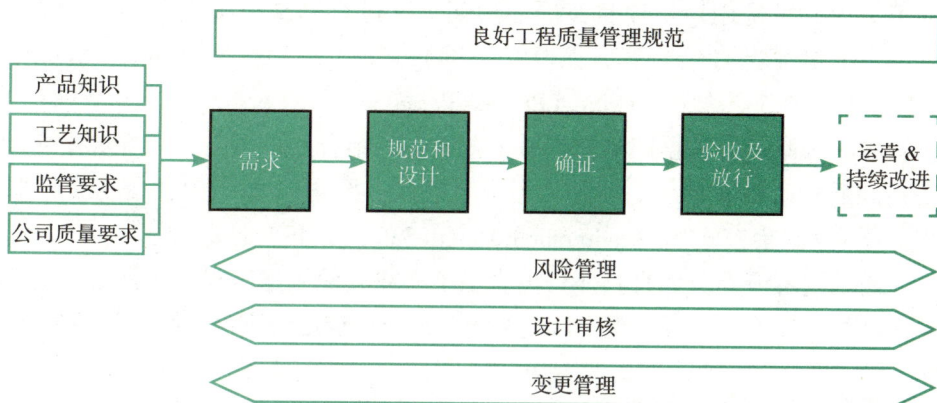

图 5-1　规范、设计和确证流程

根据上述流程图可以确定制药设备通用的确证流程。以产品知识、工艺知识、法规要求和公司质量要求为基础，以风险管理贯穿始终，选择适当的控制、确认和确证技术，从而将风险控制在一个可接受的水平。

国际制药工程协会（ISPE）在基准指南第5卷《调试和确认》中所提出的"验证V模型"，对验证工作有很好的指导意义。验证生命周期从制定用户需求说明为起点，经过设计阶段、建造阶段、安装确认、运行确认，最终通过性能确认来证实用户需求说明。

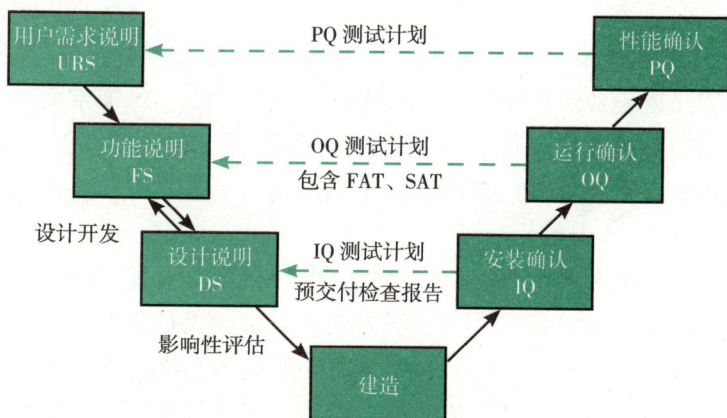

图 5-2　直接影响系统验证 V 模型

而按照产品生命周期的概念，在确认工作结束后，运行和退役也是制药配液系统生命周期的重要环节。

5.1.1 用户需求说明

用户需求说明（User Requirement Specification, URS）是系列技术说明中的第一个。它是用户对项目范围的预期情况进行的高层次说明，重点强调产品参数和工艺性能参数，尤其是关键质量属性（Critical Quality Attribute, CQA）和关键工艺参数（Critical Process Parameter, CPP）。

URS 的制定应依据产品知识、工艺理解，结合质量风险管理要求并符合公司的质量政策和要求。此外，还应考虑商业要求、非 GMP 法规符合性要求，环境 / 健康 / 安全（Environment Health Safety, EHS）的要求等。

需求内容应充分而且具体，可满足生产或其他用途需求，并且需求应该是清晰的、准确的、可实现、可测量的。每个需求之间应没有影响及冲突。

5.1.2 设计

在配液系统设计之初，根据系统影响性评估、部件关键性评估，评估出配液系统对产品质量的影响性，并评估确定其系统内的部件 / 功能关键性，此项工作是配液系统确认和验证的基础，为确认和验证工作的范围和程度提供了依据。

设计包含了功能说明（Functional Specification, FS）和设计说明（Design Specification, DS）两部分内容。

FS 是对 URS 的回应，描述了如何来实现 URS 中所描述的要求和目标，明确说明了设备、系统预期的实现方式。FS 通常由供应商来完成，但是需要用户审核、批准该文件。

DS 描述了实现设备、系统功能的手段，应详细和准确，通过设计说明，使用者能够知道设备的正确安装、测试和维护的方式。DS 通常由供应商来完成，并且供应商拥有该文件的所有权和保密权，但是需要用户审核、批准该文件。当该文件由供应商的标准文件（如说明书）组成时，通常该文件同设计确认相结合。

硬件设计说明是在 FS 定义出具体功能要求后，依据要求如何配置硬件、配置哪些硬件以及这些硬件如何去满足功能要求的设计文件。它是工厂验收测试（FAT）和安装确认（IQ）中关于硬件测试的基础。内容一般包括：硬件（计算机系统部件、输入装置、输出装置、其他设备、网络连接设备、控制室和控制柜、输入输出及通讯）、公用工程、环境、备件等。

软件设计说明（SDS）是在功能说明定义出具体功能要求后，依据要求如何配置软件、配置哪些软件以及这些软件如何去满足功能要求的设计文件，它是工厂验收测试及安装运行确认中关于软件测试的基础。对于软件类别属于GAMP5的第5类的软件系统，还应包括软件模块说明（SMS）。内容一般包括软件分类及描述、软件模块名称、模块功能、模块界面、模块错误处理、模块配置/管理环境、模块参数和设置等。

对一些简单的设备或已经详细了解设计方案的设备，功能说明可以和设计说明合并成一个文件即功能设计说明（FDS）。

5.1.3 设计确认

设计确认（DQ）是通过有文件记录的方式证明所提出的厂房、系统和设备设计适用于其预期用途和GMP的要求，以科学的理论和实际的数据证明其设计结果满足用户需求说明。新建或改造的制药配液系统均应进行DQ工作。完善的DQ是保证用户需求以及设备发挥功效的基础，经过批准的设计确认报告是后续一系列确认活动的基础。

DQ主要是对制药配液系统设计阶段的技术规格、技术参数和图纸等文件的适用性进行审查，通过审查确认制药配液系统用户需求说明中的各项内容得以实施；审查制药配液系统是否适合预期生产产品的工艺、校准、维修保养、清洗等方面的要求。

设计确认执行完成之后，需要对设计确认文件进行批准，从而正式授权相关的设计文件得以批准并发布，以用于制药配液系统的制造。

5.1.4 调试

为了保证制药配液系统符合用户要求，需对系统的设计、制造、安装阶段进行遵循《工程质量管理规范》（Good Engineering Practice, GEP）要求的调试工作。

调试是应用一个良好的、有计划、有文件和有管理的工程方法，去启用厂房设施、系统和设备，并交付最终使用者，以使其有一个符合设计要求和客户期望的安全和功能的环境。

依据系统的复杂性和新颖性，制药配液系统需要进行的调试工作包含了工厂验收测试、现场调试以及现场验收测试（SAT）三个阶段。

为了保证制药配液系统符合用户要求，需对系统的设计、制造、安装阶段进行遵循《工程质量管理规范》要求的调试工作之前，进行部件的关键性评估，并明确关键部件的验证项目及深度。

5.1.4.1 工厂验收测试

当制药配液系统依据批准的设计文件完成生产制造，发货前在用户见证下，由供应商在设备制造场地具备测试条件的情况下，实施对待交付的设备进行工厂验收测试，该测试旨在保证设备已经按照要求完成了组装调试。

工厂验收测试将由制药配液系统供应商检查并测试每个系统的文件、安装和功能的正确性，以保证在不能满足技术说明要求时可以及时、有效地进行改进或补救，以避免系统到达用户现场之后才发现问题而延迟工期。

工厂验收测试应在制药配液系统的制造商、用户或其委托有资质的第三方的见证下进行，完成测试后签字确认，各项指标符合用户验收要求，可以安排交货。

工厂验收测试可能包括安装确认、运行确认所包含的一些测试内容。任何不受运输或安装所影响的测试内容，如果其得到合适的执行、复核和记录，在以后的确认中可以不需重复进行。

制药配液系统的装运将在用户批准工厂验收测试报告之后进行。

5.1.4.2 现场调试

现场调试工作将由制药配液系统供应商进行，并由用户指定的人员进行协调、批准和见证。

调试方案将由制药配液系统供应商进行编写，并在开始测试之前由用户审核、批准。从调试结果中挑选出的符合 GMP 文件要求的数据可以用于支持制药配液系统验证，在进行验证时不需要重复测试。

5.1.4.3 现场验收测试

当制药配液系统到达使用场所后，就要进行现场验收测试（SAT）工作。现场验收测试是为了促进调试工作并进一步提高验证成功的可能性，其可以与现场调试一起进行。

与工厂验收测试相似的是，现场验收测试的目的也是为了保证制药配液系统已经按要求在用户现场完成了组装和调试，所以有些测试项目与工厂验收测试相同。所不同的是，工厂验收测试是由制造商在制造工厂测试，而现场验收测试是由制造商和用户在使用场所进行的测试，所以更偏向于一些在制造工厂无法进行的测试。

现场验收测试方案一般由制药配液系统供应商进行编写，并在测试开始前由用户审核、批准。每一项现场验收测试工作将用文件记录下来。从现场验收测试结果中选出的符合 GMP 文件要求的数据可以用于支持制药配液系统验证，在进行验证时不需要重复测试。

5.1.5 安装确认

安装确认是对供应商所供技术资料的核查，对设备、备品备件的检查验收以及设备的安装检查，以确认其是否符合 GMP、制造商的标准及企业特定技术要求的一系列活动。

中国 GMP（2010 年修订）附录"确认与验证"第 14 条中提到安装确认应至少包括以下方面。

A. 根据最新的工程图纸和技术要求，检查设备、管道、公用设施和仪器的安装是否符合设计标准。

B. 收集及整理（归档）由供应商提供的操作指南、维护保养手册。

C. 相应的仪器仪表应进行必要的校准。

安装确认执行完成后，需要形成安装确认报告并进行批准，确认制药配液系统的安装确认已完成，可以进行运行确认。

5.1.6 运行确认

运行确认（Operational Qualification, OQ）是通过检查、检测等测试方式，用文件的形式证明制药配液系统的运行状况符合设备出厂技术参数，能满足制药配液系统的用户需求说明和设计确认中的功能技术指标，是证明制药配液系统各项技术参数能否达到设定要求的一系列活动。

运行确认的关键点是制药配液系统的功能测试，在测试过程中将关注影响产品质量的关键参数，测试应证实制药配液系统的功能满足预定的运行范围。

运行确认完成后需要将制药配液系统的操作规程、清洁规程和预防性维护规程进行最终确定，并确认操作人员进行了上述项目的培训。

运行确认执行完成后，需要形成运行确认报告并进行批准，确认制药配液系统的运行确认已完成，可以进行性能确认。

可以根据制药配液系统的实际情况，将安装确认和运行确认合并成安装 / 运行确认（IOQ）执行。

5.1.7 性能确认

性能确认（Performance Qualification, PQ）应在安装确认和运行确认成功完成之后执行。性能确认可通过文件证明当制药配液系统等与其他系统完成连接后能够有效地、可重复地发挥作用，即通过测试制药配液系统的产出物来证明它们的正确性。

就制药配液系统而言，性能确认是通过实际负载生产或是模拟替代物生产的方法，考察制药配液系统运行的可靠性，关键工艺参数的稳定性和生产产品的质量均一性、重现性的一系列活动。

性能确认执行完成后，需要形成性能确认报告并进行批准，确认制药配液系统的性能确认已完成，可以进行后续验证工作。

5.1.8 持续确认与再确认

中国 GMP（2010 年修订）附录"确认与验证"提到了"验证状态的维护"，以及"质量风险管理""回顾审核"等支持维护验证状态的方法进行持续确认。其重要的观点在于定期评估、评价制药质量管理体系的关键质量因素，以判断其控制状态，可采取如下方法。

A. 预防性维护保养。

B. 维护仪器仪表的校准状态。

C. 变更控制。

D. 不符合项报告和偏差。

E. 生产过程控制。

F. 验证回顾报告。

G. 产品年度质量回顾。

H. 再验证：对制药配液系统可根据风险评估的原则制定再确认 / 再验证周期。

5.1.9 退役

制药配液系统退役前应进行风险评估，并按照相应的标准操作规程确认退役前的制药配液系统仍处于受控状态，在该系统生产的产品或中间产品能够满足用户要求，检查仪表是否仍在校准有效期内。必要时退役前应对制药配液系统进行再确认，当确认结果合格后，按照预定程序退役。如果确认结果有不符合项，应根据不符合项的具体情况进行评估。

5.2 不锈钢配液系统确认

不锈钢配液系统主体部分一般包括不锈钢配制罐以及不锈钢管道，根据具体工艺情况通常会包含配液罐、缓冲罐、相应的呼吸过滤器、产品过滤器和泵等。

在对不锈钢配液系统进行确认时，应针对其不同用途和对产品质量的不同影响角度予以考虑，非最终灭菌产品在配制时关注细菌内毒素、微生物负荷和产品含量（含均匀性），而生产生物制品原液的上游缓冲液配制则通常关注温度控制、含量（含均匀性）、微生物负荷等；对于口服液来说，特别是黏稠液体和混悬剂等产品，混合均匀度是最为关注的控制要素。表 5-1 列举了配液系统的产品类型和对应不同产品时的主要关注点。

表 5-1　配液系统的类型

产品类型	工艺步骤	主要关注点
生物制品	上游溶液	浓度、温度、微生物负荷
	培养基	无菌（或灭菌）
	下游缓冲液或层析洗脱液等	浓度、温度（如需）、均匀度、微生物负荷、细菌内毒素
血液制品	蛋白分离	浓度、温度、均匀度、细菌内毒素
	纯化	浓度、温度（如需）、均匀度、微生物负荷、细菌内毒素
最终灭菌产品	浓配	浓度、均匀度、温度
	稀配	温度、浓度、均匀度、微生物负荷、细菌内毒素（如有必要）
非最终灭菌产品	配制	浓度、均匀度、微生物负荷（可过滤除菌）、温度（如需）、细菌内毒素
口服液	配制	浓度、均匀度、微生物限度
无菌混悬液、乳剂（非最终灭菌）	配制	温度、浓度、均匀度、无菌、细菌内毒素
凝胶剂、膏剂（非无菌）	配制	浓度、均匀度、黏度、温度
凝胶剂、膏剂（无菌）	配制	浓度、均匀度、黏度、温度、无菌、细菌内毒素

按照 5.1 节中提到的验证生命周期和验证 V 模型的要素，不锈钢配液系统确认活动可分成用户需求说明（URS）、设计确认（DQ）、调试、安装确认（IQ）、运行确认（OQ）、性能确认（PQ）、持续确认与再确认阶段。下面就对各个阶段的执行要素进行说明。

5.2.1 用户需求说明

不锈钢配液系统 GMP 方面需求举例如下。

A. 材料材质：应根据产品和法规要求考虑材料材质，尤其是和产品接触的部位，与配液产品直接接触的不锈钢配液罐金属材料为 316L 不锈钢材质；非金属材料（含密封件）为符合中国 GMP（2010 年修订）

相关要求的材料；保温层、外套采用 304 不锈钢材质。

B. 清洁：应对清洁方法提出要求，预防清洗死角，预期的喷淋球型号与规格、安装位置等。

C. 焊接：焊接部位是自动焊接还是手动焊接，对不同的焊接均应达到的要求及检查方式。

D. 表面粗糙度：基于产品及法规要求，对和产品直接接触的不锈钢表面的粗糙度进行规定。

E. 坡度与死角：管道应有一定的坡度，如管路安装坡度不低于 0.5% 便于自排净，避免积水。边角应设置成圆弧角，防止残留集聚并减少清洁难度。

F. 消毒与灭菌：应规定预期的消毒和灭菌方式。

G. 设备尺寸或能力：应根据将来的产能和房间情况对设备尺寸和能力进行相应的要求。

H. 压力控制：需考虑具体的压力控制要求。

I. 搅拌：需考虑搅拌方式，如磁力搅拌和机械搅拌的优缺点，另外搅拌的速度和控制方式也需要考虑。

J. 性能要求：配液体积、配液完成时间。

K. 输送和接收连接：应对物料的输送和接收进行规定，明确具体的要求和方式。

L. 物料添加：应考虑物料添加的具体方式。

M. 温度控制：明确配液系统的温度控制方式。

N. pH 调节及监控：对 pH 调节及监控部分进行描述，是手动调节还是自动调节以及是否保存 pH 监控数据等。

O. 仪表要求：包括仪表数量、型号、量程、精度、安装位置等。比如，温度探头可要求完全采用不锈钢材质的紧凑式温度计，与产品接触的部件为 316L 不锈钢材质。

P. 液位调节及监控：明确液位调节的方式及监控方法，液位计应具有防过载监控功能，精度符合产品工艺参数要求，与产品直接接触部件的材质要求，如 316L 不锈钢等。

Q. 称重：描述是否包括称重装置以及如何称重、称重精度和范围要求等。

R. 取样：明确是否需要取样点。如果需要，还应明确取样点的位置和取样方法等。

S. 打印：明确对打印的要求，包括打印机型号、打印频率、打印范围以及打印纸等。

T. 过滤器：明确过滤器的型号、过滤级别、过滤器安装数量、安装位置等信息。

U. 流程图：可要求供应商提供的配液系统管道仪表流程图。

V. 计算机化系统：该需求着重考虑数据可靠性的内容，具有用户权限管理功能（至少为 3 级权限），权限分级和密码管理需满足下述要求。

    a. 密码必须是字母和数字混合形式，一般不少于 6 位。

    b. 密码效期可设置，通常最长不超过 180 天。

    c. 密码不可重复使用（过期后再设置为同一密码）。

    d. 登录时间可设置，一般最长不超过 30 分钟。

    e. 操作员权限不可修改设备基础参数、配方参数。

    f. 工艺员和维修员权限分开设置。

    g. 管理员权限包括所有权限。

    h. 需具备时钟自动联网校准功能。

    i. 产生的电子数据需满足监管要求，如：

- 所有产生的电子数据以加密形式保存，不可更改（包括审计追踪的记录）；
- 应配备审计追踪功能，所有关键操作都应记录（包括修改原因），这些关键操作包括登入 / 登出、配置参数修改、系统时间修改、数据的产生 / 备份 / 删除等；
- 审计追踪功能不可被关闭；
- 具有数据备份功能。

W. 不锈钢配液系统的其他需求

    a. 发运

    b. 验证文件

    c. 提供的必要文件、图纸和资料等

X. 不锈钢配液系统安全方面需求

    a. 爆破片：为了保护操作者，防止罐体过压爆破事故，罐上将安装爆破片。

    b. 紧急停止：明确急停按钮的安装要求，包括安装位置、数量等。

    c. 故障保护：明确当不锈钢配液系统出现故障时的保护装置的具体要求。

    d. 联锁和解锁：对系统的联锁和解锁功能进行描述，包括联锁的系统以及解锁的情况。

    e. 额定压力：应规定系统的额定压力，防止意外。

f. 保温隔热：应明确系统的保温隔热措施，防止安全事故。

可形成的不锈钢配液系统用户需求表，如表 5-2 所示。

表 5-2　不锈钢配液系统用户需求表示例

序号	项目	内容
1	配液罐数量，有效工作容积	1 个，有效工作容积 1000L
2	构造	立式，桶体圆柱形，两端椭圆形封头。该罐有保温层，保温材料不得使用含石棉、氯的材料，保温层外应有 304 不锈钢金属外壳。罐体接口尽可能采用无死角方式进行连接
3	桶身壁厚	符合要求，满足 −1bar 负压工作
4	耐压力	工作压力 −1~3bar
5	耐温度	150℃
6	接触产品部分金属材料	GB 022 $Cr_{17}Ni_{12}Mo_2$ 不锈钢（316L）
7	不接触产品部分金属材料	GB 06 $Cr_{19}Ni_{10}$ 不锈钢（304）
8	内部抛光	电抛光 Ra ≤ 0.4μm
9	外部抛光	外表面抛光处理，光滑易清洁，外壁发纹抛光，表面粗糙度为 Ra ≤ 0.8μm
10	罐体取样阀	安装于罐体侧，与配液罐体成套提供。应便于维护、更换
11	称重模块 / 流量控制	安装于罐体合适位置，与配液罐体成套提供。称量范围、称量精度符合工艺要求。并预留流量控制接口
12	搅拌	安装于罐体底部，与配料罐体成套提供。罐内的搅拌器应运行稳定，密封可靠，不污染产品。搅拌桨任何部位无死角，外表面电抛光，表面粗糙度 Ra ≤ 0.4μm，能够被完全进行 CIP/SIP，并且方便进行清洁效果的擦拭取样
13	喷淋球	360° 切线出水喷淋式，能实现全覆盖。进行覆盖验证，并有验证报告。喷淋球末端管路上安装质量流量计、压力表
14	安全阀	316L 材质，安全阀参数，如起跳压力、喉径等应符合相关规范，最终由设备设计厂家确定
15	其他常规配置	人孔、带灯视镜等 人孔安装的位置要便于人员投料以及进入罐体内部，视镜内侧要便于清洗

5.2.2 设计确认

不锈钢配液系统的设计确认文件中应该包含的内容如下。

5.2.2.1 设计确认需要的文件

A. 由质量部门批准的设计确认方案。

B. 用户需求说明（URS）。

C. 设计资料文件包：包含功能说明、设计说明、工艺流程图、管道仪表图（P&ID）、部件清单及参数手册、电路图等。

5.2.2.2 设计确认的测试项目

A. 设计文件的审核：配液系统的所有设计文件（URS、FDS、P&ID、设备清单、仪表清单等）内容是否完整，保证其可用且是经过批准的。

B. 材料和表面粗糙度确认：确认机械部件清单中设计的与产品直接接触的材料材质和表面粗糙度是否符合 URS 要求。

C. 仪器仪表确认：确认所配置的仪器仪表符合设计要求，布置合理。设备仪表安装的位置是否合适，数量是否足够。所选择的仪器仪表是否具有适当的量程，同时具有适合的精度、线性度等要求。仪器仪表是否具有方便的、卫生的安装连接方式，在安装连接处不应产生死角等问题。

D. 系统操作性能确认：对配液系统的设计文件和 URS 中对系统操作性能方面的要求进行比较，确认设备操作性能是否与 URS 的要求一致。系统的设计制造是否符合 GMP 要求。

E. 设计和运行参数确认：确认配液系统设计和运行参数与 URS 要求一致。如设计是否能保证配制重量准确，称量精度是否符合要求，是否能保证 CIP、SIP 后配液系统无残留，是否能保证出水温度达到预设温度，当停产及 SIP 时，罐夹套内的热水或冷媒是否能够全部排净等。系统对罐体温度控制系统、料液输送系统、CIP 系统、SIP 系统的设计和运行参数都应该满足 URS 的要求。

F. 计算机化系统确认：计算机化系统的设计是否符合 URS 中规定的使用要求。如系统访问权限管理设置是否合理，是否每个用户均有自己独立的 ID 与密码，人机界面设计是否合理，输入输出是否符合要求，报警功能是否正确，审计跟踪功能是否正常，关键数据是否存储并可归档和恢复。对于 5 类软件的确认，还应包括软件源代码审核相关工作。

5.2.3 调试

不锈钢配液系统在制造厂组装完成后，可以进行工厂验收测试，方案内容根据 URS 和验证计划来编写，由质量部进行批准。

5.2.3.1 工厂验收测试的主要内容

A. 文件检查：所有用于检查、安装所需文件均有效、完整且可读。

B. 系统安装检查：设备、阀门、管道、仪表等按照 P&ID 安装并正确标识。

C. 部件参数检查：按部件清单进行检查，所安装的阀门、仪表及其他部件与部件清单中描述信息一致。

D. 证书检查：材质等证书与部件清单中要求的证书信息一致。

E. 焊接文件检查：焊接活动的开展要按照批准生效的焊接工艺指导书，焊工和焊机均具有操作资质，且焊接是在焊工资质证书有效期内进行的，焊接记录文件清晰可读，自动焊接至少要进行 20% 的内窥镜检查，手动焊接 100% 内窥镜检查。

F. 排水能力检查：系统低点应安装排放阀。水平管线具有一定的斜度以保证排放。

G. 死角检查：主管路外表面到阀门中心的距离 L 必须等于或者小于支管内径的 3 倍，即 $L/D \leq 3.0$。

H. 电气柜安装检查：对所有的接头和线路进行检查，接线端应正确、牢靠。电气柜布局和电气设备的安装应与电路图一致。

　　a. 输入 / 输出测试：在数字输入输出测试中，PLC 中的相应地址应当改变其状态；在模拟输入输出测试中，从 PLC 中相应地址读出的数值应当等于来自检测仪表或装置的输入值。

　　b. 喷淋球覆盖率检查：喷淋球能够在日常运行流量下喷淋到储罐的整个内部表面。

　　c. 权限检查：检查配液系统控制部分的权限等级是否分级合理。

　　d. 急停检查：检查急停按钮是否安装，位置和数量是否合理，能否紧急停机。

　　e. 失电检查：检查系统在意外断电和再恢复时系统的数据保存和自启动是否符合要求。

　　不锈钢配液系统的工厂验收测试活动形成报告并经质量部批准，若存有遗留尾项需进行评估，必要时需在系统发运前解决。

　　不锈钢配液系统由制造厂运输至用户现场安装完成后，可以进行现场调试和现场验收测试。

5.2.3.2 现场验收测试的主要内容

A. 文件检查：已在工厂验收测试（FAT）阶段进行了检查，进行现场验收测试（SAT）阶段所需文件均有效、完整且可读。

B. 系统安装检查：设备、阀门、管道、仪表等按照 P&ID 安装并正确标识。

C. 部件参数检查：按部件清单进行检查，所安装的阀门、仪表及其他部件与部件清单中描述信息一致。

D. 证书检查：材质等证书与部件清单中要求的证书信息一致。

E. 公用设施检查：所有的公用设施已经正确安装和标识，运行数据符合设计要求。

F. 焊接文件检查：取得配液系统焊接程序标准作业指导书、焊缝图、焊工证及焊机证书、焊样记录、焊接记录、内窥镜检查记录等。确认焊接工作是否按照施工方已经批准的焊接规程，并由有资质的人员进行。确认配液系统的焊接及检查工作是否正确记录、文件齐全。检查焊接工作是否按照配液系统焊接程序标准作业指导书进行并记录。检查所有焊接文件是否齐全可用；检查焊接记录是否包含以下信息：系统名称 / 编号、焊缝编号、焊接日期、焊接材料信息、焊接人员签字、检查人员的签字，自动焊机打印条等。内窥镜检查如图 5-3 所示，焊缝如图 5-4 所示。

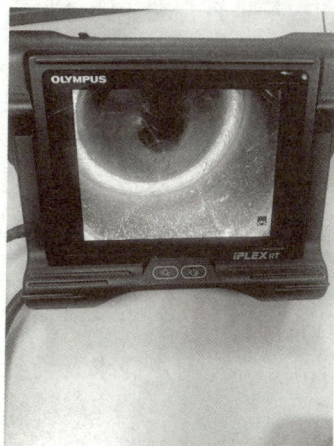

图 5-3　内窥镜检查

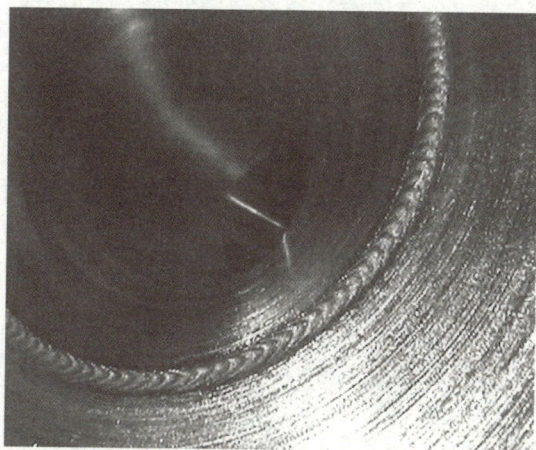

图 5-4　焊缝图

G. 排水能力检查：系统低点应安装排放阀。水平管线具有一定的斜度以保证排放。

H. 死角检查：主系统中可能存在死角的位置，需满足法规及 URS 要求，避免形成死水。

I. 水压测试：系统在设计压力范围内运行无泄漏。

J. 清洗和钝化检查：在系统启用前，检查是否执行了清洗和钝化工作。钝化是为了防止系统的不锈钢部件在使用过程中产生红锈，清洗是为了保证系统的清洁状态，防止污染产品。

K. 电气柜安装检查：对所有的接头和线路进行检查，接线端应正确、牢靠。电气柜布局和电气设备的安装应与电路图一致。

L. 输入/输出测试：在数字输入输出测试中，PLC中的相应地址应当改变其状态；在模拟输入输出测试中，从PLC中相应地址读出的数值应当等于来自检测仪表或装置的输入值。

M. 软件版本检查：软件版本以及编程工具的名称和版本应与设计要求一致。

N. 喷淋球覆盖率检查：喷淋球能够在日常运行流量下喷淋到储罐的整个内部表面。

O. 权限检查：和工厂验收测试阶段的测试项目和目的一致，如果系统在运输过程中不会影响权限设置，那么可以不再重复测试。

P. 人机界面检查：所有界面均存在，且画面显示、操作及导航切换均正确。

Q. 报警和联锁检查：系统报警能够正确触发，互锁功能符合设计要求。

R. 急停检查：检查急停按钮是否安装，位置和数量是否合理，能否紧急停机。

S. 失电检查：检查系统在意外断电和再恢复时系统的数据保存和自启动是否符合要求。

T. 过滤器完整性测试：过滤器完整，符合用户需求及设计要求。过滤器的完整性测试可以使用完整性测试仪进行测试，具体的测试方法可以参考"5.7 过滤系统验证"。

U. 称重测试：系统称重模块准度和控制精度符合用户需求及设计要求。

V. 搅拌转速测试：系统搅拌转速准度和控制精度符合用户需求及设计要求。

W. 打印检查：数据可以被正确打印。

X. 备份检查：CPU上的PLC的程序代码必须和系统中的程序代码一致。

Y. 基本操作程序检查：在一般操作过程中，系统操作的程序步骤应当符合功能描述的要求。

Z. 气动阀门测试：手动强制开/关阀门，检查阀门是否正确开关，是否有泄漏。

不锈钢配液系统的现场验收测试活动形成报告并经质量部批准，若存有遗留尾项需进行评估。

5.2.4 安装确认

不锈钢配液系统安装确认的目的是检查和证明配液系统是按照相应设

计文件设计，并按照供应商提供的安装手册的要求进行安装，各部件安装正确，能够满足 GMP 的要求。安装确认将确认支持文件、质量文件存在；仪器仪表已经过校准，安装确认检查的结果应按照验证方案的要求进行记录。不锈钢配液系统安装确认的项目如下。

5.2.4.1 不锈钢配液系统安装确认需要的文件

A. 由质量部门批准的安装确认方案。

B. 竣工文件包：包含工艺流程图、P&ID、部件清单及参数手册、电路图、材质证书、焊接资料、压力测试清洗钝化记录等。

C. 关键仪表的技术参数及校准记录。

D. 安装确认中用到的仪器仪表的校准报告。

E. 系统操作维护手册。

F. 系统调试记录，如 FAT 和 SAT 报告。

G. 系统设计确认记录及偏差报告。

5.2.4.2 配液系统安装确认内容

A. 安装预确认：检查配液系统安装位置是否同竣工版配液系统平面布局图的要求一致。目测检查安装现场是否安全牢固，确认没有设备部件空缺。检查管道流体方向以及公用系统管道标识是否正确。目测检查是否有仪表和阀门、管路等破损。目测检查安装现场是否有连接在系统中但未连接完全的电缆、管路等。检查配液系统四周是否有足够的空间进行操作维修。目测检查系统表面是否清洁。检查水平 / 垂直放置状况是否符合安装要求。检查排水管道能否同地面排水系统对齐。检查保温层是否按照供应商提供图纸进行安装，安装情况是否良好等。

B. 竣工版的工艺流程图、P&ID 或者其他图纸的确认：应检查竣工版配液系统图纸与安装状态是否一致。设备、阀门、管道、仪表等是否按照 P&ID 安装。部件、阀门、仪表等是否按照 P&ID 正确标识。管道是否已经正确标识公用系统的名称以及流体流向。管道内容物名称和流向是否与 P&ID 一致等。

C. 系统部件的确认：首先取得经过质量部门确认的部件清单。检查配液系统关键部件的名称、部件编号、规格型号、技术参数、制造商是否同部件清单一致，检查滤芯完整性证书等。

D. 材料材质确认：检查部件的材质证书的信息是否满足用户要求。

E. 表面粗糙度确认：粗糙度确认的过程可以同材质确认同时进行，确认粗糙度是否符合用户要求。

F. 焊接确认：对工厂验收测试和现场验收测试中的焊接文件进行检查。

G. 仪器仪表校准：系统关键仪表和安装确认用的仪表是否经过校准并在有效期内。必要时检查全部有关测量设备的牌号、型号、序号或其他标识记录。这些记录应证实每一台测量设备的测量能力。任何校准证书和其他有关性能的资料都应该是随时可用的。

H. 管路压力测试、清洗钝化的确认：压力测试、清洗钝化通常在调试过程中进行，安装确认需对其是否按照操作规程成功完成并且检查其文件记录是否符合要求。

I. 系统坡度和死角的确认：系统管网的坡度应该保证能在最低点排空，可根据轴测图或其他图纸检查配液系统的最低点是否安装排放阀。用坡度仪测量水平管路的坡度。水平管线有足够的倾斜度（一般要求＞0.5%）以保证系统的完全排放。死角应该满足 3D 或者更高的标准以保证无清洗死角。

J. 润滑剂的确认：目测判定润滑剂是否泄漏，确认泄漏后是否可能接触产品（必要时可拆卸系统），确认配液系统可能接触产品的润滑剂是否满足食品级要求。

K. 公用工程的确认：检查公用系统，包括电力连接、压缩空气、氮气、工业蒸汽、冷却水系统、供水系统等是否已经正确连接和标识并且其参数符合设计要求。

L. 自控系统的确认：自控系统的安装确认请参考本指南中自控系统验证部分，一般包括硬件部件的检查、电路图的检查、输入输出的检查等。

5.2.5 运行确认

不锈钢配液系统进行运行确认的目的是通过记录在案的测试，确定配液系统关键部件按照设计在已确定的限度和容许范围内能够正常的使用，稳定可靠，能够满足 GMP 法规的要求。运行确认的测试和检查的结果应该按照配液系统的运行确认方案进行记录。不锈钢配液系统运行确认的项目如下。

5.2.5.1 不锈钢配液系统运行确认需要的文件

A. 由质量部门批准的运行确认方案。

B. 供应商提供的功能设计说明、系统操作维护手册。

C. 系统操作维护标准规程。

D. 系统设计确认记录及偏差报告、系统安装确认记录及偏差报告。

5.2.5.2 不锈钢配液系统运行确认内容

A. 系统标准操作规程的确认：系统标准操作规程（包含使用、维护和消毒标准操作规程）在运行确认开始时应具备草稿，在运行确认过程中审核其准确性、适用性，对不准确和不适用的地方应进行修改。

B. 检测仪器的校准：对 OQ 测试中需要使用的测试仪器进行检查，确认测试仪器校准合格且在校准有效期内。在运行确认报告中需要搜集测试仪器的校准证书复印件作为支持性附件。

C. 过滤器完整性确认：确认配液系统的过滤器完整性测试合格。过滤器的完整性测试可参考本章"5.7 节 过滤系统验证"。

D. 操作顺序确认：根据操作手册描述操作方法运行系统，执行一个操作周期。通过观察控制系统显示状态或在线仪表指示确认每个运行阶段的运行状态。确认配液系统按照配液系统操作手册描述顺序操作，配液系统运行正常，同配液系统操作手册描述结果一致。

E. 断电再恢复确认：确认配液系统正常运行时如果断电将停止运行。确认配液系统断电后再送电将不再自动运行。确认配液系统断电后，再送电后是否处于待机状态。确认断电期间设定参数没有丢失。

F. 计算机化系统的确认：配液系统中的计算机化系统的运行确认可参考自控系统验证。

G. 系统访问权限：检查不同等级用户密码可靠性和相应等级的操作权限是否符合设计要求。

H. 人机界面显示导航确认：确认人机界面显示信息符合软件设计标准。确认所有导航界面均存在，且画面显示、操作及导航切换均正确。

I. 报警测试：系统的关键报警是否能够正确触发，其产生的行动和结果和设计文件一致。尤其注意公用系统失效的报警和行动。如：当电导率超过预先设定的最大值，将会发出报警。

J. 联锁确认：确认联锁功能与功能设计相符，其产生的行动和结果和设计文件一致。联锁确认常和报警确认一块进行，当某报警条件触发时，常常伴随联锁动作。

K. CIP 系统运行确认：确认 CIP 系统能正常运行。确认喷淋球喷淋液体能覆盖罐内的所有表面。可以采用核黄素测试的方法来验证。当喷淋球不能完全覆盖罐体内表面时，使用紫外灯照射，可以发现黄绿色荧光。在线清洁确认可参考本章相关内容。

L. SIP 系统运行确认：运行 SIP 程序，检查 SIP 程序运行情况及过程中的保温和降温情况。记录 SIP 温度变化的情况，确认 SIP 系统运行情况正常，确认 SIP 升温及降温的情况正常。在线灭菌验证可参考本章5.6 节的内容。

M. 系统密封性确认：确认系统密封性符合要求。测试方法为首先向罐内充气并保压一段时间。向夹套内注入满容积的一定压力的纯化水，然后关闭所有的密封接口及阀门，保持压力一段时间。确认压降在可接受范围内。

N. 空载确认：确认系统在空载情况下运行稳定。首先检查减速机的油位是否在规定的范围内。点动电源开关，检查搅拌的运行方向后关闭。向罐内加入一定量的纯化水，淹没搅拌的位置即可。打开电源开关，运行一定时间后，关闭电源。检查搅拌器转动方向是否正常，转动有无异常声响，电机电源控制按钮是否灵敏有效，减速机有无异常声响和振动，减速机运行过程是否漏油等。

O. 负载确认：确认系统在负载情况下的运行是否正常。对搅拌转速和设定转速的一致性进行确认。确认设备在负载情况下运行稳定，无异常噪音，运行参数符合 URS 要求。

P. 排尽确认：确认系统能够完全排空。打开罐底阀将罐内负载时的液体排净，同时打开管路排空将管路中的液体排尽。确认罐内和管路能够完全排空。

Q. 加热冷却系统确认：确认加热冷却系统的运行正常。在罐内加入工艺要求液位的注射用水或纯化水。加热配液罐至工艺要求所需的温度，然后打开冷却循环。要求升温温差和降温温差均符合 URS 要求。

5.2.6 性能确认

性能确认方案的目的是提供文件证据证明不锈钢配液系统能基于批准的工艺方法和产品标准，作为组合或分别进行有效的重复的运行。性能测试应在真实生产条件或模拟生产条件下进行，应收集确认数据并记录在附件的测试报告上。性能确认是正式测试的最后步骤，以及确认需求矩阵中识别为进行性能确认测试的系统正式运行前正确性能的文件证据。当最终性能确认报告批准后，系统可用于正常生产操作或用于工艺验证。

5.2.6.1 不锈钢配液系统性能确认需要的文件

A. 由质量部门批准的性能确认方案。

B. 供应商提供的功能设计说明、系统操作维护手册。

C. 系统操作维护标准规程。

D. 系统安装确认记录及偏差报告；系统运行确认记录及偏差报告。

5.2.6.2 不锈钢配液系统性能确认内容

A. 系统标准操作规程的确认：系统标准操作规程（包含使用、维护和消毒、灭菌标准操作规程）在性能确认开始时，文件名称、编号、版本号、发布日期正确，且已经生效。

B. 检测仪器的校准：对 PQ 测试中需要使用的测试仪器进行检查，确认测试仪器在校准有效期内。

C. 缓冲液及产品配制性能确认：确认配液系统及其附属设施指标可以满足产品配制工序中对各项性能参数的运行要求，确认各项性能参数的符合性。按照缓冲液配制工艺规程，在配液系统中进行常规批量下缓冲液的配制。按照工艺要求的投料量依次加入物料。控制过程温度、搅拌转速和配制时间等工艺参数。使用洁净取样器取样，分别在每批配制过程完成后取样。将样品贴好状态标识，标明样品信息送 QC 进行检验。检验结果附于验证报告中。连续进行三次测试。

D. 参数波动确认：确认系统设定体积或重量和实际体积的偏差范围符合要求。在控制面板中输入设定注入注射用水或其他液体的体积，运行，记录液位计数值或重量。连续进行三次测试。

E. SIP 性能确认：按照标准操作程序执行 SIP 程序。在适当的位置放置生物指示剂，通过培养基颜色变化来反映嗜热脂肪芽孢杆菌是否存活，从而判断灭菌生物监测结果，连续进行三次测试。确认 SIP 灭菌的性能。确认过滤器灭菌后的完整性。

F. CIP 性能确认：按照标准操作程序执行 CIP 程序。分别准备总有机碳（TOC）、电导率、pH 和微生物样品取样瓶，在适当的位置取样，依次取样进行微生物、TOC、电导率、pH 检测，样品送至 QC 实验室检测，连续进行三次测试。

5.2.7 持续确认与再确认

不锈钢配液系统遇到以下情况需进行风险评估，以确认是否进行再验证以及再验证的范围和程度。

  A. 配液工序产品的关键质量属性和关键工艺参数出现不良趋势时。

  B. 配液系统关键设备、部件、使用点更换、变更等。

  C. 配液系统长时间停机后重新启动。

  D. 配液系统运行过程中出现重大性能偏差，维护后重新启用。

5.3 在线清洗系统的确认

  由于不锈钢配液系统的特殊性，目前其清洁通常采用在线清洗（CIP）方式，也称为在位清洁系统，通常适用于系统或较大型设备在原安装位置不作拆卸及移动条件下的清洁工作。

  生产结束后对设备进行清洗，其目的包括：保证产品质量、防止交叉污染、降低设备表面的微生物限度、减少杂质、提高设备的使用寿命等。

  按照 CIP 系统的自动化程度，可将其分为手动、半自动、全自动三种方式。

  手动 CIP 系统以移动式清洗车较为常见，可对不便移动的设备或设备局部进行清洗。手动 CIP 系统的设计与使用工艺较为原始，数据记录和清洗过程受人为影响因素较大。手动控制完全由手工操作阀门，如加液、清洗、排放、控温等功能。

  半自动 CIP 系统多采用人机界面图像显示控制，其 CIP 工作站为自动控制，而对于被清洗设备采用人工控制。

  全自动 CIP 系统采用可编程逻辑控制器对各清洗过程进行全自动控制，清洗过程可对清洗液浓度、液位、温度、流量、电导率进行自动监测和控制。可实现自动进液清洗、回液、排放、调节清洗速度和压力、按照设定程序控制清洗时间、清洗顺序等。

  使用 CIP 系统清洁时，其系统故障或不正常可能导致 CIP 的失败，从而有可能影响产品质量，因此通常将确认与验证活动中的 CIP 系统归为直接影响系统的因素。针对 CIP 系统实施风险识别并对确定的风险与每一生命周期阶段活动的严密性和范围选择恰当的风险管理流程并在整个生命周期中贯彻实施，采取一定的措施，消除或降低某系统或设备对产品质量和人员安全的危害，使存在的风险降到可接受的水平。

  在 CIP 系统中对清洁效果有潜在风险的关键工艺参数（CPP）和关键质量属性（CQA）如表 5-3 所示。

表5-3 关键工艺参数（CPP）和关键质量属性（CQA）

关键工艺参数	关键质量属性
清洗温度（清洁剂使用时温度） 清洗压力（清洁剂压力） 流量（清洁剂） 时间 清洁剂浓度（如适宜）	目视检测或限度 清洁剂残留 产品残留 微生物残留限度 排水能力/干燥 电导率

对于一种指定的清洗剂和污物，决定清洗性能的最重要的参数是清洗时间、对表面的作用即冲洗强度、清洗剂的浓度和清洗液的温度，即清洗时间、作用、浓度和温度（TACT）。因此有可能用一种参数来补偿另一种参数，从而获得相同的清洗性能。下面对影响CIP系统清洗效果的清洗时间、作用力、浓度和温度进行分别介绍。

A. 清洗时间：如果其他所有参数设定之后，清洗效果随着时间的延长而得到提高。为了有助于设计和理解一种清洗程序，应将总的清洗时间分成几个组成部分，例如：有效清洗时间、浸泡时间、漂洗时间，或其他消耗时间。如果属于旋转喷淋装置，由于喷淋装置的旋转特点，对任何指定表面都要冲洗一定的时间，这个时间只占总消耗时间的一部分。当使用喷淋装置清洗复杂的容器时，如果喷淋装置不能够完全覆盖所有的表面，那么可能在润湿难以到达的位置之前，设定的喷淋时间已经过去，所以喷淋球的覆盖率应能覆盖所有的待清洗表面。

B. 清洗作用：清洗作用是指作用于表面的剪切力。它属于受监控最少，而且最难以理解的参数，通常是造成清洗不充分的原因。在一系列过程中，由于设计或流量方面的约束，如果作用或冲击随区域的不同而不同，那么应该识别最低的作用程度（对应最不易清洗的位置）。因此，其他清洗参数的选择方式应当足以补偿作用水平不足的情况，而且参数的设定应能够满足验收标准。

C. 清洗剂浓度：一般来说，水溶液清洗剂的浓度越高，清洗效果越好。较高的浓度可以提高反应速度，提高增溶作用，将表面张力降低到限定值。

D. 清洗温度：提高温度对增强清洗效果具有很大的作用，因为其他几种作用机制；例如：溶解能力、分散作用、某些表面活性剂的活性以及水解反应和氧化反应等，对温度都具有很强的依靠性。但是，对于某些蛋白质来说，超出一定的温度，变性作用可能会导致清洗效果下降。

在 CIP 系统的实际应用前，应根据产品的特点对清洗程序进行合理的开发，以完善特定产品的清洁方法。

5.3.1 用户需求说明

CIP 系统的 URS 可包括但不限于如下基本要素。

A. 设备描述：CIP 系统的基本介绍，应用范围、设备参考标准或指南等内容。

B. 清洗能力要求：在 URS 中应描述 CIP 系统能否自动控制清洗流速、清洗温度、清洗压力、清洗时间；能否监控清洗剂浓度；是否能够对待清洗的系统进行彻底清洗；是否带有独立的纯化水储罐、碱液储罐以及相应的储罐体积等。

C. 仪表等级：在 URS 中应描述 CIP 系统自带仪表的等级、校准证书要求。

D. 清洁要求：在 URS 中应描述 CIP 系统的清洁设计应符合 GMP 要求，包括无死角、设备内表面粗糙度、安装坡度等。

E. 制造材料：在 URS 中应描述 CIP 系统管道、罐体等和清洗剂直接接触部位的材质要求，其他部分也应适当考虑。

F. 数据可靠性：在 URS 中应描述 CIP 系统在数据可靠性方面的要求，如是否能储存、打印清洗记录；是否有合适的访问权限管理；是否具备审计跟踪功能等。

G. 安全要求：在 URS 中应描述 CIP 系统的基本安全要求，如是否在合适位置安装有急停按钮；是否有故障报警；储罐是否符合压力容器要求；管道是否密闭；噪声要求；设备部位不能有锋利边缘的要求；电力要求等。

H. 公用设施要求：应包括公用系统的基本要求，如纯化水和注射用水、电力、压缩空气等。

I. 文件要求：在 URS 中应描述 CIP 系统供应商应该提供的基本设备资料，如设备说明书、部件清单、功能说明（FS）、设计说明（DS）、材质证书、校准证书、P&ID 等。

J. 其他要求等。

5.3.2 设计确认

CIP 系统的设计确认是对 CIP 系统供应商设计说明和用户需求说明的确

认，检查设计说明是否按照 URS 的要求进行了相应功能的设计。

CIP 系统的设计确认和不锈钢配液系统相似，以下列出了 CIP 系统的设计确认中特别的内容。

    A. 系统操作性能确认：对 CIP 系统的设计文件和 URS 中对系统操作性能方面的要求进行比较，确认设备操作性能是否与 URS 的要求一致。系统的设计制造是否符合中国 GMP（2010 年修订）规范要求。

    B. 设计和运行参数确认：确认 CIP 系统设计/运行参数与 URS 要求一致。能否保证 CIP 系统无残留。

5.3.3 调试

CIP 系统的调试包括工厂验收测试（FAT）、现场验收测试前的具体调试工作和现场验收测试（SAT）。对 CIP 系统来说，FAT 阶段由于管道系统无法施工，一般只能进行 CIP 系统控制组件的调试，此时应关注 CIP 系统的功能是否和 URS 相符。SAT 执行前，应保证 CIP 系统的所有管道安装完毕，并进行必要的现场调试。在 SAT 阶段，需要供应商按照批准的 SAT 方案对 CIP 系统进行调试，调试过程可由用户的质量保证人员和工程人员见证。CIP 系统的调试需要进行以下方面的调试。

    A. 仪器仪表校准检查：调试过程同样应注意检查仪器仪表的校准信息，只有在仪器仪表校准合格且在有效期内，其调试结果才有意义。

    B. 公用设施检查：调试过程中应注意检查公用的连接情况。

    C. P&ID 检查：按照 P&ID 检查现场的实际安装情况是否和图纸一致。

    D. 坡度检查：CIP 系统的管道坡度同样有其具体要求，应使用坡度仪进行现场检查。

    E. 输入/输出检查：可使用经过校准的信号发生器和万用表对 CIP 控制系统的输入/输出情况进行检查，以确定各信号的输入和输出均正确，和供应商提供的 I/O 清单一致。

    F. 系统权限检查：检查 CIP 控制系统的权限设置是否符合用户要求，如三级权限控制以及各级权限的内容是否符合要求。

    G. 人机界面检查：检查人机界面是否完好、各流程按键是否均能正常使用、人机界面的功能设置是否和设备说明书或出厂说明一致。

    H. 报警联锁检查：检查报警联锁清单中所有的报警和联锁项目均能够在预定的条件下触发。

    I. 喷淋球覆盖率检查：调试阶段进行喷淋球的覆盖率测试是为了尽早检查喷淋球的型号、安装位置、数量等是否满足清洗要求，在调试阶段发现的问题可以提前解决，防止拖延到确认阶段。

J. 参数范围检查：检查设备说明书或功能说明中对参数范围的要求是否和实际情况一致，是否符合用户的要求。

K. 管道密封性检查：检查 CIP 系统的各管道的密封性是否符合要求，有无泄漏。

L. 其他项目

CIP 系统的调试工作需要文件和记录，具体的调试细节可和本章其他系统的描述相互参考。

5.3.4 安装确认

CIP 系统安装确认的内容可包括但不限于以下内容。

A. 先决条件确认：在执行安装确认前，应保证 CIP 配套的公用系统已连接并可用；DQ 完成；IQ 的执行人员都已经过合适的培训；IQ 方案已批准且生效等。

B. 文件确认：核实用于 CIP 系统相关文件的有效性、完整性和可读性。

C. 仪器仪表校准确认：确认 CIP 系统上安装的（比如压力表、温度表、流量计、传感器等）以及安装确认过程中测试使用的仪器仪表（如万用表、坡度仪等）均已校准并在校准有效期内。

D. 公用设施确认：核实用于 CIP 系统运行所需公用设施（如电力、压缩空气、纯化水、蒸汽等）的正确性、有效性和完好性。

E. 部件确认：确认 CIP 系统安装的部件与部件清单中的描述是否一致。

F. P&ID 确认：确认 CIP 系统的构造和提供的 P&ID 是否一致。

G. 材质确认：确认 CIP 系统中和清洗剂直接接触的材料和表面粗糙度是否符合用户要求，这部分的要求和直接接触产品的要求一致，另外还应考虑材质是否会和清洗剂产生化学反应。

H. 坡度确认：确认 CIP 系统管道的安装是否符合用户对坡度的要求。

I. 输入 / 输出确认：确认 CIP 系统的输入 / 输出功能是否和设计相符，如果在调试阶段已经完成输入 / 输出确认，且经过质量部门的核实，那么在该阶段可以仅检查当初的文件和记录即可，不用重复测试。

J. 其他确认：根据 CIP 系统功能的不同，检查其他系统的安装事项是否符合用户及 GMP 要求。

5.3.5 运行确认

CIP 系统运行确认的目的是为了确认 CIP 系统是否能按照设计运行，稳定可靠，符合 GMP 要求，包括但不限于以下确认项目。

A. 先决条件确认：在执行运行确认前，应保证 CIP 系统的 IQ 完成；CIP 系统 OQ 的执行人员都已经过合适的培训；公用系统可以正常使用；CIP 系统 OQ 方案已签批且生效等。

B. 测试用仪器仪表校准确认：确认测试用的仪器仪表经过校准，且校准合格在校准有效期内。常用的测试仪表有秒表、万用表等。

C. 系统权限确认：确认 CIP 系统人机界面的访问权限是否符合要求。

D. 人机界面确认：确认 CIP 系统人机界面显示内容与供应商提供资料是否一致。

E. 报警联锁确认：确认 CIP 系统所有的报警和联锁功能是否能够正常触发。

F. 系统时钟准确性确认：检查 CIP 系统界面时钟是否和公司标准时间显示的时间相一致，系统时钟的走时误差是否在允许范围内。

G. 喷淋球覆盖率确认：喷淋球覆盖率确认是对 CIP 系统所带的喷淋球覆盖率的检查，可以使用一定浓度的核黄素溶液或其他替代方式进行。

H. 其他基本功能确认：确认 CIP 系统所带的基本功能是否都能够正常运行，如打印机是否能够正常打印，打印内容是否清晰；能否自动配制一定浓度、一定体积的碱液等。

5.3.6 性能确认

CIP 系统的性能确认应根据系统的清洗范围进行界定，根据 CIP 系统可清洗的设备不同，其性能确认的复杂程度可能不同。CIP 系统性能确认可以使用模拟物料也可使用真实物料对 CIP 系统的清洗效果进行确认。另外，CIP 系统的清洗能力也可和清洁验证相结合，根据清洁方法的不同，考虑在不同设备、不同产品下的清洁效果。CIP 系统的清洗性能可通过以下方式进行确认。

A. 擦拭取样：棉签擦拭清洗设备内表面，检查化学残留和微生物残留。

B. 冲淋取样：检查冲淋水电导率、pH、TOC。

C. 目视检查：检查清洗设备内表面是否有目视可见残留。

5.3.7 持续确认与再确认

CIP 系统完成性能确认或根据产品线完成了整体的清洁验证后，应进行持续确认。CIP 系统的持续确认可以和清洁验证的后续验证状态维护结合进行，即在生产设备的日常清洗过程中，根据风险管理的原则，选取有代表性的位置进行取样并检测，根据检测结果对各清洁方法进行监控和评价。持续确认过程取样点的检测可以采用非特异性的方法，如 TOC、电导率等。

CIP 系统再确认的范围和程度同样应基于风险评估来确定。CIP 系统的再确认同样分为周期性再确认和变更性再确认。

CIP 系统是否进行再确认，可以根据这些持续监控的 TOC 和电导率数据进行分析，如果通过监控数据发现，以往的清洁效果一直维持非常好的清洁效果，那么 CIP 系统周期性再确认时的测试次数可以适当考虑。

当 CIP 系统发生（包括但不限于）以下变化时，可考虑进行变更性再验证：

A. 增加清洗范围；

B. 修改清洗参数：包括清洗剂配方、清洗温度、清洗压力、清洗时间等；

C. 清洗管道施工；

D. 软件损坏更换；

E. 法规新增加要求；

F. 其他变化等。

无论是定期再确认还是变更导致的确认，在执行前均需要完成计划实施的 CIP 系统（再）确认方案，以帮助和协调相关部门完成（再）确认工作，且在确认活动实施之前（再）确认方案必须经过批准。

5.4 一次性配液系统的确认

一次性配液系统由可重复使用的硬件和一次性使用耗材两部分组成。作为一个完整的制药生产系统，其确认的原则与不锈钢配液系统基本一致。具体的测试项目和程度视系统的复杂和标准化程度而不同。一般而言，供应商有标准化的硬件和耗材产品，并且在产品开发阶段已完成了硬件和耗材的各项测试，基于对供应商质量体系的评估，企业可以考虑充分利用已有的测试结果。以下主要介绍有别于不锈钢系统的确认要求和做法。

在本章 5.1 节中已明确提及 GMP 针对药品生产企业对制药配液系统应进行的确认和验证要求，本节将重点阐述一次性配液系统确认活动的内容。

5.4.1 用户需求说明

一次性配液系统的用户需求说明文件应提出对硬件和耗材两部分的要求。目前我国药物监管机构尚未就一次性配液系统制定统一的规范，在行业内有特定的标准和规范可参考，例如 USP Class Ⅵ、ISO 10993、European Directive 85/572/EEC、AAMI/ANSI/ISO 11137 等，这些文件可以作为编写和要求一次性耗材的参考。值得一提的是，制造商应基于风险控制的理念，设计并开展一次性系统的测试并保障一次性系统的安全性、可靠性和批间一致性。

与不锈钢配液系统不同，一次性配液系统涉及更频繁的安装、拆卸操作，尤其是连接和断开操作。在一次性技术领域，现有的连接和断开技术很多，主要分为非无菌连接 / 断开和无菌连接 / 断开两种。无菌连接 / 断开指在非无菌环境中，通过连接 / 断开器械的设计，在非无菌的操作条件下，实现工艺管路的无菌对接和断开，保证管路内介质的无菌特性。非无菌连接 / 断开指操作过程中有产品暴露于环境中的连接 / 断开操作，如需达到无菌保障，需借助于无菌环境的保护。工艺操作是否需要无菌是一项重要的工艺要求，应在 URS 中提出。

一次性配液系统重要特点是其通常具有可移动特性。对于一次性设备的安装、移动、空间等要求，也是从生产操作方面的重要要求。

对于硬件部分，与不锈钢配液系统类似，有对清洁、维护、消毒（如必要）等的要求，区别在于通常硬件部分不与产品直接接触，其关注点在于与耗材的兼容性、保护性，尤其需注意硬件对于降低耗材操作风险、防止锋利表面对耗材的损坏等。

在工艺要求方面，与不锈钢配液系统类似。操作系统的规模应与生产需求相适应，包括最大和最小工作体积。不同生产工艺对生产物料有不同的添加需求，如液体添加、固体投料等。尤其重要的是，不同的生产工艺和物料有不同的物料特性，因此对混合效率有不同的要求，应尽可能在 URS 中描述物料特性对混合性能的要求。

根据现场安装、空间和操作要求，一次性配液系统可以灵活地进行设计，但操作和连接对一次性管路长度有特定要求，明确该要求有助于在满足操作要求前提下尽可能缩短管路设计，从而减少系统残留、降低耗材成本等。

对于一次性耗材部分，因与产品直接接触，按 GMP 要求，应当满足"不得与药品发生化学反应、吸附药品或向药品中释放物质"的要求。具体来说，对膜材质的性能和相关标准有要求，例如可参考 USP Class Ⅵ 标准（USP〈87〉，USP〈88〉，USP〈661〉），EP〈3.1.3〉及 USP〈28〉，具备 ADCF 认证，满足 ISO11737 生物负载评估，参考 EP〈2.9.19〉/USP〈788〉颗粒物杂质要求等。另外，一次性耗材的可提取物、浸出物、工艺兼容性也是重要的要求，需要基于风险评估来确定要求以及对应的验证策略，需要进行针对工艺特定的验证测试。一次性耗材通常以无菌方式供应，对于工艺的无菌性要求，应明确提出，并且如果要求无菌供应，应该提供一系列的支持文件，如辐照证明、辐照灭菌验证、无菌检测验证等。

5.4.2 设计确认

一次性配液系统设计确认与不锈钢配液系统遵循一致的原则，其区别在于增加了耗材设计图纸和部件清单的内容。DQ 是供应商与用户沟通并确定系统设计的重要方式。在 DQ 中，除硬件系统内容外，耗材部分的 DQ 内容包括但不限于：部件材质、兼容性评估、搅拌袋规格、管路长度和连接头、传感器或其接口（如有）、过滤器的材质及其选型（如有）等。通过 DQ，用户得以了解供应商提供的系统设计，并在充分理解的基础上对设计进行确认。确认的设计将作为供应商进行生产的依据。良好的沟通有助于降低用户和供应商双方的风险。

5.4.3 调试

与不锈钢配液系统相同，一次性配液系统的调试也可分为工厂验收测试（FAT）和现场验收测试（SAT）。工厂验收测试是指供应商设备在工厂建造完成后等待发货前，进行的验收活动。制药企业结合在设备制造企业进行的质量体系审计及现场参与制造厂验收试验，制药企业对于要选购的设备就有了细节上的掌握，这将为之后在本企业进行的设备安装确认、运行确认及性能确认工作打下一个坚实的基础，对设备的整个验证工作必将起到事半功倍的作用。现场接收测试（SAT）是系统安装到现场后应组织的检查验收，生产厂家和用户均应参加，以检查系统在运输过程中有无损坏或问题。视系统的复杂程度或标准化程度，FAT 和 SAT 可以有不同的执行方式和详细程度。

5.4.4 安装确认

一次性配液系统安装确认与不锈钢配液系统遵循一致的原则，区别在于对系统的确认内容除硬件外还增加了耗材的部分，另外由于灵活性的需求，系统可能被设计成了独立的几个部分，需要组合使用，如驱动、容器、温度控制单元、数据采集器、其他附件等。IQ 中对一次性耗材的确认内容包括但不限于以下五部分。

A. 硬件部分：驱动、容器、数据采集等组成部分的结构、规格和匹配性。

B. 硬件部分的外观、材质、抛光等。

C. 耗材与硬件系统的安装匹配，包括袋体与容器、搅拌桨与容器、袋体与固定装置、探头与其固定装置、投料口与其固定装置、传感器的连接或安装等。

D. 耗材与其他系统的对接测试，如进出液管路连接、过滤系统的连接等。

E. 耗材组成部件及材质与设计确认一致。

耗材部分的 IQ 有助于发现可能的不匹配、附件缺失、管路长短、接头匹配性等问题，以便于及时调整设计，保证正常供货时耗材的可用性。通常 IQ 采用测试样品袋进行。

5.4.5 运行确认

一次性配液系统的 OQ 是在硬件和耗材组成一个整体后，对其的可操作性、控制功能、数据功能等进行联动测试。一次性配液系统的 OQ 与不锈钢配液系统遵循一致的原则，区别在于许多功能需要安装耗材后一起进行测试，以确认设计的操作和功能都能正确实现。一次性配液系统的 OQ 内容包括但不限于以下部分。

A. 设备的移动性，如脚轮的功能，开关门，及其他附件的功能测试。

B. 搅拌操作和转速控制。

C. 传感器信号处理和数据输出功能。

D. 过滤系统的操作和控制。

E. 进出料液流量的确认（如有速率要求）。

F. 取样功能的测试。

G. 称重模块功能测试，如显示和信号。

H. 温度控制功能测试。

I. 系统过程数据的采集、处理和上传功能。

通过一次性配液系统的 OQ，用户对系统各个功能的操作、控制和系统的能力范围建立了解，这有助于用户在此基础上，基于工艺规程，建立一次性配液系统的标准操作规程。

运行确认于安装之后进行，以后每隔一定时间重复进行，它提供文件证明在规定的运行时间内，设备的所有部件功能参数达到厂家指标并且运行正常。

5.4.6 性能确认

一次性配液系统的性能确认是基于已建立的操作规程、参考工艺的需求，以确认系统是否能达到 URS 要求的性能指标。一次性配液系统的 PQ 遵循与不锈钢配液系统一致的原则，区别在于需要安装配套的一次性耗材，内容包括但不限于：

A. 配液性能，如混合速率、效果；

B. 温度控制性能；

C. 其他工艺参数的控制性能，如 pH、电导的控制等。

5.5 一次性使用系统的验证

一次性系使用系统出现并逐步应用于制药工业，从投资规模、厂房建设、工艺设计以及实际生产等各个方面。与传统制药工艺相比，一次性使用系统的应用是否影响药物产品的质量和患者的健康，也引起了法规和标准机构以及行业内的广泛思考、讨论和研究，相应法规和技术指南文件也在逐步详细和完善。

目前全球范围内尚无针对一次性使用系统在制药行业应用的法规要求。中国 GMP（2010 年修订）、美国 cGMP、欧盟 GMP 和 ICH 组织的 Q7 标准中均对生产设备有以下原则类似的规定：中国 GMP（2010 年修订）的附录"无菌药品"第四十一条提到"…过滤器不得因与产品发生反应、释放物质或吸附作用而对产品质量造成不利影响。"美国 cGMP（21 CFR § 211.65，"设备构造"）中规定"生产设备不得对药品质量产生任何不利影响。与药品直接接触的生产设备表面应当……不得与药品发生化学反应、吸附药品或向药品中释放物质。"；欧盟 GMP 的"第 3 章 厂房设备"中提到："生产设备不得对产品有害。生产设备跟产品接触的部分不得产生影响产品质量的反应、添加或吸附。"ICH Q7 文件中也有相关内容"接触原材料、中间体或活性成分的设备表面不会改变中间体和活性成分的规定质量"。

由于目前在制药行业一次性使用系统的应用中，除了上述主要涉及药物中间体制备或中间生产环节之外，在药品制剂的最终包装材料环节也有应用。美国 FDA 药品审评研究中心（Center for Drug Evaluation and Research, CDER）和生物制品审评研究中心（Center for Biologics Evaluation and Research, CBER）提到，药物申请时应当对包装容器特定用途的适用性进行说明：如保护药物及其剂型、药物成分与包装容器的兼容性、包装容器材质安全等。《美国药典》（USP）和国际标准化组织（ISO）发布的文件中也要求包装储存容器的材质和添加剂、物理化学性质、生物反应性、金属元素和可提取物等方面应有相应考察。

根据上述法规或指南要求，一次性使用系统不论作为生产设备或包装容器，其性能及其与药物产品之间的相互影响都应当进行考察并确认。通常，供应商在一次性使用系统的研发和生产阶段，已采用标准的流体在一定条件下进行了大量研究和试验以确认其性能。然而，当一次性使用系统应用到实际药品生产工艺时，因流体和特定工艺条件各不相同，需进行工艺特定的验证，获得一次性使用系统在实际生产工艺中与药物产品的相互作用数据，以表明在特定工艺下使用一次性使用系统生产药品的适用性，即不会影响药品的质量和效能，同时药品也不会影响一次性使用系统的既定使用功能。

美国注射剂协会（Parenteral Drug Association, PDA）发布的液体除菌过滤技术报告（TR 26）比较全面地介绍了除菌过滤器的工艺特定验证，在除菌过滤器工艺验证的方面有很高的地位。该文件中提到，过滤器使用者需要在工艺条件下进行的验证项目包括：细菌截留、兼容性、可提取物、灭菌方法、完整性检测（标准流体或产品）、细菌内毒素等。PDA 于 2014 年发布的另一个技术报告（TR No.66）阐述了一次性使用系统在制药生产中的应用，也成为行业中的重要参考文件。生物工艺系统联盟（Bio-Process Systems Alliance, BPSA）介绍了一次性系统可提取物（Extractables）、浸出物（Leachables）的验证方法。同时也提出了一次性使用系统各组件的质量矩阵测试、安全评估流程等建议。

《美国药典》（1663，1664）及生物制药论坛（Biophorum Operations Group, BPOG）发布的相关文章对可提取物 / 浸出物的分析方法有更详细的介绍。国家食品药品监督管理局在 2012 年发布的《化学药品注射剂与塑料包装材料相容性研究技术指导原则(试行)》也介绍了对包装容器进行提取试验(即可提取物试验)和相互作用研究（即浸出物试验和吸附试验）的方法。

根据可提取物 / 浸出物数据，再行评价一次性系统的安全性。美国 FDA 和欧洲药品管理局（European Medicines Agency, EMA）关于药品杂质的文件中规定了基因毒性或致癌毒性的化合物每日允许摄入量不得高于 1.5μg。对不具有显著致癌性或其他毒性风险的未知化合物则可通过毒理学关注阈值（Threshold of Toxicological Concern, TTC）进行安全评估。药品质量研究学会（Product Quality Research Institute, PQRI）提出对可提取物 / 浸出物的化合物进行分类，并规定了每个类别在不同剂型中的安全阈值（Safety Concern Threshold, SCT）。ICH Q3、ICH M7 等关于杂质评估的文件也可作为可提取

233

物／浸出物安全评估的重要参考。此外，化合物的允许日暴露量（Permitted Daily Exposure, PDE）或其他毒性数据也可作为可提取物／浸出物安全评估时的参考依据。

根据适用于药品生产工艺的可提取物／浸出物数据和毒性评估结果，结合工艺对一次性使用系统的兼容性和药物产品吸附情况进行考察，得出一次性使用系统的工艺适用性结论。

美国 FDA 药品审评研究中心（CDER）指出，药物制剂和包装容器可能会产生相互作用，具有潜在风险，注射剂或吸入剂的风险水平高于口服或外用药，因为可提取物更容易进入液体药物，因此液体药物的风险水平高于片剂，如表 5-4 所示。

表 5-4　常用药物产品类别的包装风险

不同给药途径的剂型的风险程度	制剂与包装系统发生相互作用的可能性		
	高	中	低
最高	吸入气雾剂及喷雾剂 注射液和注射用混悬液	无菌粉针剂 注射用粉针 吸入粉雾剂	－
高	眼用溶液及混悬液 鼻吸入气雾剂及喷雾剂 透皮软膏及贴剂	－	－
低	局部用溶液及混悬液 局部及舌下用气雾剂 口服溶液及混悬液	局部用粉剂 口服粉剂	口服片剂 胶囊等固体制剂

一次性使用系统通常包括除菌过滤器、容器（储液袋、搅拌袋等）、塑料管道和连接器。根据所述法规要求，应考虑兼容性、吸附性和可提取物／浸出物验证，其中除菌过滤器的其他验证要求和方法参考 5.7 节。

5.5.1 兼容性验证

一次性使用系统的兼容性验证目的是为了考察生产工艺条件（温度、时间和灭菌条件）下一次性使用系统与工艺流体的化学兼容性，应包含一次性使用系统中所有与流体接触的组件。

兼容性试验应当基于产品和特定工艺参数进行设计。选择具有代表性的工艺流体，采用更高温度、更长时间和更严格的灭菌条件作为最差试验条件。将 γ 射线照射后的一次性使用系统或组件与物料在设定条件下以一定方式接触后，考察其性能是否受到影响。组件与工艺流体可以有循环、静态接触或振荡等不同的接触方式，对不同组件可采取不同的检测方法。例如，对一次性使用系统中的所有组件进行泄漏测试；除菌过滤器可采用完整性检测

（参考 5.7 节）；储液袋兼容性验证可参考美国材料与试验协会（ASTM）的相关测试方法。必要时，也可采用加速试验加快试验进程。

有的一次性使用系统尺寸很大，不适合实验室操作，可另外设计小规模的试验用一次性使用系统进行试验，其材质组成应跟工艺中用到的一次性使用系统一致。

5.5.2 可提取物 / 浸出物验证

可提取物指的是在极端条件下（例如有机溶剂、极端高温、离子强度、pH、接触时间等），可以从组件材料的工艺介质接触表面提取出的化学物质。可提取物能够表征大部分（但并非全部）在工艺介质中可能见到的潜在浸出物，其来源可能为一次性使用系统材质中聚合物的单体、寡聚物、降解产物、相关添加剂（如抗氧化剂、润滑剂、稳定剂、增塑剂、改性剂等加工助剂）以及生产过程中的溶剂残留等。浸出物是指在实际工艺条件下，从接触产品或非接触产品的材料（包括弹性体、塑料、玻璃、不锈钢或者涂层材料等）中浸出，并可能在最终药品中检测出的化学物质。浸出物可能是可提取物的一个子集，也可能包括可提取物的反应或降解后产物。由上可知，可提取物 / 浸出物的考察目的相同，试验方法类似，区别在于两者的试验流体和试验条件不同：可提取物试验使用与药物产品特性类似的模型溶剂，在极端条件下进行；浸出物试验使用真实药物产品，在常规工艺条件或加速试验条件下进行。

为获得药物产品中的浸出物数据，理论上采用真实药物产品直接进行浸出物研究是最直接的做法。然而，由于药物产品中往往含有高浓度非挥发性物质，且成分复杂，相对而言浸出物的浓度很低，其分析会受到基质干扰，比如基质分析噪音掩盖浸出物，从而造成不准确、甚至假阴性的结果。因此，目前公认比较科学的做法是：首先进行合理的最差条件下的可提取物试验，用可提取物数据评估浸出物水平进行安全评估。当极端条件下的可提取物研究结果表明工艺设备存在较大干扰或安全风险时，再考虑进行工艺设备的浸出物研究。此外，先进行可提取物研究，可大致推测浸出物的种类，有利于发现潜在的浸出物，从而避免漏检或假阴性。与兼容性试验类似，可提取物 / 浸出物验证同样会设计小规模的试验用一次性使用系统进行试验。如一次性使用系统供应商已经具备 BPSA 质量测试矩阵文件中的研究数据并适用于工艺，可略去可提取物试验，直接采用供应商的可提取物数据进行评估，如图 5-5 和图 5-6 所示。

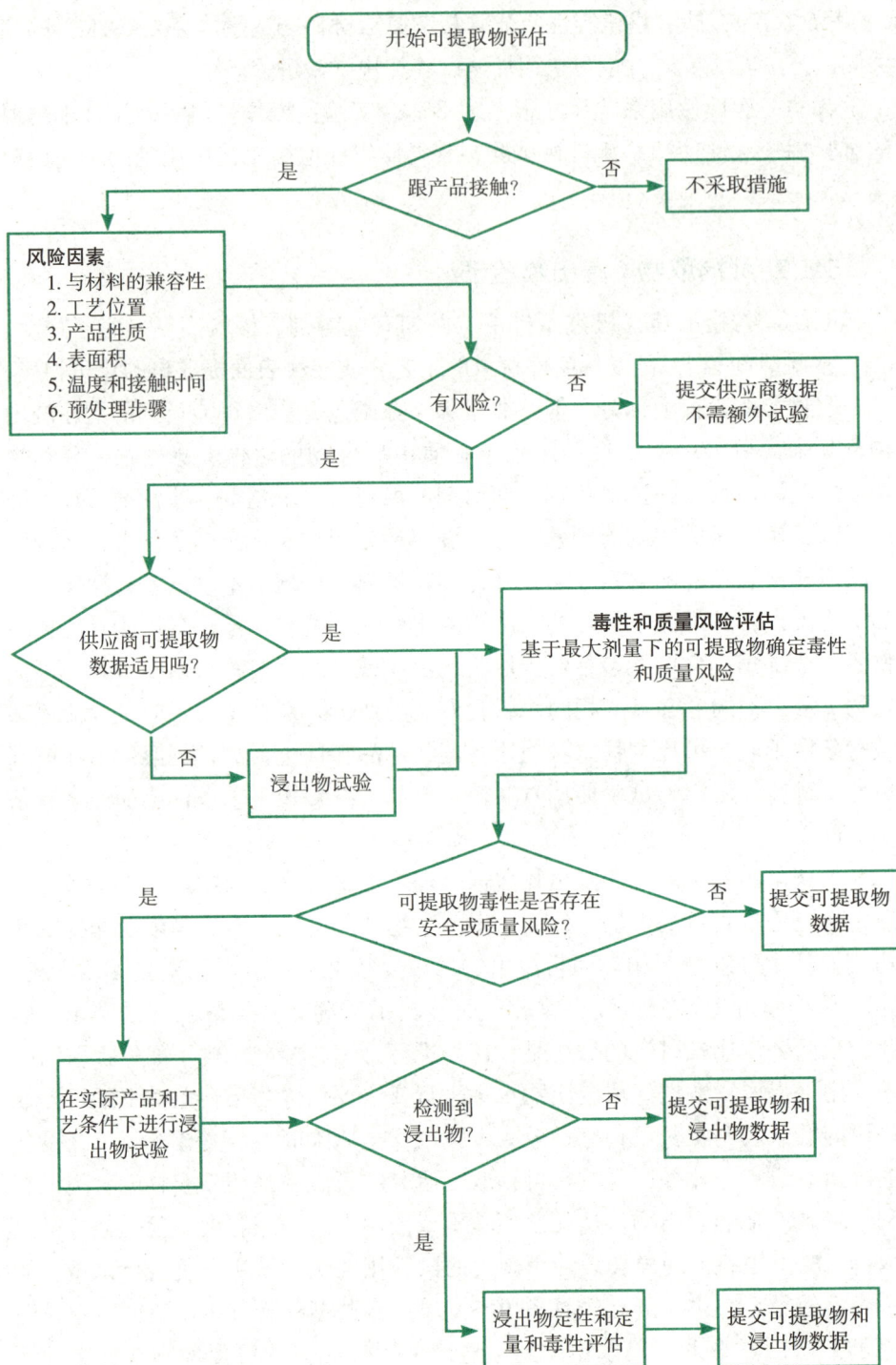

开始可提取物评估

跟产品接触？ —— 否 —— 不采取措施

是

风险因素
1. 与材料的兼容性
2. 工艺位置
3. 产品性质
4. 表面积
5. 温度和接触时间
6. 预处理步骤

有风险？ —— 否 —— 提交供应商数据 不需额外试验

是

供应商可提取物数据适用吗？ —— 是 —— 毒性和质量风险评估 基于最大剂量下的可提取物确定毒性和质量风险

否

浸出物试验

可提取物毒性是否存在安全或质量风险？ —— 否 —— 提交可提取物数据

是

在实际产品和工艺条件下进行浸出物试验 —— 检测到浸出物？ —— 否 —— 提交可提取物和浸出物数据

是

浸出物定性和定量和毒性评估 —— 提交可提取物和浸出物数据

图 5-5 可提取物 / 浸出物评估决策树

开始

否　　　　　　　　　　　　　　　　　　　　　　　是

缺口分析
确定一次性系统的可提取
物试验项目（或等级）

创建一次性系统清单，评估
相应的操作参数

无额外分析
基于最终制剂中的潜
在析出物水平确定可
提取物对病人的影响

可提取物试验
进行一次性系统的可提取
物试验项目（或等级）

材料风险评估
确定需进行可提取物评估的一
次性系统 / 工艺线

结束

提取试验
- 样品试验前分析
- 样品准备
- 样品提取

从一次性系统供应商处获取
并评估可提取物数据

样品分析
- 常规分析（TOC、pH、
  电导率、IC、NVR、
  FTIR）
- 具体成分分析（GC/MS、
  LC/UV/MS、ICP/MS）
- 结构鉴定（NMR、
  advanced MS– 如
  TOF–MS，如需要）

供应商可提取物
数据足够适用
一次性系统？

风险评估
确定哪些可提取物需要
进行毒性评估和进一步
分析

毒性评估
基于最终制剂中的潜在浸
出物水平确定可提取物对
病人的影响

结束

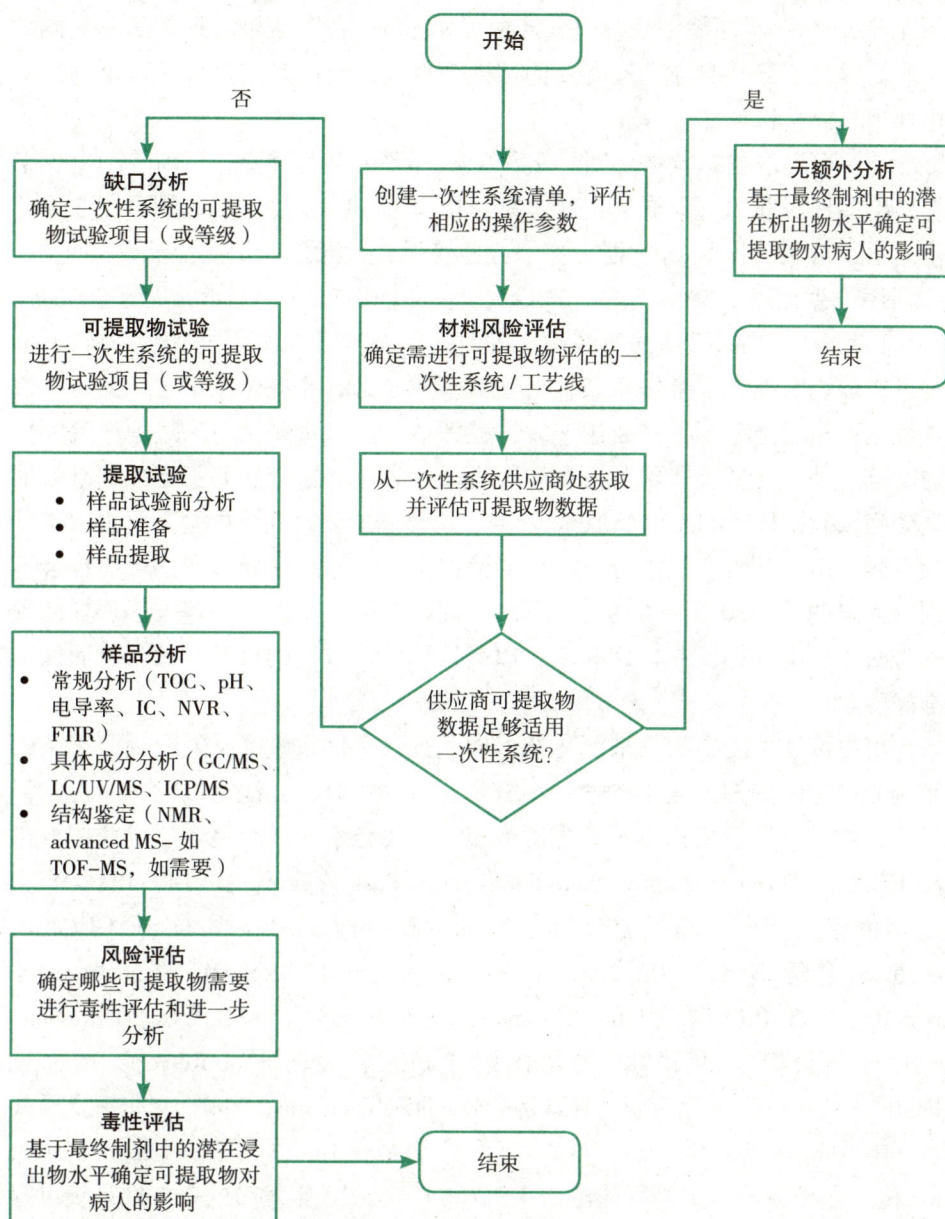

图 5–6 可提取物 / 浸出物评估决策树

　　与药物产品兼容并直接接触的一次性使用系统，影响其可提取物 / 浸出物的因素有两类：一类为工艺条件，如时间、温度、灭菌方式和接触面积；另一类为产品特性，如产品中的有机溶剂、表面活性剂、产品 pH 值等。可提取物试验分两步进行：首先根据产品特性和工艺条件确定试验流体（即模型溶剂）和试验条件（如温度、时间、pH 值、接触面积与溶剂体积比、灭菌条件等），与一次性使用系统充分接触（如循环、静态浸泡、振摇等）获得可提取物样品；然后对样品作必要的预处理再进行定性和定量分析，检测其中化合物的种类和含量。

统一可提取物试验条件对于最终的数据评价至关重要，目前各种世界组织提出多种标准的可提取物实验方案。2014 年 BPOG 建立了标准可提取物试验方法，对于一次性储液袋、管子、连接件、过滤器、切向流滤器等组件，分别用注射用水、50% 乙醇、1% 聚山梨酯 80、5mol/L NaCl 溶液、0.5mol/L NaOH 溶液、0.1mol/L 磷酸溶液作为溶剂，在 25℃或 40℃下抽提 1~70 天，分析可提取物数据。以上提取条件可涵盖多数常见制药流体的工艺，其可提取物数据可用于选型评估甚或工艺安全性评估。浸出物测试基于过程风险评估的基础之上，其试验步骤与可提取物类似。有些药物产品的稳定性和有效期会受到试验条件影响（比如加速试验），检测到的化合物可能会与可提取物试验不同；由于药物产品组分对分析的潜在干扰，样品预处理方法可能也会不同。常见的预处理方法包括液液萃取、固相萃取、蛋白沉降等方法。样品预处理时需要考察标准品的回收率，以确认预处理方法的科学有效，从而保证准确度。

可提取物 / 浸出物的来源复杂多样，且一次性系统受 γ 射线辐照灭菌的影响会产生一些挥发或半挥发性小分子，单一的分析方法难以检测所有的目标化合物。各行业机构推荐的方法众多，主要包括：液相色谱质谱联用分析法（Liquid Chromatography/Photodiode Array/Mass Spectrometry, LC/PDA/MS）、气相色谱质谱联用分析法（Gas Chromatography/Mass Spectrometry, GC/MS）、电感耦合等离子体质谱法（Inductively Coupled Plasma/Mass Spectrometry, ICP/MS）、离子色谱法（Ion Chromatography, IC）、紫外光谱法（Ultraviolet Spectroscopy, UV）、傅里叶红外光谱法（Fourier Transform Infrared Spectroscopy, FTIR）、核磁共振波谱分析（Nuclear Magnetic Resonance, NMR）、非挥发性残留物（Non-volatile Residue, NVR）、总有机碳（Total Organic Carbon, TOC）、pH 值、电导率等。生物制药论坛（BPOG）于 2014 年发布的一次性系统可提取物标准试验方法中介绍的分析方法，除 NVR 和 FTIR 外，还包括 LC/PDA/MS、GC/MS 和 ICP/MS 方法，并详细说明了方法的具体参数。其中 GC/MS 采用两种进样方式进行检测：顶空进样 GC/MS（Headspace GC/MS, HS-GC/MS）和直接进样 GC/MS（Direct Injection GC/MS, DI-GC/MS）。不同的分析方法，检测的目标化合物不同（表 5-5）。同时，以 BPOG 方法为指南进行特定工艺验证，在业内使用相同的方法和语言描述一次性系统的质量研究结果，具有较好的一致性，利于形成行业统一规范。

表 5-5 不同分析方法检测目标化合物

分析方法	目标化合物 / 性质	可提取物	浸出物
NVR	试验溶剂挥发后的可提取物总量	+	–
FTIR	鉴别 NVR 中构造材料的寡聚物和官能团	+	–
TOC	鉴别可提取物中可氧化的碳含量	+	–
LC/PDA/MS	非挥发性有机化合物（和一些半挥发性有机化合物）包括有机酸、位阻较大的酚类抗氧化剂以及塑料添加剂，如塑化剂、防滑剂、脂肪酸和其他塑料加工助剂	+	+
DI-GC/MS	半挥发性有机化合物包括润滑剂、塑化剂、抗氧化剂和高沸点残留溶剂	+	+
HS-GC/MS	来源于单体、寡聚物、生产过程中的溶剂残留、添加剂、聚合过程中的残留物以及降解产物的挥发性有机化合物	+	+
ICP/MS	可能来源于聚合过程中使用的催化剂和塑料添加剂的元素	+	+

注："+"表示"适用"；"–"表示"不适用"。

NVR 是一种定量评估可提取物的分析方法。根据药物产品特性选择的挥发性模型溶剂蒸发后，将非挥发性溶出物烘干所获得的物质称为非挥发性残留物，通过称重的方法来确定在最差条件下从药品生产设备迁移到模型溶剂中的非挥发性残留物的量，从而代表在工艺条件下可能从生产设备迁移进入到药物产品中的非挥发性残留物的最大可能量。由于药物产品中往往也含有非挥发性组分，干扰非挥发性残留物总量分析，因此该方法不适用于浸出物分析。

FTIR 是一种基本的定性分析工具。通过可提取物的红外信号与特定的图谱匹配来表征 NVR 中功能基团以及化合物种类。由于药物产品组分可能含有类似的功能基团产生红外信号，严重干扰可提取物的红外图谱分析，因此该方法也不适用于浸出物分析。

LC/PDA/MS 通过液相进行色谱分离、二极管阵列检测器（Photodiode Array, PDA）和质谱检测器（Mass Spectrometry, MS）检测一定波长和质荷比（m/z）范围内的非挥发性和部分半挥发性化合物。对于高盐、高 pH、低 pH、含表面活性剂或蛋白质的样品，进行液相色谱分析前需对样品预处理。

DI-GC/MS 通过直接进样方式进行气相色谱分离，MS 检测器检测可提取物 / 浸出物样品中的半挥发性化合物。部分样品能够直接用 GC/MS 色谱柱进样分析，然而大多数水溶液样品需要先进行液液萃取（比如使用二氯甲烷萃取），然后再分析。对于高盐、含表面活性剂或蛋白质以及极端 pH 值的样品，采用直接进样方式进行气相色谱分析前通常需对样品进行预处理。

HS-GC/MS 通过顶空进样方式进行气相色谱分离，MS 检测器检测可提取物 / 浸出物样品中的挥发性化合物。可提取物 / 浸出物样品可直接通过 HS-GC/MS 进样分析。通常挥发性化合物产生于 γ 射线灭菌过程，而且随着放置时间延长而减少，因此一次性系统经 γ 照射后必须尽快进行试验。

膜材聚合过程中使用的催化剂和塑料添加剂可能含有金属元素，或其他对药物产品质量可能造成风险的元素，ICH Q3D 文件中明确了药物产品应当考察的元素种类及方法。可以通过 ICP/MS 方法测定元素含量，该方法具有灵敏度高、速度快、检测限低等优点。被测元素通过一定形式进入高频等离子体电离成离子，产生的离子经过离子光学透镜聚焦后进入四极杆质谱检测器，按照荷质比进行分离后检测。

LC/PDA/MS、DI–GC/MS、HS–GC/MS 以及 ICP/MS 均可用于定性和定量分析。值得注意的是，这些方法采用前应进行充分地方法学验证，考察其专属性、灵敏度、准确度、精密度、线性和范围以及耐用性等，从而保证分析方法的可靠性。样品分析前，最好再次对系统适用性进行确认验证，如检测限、定量限、精密度、准确度等，以确保仪器运行正常、状态良好、结果稳定可靠。

试验时通过与标准品的响应（如保留时间、MS 片段获得的分子量信息）相比较，进行定性鉴别；同时用标准品制作标准曲线对化合物进行定量分析。因此标准品谱库对可提取物 / 浸出物的准确分析非常重要，标准品库源于一次性系统材质，是可能出现在药品中的化合物的集合，有的供应商已经建立了比较完善的标准品谱库。在分析可提取物 / 浸出物时，通过上述标准品库中的特定标准品与被测物质在相同情况下进样分析，识别被测物质，可以获得很高的置信水平，从而实现准确的定性鉴别；同时，用目标化合物的标准品制作标准品曲线进行定量分析，也能获得很高的准确度。如果仅仅通过出版的化合物数据或常规谱库提供的信息鉴定目标化合物，非但置信度不高，而且也只能进行半定量分析，准确性较差。

虽然标准品库对定性和定量分析非常重要，但是建立完善的标准品库很不容易，需要大量的实验测试和数据分析。另外，一次性系统的供应商难以全面掌握所有生产一次性系统的原材料信息，比如树脂生产商没有公开的配方或是一次性系统中所购买的半成品材料。有的目标化合物也没有商品化的标准品。在没有合适的标准品时，可采用半定量法分析目标化合物的量。

在获得可提取物 / 浸出物数据后，应进行安全性评估，以评估可提取物或浸出物是否存在安全性风险。一般可以根据药物生产批量以及临床用药的每日摄入剂量和疗程等，计算出可提取物 / 浸出物的每日总摄入量（Total Daily–Intake, TDI），结合给药方式，跟化合物的 PDE、TTC 或 SCT 等数据进行比较，如果某可提取物 / 浸出物的 TDI 值低于其 PDE 或 SCT 值，则认为该可提取物 / 浸出物含量不会影响药物产品的安全性，不会产生健康安全风险。

一次性系统包括其中的过滤器通常会采用 γ 射线辐照灭菌，与高压灭菌相比，其可提取物 / 浸出物中所含的挥发或半挥发性小分子可能较多。无论采用哪种灭菌方法，都应对其可提取物 / 浸出物进行评估，确定其不影响药物安全性。

5.5.3 吸附性验证

吸附性验证是考察特定药物产品或组分与一次性系统或组件接触前后的吸附情况，进而确定药物制剂产品的含量是否改变及是否影响药物质量。

吸附性验证试验基于产品 / 特定工艺条件设计。一次性系统中的储液袋等则需要根据具体工艺条件，比如储存时间，设置不同时间点进行取样，分析药物产品或组分的含量。过滤器的吸附性验证内容参见 5.7 节。

5.6 配液系统灭菌工艺验证

制药设备与系统中，常用的灭菌方法有干热灭菌法、湿热灭菌法、环氧乙烷灭菌法、辐照灭菌法、低温等离子体灭菌法等。一般可根据被灭菌产品的特性采用合适的一种或多种方法组合灭菌。

关于灭菌的验证在中国 GMP（2010 年修订）附录 1 "无菌药品" 和欧盟 GMP 卷 4 附录 1 "无菌药品的生产" 中均有具体要求。美国 FDA cGMP 中亦要求对灭菌程序进行验证。综合 GMP 中对于灭菌验证的要求，总结如下。

A. 无菌药品应尽可能作为最终灭菌产品且使用热力灭菌方法。
B. 装载方式和灭菌参数应通过验证来确认，验证时应包括物理和生物两种指标。
C. 合理设置灭菌工艺的再验证周期。

配液系统无菌工艺验证项目包含了不锈钢配液系统的在线灭菌及一次性系统的辐照灭菌验证内容的介绍，同时针对制药配液系统中应用的湿热灭菌柜、干热灭菌柜的验证项目进行简要介绍。

5.6.1 在线灭菌验证

不锈钢配液系统的灭菌方式包括在线灭菌和非在线灭菌等方式。其中非在线方式需在灭菌后进行无菌组装，被污染的风险较大，因此在线灭菌是相对较合适的灭菌方式。灭菌方法包括纯蒸汽灭菌和过热水灭菌等。考虑到灭菌方法选择的普遍性，本小节将重点介绍纯蒸汽在线灭菌。

蒸汽灭菌的原理是通过直接接触的灭菌媒介（蒸汽）释放的热力来杀灭

微生物，传递的热量来自于潜热。生物致死率在恒温的过程中随着时间的延长呈对数级的下降（图 5-7）。

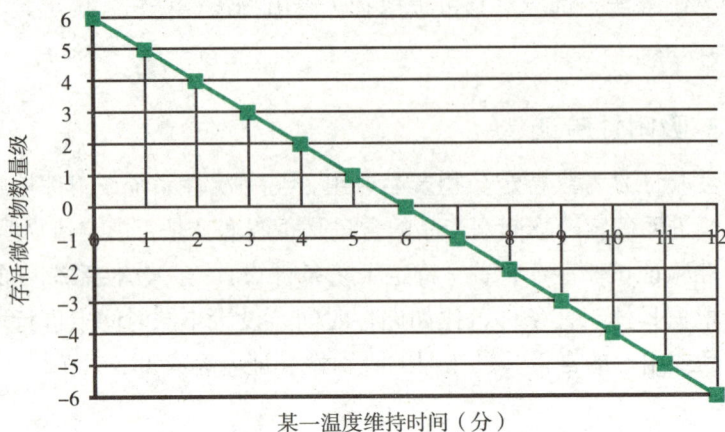

图 5-7　恒温条件下生物致死率示意图

图 5-7 所示亦可用一级化学反应公式来表示：

$$\mathrm{Log}\, N_{\mathrm{F}} = -F_{(T,\ z)} / D_{\mathrm{T}} + \mathrm{Log}\, N_0$$

式中，N_0 为初始微生物数量；N_{F} 为暴露 F 分钟等效时间后的微生物数量；$F_{(T,Z)}$ 为以定义的温度系数（Z），参考温度为（T）并以分钟为单位来计算的一个程序的等效致死率；D_{T} 为在特定的温度（T）时微生物的耐热值（以分钟计）。

基于上述灭菌原理可知，灭菌时蒸汽传递的热量多少直接影响灭菌的效果。图 5-8 显示了饱和蒸汽相变为水过程中释放的热量情况，湿蒸汽、过热蒸汽和含不凝性气体的蒸汽释放热量少于饱和蒸汽。故在使用点应对蒸汽质量进行检测（例如过热度、不凝性气体、干度）。

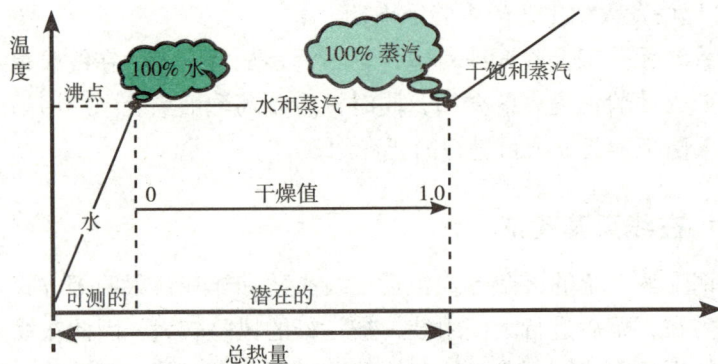

图 5-8　蒸汽温度与总热量示意图

不同纯蒸汽灭菌温度下的致死率，如表 5-6 所示。

表 5-6　温度与 F_0 对应关系

灭菌温度（℃）	相当于 F_0（分钟）
100.0	0.008
105.0	0.025
110.0	0.078
115.0	0.245
121.1	1.000
125.0	2.455
130.0	7.762
135.0	24.547

纯蒸汽压力与温度对应关系，如图 5-9 所示。

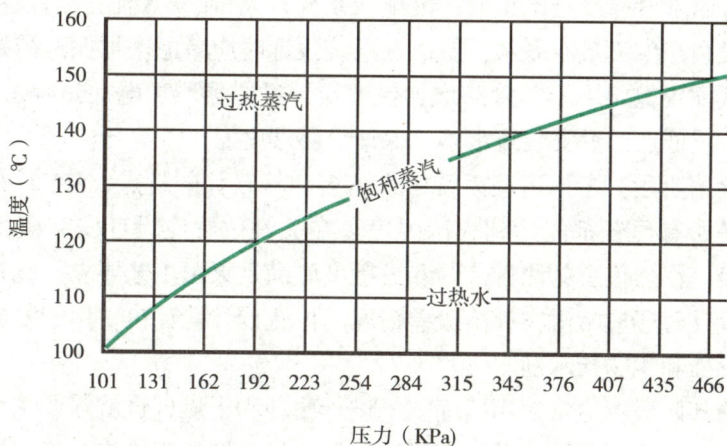

图 5-9　纯蒸汽压力与温度对应关系

基于质量源于设计 QbD 理念，SIP 生命周期如图 5-10 所示。

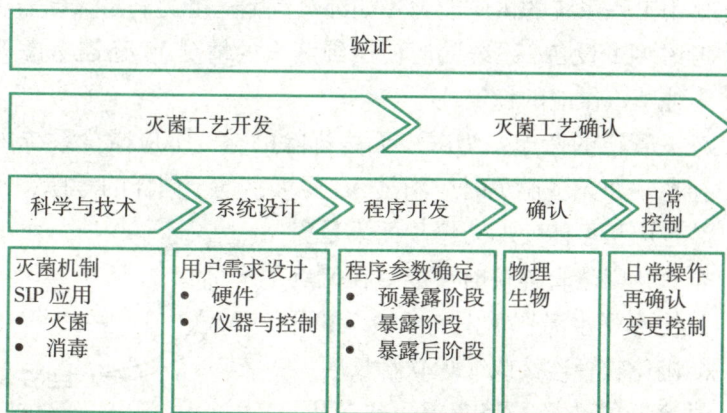

图 5-10　SIP 系统生命周期

对于无菌产品的生产，SIP 是无菌处理的关键环节，可以从风险管理方法的应用中受益。风险的识别、评估和评价对于指导灭菌程序开发和随后的验证都非常有价值。经过风险评估后，更多的资源可集中于降低那些对产品具有高的潜在污染的系统、设备或过程的风险。风险管理可以应用于 SIP 工艺的整个生命周期，对于可能影响产品无菌情况的严重程度进行控制。

5.6.1.1 SIP 工艺概述与风险说明

A. 升温阶段 – 空气移除：大多数配液系统 SIP 无强制排空能力，所以如何最大限度排除空气将是系统设计考虑的重点（如增加蒸汽进口、空气排放口等）。

B. 升温阶段 – 冷凝水排放：因配液系统有大量的不锈钢表面，在升温阶段会产生大量冷凝水，所以在系统设计时应考虑增加保温措施（配液罐配置保温夹套，管路增加保温层，过滤器增加电加热等），在每个系统低点位置安装疏水阀，保证管路坡度。

C. 灭菌阶段：考虑配液系统中设备多、管路长的特点，SIP 时有可能不是所有位置都能达到灭菌温度，在关键位置应设计安装监控仪器仪表。仪器仪表的测量范围和灵敏度应满足灭菌工艺要求。此外，系统设计时还应考虑在灭菌最差情况的位置设计验证口，用于安放温度传感器和生物指示剂。

D. 冷却阶段：通常使用压缩空气进行冷却和干燥，这就需要系统设计有洁净压缩空气接口及除菌级过滤器。过滤器的规格应与气体峰值流量相适应。

E. 其他注意事项

    a. 公用工程系统的供应能力：如纯蒸汽输送能力满足灭菌需求（需要考虑多个设备 / 系统同时使用纯蒸汽的情况），还需考虑灭菌过程中纯蒸汽供应的稳定性。

    b. 有关管道的考虑：为减少无法排除的空气，应减少系统内盲管的存在，如无法避免时应满足 3D 要求；基于同样的考虑，压力安全装置应尽可能使用防爆片而不是安全阀；因软管连接时可能存在低点而使冷凝水滞留（图 5–11），尽可能避免软管连接或缩短软管长度。

    c. 过滤器的选择：需考虑耐热范围；通常过滤器外壳设计有加热装置

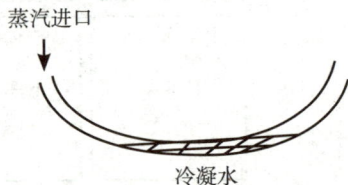

图 5–11　软管冷凝水积聚示意图

（如电加热），用于过滤器保温和干燥；安装位置需考虑灭菌过程中空气和冷凝水排放（通常筒式过滤器高点有排气孔，低点有排液孔）；考虑灭菌过程中过滤器两端压差。

d. 交互系统（图 5-12）：两个系统在冷凝水排放时将竞争使用排放口，可能出现其中一个长时间无法排放冷凝水的情况，应避免这种设计，独立系统则不存在这种情况。

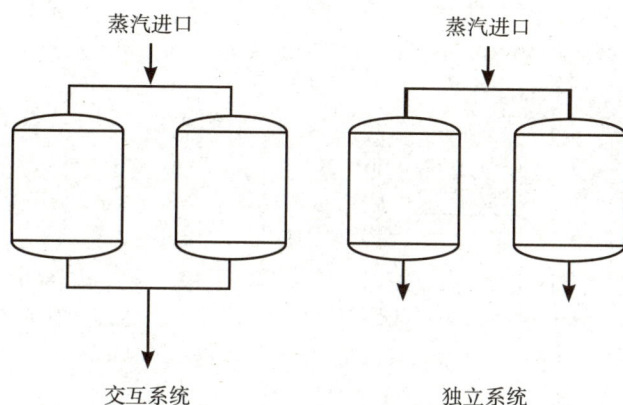

图 5-12　交互系统示意图

e. 计算机化系统设计：提高自动化水平有利于更加复杂的 SIP 流程，如果 SIP 程序操作较为简单，那么选择较低的自动化水平可能更经济。应基于 SIP 的目的、范围和复杂性，通过风险评估确定系统自动化水平。

5.6.1.2 灭菌程序开发

由于配液系统进行 SIP 过程中通常不用考虑产品的降解问题（但需考虑过滤器或弹性部件的限定温度），因此过度杀灭的设计是最常见的方法。当灭菌使用过度杀灭的方法时，需要使用一个经过假设的最差条件的生物负载水平来证明这种灭菌方法的致死率可以达到 10^{-6} 的无菌保证水平（SAL）或者这种灭菌方法可以使系统达到无菌状态。当使用这种灭菌方法时，确认过程必须证明 F_{BIO}（F_{BIO} 系指灭菌程序的生物杀灭时间）和 F_{PHYS}（F_{PHYS} 系指以灭菌程序的物理参数计算的物理杀灭时间）大于等于 15 分钟。

当某个过程不需要达到无菌状态时，这种 SIP 方法一般被称作"消毒"。根据过程控制的要求，消毒过程没有一个具有代表性的无菌保证水平的要求。消毒过程也可以用来减少系统的微生物负载水平，消毒过程的微生物水平高于生物总数的可接受标准，或者把消毒过程作为预防性措施"控制"微

245

生物的数量。消毒循环的终点是生物负载的移除或者减少，循环结束后可检测生物负载来证明消毒成功。

典型的过滤器 SIP 程序包括下述步骤（图 5-13）。

A. SIP 前完整性检测

B. 加热 / 空气置换

C. 灭菌 / 保压时间

D. 冷却 / 去除蒸汽 / 干燥

E. SIP 后完整性检测

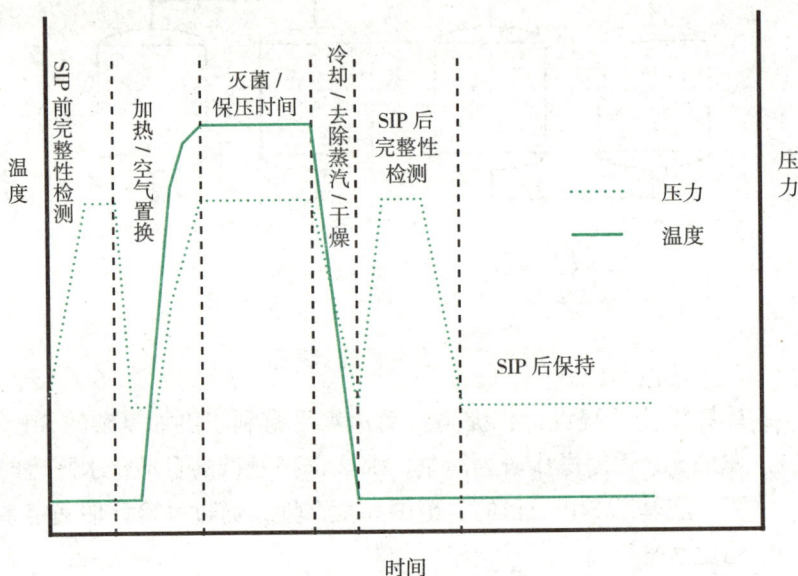

图 5-13 SIP 过程温度 – 压力和时间对应图

程序参数包括温度、压力和时间，详见表 5-7。

表 5-7 SIP 参数表

阶段	参数	说明
SIP 前完整性检测	温度	测试时，温度应稳定（通常为室温）以保证测试结果的完整性
	压力	通常加压至小于或等于灭菌压力 初始阶段允许几分钟用于压力稳定，然后再监测压力变化（变化值由系统的设计、体积和重要程序决定）
	时间	包括增压时间、稳定时间和保持时间三个阶段
加热 / 空气置换	温度	需要的时间很大程度上由温度分布决定，系统中低位置一个或多个点的温度可决定重力置换的终点
	压力	阶段结束时，系统压力要基本与操作温度下饱和蒸汽压力相同
	时间	阶段 1，快速排除空气，此阶段排空阀门均打开 阶段 2，升温阶段，此阶段排空阀门关闭

阶段	参数	说明
灭菌 / 保压时间	温度	灭菌温度通常 ≥ 121℃ 最高温度应不大于非耐热部件允许温度(如过滤器、密封件等)
	压力	监测压力以用于评估温度 / 压力与饱和蒸汽的关系
	时间	监测灭菌时间以评估灭菌效果
冷却 / 去除蒸汽 / 干燥	温度	一般冷却至安全温度, 如 40℃
	压力	一般降至安全压力
	时间	监测时间
SIP 后完整性检测	同 SIP 前完整性检测	

程序开发过程中, 还应关注下述问题:

- 过滤器润湿问题: 当过滤器被润湿后, 单侧蒸汽难以穿透造成过滤器两侧压力差。解决方案包括: 空气吹扫干燥、控制蒸汽进入速度(对过滤器孔内的液体更多的加热时间)、双蒸汽源(上下游)。

- 过滤器完整性测试: 需考虑测试顺序(在 SIP 之前或之后)对 SIP 过程及之后无菌的影响。

- 温度分布测试: 温度分布测试是一个反复过程, 对系统进行物理调整或改变 SIP 流程以优化温度分布。这些研究可以确定固定监控装置的位置和验证传感器布点位置, 这些位置应是系统中最难加热和(或)空气最难置换的位置。应记录传感器位置以及每个位置的选择理由。传感器数量取决于系统的复杂程度、重要程度、尺寸。

- 程序开发阶段一般不需要进行生物指示剂挑战测试, 但某些位置可能需要进行生物指示剂挑战测试以便确认空气排除的情况。此阶段连续三次测试合格并不是必须的, 大多数情况仅需一次测试合格即可。

- 在程序开发阶段, 需对 SIP 之后的过滤器完整性进行测试, 以确保 SIP 不会对过滤器完整性产生影响。一般会使用更苛刻的灭菌条件进行挑战测试。

- 不锈钢配液系统配套的 SIP 系统一般会和配液系统的设备资料以及确认文件组合在一起, 确认过程也通常合并执行。此处重点说明 SIP 系统验证的特性。

5.6.1.3 用户需求说明

SIP 系统用户需求说明应规定用户对在线灭菌的基本要求。

A. 设备描述: SIP 系统的基本介绍、应用范围、设备参考标准或指南等内容。

B. 仪表等级：在 URS 中应描述 SIP 系统自带仪表的等级、校准证书要求。

C. 制造材料：在 URS 中应描述 SIP 系统管道等直接接触纯蒸汽部位的材质要求，其他部分也应适当考虑。

D. 安全要求：在 URS 中应描述 SIP 系统的基本安全要求，如是否在合适位置安装有急停按钮；是否有故障报警等。

E. 公用设施要求：应包括公用系统的基本要求，如电力、纯蒸汽等。

F. 文件要求：在 URS 中应描述 SIP 系统供应商应该提供的基本设备资料，如设备说明书、部件清单、功能说明（FS）、设计说明（DS）、材质证书、校准证书、管道仪表图（P&ID）等。

5.6.1.4 设计确认

SIP 系统的设计确认是对 SIP 供应商设计说明（DS）和用户需求说明的确认，检查 DS 是否按照 URS 的要求进行了相应功能的设计。以下列出了 SIP 系统的设计确认报告中应该包含的内容。

A. 由质量部门批准的设计确认方案。

B. 用户需求说明（URS）。

C. 设计资料文件包：包含功能设计说明（FDS）、管道仪表图（P&ID）、工艺流程图、部件清单及参数手册、电路图等。

D. 设计确认的测试项目。

E. 设计文件的审核：SIP 系统的所有设计文件（URS、FDS、P&ID、设备清单、仪表清单等）内容是否完整，保证其可用且是经过批准的。

F. 材料和表面粗糙度确认：确认机械部件清单中设计的与纯蒸汽直接接触的材料材质和表面粗糙度是否符合 URS 要求。

G. 仪器仪表确认：确认所配置的仪器仪表符合设计要求，布置合理。设备仪表安装的位置是否合适，数量是否足够。所选择的仪器仪表具有适当的量程，同时具有适合的精度要求。仪器仪表是否具有方便的、卫生的联结方式，在联结处不应产生死角等问题。

H. 系统操作性能确认：对 SIP 系统的设计文件和 URS 中对系统操作性能方面的要求进行比较，确认设备操作性能是否与 URS 的要求一致。系统的设计制造是否符合相应标准要求。外观是否洁净光亮，焊缝是否经过抛光等。

I. 设计和运行参数确认：确认 SIP 系统设计/运行参数与 URS 要求一致。

J. 计算机化系统确认：计算机化系统的设计是否符合 URS 中规定的使

用要求。如权限管理是否合理，是否有关键参数的报警，关键参数的存储等。

5.6.1.5 安装确认

SIP 系统安装确认的内容可包括但不限于以下内容。

A. 先决条件确认：在执行安装确认方案前，应保证 SIP 配套的公用系统已连接并可用；DQ 完成；IQ 的执行人员都已经过合适的培训；IQ 方案已被签字批准且生效等。

B. 文件确认：核实用于 SIP 系统配套文件的有效性、完整性和可读性。

C. 仪器仪表校准确认：确认 SIP 系统上安装的（比如压力表、温度表、流量计、传感器等）以及安装确认过程中测试使用的仪器仪表（如万用表、坡度仪等）均已校准并在校准有效期内。

D. 公用设施确认：核实用于 SIP 系统运行所需公用设施（如电力、压缩空气、纯化水、蒸汽等）的正确性、有效性和完好性。

E. 部件确认：确认 SIP 系统安装的部件与部件清单中的描述是否一致。

F. P&ID确认：确认 SIP 系统的实际构造和供应商提供的 P&ID 是否一致。

G. 材质确认：确认 SIP 系统中和纯蒸汽直接接触的材料和表面粗糙度是否符合用户要求。

H. 坡度确认：确认 SIP 系统管道的安装是否符合用户对坡度的要求。

5.6.1.6 运行确认

SIP 系统的运行功能和配液系统的功能集合在一个控制系统，一般情况下，两者的运行确认将同时进行。运行确认是通过检查、检测等方式，用文件的形式证明 SIP 系统的运行状况符合设备出厂技术参数，能满足设备的用户需求说明和设计确认中的功能技术指标，是证明系统或设备各项技术参数能否达到设定要求的一系列活动。SIP 系统的运行确认主要是运行 SIP 程序，检查 SIP 程序运行情况。SIP 运行确认还应记录 SIP 温度变化的情况，确认SIP 系统运行情况正常，确认 SIP 升温、保温及降温的运行正常。

5.6.1.7 SIP 系统性能确认

SIP 系统性能确认，即 SIP 系统灭菌效果确认。SIP 系统的初始性能确认通常要求连续三次成功测试。灭菌效果确认包括如下内容。

A. 物理确认：将包括温度分布测试以确认满足温度范围要求，以及最小 F_0 或者时间 – 温度在系统中重现的一致性。

B. 生物确认：用适当的微生物挑战实验以确认最小 F_{BIO} 在系统中重现的一致性。

为了评价 F_{PHYS} 和 F_{BIO} 的联系，生物指示剂应放置在温度探头附近。生物指示剂、传感器不能阻止蒸汽流动或冷凝物的排出。

为了评估灭菌过程实现的致死率能否满足设计要求，需要采用合适的微生物挑战来给出有意义的结果。微生物挑战系统应该具有适合其目的的抵抗性和挑战性。生物学确认数据用于计算灭菌过程的 F_{BIO}。

每个挑战系统应在适合存活微生物生长的培养基的条件下培养。需要生物指示剂供应商提供使用说明，包括有关经过灭菌工艺的测试微生物的回收条件的数据。需要验证培养前灭菌后的生物指示剂的存放时间。

湿热灭菌一般选择嗜热脂肪芽孢杆菌孢子作为生物指示剂，亦可以基于待灭菌环境中微生物的特性（微生物负荷量、耐热性等）选择适宜的其他指示剂。

生物指示剂挑战系统放在灭菌系统最冷点和最难灭菌位置的温度探头旁边。例如滤芯、针头、罐子最高点，蒸汽难以达到的死角或者低的排水点／冷凝水阀门。对于大的滤壳（例如，> 20in，即直径 50.8cm 的滤壳或者 > 1 个滤壳），生物指示剂放在滤壳顶部或者底部来评价可能有多余空气或者（和）过多冷凝物的位置。另外，生物指示剂（BI）要放于低的位置，尤其是末端有冷凝物流向排水处或蓄水处。

总体来说，SIP 系统验证的前提条件包括：

A. 操作规程已签批；

B. 人员已进行相应培训；

C. 仪器仪表已校准；

D. 公用工程的确认合格；

E. 系统确认合格（设计确认、调试、安装确认和运行确认）；

F. SIP 程序开发完成。

应在正式测试前使用可追溯的参考温度标准对热电偶实施前校准，测试完成后还应进行热电偶后校准，以确认热电偶在测试完成后仍保持校准状态。

SIP 系统通常日常操作的参数都会采用超过确认的最小可接受水平的致死率参数（图 5-14）。

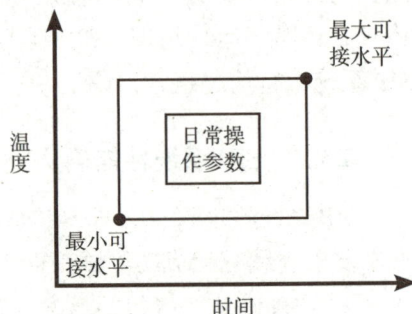

图 5-14　验证与操作参数范围

5.6.1.8 持续确认与再验证

应有完整的变更控制系统，从而保证 SIP 工艺处于验证状态。对任何计划改变 SIP 工艺（包括程序、硬件、软件、配置、公用系统、过滤器的形式／尺寸等）的行为，都应进行相应的评估，以评估对 SIP 工艺造成的潜在影响以及是否需要进行再确认或再验证，从而证明这些变更能满足最初的改进需求并能持续的维持 SIP 工艺需求。

应建有维护策略，用于阐述由于操作、灭菌和时间造成的材料和部件性能的潜在变化。特别是一些弹性部件，如密封圈等，以确保系统性能稳定。

校准的精度和周期应基于仪器的量程、使用历史、生产商建议和工艺风险决定。可应用风险分析手段来确定仪器校准的周期和频率，而在周期性再校准中，对超出仪器校准要求的影响因素要进行调查和分析。

通过对 SIP 系统的周期性审核来确认系统是否处于受控状态。周期性审核应包括对各种监控数据的审核（例如工艺、工程和校准数据等），以确认是否存在不良趋势和偏离性能确认基准的现象。对变更文件的审核也是周期性审核的一部分。周期性审核的频次应该基于系统的使用目的和相应法规的期望。

SIP 系统的再确认可能包括补充性测试 – 热分布测试和（或）生物指示剂测试，以确认 F_{PHYS} 和 F_{BIO} 满足系统灭菌要求。

5.6.2 蒸汽灭菌柜和干热灭菌柜确认

常见的蒸汽灭菌设备有下排／重力置换式蒸汽灭菌柜、脉动真空灭菌柜、过热水灭菌柜、SAM 混合汽 – 气灭菌柜，具体的工作原理如下。

A. 下排／重力置换式蒸汽灭菌柜：主要是利用蒸汽比重小于空气，将冷空气从排水口排出。这种排空方式，冷空气不易排净，故对多孔负载一般使用下述的脉动真空灭菌。

B. 脉动真空灭菌柜：主要是利用真空泵，强制将冷空气排出，再进蒸汽，再排出，反复循环（脉动）。这种方式能将部件、管路中的空气排出。

C. 过热水灭菌柜：使用电加热或蒸汽加热灭菌用水，然后对产品进行喷淋。一般使用空气加压，以保证产品包装的完整性。灭菌用水至少为纯化水。

D. SAM 混合汽 – 气灭菌柜：蒸汽进入腔室后，利用风扇将其与空气混合，对产品和空气同时灭菌。与饱和蒸汽灭菌相比，热传递效率较低。

蒸汽灭菌的方法选择决策树如图 5-15、图 5-16 所示。

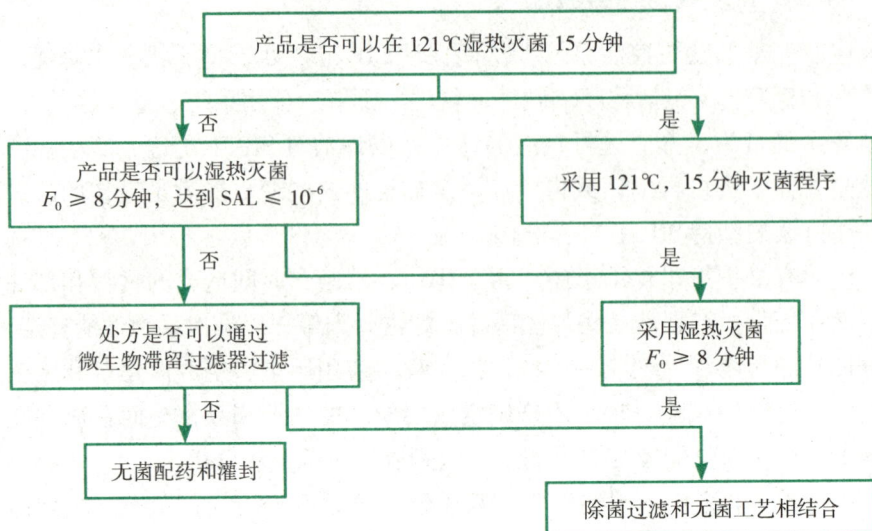

图 5-15　欧盟溶液剂型产品灭菌程序决策树

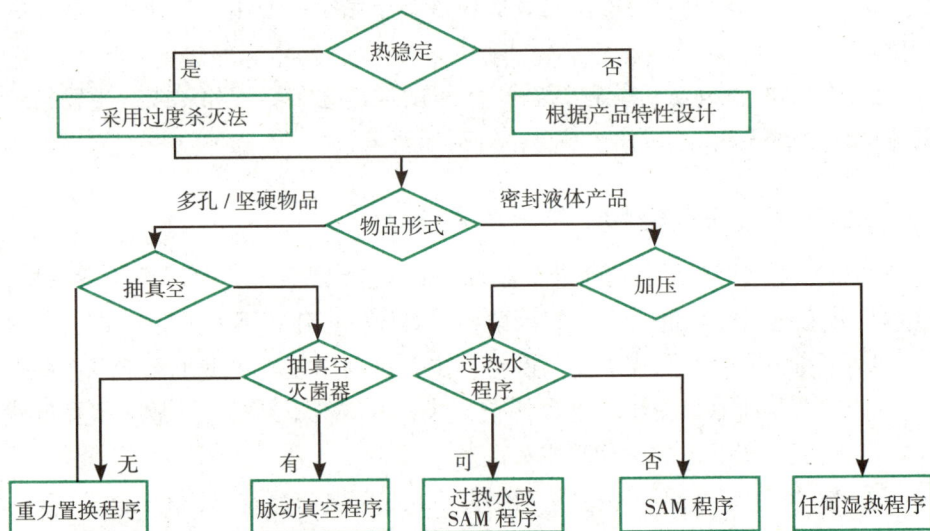

图 5-16　PDA 湿热灭菌程序设计决策树

　　常见的干热灭菌设备有干热灭菌柜和除热原隧道烘箱，具体工作原理如下。

　　干热灭菌柜主要使用电加热对空气加热，利用风机循环，经过滤器后进入腔室对物品进行批量灭菌（除热原）。除热原隧道烘箱与干热灭菌柜原理一致，但可以连续对物品进行灭菌（除热原）。总体来说，干热灭菌柜的确认过程与蒸汽灭菌柜的确认项目基本一致。下面仅列出一些特殊的内容。

湿热灭菌和干热灭菌对配液系统至关重要。基于生命周期管理的灭菌器验证方法，如图 5-17 所示。

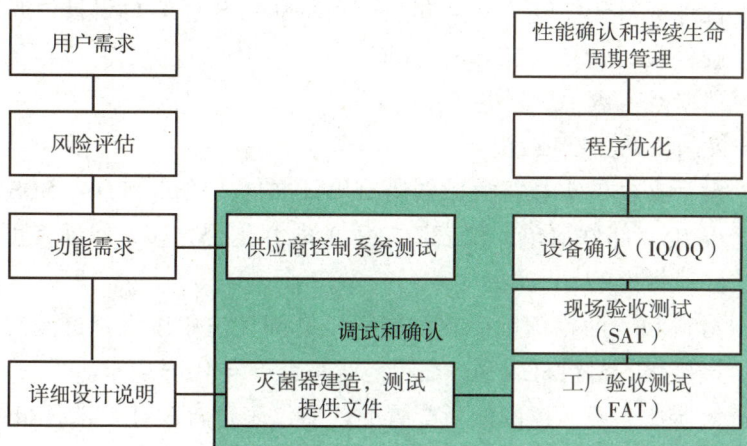

图 5-17 基于生命周期管理的灭菌器验证方法

5.6.2.1 用户需求说明

用户需求说明（URS）应规定用户对设备的基本要求，包括但不限于以下内容。

A. 工艺需求：灭菌程序类型及参数控制范围、温度波动范围、内室尺寸，是否需要对空气过滤器进行 SIP 等。

B. 自控系统要求：在 URS 中应描述权限管理、连锁报警、运行数据（包括打印记录、电子记录）的相关要求。

C. 仪器仪表要求：在 URS 中应描述设备自带仪器仪表的量程、分辨率等要求。

D. 制造材料：在 URS 中应描述直接接触纯蒸汽部位的材质要求和表面粗糙度要求，其他部分也应适当考虑。

E. 安全要求：在 URS 中应描述灭菌器的基本安全要求，如是否配置爆破片和（或）安全阀；是否在合适位置安装有急停按钮；是否有故障报警等。

5.6.2.2 设计确认

对供应商设计进行核实，以确认按照 URS 的要求进行了相应功能的设计。设计确认报告中应该包含的内容如下。

A. 设计确认需要的文件

    a. 由质量部门批准的设计确认方案。

    b. 用户需求说明（URS）。

    c. 设计资料文件包：包含功能设计说明（FDS）、软件设计说明（SDS）、硬件设计说明（HDS）、管道仪表图（P&ID）、工艺流程图、部件清单及参数手册、电路图等。

B. 设计确认的测试项目

    a. 设计文件的审核：灭菌器所有设计文件（URS、FDS、SDS、HDS、P&ID、部件清单、仪表清单等）内容是否完整，保证其可用且是经过批准的。

    b. 材料和表面粗糙度确认：确认机械部件清单中设计的与纯蒸汽直接接触的材料材质和表面粗糙度是否符合 URS 要求。

    c. 仪器仪表确认：确认所配置的仪器仪表符合设计要求，布置合理。设备仪表安装的位置是否合适，数量是否足够。所选择的仪器仪表具有适当的量程，同时具有适合的精度要求。仪器仪表是否具有方便的、卫生的联结方式，在联结处不应产生死角等问题。

    d. 系统操作性能确认：对设计文件和 URS 中对系统操作性能方面的要求进行比较，确认设备操作性能是否与 URS 的要求一致。

    e. 设计和运行参数确认：确认设计/运行参数与 URS 要求一致。能否保证蒸汽灭菌程序有效运行。

    f. 计算机化系统确认：计算机化系统的设计是否符合 URS 中规定的使用要求。如权限管理是否合理，是否有关键参数的报警，关键参数的存储等。

    g. 干热灭菌柜的设计确认特殊考量项目：核实过滤器级别、是否耐高温等；核实压差设计，内室洁净级别设计等。

5.6.2.3 安装确认

安装确认的内容可包括但不限于以下内容。

A. 先决条件确认：在执行安装确认方案前，应保证设备配套的公用系统已连接并可用；DQ 完成；IQ 的执行人员都已经过合适的培训；IQ 方案已被签字批准且生效等。

B. 文件确认：核实用于配套文件的有效性、完整性和可读性。

C. 仪器仪表校准确认：确认安装的（比如压力表、温度表、传感器等）以及安装确认过程中测试使用的仪器仪表（如万用表、坡度仪等）均已校准并在校准有效期内。

D. 公用设施确认：核实用于运行所需公用设施（如电力、压缩空气、纯化水、蒸汽等）的正确性、有效性和完好性。

E. 部件确认：确认安装的部件与部件清单中的描述是否一致。

F. P&ID 确认：确认实际构造和供应商提供的 P&ID 是否一致。

G. 材质确认：确认和纯蒸汽直接接触的材料和表面粗糙度是否符合用户要求。

H. 坡度确认：确认管道的安装是否符合用户对坡度的要求。

I. 其他项目。

5.6.2.4 运行确认

运行确认主要对设备的运行情况进行检查，确保设备运行情况与操作手册和技术手册、设计文件所描述的一致。内容可包括但不限于以下内容。

A. 检查各部件功能，确认部件运转正常。

B. 检查软件控制功能，确认软件控制正常。

C. 进行断电恢复测试，确认设备断电恢复后运行情况符合安全工艺要求。

D. 运行程序，确认设备按照程序运行。

E. 进行 BD 测试：该测试适用于脉动真空灭菌程序。

F. 进行真空保压（空气泄漏）测试：该测试适用于脉动真空灭菌程序。

G. 风速测试：确认干热灭菌设备灭菌室风速在设计范围内。

H. 压差测试：确认干热灭菌设备灭菌室与外界保持正压。

I. 高效过滤器完整性测试：确认干热灭菌设备高效过滤器无泄漏（泄漏率在合格范围内）。

J. 悬浮粒子测试：确认干热灭菌设备灭菌室达到设计的洁净级别。

K. 进行空载热分布测试：确认设备运转正常。

L. 其他项目。

5.6.2.5 性能确认

初始性能确认通常要求连续三次成功测试。灭菌效果确认包括如下内容。

A. 物理确认：包括温度分布测试以确认满足温度范围要求，以及最小 F_0/F_H，或者时间 – 温度在系统中重现的一致性。

B. 生物确认：用适当的微生物挑战实验以确认最小 F_{BIO} 在系统中重现的

255

一致性。

为了评价 F_{PHYS} 和 F_{BIO} 的联系，生物指示剂应放置在温度探头附近。

为了评估灭菌过程实现的致死率满足设计要求，需要采用合适的微生物挑战来给出有意义的结果。微生物挑战系统应该具有适合其目的的抵抗性和挑战性。生物学确认数据用于计算灭菌过程的 F_{BIO}。

每个挑战系统应在适合存活微生物生长的培养基条件下培养。需要生物指示剂供应商提供使用说明，包括有关经过灭菌工艺的测试微生物回收条件的数据。需要验证培养前灭菌后的生物指示剂的存放时间。

生物指示剂一般选择嗜热脂肪芽孢杆菌的孢子，也可用其他合格的生物指示剂。

温度探头和生物指示剂的摆放位置应包括最难灭菌的装载、最多热输入的装载以及其他代表性位置。这些位置应在灭菌程序开发中确定。

干热灭菌柜灭菌程序确认选择的生物指示剂一般为枯草芽孢杆菌黑色变种。如果是除热原程序确认需选择内毒素指示剂。

5.6.3 一次性配液系统的灭菌验证

大部分生物工艺中用到的一次性无菌产品都是采用 γ 射线辐照方式灭菌的。采用这种灭菌方式也要求一次性产品的供应商必须对材料的质量严格把关，一定要选择能够耐受 γ 射线辐照的组件材料。通常情况下一次性产品的供应商会对产品在 γ 射线辐照之前和之后的机械性能予以评估，并且会进一步对实际使用以及加速老化状态下产品的性质进行研究。除了一次性产品及其组件之外，对一次性产品包装材料的质量把控也是非常重要的。没有任何实验数据的情况下期待 γ 射线辐照对一次性产品质量毫无影响是不恰当也是有极大风险的。一次性产品的供应商在选择材料时一定要确认所有组件在物理性质、化学性质及机械性能上均可以耐受 γ 射线辐照。

γ 射线辐照灭菌的工艺建立及验证方案应涵盖辐照剂量、辐照时间、包装材料、装载方式、产品包装密度差异等因素对灭菌效果的影响。可参考国际通用的标准方法建立 γ 射线辐照灭菌工艺及其验证过程，如：ISO 11137、ISO/TS 13004 和 AAMI TIR33 等。这些标准中提供了相应的可执行的灭菌工艺建立和验证方法，可以根据待灭菌样品的实际需求进行选择。

5.6.3.1 产品平均生物负载评估

ISO 11137 中辐照灭菌工艺设计首先需要对灭菌产品的生物负载进行评估，产品选择应考虑到的因素有：产品中微生物的种类和数量、产品尺寸、产品的组件数量和材质、产品结构的复杂程度、产品生产的整个流程等，且所选择的产品应符合以下的要求。

A. 所选产品是经过生产工艺验证且具有代表性的包装完整的产品。

B. 根据产品生物负载微生物的数量和种类，兼顾产品的生产工艺和组成材料特性，可以将性质相似的一组产品组成产品族。

当所选产品无法直接进行生物负载测试时可以从中部分取样，如果整个产品的生物负载均一则可以随机选取，如果不是则需要选择最难辐射灭菌的部分进行取样。

产品的生产质量体系应确保产品的稳定性及生物负载的可控性，产品族的划分标准需要定期复核，以保证其有效性。

待辐照样品确定后，在具有资质的微生物检测实验室使用已经验证过的且回收率大于 50% 的测试方法对样品的生物负载进行测定。样品平均生物负载的测试过程：选择三个不同批次的代表产品进行测试，每批至少需要 10 个产品。分别得到每一批的平均生物负载，及三个批次的平均生物负载。如果某一个批次的平均生物负载为三个批次的平均生物负载量的两倍及以上，则使用这一批次的数据作为平均生物负载量；否则，使用三个批次的平均生物负载量。

5.6.3.2 辐照灭菌剂量设定

评估过样品平均生物负载后，接下来要选择合适的方法建立产品的辐照灭菌剂量。ISO 11137 中辐照灭菌剂量的设定有三种方法：VDmax、方法 1 和方法 2。选择具体的方法时需要综合评估样品平均生物负载量、微生物对辐照的耐受力、产品的生产批次、产品的最大可接受辐照剂量、无菌保障水平（SAL）、供应商提供的辐照剂量信息等诸多因素；考虑到成本及验证时间等现实条件，在实际操作中最常用的灭菌剂量设定方法为 VDmax 与方法 1。使用产品族进行灭菌剂量设定有 3 种选择。

A. 主产品：一般选择产品族中对辐照耐受能力最强的产品。

B. 等效样品：若生物负载结果显示一组产品要求的灭菌剂量相同，则可以认为这组产品需要的灭菌剂量相同，可根据产品的产量和代表性选择合适的等效样品进行剂量设定。

C. 模拟样品：非实际使用的产品，而是用选用更耐受辐照灭菌且与真实产品完全相同的生产方式和材料包装的样品进行灭菌剂量设定。

在 ISO 11137 中使用的 VDmax 有 VDmax15 和 VDmax25 两种，这两种 VDmax 剂量对于产品的生物负载量有一定的要求，生物负载量小于等于

1.5cfu，才可以使用 VDmax15，生物负载量小于等于 1000cfu，才可以使用 VDmax25。在实际操作中根据平均生物负载的数据，来选择对应的 VDmax 辐照剂量。在对应的辐照剂量下，取 10 个产品单位对其进行辐照，剂量范围不能超过所选辐照剂量的 ±10%。辐照结束之后使用无菌保障水平（SAL）10^{-6}的标准对产品进行微生物培养，如果培养结果不超过一个样品有阳性生长，则证明辐照剂量选择通过，可以使用 15kGy 或者 25kGy 作为最小灭菌辐照剂量。

ISO 11137 中的方法 1 是根据得到的平均生物负载量，以 SAL 10^{-2} 的标准来选辐照设定剂量。选择一个批次，从中选择 100 件产品，对产品进行辐照，剂量范围不能超过所选辐照剂量的 ±10%。辐照结束后对产品进行培养，如果培养结果为小于等于两个样品有阳性生长，则证明测试通过。将所选辐照剂量对应的 SAL 为 10^{-6} 的剂量作为最小辐照灭菌剂量。

方法 2 是基于一系列增量剂量辐照后产品的生物负载的阳性结果信息进行剂量确定的，该方法假设在 100 个单元样品中可以得到一个 SAL 为 10^{-2} 的辐照剂量，这一剂量辐照后残存的微生物与最初样品的微生物相比具有更加均一的 D10 值。从剂量增量实验估算出一个预测的 D10 值，用这个预估值外推到小于 SAL 小于 10^{-6} 以确定灭菌剂量。方法 2 分 A 和 B 两种，B 对应较低的平均生物负载产品，A 对于生物负载无特殊的要求。可以通过表 5-8 了解其他剂量设定的方法。

表 5-8　医疗器械产品中不同辐照灭菌标准方法比较

	ISO 11137 方法 1	ISO 11137 方法 2A	ISO 11137 方法 2B	ISO 11137 VDmax（25kGy）	ISO 11137 VDmax（15kGy）	AAMI TIR VDmax（15~35kGy）
平均生物负载量 cfu/ 单位	0.1~0.9 或 ≥ 1~1000000	NA	低	≤ 1000	≤ 1.5	≤ 0.1~440000
生产辐照剂量确定	实验评估确定	实验评估确定	实验评估确定	25kGy	15kGy	15~35kGy
初始生物负载确定需要的产品数	≥ 30（3 批每批 ≥ 10 个产品）	NA	NA	≥ 30（3 批每批 ≥ 10 个产品）	≥ 30（3 批每批 ≥ 10 个产品）	≥ 30（3 批每批 ≥ 10 个产品）
初始验证剂量确认需要的样品数	100	≥ 280（9 种不同剂量每种需要样品 20 个 + 每次剂量验证需要的产品 100 个）	≥ 260（8 种不同剂量每种需要样品 20 个 + 每次剂量验证需要的产品 100 个）	≥ 10	≥ 10	≥ 10

	ISO 11137 方法1	ISO 11137 方法2A	ISO 11137 方法2B	ISO 11137 VDmax（25kGy）	ISO 11137 VDmax（15kGy）	AAMI TIR VDmax（15~35kGy）
生物负载测试样品数（辐照剂量审核）	≥ 10	≥ 10 日常监控	≥ 10 日常监控	≥ 10	≥ 10	≥ 10
灭菌剂量审核所需样品数	100	100	100	≥ 10	≥ 10	≥ 10
无菌保障水平	用户自定义（10^{-2}~10^{-6}）	用户自定义	用户自定义	10^{-6}	10^{-6}	10^{-6}

注：NA：不适用

5.6.3.3 辐照剂量分布测试

辐照剂量分布测试的目的是确定产品最大及最小剂量吸收区域，常规剂量监控位点与极值剂量推算关系。对于同一个产品族或者同一加工族的产品，通常会选择装载密度最大及最小的产品来进行剂量分布测试。根据日常装载情况，进行满载及半载测试（如需要），通常会选择三个满载及一个不满载。需在预计托箱高限剂量区域及低限剂量区域来布置剂量计，以剂量设定所得的剂量范围进行加工。辐照结束之后，对剂量计进行测试并对数据进行分析。得出最大、最小剂量区域及与常规剂量位点的关系，用于日常监控。

5.6.3.4 辐照灭菌工艺验证

灭菌工艺验证是无菌保证的必要条件，灭菌产品能否达到要求取决于生产过程中的灭菌工艺和严格的质量管理体系。在实际灭菌工艺的确定过程中用户与γ射线辐照供应商应充分交流，综合考虑产品以及生产环境的微生物负载、环境监测、灭菌程序验证和无菌检查等各种影响辐照灭菌的要素。辐照灭菌的验证活动如下。

A. 安装确认（IQ）：确认辐照源相关的各项参数、传送系统、相关软件、计量设备、附属设施等符合既定用途。具体检查项目如下。

a. 辐照装置及其传送系统应符合指定的操作规程。

b. 安装过程中辐照装置任何的改动都必须形成文件。

c. 辐照源的辐照强度及源的单个组件位置应予以文件记录。

辐照过程及其辅助设备（包括使用的软件）应经过测试并确认符合既定

设计规范，测试方法应形成文件并记录结果

B. 运行确认（OQ）：通过辐照能够代表正常灭菌过程的产品的均一材料来证明设备能够按照既定的灭菌过程要求实现范围内的指定辐照剂量。在进行运行确认前，应保证该过程中用到的包括辐照剂量监测、控制、记录、显示等设备都经过符合标准的校验。OQ 具体内容如下。

　　a. 针对过程使用的传送系统与托箱，通过测量预先评估过的代表性位置的 γ 射线辐照吸收剂量验证来得到托箱内不同位置的辐照剂量分布和剂量变化。

　　b. 验证结果需证明所选的托箱内不同未知的吸收剂量都在规定的范围内并有相应文件确认；一般在加源或换源后、源的位置及形态改变后、传送系统或托箱变化后都需要进行变更后重新确认。

　　c. 为保证不同辐照容器间的剂量分布和剂量变化的差异都能被完全检测到，应对足够数量的辐照容器以及所有涉及的传输通道进行剂量分布测试，并有相应的文件证明。

　　d. 剂量分布验证过程应使用同密度材料装填辐照容器至设计的最高限度（模拟满载），并用辐照剂量计来检测材料不同位置的剂量。

　　e. 辐照过程中断对辐照剂量的影响应予以检测并有相应文件记录，辐照过程传送带速度和吸收剂量间的关系也应明确。

C. 性能确认（PQ）：PQ 主要考虑的验证内容是产品的物理性能与辐照过程杀灭微生物的能力。PQ 的确认过程是建立在 IQ 和 OQ 的基础上的，其具体内容如下。

　　a. 产品按照与实际生产工艺完全相同的指定摆放方式放置于辐照容器内，通过剂量计检测出辐照剂量的分布和强度，并得到最大和最小剂量与常规灭菌剂量的关系。

　　b. 对每种需要灭菌处理的样品类别都需要进行辐照剂量分布和强度的确认，同时不同密度产品对辐照剂量的影响应予以测试，并有相应的文件记录。

　　c. 如果日常灭菌过程有产品半箱辐照的情况，在剂量分布测试的过程中应予以涵盖，剂量分布情况可以通过剂量分布图的形式予以记录，剂量分布图的内容包括：辐照容器、装载模式、传输通道、辐照容器运行条件、剂量测量和结论等。

D. 验证的复核：IQ、OQ 和 PQ 中得到的信息应进行复核，复核结果需形成文件记录。复核文件内容包括：辐照灭菌产品的尺寸、包装、密度、包装内产品的方向和可接受变动的描述；辐照容器内产品的装载模式；样品对应的最大可接受辐照剂量与灭菌剂量；辐照所使用的传送通道；如产品支持微生物生长则应指定生产和灭菌完成间的最大时间间隔；若辐照区域内有多种暴露方式的产品则应描述所有可能的方向改变；常规剂量监控点以及监控点与辐照最大与最小剂量的关系。

日常γ射线辐照灭菌生产中应对灭菌程序的参数进行监控，确认关键参数均在验证范围内，并加以详细记录。产品标签上应含有辐照指示标记以确定样品确实得到相应的辐照灭菌。灭菌程序须定期再验证，灭菌程序验证一旦完成，整个工艺过程就不应有任何的改变，当灭菌程序中发生任何变更时均需要进行再验证，用于上述γ射线辐照灭菌验证过程的生物标记是经过严格挑选非致病性的标准化短小芽孢杆菌。为了更好的完成γ射线辐照灭菌过程，γ射线辐照灭菌的样品生产应在洁净厂房中进行，比较常见的是样品生产基于 ISO 11137 的生产要求；此外所选择的γ射线辐照灭菌的供应商必须具有相应的质量管理体系资质，并且在辐照灭菌方面有丰富的技术经验。

5.7 过滤系统验证

对于过滤除菌工艺而言，过滤系统的完整性检测是确保过滤工艺安全性的一种必要手段。通过该完整性检测，可以确定过滤器自身的完整性，过滤系统的密封性，并确保工艺中安装了正确的过滤器。同时，进行完整性检测也是各国法规的明确要求。

中国 GMP（2010 年修订）附录"无菌药品"第四十二条："进入无菌生产区的生产用气体（如压缩空气、氮气，但不包括可燃性气体）均应经过除菌过滤，应当定期检查除菌过滤器和呼吸过滤器的完整性。"

第七十五条规定："非最终灭菌产品的过滤除菌应当符合以下要求：（三）除菌过滤器使用后，必须采用适当的方法立即对其完整性进行检查并记录。常用的方法有起泡点试验、扩散流试验或压力保持试验。"

欧盟 GMP 附录一"无菌药品的生产"第一百一十三条规定："已灭菌的过滤器的完整性需要使用适当的方法，在过滤前进行确认，并需要在使用后立刻进行确认，测试方法包括泡点、扩散流或压力保持测试。过滤工艺验证中应确定过滤一定量药液所需时间及过滤器两侧的压力；任何明显偏离正常时间或压力的情况应有记录并进行调查，调查结果应归入批记录。关键气体和空气过滤器的完整性需要在使用后确认，其他过滤器的完整性需要定期进行检测。"

美国 FDA 在《无菌药品生产工艺指南》中规定："过滤器的完整性检测可以在使用前进行，并且应当在使用后常规进行。过滤后进行完整性检测是非常重要的，可以探查到过滤器在使用过程中可能发生的任何泄漏或者穿孔。当正确使用时，前进流和泡点是两种可以使用的完整性检测方法。成品过滤器的完整性检测规范应当与细菌截留验证研究的数据保持一致。"

美国注射剂协会（PDA）第 26 号技术报告"液体除菌过滤"对何时进行完整性检测有如下描述："如果为除菌应用的过滤器，在使用前和使用后应当进行完整性检测。"

除菌过滤是指除去流体中所有微生物的工艺过程，该过程不应对产品质量产生不良影响，包括液体和气体除菌过滤。药品生产中采用的除菌过滤膜的精度一般不超过 0.22μm 或 0.2μm。因为缺乏工业界内的统一标准来衡量孔径，孔径的标称对预测微生物截留没有实际意义，因而需要用微生物截留能力来定义除菌级过滤器。通常，除菌级液体过滤器指在工艺条件下每平方厘米有效过滤面积可以截留 10^7 cfu 的缺陷假单胞菌（*Brevundimonas diminuta*, ATCC19146）并产生无菌滤出液的过滤器。用于判断除菌级过滤器的完整性最直接的方法是进行细菌挑战实验，但这种细菌挑战实验是一种破坏性实验，会对过滤器和生产环境造成污染，经过细菌挑战实验后过滤器不能用来过滤生产流体，所以这种检测方法不能用来证明将用于生产的过滤器的完整性，对于过滤器制造商而言，破坏性测试结果是供应商作为每批产品放行的依据标准之一，对于过滤器使用者而言，则需要在除菌过滤工艺验证时进行细菌挑战实验，实验中采用实际工艺流体并在最差工艺条件下进行。但是在实际生产中除菌级过滤器的完整性检测需要使用非破坏性完整性检测方法来进行。

5.7.1 常用完整性检测方法及原理

非破坏性物理性完整性检测的主要目的，是在不破坏过滤器的前提下确定是否存在可能危及过滤器截留能力的缺陷。除此之外，完整性检测在相关工艺条件下建立检测过滤器与已被验证的细菌挑战过的过滤器的同一性。该同一性的建立，是通过完整性检测结果与细菌挑战实验相关联来达成的。过滤器制造商通过对一系列具有不同完整性检测值的同一型号过滤器进行细菌挑战实验，直至观察到某些过滤器发生细菌穿透，据此来作为该型号过滤器设定物理完整性检测的限值。处于合格范围内过滤器将不会观察到细菌穿透，通过这个测试建立的完整性检测值就关联到滤出液的无菌性。过滤器完整性检测如图 5-18 所示。

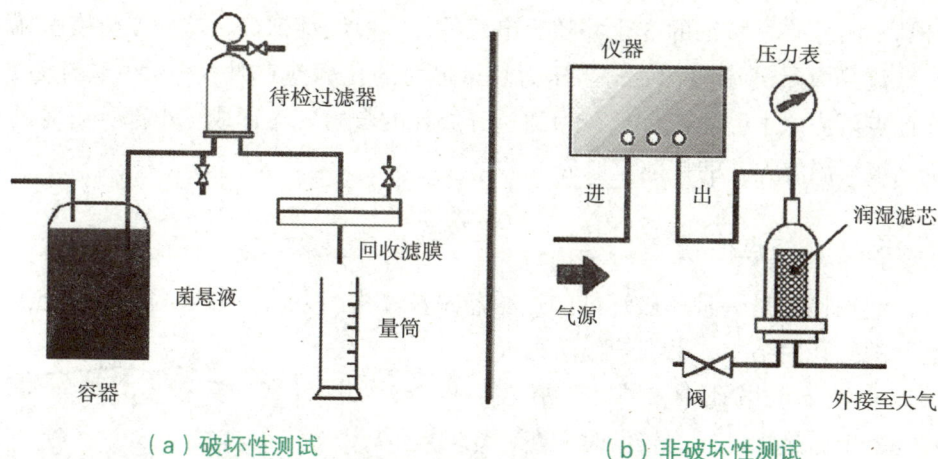

（a）破坏性测试　　　　　　　　　　（b）非破坏性测试

图 5-18　过滤器完整性检测示意图

通常用于确认除菌级过滤器的非破坏性完整性检测方法包括泡点，扩散流/前进流和水侵入法（疏水性滤芯）。这些检测方法对亲水和疏水膜过滤器均适用，每一种完整性检测方法都有其优点和局限。这些完整性检测是在一定的压力范围内评估润湿的滤膜的气体流动特性。在整个过滤器的滤膜被充分润湿后，在膜的上游侧引入低压气体，毛细管作用力会阻止水从微孔中被排出。当在过滤器上游加压时，气体会溶解入润湿液体，扩散穿过润湿的过滤膜，在膜的下游即大气压下被释放。当施加于上游侧的压力升高时，扩散也加剧，测量透过膜的气体量，就得到了此种膜过滤器的膜特性曲线。图 5-19 显示的是在润湿的过滤膜下游测量到的空气流，为对类似孔隙率和孔径分布但是不同面积的膜进行的比较。曲线的 3 个特征部分将作为过滤器完整性检测的基础：压力低时的线性部分表示扩散流/前进流方式通过膜孔；随压力

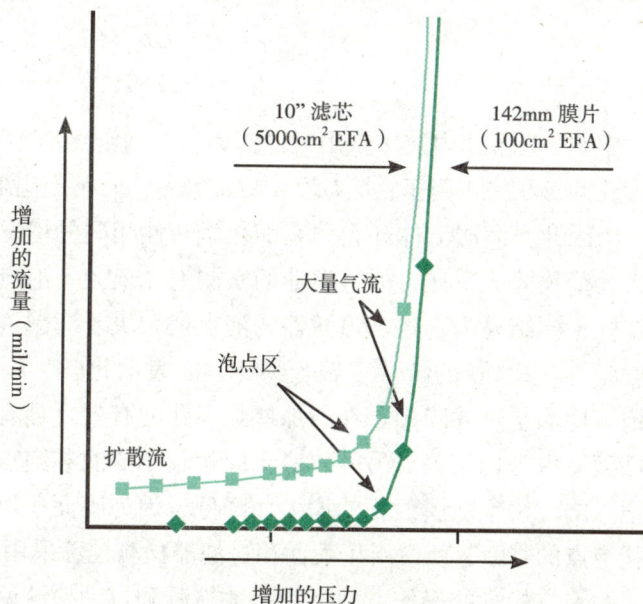

图 5-19　膜特征曲线

升高，出现一个特征的变化并随后出现另外一段线性部分，这个变化表示从扩散流到大量气流的转变；当压力超过最大的孔的泡点时发生大气体流量，在此点压力之上，气流大部分由通过开放孔的自由气流形成（小部分由通过仍然被润湿的膜孔的扩散流形成）。

5.7.1.1 泡点检测

泡点检测是一种非破坏性的过滤器完整性检测方法。如果润湿液体充满滤膜的膜孔内结构，毛细管作用力会阻止液体从微孔中被排出，在过滤器上游施加的压力较低时，在过滤器的下游观察不到大量的气体通过；上游施加的压力增加，当所施加的压力达到足以将大孔中的液体排出时，滤膜下游将出现大量气流，此时的压力值即为泡点值，见图 5-20。

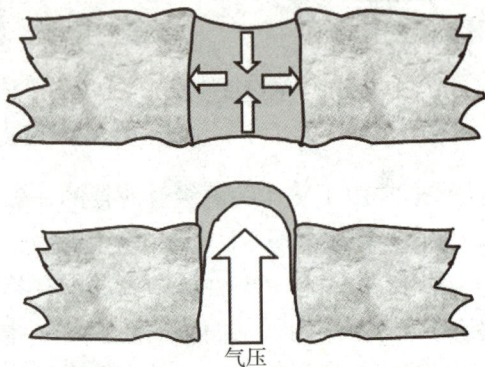

气压

图 5-20　泡点检测原理

泡点的原理基于毛细管模型理论，在 PDA 第 26 号技术报告中（附录 A，公式 7）有关于泡点的计算公式描述：

$$P = \frac{4k\gamma \cos\theta}{d}$$

式中，P 为膜孔内液体挤出时的压力值，及泡点压力；d 为最大孔径；k 为最大孔的形状校正因子；θ 为固-液接触角；γ 为润湿流体的表面张力。

因此在润湿流体和膜的表面化学特性相同的情况下，泡点值与滤膜的最大孔径尺寸成反比，如过滤器的实测泡点值大于泡点限值，则该过滤器的完整性检测结果为合格。过滤器的泡点值取决于润湿液体性质（表面张力、接触角）、过滤膜的特性（聚合物特性、表面化学、膜结构、孔形状及大小）。泡点检测与过滤膜中存在的那些最大孔的有效直径有关，这些膜孔与滤膜的截菌能力密切相关。另外，对于面积较小的滤芯泡点检测相对简单易用，但泡点的分辨率随膜面积的增大而降低，因为膜面积增大导致前进流增大而干扰泡点的判断，所以对于大面积过滤器检测推荐采用前进流完整性检测。

泡点检测的操作方法分为手动检测和自动检测两种。手动泡点检测适用于膜片或面积较小的过滤器，手动检测基于观察，过滤膜或过滤器充分润湿后，上游施加的压力比较低时，观察不到大量的气体通过过滤膜，随着上游施加的压力升高，导致下游大量气体排出，形成稳定的"气泡流"，此时上游的压力即为泡点压力。这种手动完整性检测方法需要下游操作，会危害过滤器下游的无菌性，而自动完整性检测仪从过滤器的上游进行检测，回避了下游污染的风险，自动检测相对于手动检测还有其他优势，包括：通过压力传感器和（或）流量计的使用使灵敏度提高；极大减少了操作者的干扰；增加了结果的一致性；所有结果自动记录；数据安全性提高。

5.7.1.2 前进流检测

前进流检测是基于在低于滤膜泡点的压力下，气体分子遵循菲克定律，（Fick's Law）通过润湿过滤器孔内的液体，从上游高压侧溶解到润湿液体中并扩散至下游，该扩散气体的流量即为前进流或扩散流，如图 5-21 所示。

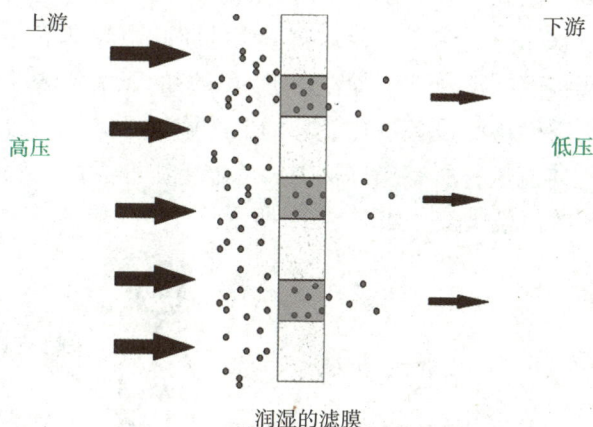

图 5-21 前进流检测原理

气体通过滤膜的扩散速率取决于气体在过滤器润湿液中的溶解系数和扩散率，它与所施加的压差、滤膜有效面积、滤膜总孔隙度成正比，与液体的黏度及膜的厚度成反比，见下面公式（PDA TR 26，附录 A）：

$$N=\frac{DHP}{L}\varphi$$

式中，N 为检测气体的扩散流 / 前进流量；D 为检测气体通过润湿液体的扩散率；H 为检测气体在润湿液体中的溶解系数；P 为所施加的压差；φ 为过滤膜结构中的总孔隙度；L 为润湿层的厚度（经迂曲度因子校正后的膜厚度）。

在前进流检测中，检测气体、润湿液体和检测压差恒定的情况下，前进流数值与滤膜的面积、孔隙度及膜厚度有关，而滤膜的孔隙度和厚度又和其细菌截留性能密切相关。根据上述理论，改变完整性检测气体或润湿溶液对前进流结果都会有影响，例如在 2.76bar 下采用氮气和压缩空气分别对某同一只 10in 滤芯进行前进流检测，氮气的前进流值为不高于 14.3ml/min；压缩空气的前进流值为不高于 17ml/min；如表 5-9 所示。另外前进流检测提高了大面积过滤器完整性检测的灵敏度。

表 5-9 完整性检测参数示例

过滤器尺寸	润湿液体	检测压力（Mbar）	检测气体	最大前进流限值（ml/min）
10in 滤芯	水	2760	空气	17
10in 滤芯	水	2760	氮气	14.3
10in 滤芯	异丙醇/水（70%/30%）	930	空气	10

前进流检测可以采用手动及自动的方式，手动方法即在规定的检测压力下，通过用置于水槽上的刻度装置，在适当的时间内收集下游气体的方法来完成。但是手动检测会涉及下游操作，会对下游的无菌性造成影响。自动方法检测即采用完整性检测设备，在滤芯的上游施加一定的压力，检测上游保持压力所需的气体流量，所有操作均在过滤器上游非无菌一侧进行，消除了对无菌下游一侧的污染风险，如图 5-22 所示。

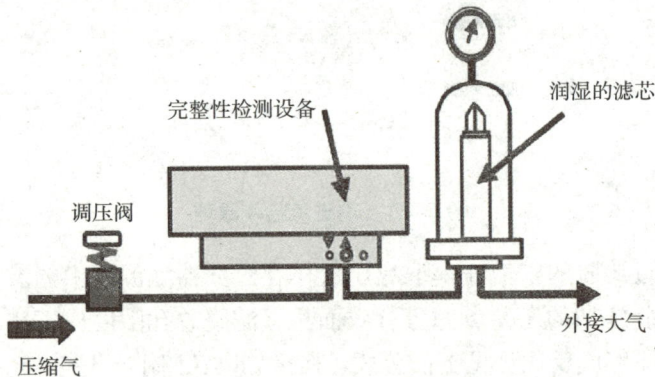

图 5-22 自动检测前进流示意图

5.7.1.3 水侵入检测

对于疏水性过滤器（常用于气体过滤），除可以采用低表面张力溶液（如异丙醇/水混合溶液）润湿后的泡点和前进流检测外，还可以进行水侵入完整性检测。水侵入检测（Water Intrusion Test）的原理是在一定压力下测量干燥的疏水性过滤膜对水润湿的抵抗力。在低压条件下，干燥的疏水性滤膜结构不允许水流通过，如果压力在水突破压力（迫使水通过孔的压力）以下，与传统对润湿膜进行完整性检测中的前进流量非常类似，会出现一个微小的但可测量的流量，其流速也正比于被测膜的表面积和孔隙率。从业内实践来看，该微小流量也有可能来源但不限于以下三种情况：①膜孔内水分形成的液膜中水分子蒸发进入下游侧所产生的水流量；②滤芯内部结构受到上游的压缩空气挤压形变所产生的水流量；③水被挤压而伸入到滤膜上游部分的表面膜孔内（非润湿）的过程而产生的水流量。该微小流量的限值应与滤膜细菌截留性能相关联，如果测得的微小流量小于规定压力下的流量限值，则可认为过滤器是完整的并可投入使用，过滤器的细菌截留能力没有受到损害；如果该流量超过限值时，可能表示过滤器有缺陷，应进一步进行调查。

水侵入检测是采用在干燥的疏水性过滤器上游注水，并在规定的压力下检测水流量的方式来完成的，对于完整的过滤器，在水侵入检测中不会有水流真正通过滤膜进入下游。水侵入检测的数值为水在高压下向滤膜下游的蒸发流量，如图 5-23 所示；如果滤膜上存在超标孔，则会出现水突破流量，检测出来的水侵入数值也会超过限值。

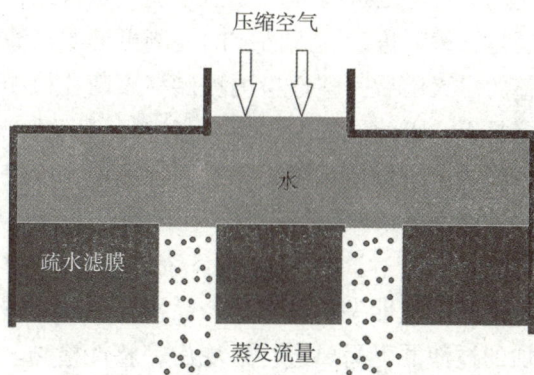

图 5-23 水侵入检测的原理

由于水侵入的数值很低，则对检测精度要求较高，因此通常需采用自动检测设备完成测试。如图 5-24 所示的设备连接及自动测试示意图，在测试完成后，将水从滤壳中排放掉，如果水分影响后续的工艺，可将过滤器组件吹干或用干燥气体吹扫。自动完整检测仪在设定的检测压力下，通过监测实验用气体流量而换算为通过的水的流量而进行。检测结果的判断与前进流相似，但需注意，有些仪器的报告将

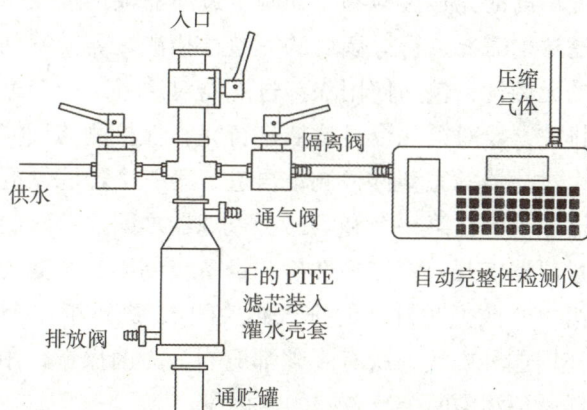

图 5-24 水侵入检测

267

流量换算为标准或大气压条件下的体积，由于水几乎不能被压缩，在测试压力（如 3bar）下，测试中 1ml 水等于 1ml 气体，但在大气压下它相当于 4ml 气体。

水侵入检测相比传统的低表面张力溶剂润湿过滤器的完整性检测，有明显的优点，其不需要引入易燃及有潜在污染风险的溶剂。在许多实际操作中，水侵入检测中滤膜没有被润湿，几乎是干燥的，从而减少了完整性检测后的滤芯干燥步骤，其检测也是比较方便实用的。

5.7.2 日常检测注意事项

只要过滤器被用于除菌过滤使用，就必须进行完整性检测。除菌过滤器使用后，必须采用适当的方法立即对其完整性进行检测并记录。除菌过滤器使用前，应当进行风险评估来确定是否进行完整性检测，并确定是在灭菌前还是灭菌后进行。灭菌前的检测可证明过滤器已被正确安装且在使用前是完整的。灭菌后完整性检测提供与灭菌前检测相同的信息，而且更能说明过滤器是否在灭菌过程中损坏。当进行灭菌后完整性检测时，需要采取措施确保系统的下游保持无菌，完整性检测前，应使用润湿液体冲洗过滤器以将其润湿并在无菌条件下被收集，在过滤器上游侧加压同时进行检测。

在除菌过滤中增加一个除菌级过滤器以确保不会因首要的除菌级过滤器可能完整性失效而导致产品损失，除非首要过滤器不能通过测试，否则增加的过滤器不需要进行过滤后完整性检测。如果发生首要过滤器不能通过检测的情况，第二个过滤器（"冗余"过滤器）必须通过使用后的完整性检测（冗余过滤系列中的首要过滤器应该是过滤器系列中的后一个，最接近滤出端的过滤器）。如果出于工艺要求，需要对组合在一起的过滤器进行灭菌后使用前的完整性检测（如两个过滤器被连接在一起进行灭菌）的，每一个过滤器均需要进行灭菌后的完整性检测。需要特别注意维持两个过滤器间通路的无菌性，包括使用除菌过滤器对通过第一个过滤器的完整性检测气体进行排放，及对第二个过滤器进行完整性检测的气体进行除菌过滤。先进行第一个过滤器的完整性检测，再进行第二个过滤器的检测。为了检测第二个过滤器，需要在第一个和第二个过滤器之间安装阀门，将第一个过滤器与第二个过滤器隔开。将完整性检测设备接到第二个滤壳的完整性检测口上（将检测第一个滤壳时打开的排气阀关闭），进行第二个过滤器的完整性检测。如果使用这种方法，所有步骤都应当为无菌操作，用于检测的气体应被过滤除菌以避免污染两个滤芯间的连接段。

用于直接接触无菌药液或无菌设备表面的气体的过滤器，建议在每批生产结束后对其进行完整性检测。对于其他非关键应用，可以根据风险评估的结果，制定完整性检测的频率。

5.7.3　自动完整性检测仪

考虑到完整性检测结果的客观性及数据可靠性，应尽可能在关键使用点使用自动完整性检测仪。自动完整性检测仪的确认与其他工艺测试设备的确认工作类似，从设备的研发开始，通常由制造商准备设备研发文件和设计确认，这些文件可包括在进行日常完整性检测的使用者验证文件包中。自动完整性检测仪应在使用前，进行安装确认、运行确认和性能确认，典型的确认工作可包括（但不限于）：设备灵敏度评估，设备启动、校准、检测等主要功能测试，完整性检测性能评定（泡点、扩散流 / 前进流、水侵入），其他功能的测试（上游体积测定、错误信息、无效输入拒绝），测试打印输出评估，计算机软件评估，密码保护及用户权限管理，外围功能评定（日期、时间、记忆存储、清洁等）。另外应建立该设备使用、清洁、维护和维修的操作规程，以及定期的预防性维护计划（其中应包含设备的定期检验要求）。

5.7.4　完整性检测失败分析及故障查找

除菌过滤器不能通过完整性检测，有可能是由于过滤器已损坏，但还有其他可能导致失败的原因，过滤器完整性失败调查和再次检测步骤应被记录。为了区分是过滤器损坏还是其他原因，应采取以下步骤进行核实，检查是否选择了合适的完整性检测方法，正确的检测参数，正确的润湿流体和润湿程序；检查测试系统是否正确安装并有无泄漏；过滤温度是否在要求范围内；检测设备是否被正确校准；是否安装正确的过滤器等。

以上确认完成后，根据规范要求重新润湿过滤器并重复检测，如果过滤器完整性检测再次失败，可使用更强力的润湿条件（如增加冲洗体积及时间，增加冲洗时的压差或使用背压冲洗）；如果过滤器完整性检测再次失败，可使用低表面张力的参考流体（具有完整性检测限值）进行完整性检测，以确定过滤器是否发生了可润湿性的变化。如果通过以上措施过滤器仍不能通过完整性检测，则判断过滤器不能通过检测。如果过滤器在上述失败分析中任何一点通过完整性检测，该过滤器可被视为完整的。图 5-25 提供的决策树可用于评估完整性检测是否通过。

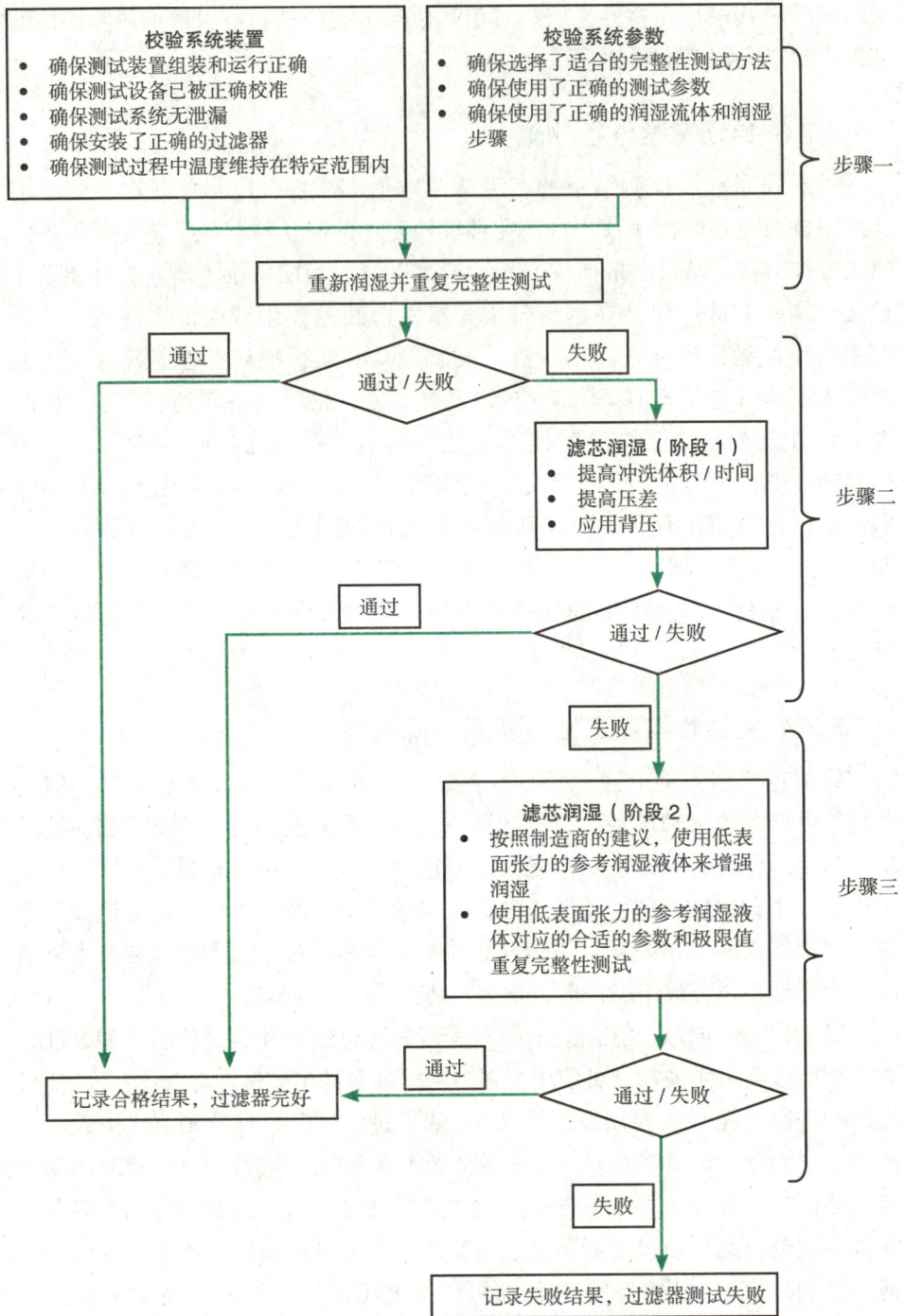

图 5-25 完整性检测失败分析决策树

5.7.5 其他关注点

5.7.5.1 产品润湿完整性检测

对于液体除菌过滤器，在有些情况下，产品是更合适的润湿流体。使用产品润湿的完整性检测结果应与在同一种过滤膜上使用过滤器制造商推荐的参考润湿流体得到的检测数据相对比，来确定产品润湿的完整性规范及限值，这个规范及限值应能非直接地关联到过滤膜的细菌截留能力。产品润湿完整性限值和参考流体润湿完整性限值之间的不同是由两者在测试气体的溶解性、扩散常数和表面张力上的不同引起的。

5.7.5.2 大型、多芯过滤系统的完整性检测

扩散流/前进流或泡点测试可用来检测过滤器完整性，随着面积增大会导致由于过滤器的前进流增大从而干扰泡点的判断，同时在大面积过滤组合（如大于30in过滤器或多芯过滤器）上的累积扩散流/前进流增加的数量会降低完整性检测的实际可用性。一种方法是得到一个过滤组合值来测试多芯过滤器，该值通常低于线性叠加的限值，需要进行风险评估此方法是否有效，该限值通常由过滤器制造商提供。

5.7.6 过滤系统验证

目前，各国药品监管机构对于灭菌方法的决策中都明确了热灭菌是首选的灭菌方法，同时明示了除菌过滤工艺相对的高风险性，其风险等级仅次于无菌生产工艺。对于高风险步骤除菌过滤中使用的核心设备——除菌级过滤器——的定义，在各国实践中也已有了统一的认识，其过滤精度（俗称"孔径"）的定义来自过滤器对微生物的截留，而非平均孔径的分布系数，即完全截留所有微生物。实际应用中，以缺陷假单胞菌（*Brevundimonas diminuta*，ATCC 19146）为挑战用微生物，每平方厘米有效过滤面积挑战水平不低于10^7 cfu的情况下，能拦截所有挑战用微生物而得到无菌滤出液，即可认定该过滤器为"除菌级过滤器"。选择和判断过滤器是否是"除菌级"，应根据上述定义进行。需要注意的是，目前除菌级过滤器通常被标识为0.2μm或0.22μm过滤精度，这两者并没有区别，但标识为0.2μm或0.22μm的过滤器不全是"除菌级过滤器"。

中国GMP（2010年修订）附录"无菌药品"中，下述规定跟除菌级过滤器和除菌过滤工艺相关。欧盟GMP附录一"无菌药品的生产"的相关规定，

也与之相近。

第四十一条："过滤器应当尽可能不脱落纤维。严禁使用含石棉的过滤器。过滤器不得因与产品发生反应、释放物质或吸附作用而对产品质量造成不利影响。"

第六十二条："可采用湿热、干热、离子辐射、环氧乙烷或过滤除菌的方式进行灭菌。每一种灭菌方式都有其特定的适用范围，灭菌工艺必须与注册批准的要求相一致，且应当经过验证。"

第六十三条："任何灭菌工艺在投入使用前，必须采用物理检测手段和生物指示剂，验证其对产品或物品的适用性及所有部位达到了灭菌效果。"

第七十五条（四）："过滤除菌工艺应当经过验证，验证中应当确定过滤一定量药液所需时间及过滤器两侧的压力。任何明显偏离正常时间或压力的情况应当有记录并进行调查，调查结果应当归入批记录。"

第七十五条（五）："同一规格和型号的除菌过滤器使用时限应当经过验证，一般不得超过一个工作日。"

可以看出，各国相关法规对于除菌过滤工艺有着严格的验证要求，这也是为了保证药品生产的质量。

除各国 GMP 之外，欧美行业组织发布了各种指南。其中，美国注射剂协会发布的《液体除菌过滤的技术报告》为液体除菌过滤工艺验证提供了可操作的建议和详细的验证指南。《液体除菌过滤的技术报告》中明确了液体除菌过滤工艺需要验证的项目，如表 5-10 所示。

表 5-10 推荐进行的除菌过滤器确认和验证

标准	使用方	生产商	
	装置	膜片	装置
水或乳糖肉汤（SLB）的细菌截留与水或溶剂完整性的关联	–	Q, L	Q, L
产品细菌截留	V*	–	–
化学兼容，对过滤器完整性的影响	V	Q	Q
可提取物（Extractable）	V	Q	Q
浸出物（Leachable）	E	–	–
灭菌方法，对过滤器完整性的影响	V	Q	Q
完整性检测（水或溶剂）	V	Q, L	Q, L
完整性检测方法选择（产品）	V	–	–
毒性检测	–	Q	Q

标准	使用方	生产商	
	装置	膜片	装置
细菌内毒素	V	–	Q, L
颗粒物	E	–	Q
无纤维释放	E	–	Q
总有机碳（TOC）和电导率	E	–	Q

注：L= 批放行标准；Q= 确认；V= 特定工艺验证；V*= 可以用膜片或过滤器进行验证；E= 评估是否需要进行测试。

根据表 5-11，需要在工艺条件下由过滤器使用方进行的验证包括：细菌截留、兼容性、可提取物、灭菌方法、完整性检测（标准流体或产品）、细菌内毒素。其中，灭菌方法和细菌内毒素的验证，过滤器使用方通常选择自行完成，其他四项验证，也许出于复杂性和成本的考虑，过滤器使用方往往委托过滤器生产商或第三方验证实验室完成。严格的浸出物试验复杂度和成本都比较高，一般都先用可提取物数据代表最差条件，评估后再决定是否需要进行浸出物试验。对于过滤器生产商已经确认过的颗粒物、无纤维释放、TOC 和电导率，过滤器使用方应根据工艺情况确定是否需要额外测试。

此外，GMP 要求，生产设备不得与产品发生吸附作用而对药品质量产生任何不利影响，因此过滤器使用方还应对过滤器的吸附性进行研究。

表 5-11 中所列的各项过滤器本身的性能确认由过滤器生产商完成，如标准流体中过滤器的细菌截留能力测试、与细菌截留能力相关联的完整性检测参数、生物安全性测试等。作为支持性文件之一，这些测试结果是过滤器使用方进行除菌级过滤器选型的前提和基础。需注意的是，膜片过滤器在性能确认上往往不够全面，并且膜片过滤器还会带来表 5-11 中所列的其他风险，因此膜片过滤器可应用于药品研发或过滤器选型阶段，但在药品正式生产时应慎用。

表 5-11　膜片过滤器和囊式过滤器及滤芯的对比

	膜片过滤器	囊式过滤器或滤芯
技术支持文件	不全	文件齐全，有验证指南
操作	灭菌、安装、完整性检测等操作都存在风险	风险低
工艺放大	选择范围小，更换成囊式过滤器或滤芯后需要重新验证	选择范围宽，更换成同类型过滤器时可能不用额外验证试验
仅用于工艺验证的低限规格膜片	不一定有	有

药品生产工艺中往往使用到多个、多种用途的过滤器，但并不是所有过滤器都需要完成上文中提及的所有验证项目。通常来说，过滤器接触的流体是否会进入最终药品以及过滤器的工艺目的和地位是选择验证项目的关键。以疫苗的典型生产工艺为例，如图 5-26 所示，在细胞培养 / 发酵、收获、纯化、除菌过滤等步骤中可能会用到多种过滤器，验证项目可参考表 5-12。

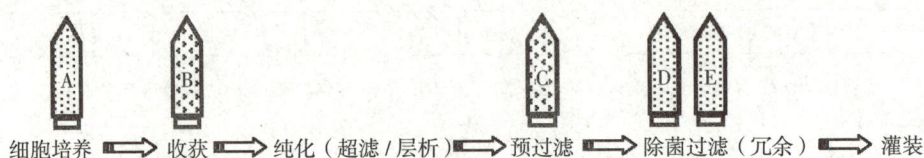

细胞培养 ⇒ 收获 ⇒ 纯化（超滤 / 层析）⇒ 预过滤 ⇒ 除菌过滤（冗余）⇒ 灌装

图 5-26　疫苗生产过滤流程图

表 5-12　过滤器验证项目参考表（有纯化步骤的生产工艺）

	过滤器 A	过滤器 B	过滤器 C		过滤器 D/E
用途	培养基除菌过滤	去除细胞碎片	去除颗粒	降低微生物负荷	除菌过滤
细菌截留	E	/	/	E	V
兼容性	E	E	V	V	V
可提取物	E	E	V	V	V
浸出物	E	E	E	E	E
完整性检测（产品）参数	E	E	E	E	E
细菌内毒素	/	/	V	V	V
灭菌方法	/	/	V	V	V
吸附性	E	E	E	E	E

注：V＝特定工艺验证；E＝评估是否需要进行验证。

若图 5-26 中的生产工艺在预过滤之前没有离心沉淀复溶、超滤、层析等缓冲液置换步骤，代表过滤器 A 和 B 所接触的流体会进入最终产品，那么这两只过滤器都需要进行兼容性和可提取物的验证，而不仅仅是评估（表 5-13）。

表 5-13　过滤器验证项目参考表（无缓冲液置换步骤的生产工艺）

	过滤器 A	过滤器 B	过滤器 C	过滤器 D
用途	培养基除菌过滤	去除细胞碎片	去除颗粒	降低微生物负荷	除菌过滤
细菌截留	E	/	/	E	V

	过滤器 A	过滤器 B	过滤器 C		过滤器 D
兼容性	V	V	V	V	V
可提取物	V	V	V	V	V
浸出物	E	E	E	E	E
完整性检测（产品）参数	E	E	E	E	E
细菌内毒素	/	/	V	V	V
灭菌方法	/	/	V	V	V
吸附性	E	E	E	E	E

注：V=特定工艺验证；E=评估是否需要进行验证。

工艺验证试验应尽可能采用真实的产品/工艺流体进行验证。对于具有相同组分，但浓度不同的产品家族，若工艺条件（如过滤工艺参数、灭菌条件、预处理及批间处理）均相同，可选取极限浓度的产品作为最差情况进行验证，验证报告可适用于其他浓度的产品。极限浓度的选择可以参考表5-14。

表 5-14 极限浓度选择参考表

试验项目	浓度选择
细菌截留	最低浓度和最高浓度 *
兼容性	最高浓度
可提取物	最高浓度
浸出物	最高浓度
完整性检测（产品）参数	不适用
细菌内毒素	不适用
灭菌方法	不适用
吸附性	最低浓度

注：* 仅适用于产品家族中最低浓度和最高浓度产品的生存性结果一致的情况。

5.7.7 验证试验

5.7.7.1 细菌截留（细菌挑战）试验

细菌截留试验旨在证明使用除菌级过滤器，在实际生产工艺参数下过滤工艺流体，能完全截留挑战用微生物。

影响细菌截留效果的因素包括过滤器材质类型（如聚合物基体、表面改性化学、孔径分布、厚度等）、流体成分（如配方、表面活性剂等）、流体性质（如 pH、表面张力、黏度等）、工艺条件（如温度、压力、流速、时间等），以及工艺流体中的微生物特性等。为了考察上述因素，试验过程中应当尽可能采用真实工艺流体并模拟实际工艺参数。

为了考察是否可以直接在工艺流体中接种挑战用微生物，需先进行生存性试验。根据挑战用微生物在工艺条件下、工艺流体中的生存性情况可将工艺流体分为杀菌性、中度杀菌性或非杀菌性，据此确定细菌截留试验最适合的试验模式。比如，对于杀菌性工艺流体，先用过滤器在模拟生产工艺参数下过滤工艺流体，再在替代溶液（如选择与工艺流体表面张力相似的溶液）中加入挑战用微生物进行细菌挑战。对于杀菌特性不同的工艺流体，应建立可以有效去除待测过滤器或截留滤膜（或称分析滤膜、回收滤膜）上工艺流体（及其杀菌性影响）的冲洗方法或通过回收率实验结果确保实验方法有效。三种细菌截留试验的模式图参见图 5-27。

生存性和滤膜冲洗试验中所用的挑战用微生物与细菌截留试验中所用的挑战用微生物应在相同的条件下培养增殖，以使其形态和生理特性保持一致。

采用缺陷假单胞菌作为挑战用微生物来验证除菌级过滤器，其培养方法可参考 ASTM F838，使用前应制备成均一的挑战悬浮液。在悬浮液中，缺陷假单胞菌的直径约 0.3~0.4μm，长度约 0.6~1.0μm。在挑战时间内提供稳定的挑战浓度，最终挑战水平至少达到 $10^7 cfu/cm^2$。建议在挑战前和挑战后分别测定菌悬液浓度，用最低的菌浓度数据计算挑战水平。挑战试验中必须有至少一个缺陷假单胞菌透过 0.45μm 过滤精度的阳性对照滤膜，以证明挑战用微生物的大小符合试验要求，并确认细菌没有发生严重聚结。如果选用其他细菌，应保证该细菌足够微小，并说明选择该菌的理由。

细菌截留的试验条件必须模拟生产工艺，并且尽可能代表最差工艺条件。若细菌截留试验采用 47mm 直径膜片，需对试验条件进行调整。其中，试验流速按照单位面积进行调整（通常表述为 ml/cm^2 有效过滤面积）。如果过滤工艺由压力控制，则挑战时的压力需等于或大于工艺压力。试验批量同样需按单位面积进行等比例换算，结果需达到或超出工艺要求的最大批量。试验时间必须达到或超过最长工艺时间。工艺条件中的压差、流速、时间与过滤器截留能力密切相关，验证时所模拟的最差工艺条件应贴合实际工艺条件，不宜过于夸大。"过度验证"所带来的高风险（表 5-15）往往会导致验证失败。

非杀菌性	中度杀菌性	杀菌性
在工艺流体中挑战。模拟最差工艺条件（如温度、流速或压力，时间和批量）	用工艺流体滤过待测过滤器。模拟最差工艺条件（如温度、流速或压力、时间和批量）	用工艺流体滤过待测过滤器。模拟最差工艺条件（如温度、流速或压力、时间和批量）
用验证过的冲洗方法冲洗分析（回收）滤膜，然后转移至细菌培养平板上。也可以通过回收率实验结果或者阳性对照组的分析（回收）滤膜的细菌生长情况确保实验方法有效	在工艺流体中接种缺陷假单胞菌进行短时间的挑战（挑战时间视生存性结果而定）	用验证过的冲洗方法冲洗待测过滤器
	用验证过的冲洗方法冲洗分析（回收）滤膜，然后转移至细菌培养平板上。也可以通过回收率实验结果或者阳性对照组的分析（回收）滤膜的细菌生长情况确保实验方法有效	在替代溶液中接种缺陷假单胞菌进行短时间的挑战
		用预先验证过的冲洗方法冲洗分析（回收）滤膜，然后转移至细菌培养平板上

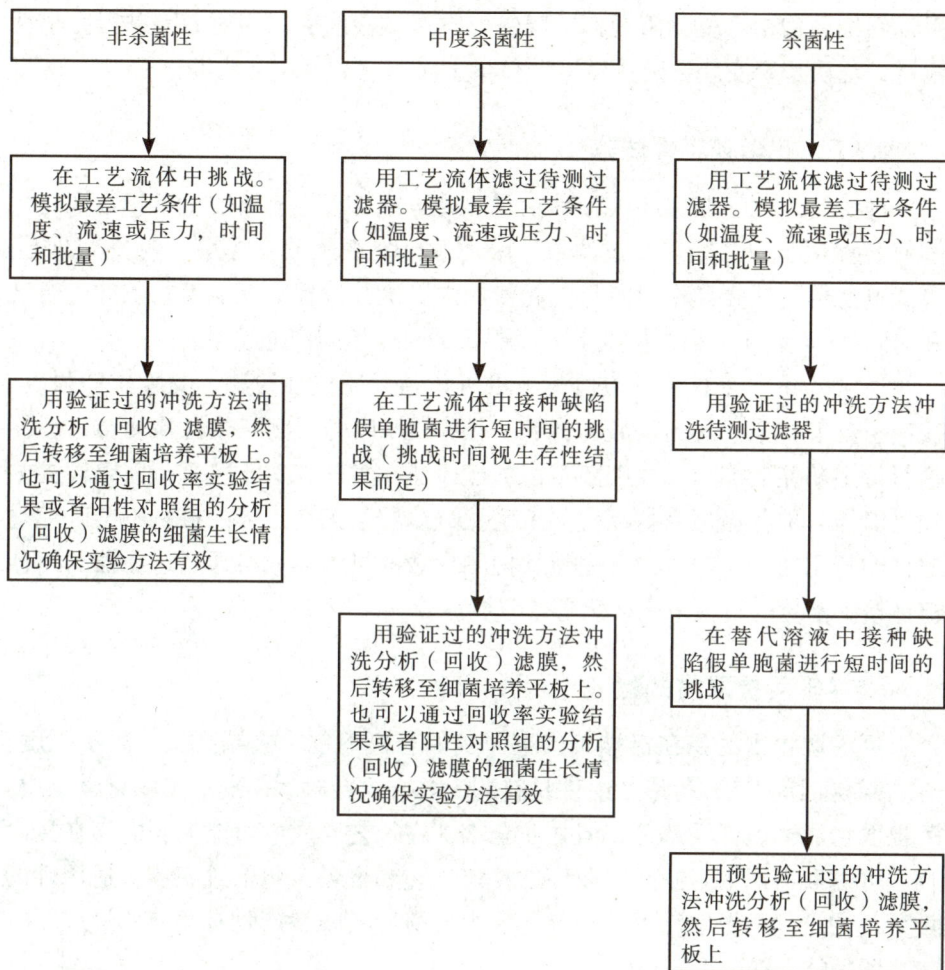

图 5-27　标准细菌截留试验模式

表 5-15　工艺风险评估因素

风险较高	因素	风险较低
含量较高，小型微生物	生物负荷	含量较低，大型微生物
较高	压差	较低
较高	流速	较低
促生长	产品	杀菌性或含抑菌剂
室温和超过室温	温度	冷冻
较长	时间	较短

完整的细菌截留试验应当包含三个不同批号的待测滤膜和一个 0.45μm 过滤精度的对照滤膜。三个批号的待测滤膜中至少有一个为低限规格滤膜，

277

以证明细菌截留不受低限规格滤膜的影响。试验前后均需对滤膜进行完整性测试，确认是否安装正确并确保没有明显损坏。

5.7.7.2 化学兼容性试验

过滤器的化学兼容性试验旨在评估过滤器与工艺流体的化学相容性。化学兼容性试验应考察整个过滤器，除滤膜外，滤膜的支撑层、内核、网罩、囊式过滤器的外壳和密封圈都应涵盖在内。试验过程需模拟工艺条件（温度和时间），可以在更高的温度下、以更长的时间模拟产品接触。

通常的化学兼容性试验检测项目可包括：完整性检测、滤膜拉伸强度、流速、电镜扫描、压力爆破和滤膜 / 密封圈厚度等。因完整性检测与过滤器执行特定功能的能力（如细菌截留）已经建立关联，对于可进行完整性检测的过滤器，推荐通过完整性检测来确认过滤器与工艺流体的接触不会改变过滤器的特定功能。对于没有完整性检测参数的过滤器，可通过过滤器与工艺流体接触前后的目检来确认化学兼容性。

5.7.7.3 可提取物试验

可提取物指的是在极端条件下（例如有机溶剂、极端高温、离子强度、pH、接触时间等），可以从组件材料的工艺介质接触表面提取出的化学物质。可提取物能够表征大部分（但并非全部）在工艺介质中可能见到的潜在浸出物。可提取物评估是制药行业评估特定工艺和设备（包括过滤器）适用性的重要关注点。可提取物可能与过滤器组成材质的降解产物有关，并最终影响过滤器的特定功能。

通常，待验证的工艺流体含非挥发性组分，无法进行非挥发性可提取物总量的定量分析。因此，进行可提取物试验前，需根据溶剂性质及对可提取具有物理和化学影响的工艺流体组分，包括各组分性质及浓度、表面活性剂和 pH 特性等，选择挥发性模型溶剂模拟工艺流体。再根据工艺条件（如温度、灭菌条件和接触时间），设计合理的"最差条件"，模拟工艺流体和过滤器的接触过程。

可提取试验选择合适的最差条件来模拟工艺条件，其影响因素包括灭菌方法、预处理步骤、工艺流体的化学性质、工艺时间、工艺温度、过滤量与过滤膜面积之比等。增加抽提时间、提高抽提温度、增加蒸汽灭菌次数、增加 γ 射线辐照的剂量都会增加可提取物水平。灭菌后的过滤器应在短时间内进行可提取物试验。冲洗过滤器会显著降低可提取物总量，不冲洗代表了最差条件（但有些预处理步骤可能增加可提取总量，可提取物试验时应适当模拟）。将模型溶剂与过滤器充分接触（如循环、静态浸泡、振摇等），获得可提取物样品，然后对样品进行定性和定量分析。

由于过滤器材质的特性，可提取物的成分复杂，单一的分析方法难以检测所有的目标化合物。国内外各行业机构推荐的方法主要包括：液相色谱质谱联用分析法（LC/MS）、气相色谱质谱联用分析法（GC/MS）、电感耦合等离子体质谱法（ICP/MS）、离子色谱法（IC）、紫外光谱法（UV）、傅里叶红外光谱法（FTIR）、核磁共振波谱分析（NMR）、非挥发性残留物（NVR）、pH值、电导率、总有机碳（TOC）等。其中 LC/MS、GC/MS、ICP/MS 和 IC 均可用于定性和定量分析，UV、FTIR、NMR 主要用于定性分析，NVR 用于定量分析，pH、TOC 和电导率则作为辅助分析。每项分析方法的具体介绍请参见5.3 节。针对不同的目标化合物合理选择适当的分析方法，结合科学的方法学验证，可以精确获得可提取物中各种具体化合物的量。

很多情况下，工艺过滤器采用高温蒸汽灭菌，绝大多数挥发性物质在高温灭菌过程中已挥发，故无需特别考虑挥发性物质。对于这类可提取物试验，可以采用相对简单的可提取物分析方法。例如对抽提液蒸发干燥后获得非挥发性残留物（NVR），用称重法进行定量分析，再用傅里叶红外光谱法（FTIR）进行定性分析。NVR 为可提取物的总量，包含所有存在于抽提液中的非挥发性物质，用称重的方法直接定量。因此不需要先行鉴定可提取物，无需获得各个化学组分的参照标准，操作简单，当考虑可能的非挥发性不明物质总量时，该方法优于其他方法。用红外光谱信号表征 NVR 中化合物的类别。通过与过滤器材质的标准红外图谱进行比较，可以推断可提取物种类。对于链长不同的寡聚物，信号叠加会使单一信号加强，这样会大大简化对典型过滤器可提取物的分析。以此确定已知存在于过滤器组成材质中的可提取物类别。上述方法的缺点是不能具体到可提取物中各种化合物的确切名称和各自的量，只能用于对可提取物的粗略评估。

获得可提取物数据后，使用方需进行后续的药品安全性评估，主要包括：根据药物生产批量和临床用药的日摄入量，计算出可提取物的日摄入量，再跟 PDE 等数据进行比较，确认过滤器在工艺条件下产生的可提取物对药物产品是否产生安全风险。

与工艺流体相比，按照模型溶剂法和溶剂强度选择的模型溶剂会对可提取物产生相当或更大的作用；而且可提取物试验的条件（温度和提取时间）也比工艺条件更苛刻，因此一般认为可提取物代表了浸出物的最差条件。如果可提取物没有超过安全阈值，可以认为该过滤器适用于该特定工艺条件；如果超过了安全阈值，可以考虑进行浸出物试验。

5.7.7.4 浸出物试验

浸出物是指在典型工艺条件下，从接触产品或非接触产品的材料中浸出，并在最终药品中检测出的化学物质，浸出物通常是可提取物的子集。

浸出物试验方法可参考可提取物试验。药物样品往往含有高浓度药物组分，会干扰定性和定量分析，因此在分析之前，通常需要对浸出物抽提液进行预处理，如液液萃取、蛋白沉淀、固相萃取等，以去除干扰物质或降低其浓度。在预处理时应考察标准品的回收率，以保证分析数据的准确度。常见的浸出物的分析方法组合如表 5-5 所列。

获得浸出物数据后，使用方需进行后续的药品安全性评估。

5.7.7.5 产品润湿完整性检测参数

过滤完成后，应及时进行完整性检测。实际工艺应用中，可根据操作条件、工艺流体的性质选择合适的润湿流体。对于水溶性好且比较容易用水清洗干净的工艺流体，可在生产后将过滤器在线或离线水清洗，去除过滤器上残留的工艺流体以后（需清洗验证），进行完整性检测。对难以用水清洗干净的工艺流体，建议采用工艺流体作为润湿流体，在过滤完成后不经清洗，直接进行完整性检测。因为减少了水清洗步骤，极大地简化了生产后的完整性检测操作。易被水清洗的工艺流体也可以选择工艺流体润湿，直接进行生产后的完整性检测。采用工艺流体润湿的完整性检测需要提前验证产品润湿完整性检测参数限值。需要注意的是，并不是所有工艺流体都适合进行产品润湿完整性检测的，例如批间差异很大的工艺流体，或高挥发性的有机溶媒等。

完整性检测是一种非破坏性的物理测试，是基于一定压力条件下气体透过润湿滤膜的物理现象。主要目的是在不损坏过滤器的前提下，确定过滤器截留能力没有缺陷。因此，对于除菌级过滤器，完整性检测参数必须与细菌截留能力相关联。同样的，产品润湿完整性检测参数也应与细菌截留间接关联，其检测参数限值应经过验证。

验证试验时，可采用膜面积大小适合的，膜材与工艺过滤器一致的试验过滤器。试验过滤器可以跟工艺过滤器不同，将试验过滤器得到的结果经过换算后即可应用于同种膜材的工艺过滤器。如果验证试验采用多点测量，可以只使用一支试验过滤器确定产品润湿完整性检测参数。

试验时需综合评估工艺流体的物理化学性质（如表面张力、黏度）对完整性检测的潜在影响。有些容易被滤膜吸附的组分会影响表面（液/固界面）

张力，如表面活性剂、洗涤剂，或少数蛋白质。有些增黏剂会影响气体在工艺流体中的扩散流速，从而影响完整性检测的稳定时间和从膜孔中排出液体的时间。

5.7.7.6 吸附性试验

吸附是指工艺流体中的组分结合在过滤器（主要是滤膜）上，从而导致产品组分浓度降低而达不到质量标准。过滤流速、药物浓度、抑菌剂浓度、温度、pH 值及离子强度等因素都会影响吸附。

吸附性试验用于评估工艺流体中的一种或多种组分与过滤器发生大量吸附而导致浓度或质量不符合药品既定接受标准的可能性。在试验中，通常采用缩小规格的过滤器或膜片，模拟必要的最差工艺参数，按照预设的取样点对滤出液取样，对比过滤前后的工艺流体组分浓度，分析其与药品接受标准之间的差异，以评估过滤器对活性成分的吸附作用。试验结果按过滤面积放大后适用于实际生产规模下的工艺。

吸附性试验可以在实验室规模下进行，也可以在工艺条件下进行。如果单批工艺不能完全代表最差工艺参数，建议进行多批次检测。

如果吸附对产品质量有影响，应考虑采取措施。建议在工艺开发阶段及早进行吸附性研究，在大生产时进一步确认。吸附性试验也可在滤膜选型的同时进行考察，如果发现显著吸附，可用缓冲液冲洗、浸泡等方法降低吸附对药品质量的影响。

5.7.7 减菌工艺

工艺上用作减菌用途的过滤器（比如控制＜ 10cfu/100ml），即减菌过滤器，其验证要求应参照除菌过滤器，通常使用和终端过滤器相同的除菌级过滤器，两个过滤器可合用一套验证报告。

需要注意的是，尽管这两个过滤器都是除菌级过滤器，但不能与冗余过滤器的概念混淆，冗余过滤设置中，次要过滤器（即远离灌装点的过滤器）上游的微生物污染水平应符合要求（比如＜ 10cfu/100ml），即使首要过滤器没有通过完整性检测，只要次要过滤器通过完整性检测即可放行产品。

5.7.8 重复使用

对于重复使用工艺的验证，需要对使用后的过滤器进行细菌挑战试验和兼容性试验。可提取物验证需要考察其批间处理过程，如果可能增加可提取物，则需另外加做一个可提取物验证试验，否则单次使用的可提取物数据即可涵盖以后每批的溶出。生存性、产品润湿完整性验证和单次使用一致，不必考虑重复使用验证。用于验证的过滤器应具有代表性，即经受的使用过程应能代表最差生产条件，包括每批生产参数（如压差、时间、温度等）、过滤器灭菌条件、过滤器批间处理等。

除过滤工艺的验证以外，重复使用还应考虑批间冲洗/清洗和干燥、保存等环节的验证，以排除产品残留、颗粒物和内毒素控制等因素对药品质量的影响。

5.7.9 再验证

工艺验证不应视为一次性的行为。首次确认或验证后，应当根据产品质量回顾分析情况进行再确认或再验证。关键的生产工艺和操作规程应当定期进行再验证，确保其能够达到预期结果。对过滤工艺而言，如果过滤器、过滤工艺参数或产品组分浓度有任何改变，应评估是否需要进行再验证，评估文件应归档保存。需要再验证的变更包括但不限于以下内容。

A. 在已知过滤器面积上过滤量的增加。

B. 产品配方变更，包括产品浓度、pH 或电导率。

C. 灭菌方法或条件变更。

D. 过滤参数变更，如升高温度、延长时间、增加压差或单位面积的流速。

E. 过滤器生产商变更。

对这些变更的潜在影响进行评估，若变更后的工艺条件没有超出已验证的参数，无需对变更进行验证试验。否则，应进行再验证。

5.8 确认与验证考虑要点参考

5.8.1 配液系统制造工厂验收测试考虑要点参考

制药配液设备系统工厂验收测试（Factory Acceptance Test, FAT）是在设备系统制造工厂现场，在制药配液系统组装完成并经必要的调试后，对制药配液设备系统进行的验收测试，是为了检查、测试、确认制药配液设备系统的制造过程和结果符合要求，是预防设备系统在到达用户现场后才发现问题，是在设备系统制造工厂现场对设备系统的文件、安装和功能等方面存在的偏差采取及时有效的整改措施。

FAT 方案需依据用户需求，确认与验证计划编制，并经质量部核准。FAT 需在设备系统制造商、用户或其委托的有资质第三方共同见证下进行。

FAT 成功完成并经确认核准后，设备系统制造商与用户可就配液设备系统交付进行安排。FAT 主要包含如下方面。

A. 制造文件检查

  a. 由质量部门核准的 FAT 方案。

  b. 需检查的制造文件应到位、齐整、有效。

  c. 材质证书。

  d. 检测证书。

  e. 仪器仪表校验证书。

  f. 安装图纸。

  g. 组件、部件清单（硬件、元器件）及参数手册。

  h. 焊接文件

- 焊接程序标准作业指导书、焊缝图、焊工证及焊机证书、焊样记录、焊接记录、内窥镜检查记录等。
- 确认焊接工作按照施工方已经批准的焊接规程由有资质的人员进行，并正确记录、文件齐全。
- 焊接记录包含以下信息：系统名称 / 编号、焊缝编号、焊接日期、焊接材料信息、焊接人员签字、检查人员的签字，自动焊机打印条等。
- 内窥镜检查图片和焊缝图片。

  i. 清洗和钝化文件检查。

  j. 电路图。

  k. 备件清单、易损件清单。

  l. 公用工程一览表。

  m. 其他。

B. FAT 涉及的安装、运行确认测试

  a. FAT 涉及的安装、运行确认测试内容中如不受运输或安装所影响，且得到恰当的执行、符合和记录，在日后确认中可不必重复进行。

  b. 设备、阀门、管道、仪表等按 P&ID 安装并正确标识。

  c. 按部件清单检查部件参数，所安装的阀门、仪表及其他部件与部件清单中描述信息一致。

  d. 排水能力检查，系统低点应安装排放阀，水平管线具有一定的斜度以保证排放。

  e. 死角检查，主管路外表面到阀门中心的距离 L 必须等于或者小于支管内径的 3 倍，即 $L/D \leq 3.0$。

f. 检查电气柜所有的接头和线路，接线端应正确、牢靠，电气柜布局和电气设备的安装应与电路图一致。

g. 输入/输出测试：在数字输入输出测试中，PLC中的相应地址应当改变其状态；在模拟输入输出测试中，从PLC中相应地址读出的数值应当与来自检测仪表或装置的输入值相一致。

h. 喷淋球覆盖率检查：喷淋球能够在日常运行流量下喷淋到储罐的整个内部表面。

i. 权限检查：检查配液系统的控制部分的权限等级是否分级合理。

j. 急停检查：检查急停按钮是否安装、位置和数量是否合理，能否紧急停机。

k. 失电检查：检查系统在意外断电和再恢复时系统的数据保存和自启动是否符合要求。

C. FAT审核与批准

a. 审核FAT各事项工作实施过程和结果。

b. 实施过程和结果符合要求，无未解决偏差或存在的偏差不影响最终验证结果，可批准执行进一步工作。

c. 设备系统制造商和使用方需共同核准FAT报告。

5.8.2 配液系统用户现场验收测试考虑要点参考

制药配液设备系统用户现场验收测试（SAT）是在设备系统用户现场，对制药配液设备系统进行的验收测试，是为了检查、测试、确认运至用户现场的制药配液设备系统符合要求。SAT方案需依据用户需求，确认与验证计划编制，并经质量部核准。SAT需在设备系统制造商、用户或其委托的有资质第三方共同见证下进行。SAT测试过程和结果需用文件记录。SAT某些测试项目与FAT中的测试项目相同，一些经评估确认符合要求的FAT测试及结果（数据）可用于支持SAT，可不必重复。SAT中也包含一些在FAT阶段无法实施的测试。另外，SAT中一些测试及结果（数据）经评估确认符合GMP要求，可用于支持制药设备系统验证，在验证中可不必重复。SAT主要包含如下方面。

A. 文件检查

a. 由质量部门核准的SAT方案。

b. 需检查的文件应到位、齐整、有效。

c. FAT记录及报告。

d. 材质证书：材质证书与部件清单中要求的证书信息一致。

e. 焊接文件检查

- 焊接程序标准作业指导书、焊缝图、焊工证及焊机证书、焊样记录、焊接记录、内窥镜检查记录等。
- 确认焊接工作按照施工方已经批准的焊接规程，由有资质的人员进行，并正确记录、文件齐全。
- 焊接记录包含以下信息：系统名称/编号、焊缝编号、焊接日期、焊接材料信息、焊接人员签字、检查人员的签字，自动焊机打印条等。
- 内窥镜检查图片。

f. 清洗和钝化文件检查。

B. 检查确认设备系统安装位置与平面布局要求一致。

C. 系统安装检查

a. 设备、阀门、管道、仪表等无缺失，完好，并按照 P&ID 正确安装、标识。

b. 管道流体方向以及公用系统管道标识正确。

c. 设备系统需连接的电缆、管路等已连接。

d. 所安装的阀门、仪表及其他部件与部件清单中描述信息一致。

e. 检查排水能力，系统低点应安装排放阀，水平管线具有一定斜度。

f. 检查死角，系统应避免存在死角，需满足法规及 URS 要求。

g. 电气柜安装检查

- 所有接头和线路接线端应正确、牢靠。
- 电气柜布局和电气设备的安装应与电路图一致。

h. 输入/输出测试

- 在数字输入输出测试中，PLC 中的相应地址应当改变其状态。
- 在模拟输入输出测试中，从 PLC 中相应地址读出的数值应当与来自检测仪表或装置的输入值一致。

i. 软件版本检查：软件版本以及编程工具的名称和版本应与设计要求一致。

j. 权限检查。

k. 人机界面检查：所有界面均存在，且画面显示、操作及导航切换均正确。

l. 报警和联锁检查：系统报警能够正确触发，互锁功能符合设计要求。

m. 急停检查：停按钮的安装位置和数量应合理，紧急停机符合要求。

n. 失电检查：检查系统在意外断电和再恢复时，系统的数据保存和自启动应符合要求。

o. 喷淋球覆盖率检查：喷淋球能够在日常运行流量下喷淋到储罐的整个内部表面。

p. 水压测试：系统在设计压力范围内运行无泄漏。

q. 称重测试：系统称重模块准度和控制精度符合用户需求及设计要求。

r. 搅拌转速测试：系统搅拌转速准度和控制精度符合用户需求及设计要求。

s. 气动阀门测试：手动强制开/关阀门，检查阀门应正确开关，应无泄漏。

t. 过滤器完整性测试符合用户需求及设计要求。

u. 数据记录和打印
- 数据可以被正确打印。
- 备份检查，CPU上的PLC的程序代码必须和系统中的程序代码一致。

D. 公用设施检查：所有的公用设施已经正确安装和标识，运行数据符合设计要求。

E. 基本操作程序检查：系统操作的程序步骤应当符合功能描述的要求。

5.8.3 配液系统安装确认考虑要点参考

制药配液设备系统安装确认（IQ）是在设备系统用户现场完成SAT后，对制药配液设备系统的技术资料、文件进行检查，并检查、测试、确认制药配液设备系统按要求正确安装，符合GMP、制造商标准和用户要求。IQ方案需依据用户需求，确认与验证计划编制，并经质量部核准。IQ需在设备系统制造商、用户或其委托的有资质第三方共同见证下进行。IQ实施过程和结果需用文件记录，任何与测试预期结果不符的偏差都记录在偏差表中，该偏差表中将会记录方案和测试编号、偏差描述以及偏差重要性。IQ执行完成后，需形成一份报告描述所进行的测试活动、测试结果以及偏差，并且需对IQ报告进行核准，确认制药设备系统的安装确认已完成，可进行运行确认。IQ主要包含如下方面。

A. 文件确认
a. 由质量部门核准的IQ方案。
b. 需检查的文件应到位、齐整、有效。

c. 系统操作维护手册。

d. 安装图纸。

e. DQ、FAT、SAT 记录及偏差报告。

f. 功能设计说明（硬件和软件设计说明）。

g. 工艺流程图。

h. 管道仪表图（P&ID）。

i. 设备平面布置图。

j. 管道平面布置图。

k. 材质证书。

l. 检测证书。

m. 仪器仪表文件

- 仪器仪表校验证书。
- 仪器仪表校准方案、规程。
- 标准证书。

n. 组件、部件清单（硬件、元器件）及参数手册

- 机械部件数据表。
- 自控设备数据表。
- 容器图纸。

o. 焊接文件

- 批准生效的焊接工艺指导书。
- 焊工和焊机均具有操作资质且有效。
- 焊接记录文件。
- 内窥镜检查。

p. 电路图。

q. 报警清单。

r. 联锁清单。

s. 备件清单、易损件清单。

t. 公用工程一览表。

u. 其他。

B. 设备系统安装预确认

a. 设备系统安装位置正确，水平、垂直放置状况符合安装要求，四周有足够空间进行操作、检修。

b. 设备、阀门、管道、仪表等无缺失，完好，并按照 P&ID 正确安装、标识。

c. 管道内液体名称及流向与 P&ID 一致。

d. 电力、压缩空气、氮气、工业蒸汽、冷却水、供水等公用系统已正确连接和标识并且其参数符合要求。

e. 设备系统表面清洁。

f. 保温（如有）安装情况良好，符合要求。

g. 确认设备系统需使用的润滑剂符合要求，润滑剂无泄漏，同时确认是否会与产品接触。

h. 其他。

C. 检查确认设备系统组件、部件清单（硬件、元器件）及参数手册

a. 机械组件部件的名称、编号、规格型号、技术参数、制造商等信息与经质量部门核准的机械部件数据表一致。

b. 自控设备组件部件的名称、编号、规格型号、技术参数、制造商等信息与经质量部门核准的自控设备数据表一致。

c. 容器图纸。

d. 各组件部件的材质证书及且信息符合用户要求。

e. 各组件部件的表面粗糙度符合用户要求。

D. 焊接确认

a. 目测检查焊接符合要求。

b. 焊接文件检查

- 焊接程序标准作业指导书、焊缝图、焊工证及焊机证书、焊样记录、焊接记录、内窥镜检查记录等。

- 确认焊接工作按照施工方已经批准的焊接规程由有资质的人员进行，并正确记录、文件齐全。

- 焊接记录包含以下信息：系统名称 / 编号、焊缝编号、焊接日期、焊接材料信息、焊接人员签字、检查人员的签字，自动焊机打印条等。

- 内窥镜检查图片，焊缝图片。

E. 坡度检查

a. 坡度仪测量水平管路的坡度，应确认水平管线有足够的倾斜度（一般要求 > 0.5%）。

b. 设备系统管网的坡度应该保证能在最低点排空，最低点应安装排放阀。

F. 死角检查：死角应该满足 3D 或者更高的标准以保证无清洗死角。

G. 密封性检查：各管道密封性符合要求，无泄漏。

H. 仪器仪表确认

 a. 检查核对仪器仪表的牌号、型号、序号或其他标识记录、测量能力。

 b. 仪器仪表校验证书检查

- 设备系统的仪器仪表和安装确认用的仪器仪表应经过校准并在有效期内。
- 校准证书和其他有关性能的资料应随时可用。

 c. 仪器仪表校准方案、规程。

 d. 标准证书。

I. 输入 / 输出确认

 a. 确认系统的输入 / 输出功能与设计相符，如在 SAT 阶段已经完成输入 / 输出确认，且经过质量部门核准，可在该阶段仅检查文件和记录，不用重复测试。

J. 自控系统确认

 a. 硬件部件的检查确认。

 b. 电路图的检查确认。

 c. 输入 / 输出的检查确认。

 d. 其他。

K. CIP 系统运行确认

 a. 确认 CIP 系统能正常运行，确认喷淋球喷淋液体能覆盖罐内的所有表面，可以采用核黄素测试或其他替代方式。

 b. 检查 CIP 系统界面时钟是否和公司标准时间显示的时间相一致，系统时钟的走时误差是否在允许范围内。

5.8.4　配液系统运行确认考虑要点参考

 制药配液设备系统运行确认（OQ）是在设备系统用户现场完成 IQ 后，检查、测试、确认制药配液设备系统在预定限度和可容许范围内能够正常、稳定、可靠的运行，运行状况符合 GMP、制造商标准和用户要求。OQ 方案需依据用户需求，确认与验证计划编制，并经质量部核准。OQ 实施过程和结果需用文件记录，任何与测试预期结果不符的偏差都记录在偏差表中，该偏差表中将会记录方案和测试编号、偏差描述以及偏差重要性。OQ 执行完成后，需形成一份报告描述所进行的测试活动、测试结果以及偏差，并且需对 OQ 报告进行核准，确认制药设备系统的安装确认已完成，可进行性能确认。

OQ 完成后需要将制药配液系统的操作规程、清洁规程和预防性维护规程最终确定，并确认操作人员进行了上述项目的培训。OQ 主要包含如下方面。

A. 文件确认
    a. 由质量部门核准的 OQ 方案。
    b. 需检查的文件应到位、齐整、有效。
    c. 功能设计说明（硬件和软件设计说明）。
    d. 系统操作维护手册。
    e. 系统标准操作规程
       ● 系统标准操作规程（包含使用、维护和消毒标准操作规程）在运行确认开始时应具备草稿。
       ● 运行确认过程中审核系统标准操作规程的准确性、适用性，对不准确和不适用的地方应进行修改。
    f. DQ、FAT、SAT、IQ 记录及偏差报告。
    g. 其他。

B. 检查确认检测仪器的校准
    a. 检查确认 OQ 需要使用的检测仪器校准合格且在校准有效期内。
    b. 运行确认报告中需包含测试仪器的校准证书复印件作为支持性附件。

C. 检查确认过滤器完成性测试合格。

D. 系统密封性确认。
    ● 罐内充气并保压一段时间，确认压降在可接受范围内。
    ● 夹套内注入满容积的一定压力的纯化水，保持压力一段时间，确认压降在可接受范围内。

E. 设备移动性确认（如脚轮、一次性配液系统驱动）。

F. 设备系统对接、传输、转移确认。

G. 空载确认
    ● 确认系统在空载情况下运行稳定。
    ● 检查减速机的油位是否在规定的范围内。
    ● 点动电源开关，检查搅拌的运行方向后关闭。
    ● 向罐内加入一定量的纯化水，超过搅拌的位置即可，检查搅拌器转动方向是否正常，转动有无异常声响，电机电源控制按钮是否灵敏有效，减速机有无异常声响和振动，减速机运行过程是否漏油等。

H. 负载确认

- 确认搅拌转速和设定转速一致性。
- 确认设备在负载情况下运行稳定，无异常噪音，运行参数符合 URS 要求。

I. 排尽确认：打开罐底阀将罐内负载时的液体排净，同时打开管路排空将管路中的液体排尽，确认罐内和管路能够完全排空。

J. 加热冷却系统确认：罐内加入工艺要求液位的注射用水或纯化水，加热配液罐至工艺要求所需的温度，然后打开冷却循环，要求升温温差和降温温差均符合 URS 要求。

K. 操作顺序确认

　　a. 根据操作手册描述操作方法运行系统，执行一个操作周期。

　　b. 通过观察控制系统显示状态或在线仪表指示确认每个运行阶段的运行状态。

　　c. 确认配液系统按照配液系统操作手册描述顺序操作，配液系统运行正常，同配液系统操作手册描述结果一致。

L. 断电再恢复确认

　　a. 确认配液系统正常运行时如果断电将停止运行。

　　b. 确认配液系统断电后再送电将不再自动运行，处于待机状态。

　　c. 确认断电期间设定参数没有丢失。

M. 系统控制确认

　　a. 控制系统及软件运行符合要求。

　　b. 系统访问权限：检查确认不同等级用户密码可靠性和相应等级的操作权限符合设计要求。

　　c. 人机界面显示导航确认

　　　　- 确认人机界面显示信息符合软件设计标准。
　　　　- 确认所有导航界面均存在，且画面显示、操作及导航切换均正确。

　　d. 报警测试：系统的关键报警应能够正确触发，其产生的行动和结果与设计文件一致。例如公用系统失效，电导率超过预先设定的最大值等。

　　e. 联锁确认

　　　　- 确认联锁功能与功能设计相符，其产生的行动和结果与设计文件一致。
　　　　- 联锁确认常和报警确认同时进行，当某报警条件触发时，常常伴随联锁动作。

f. 系统运行参数控制符合要求。

g. 控制符合要求
- 液位 / 重量调节及控制。
- 搅拌速度控制。
- pH 调节及监控。
- 电导调节及控制。
- 温度控制。
- 压力控制。
- 其他。

h. 数据监控符合要求：数据采集、处理和上传符合要求。

i. 远程监控、通讯符合要求。

j. 工艺参数设定、储存、调用功能符合要求。

N. CIP 系统运行确认
a. 确认 CIP 系统能正常运行，确认喷淋球喷淋液体能覆盖罐内的所有表面，可以采用核黄素测试或其他替代方式。

b. 检查 CIP 系统界面时钟是否和公司标准时间显示的时间相一致，系统时钟的走时误差是否在允许范围内。

O. SIP 系统运行确认：运行 SIP 程序，检查 SIP 程序运行情况及过程中的保温和降温情况。记录 SIP 温度变化的情况，确认 SIP 系统运行情况正常，确认 SIP 升温及降温的情况正常。

5.8.5 配液系统性能确认考虑要点参考

制药配液设备系统性能确认（PQ）是在设备系统用户现场完成 OQ 后，通过实际负载生产或是模拟替代物生产的方法，考察制药配液系统运行的可靠性、关键工艺参数的稳定性和工艺输出的质量均一性、重现性。PQ 是确认制药配液设备系统能够有效、稳定、可重复的发挥作用，符合 GMP 和用户要求。

PQ 方案需依据用户需求，确认与验证计划编制，并经质量部核准。PQ 实施过程和结果需用文件记录，任何与测试预期结果不符的偏差都记录在偏差表中，该偏差表中将会记录方案和测试编号、偏差描述以及偏差重要性。PQ 执行完成后，需形成一份报告描述所进行的测试活动、测试结果以及偏差，并且需对 PQ 报告进行核准，确认制药设备系统的性能确认已完成，可用于正常生产操作或是进行后续验证工作。PQ 主要包含如下方面。

A. 文件确认

    a. 由质量部门核准的 PQ 方案。

    b. 需检查的文件应到位、齐整、有效。

    c. 功能设计说明（硬件和软件设计说明）。

    d. 系统操作维护手册。

    e. 系统标准操作规程：系统标准操作规程（包含使用、维护和消毒、灭菌标准操作规程）在性能确认开始时，文件名称、编号、版本号、发布日期正确，且已经生效。

    f. DQ、FAT、SAT、IQ、OQ 记录及偏差报告。

    g. 其他。

B. 检查确认检测仪器的校准

    a. 检查确认 PQ 需要使用的检测仪器校准合格且在校准有效期内。

    b. 性能确认报告中需包含测试仪器的校准证书复印件作为支持性附件。

C. 配液工艺性能确认

    a. 配液工艺性能确认至少连续执行三次。

    b. 确认配液系统及其附属设施指标可以满足配液工艺对各项性能参数的运行要求。

    c. 确认各项性能参数的符合性。

    d. 配制常规批量液体，按照配液工艺规程投料、控制过程温度、搅拌转速和配制时间等工艺参数。

    e. 确认系统设定体积或重量和实际体积的偏差范围符合要求。

    f. 每批配制过程完成后进行取样，并将样品贴好状态标识，标明样品信息送 QC 进行检验，检验结果附于 PQ 报告中。

D. SIP 性能确认：按照标准操作程序执行 SIP 程序。在适当的位置放置生物指示剂，通过培养基颜色变化来反映嗜热脂肪芽孢杆菌是否存活，从而判断灭菌生物监测结果，至少连续进行三次测试。确认 SIP 灭菌的性能。确认过滤器灭菌后的完整性。

E. CIP 性能确认

    a. CIP 性能确认复杂程度与 CIP 系统有关，CIP 性能确认可与清洁验证相结合。

    b. 按照标准操作程序执行 CIP 程序，加液、清洗、回液、排放、控温、调控流速和压力等。

    c. 确认 CIP 关键工艺参数

       ● 清洗温度（清洁剂使用时温度）。

- 清洗压力（清洁剂压力）。
- 流量（清洁剂）。
- 时间。
- 清洁剂浓度（如适宜）。

d. 确认 CIP 关键质量指标符合要求

- 目视检测或限度。
- 清洁剂残留。
- 产品残留。
- 微生物残留限度。
- 排水能力 / 干燥。
- 电导率。
- 总有机碳（TOC）。
- 在适当的位置取样，将样品送至 QC 实验室检测。

e. CIP 性能确认方式与清洁方式、设备系统、应用有关

- 擦拭取样，棉签擦拭清洗设备内表面，检查化学残留和微生物残留。
- 冲淋取样，检查冲淋水电导率、pH、TOC、微生物等。
- 目视检查，检查清洗设备内表面是否有目视可见残留。

f. CIP 再确认

- 增加清洗范围。
- 修改清洗剂配方、清洗温度、清洗压力、清洗时间等。
- 清洗管道施工。
- 硬件、软件损坏更换。
- 法规新增加要求。
- 其他变化等。

5.8.6 配液系统持续确认与再确认考虑要点参考

制药配液设备系统持续确认与再确认是定期评估、评价和确认设备系统的确认状态得到有效维护，能够有效、稳定、可重复的发挥作用，符合 GMP 和用户要求。持续确认与再验证主要包含如下方面。

A. 预防性维护保养。

B. 维护仪器仪表的校准状态。

C. 变更控制。

D. 不符合项报告和偏差。

E. 生产过程控制。

F. 验证回顾报告。

G. 产品年度质量回顾。

H. 再确认 / 再验证

    a. 配液工艺输出关键质量属性和关键工艺参数出现不良趋势时。

    b. 配液系统关键设备、部件、软件、使用点更换、变更等。

    c. 配液系统长时间停机后重新启动。

    d. 配液系统运行过程中出现重大性能偏差，维护后重新启用。

    e. 其他。

第6章
制药配液相关技术的应用案例
及常见缺陷分析

6.1 典型应用案例分析

6.1.1 化学制药案例

6.1.1.1 过滤工艺过程案例

法规要求：中国 GMP（2010 年修订）附录 1 "无菌药品"内容如下。

✧ 第七十五条 非最终灭菌产品的过滤除菌应符合以下要求：

（1）可最终灭菌的产品不得以过滤除菌工艺替代最终灭菌工艺。如果药品不能在其最终包装容器中灭菌，可用 0.22μm（更小或相同过滤效力）的除菌过滤器将药液滤入预先灭菌的容器内。由于除菌过滤器不能将病毒或支原体全部滤除，可采用热处理方法来弥补除菌过滤的不足。

（2）应采取措施降低过滤除菌的风险。宜安装第二只已灭菌的除菌过滤器再次过滤药液，最终的除菌过滤滤器应尽可能接近灌装点。

（3）除菌过滤器使用后，必须采用适当的方法立即对其完整性进行检查并记录。常用的方法有起泡点试验、扩散流试验或压力保持试验。

（4）过滤除菌工艺应经过验证，验证中应确定过滤一定量药液所需时间及过滤器二侧的压力。任何明显偏离正常时间或压力的情况应有记录并进行调查，调查结果应归入批记录。

（5）同一规格和型号的除菌过滤器使用时限应经过验证，一般不得超过一个工作日。

A. 药液滤芯冗余过滤

对于最终灭菌产品，应根据料液过滤前微生物污染水平来设置过滤器的级数（串联的数量），也就是说使用多级过滤还是单级过滤。在多数情况下，单级过滤可以达到湿热灭菌前对料液微生物污染水平的要求。

对于高风险的非最终灭菌的产品而言，都会采用冗余过滤的模式，提高无菌的保证，在冗余过滤的两级过滤器中，终端的过滤器也称为"主除菌过滤器"或"主过滤器"，在主过滤器之前的除菌过滤器称为"冗余过滤器"。目的是主过滤器的备份，当主过滤器在过滤后完整性测试失败时，需要对附属过滤器进行测试。一旦通过，产品放行将不会受到影响，这种方法也被称为冗余过滤。

使用后应先对主过滤器进行完整性测试，如果主过滤器完整性测试通过，则冗余过滤器不需要进行完整性测试；如果主过滤器完整性测试失败，则需要对冗余过滤器进行完整性测试。冗余过滤器完整性测试结果可作为产品放行的依据。除菌过滤器使用前，应通过风险评估的方式确定测试哪一级过滤器或者两级过滤器都要进行检测，并确定在灭菌前还是灭菌后进行。

灭菌前滤芯的完整性测试合格并不能代表灭菌后是完整的，灭菌后的在线完整性测试不仅能确定滤芯的完好，也能确定安装时是完整的。但是灭菌后进行完整性测试，应考虑确保两级过滤器之间的无菌性。不能因为灭菌后完整性测试而使滤芯受到污染。一般需要采取以下措施，以保证两级滤芯的无菌。

料液滤芯一般是亲水型材质滤芯，灭菌后进行完整性测试时，都会使用注射用水对两级滤芯进行润湿，主过滤器使用冗余过滤器过滤后的注射用水进行润湿，冗余过滤完整性测试合格，则一级过滤器后端处于无菌状态，可继续对二级主过滤器进行完整性测试；若灭菌后冗余过滤器的完整性测试没有通过，则需要排查原因重新测试或更换滤芯重新进行在线灭菌（SIP），也可以通过风险评估的方式进行确定是否接受这种风险。

冗余过滤模块是一个无菌密闭系统，滤芯 SIP 后进行完整性测试时，润湿滤芯的注射用水应在无菌条件进行并被收集，一般会在二级下游安装一个完整性测试收集罐，润湿滤芯的注射用水通过无菌收集罐进行排放，以保证该系统的无菌性；同时，滤芯完整性测试的下排气口通向无菌收集罐。

对于主过滤器进行完整性测试时，需要通过主过滤器上部的呼吸器进行进气加压，保证一级过滤器下游处于无菌状态。料液除菌过滤后需要对二级过滤器上面的呼吸器进行完整性测试，以确保在料液除菌过滤前整个系统的无菌性。

对于滤芯 SIP 后进行完整性测试，测试结束需要使用除菌过滤后的压缩空气或是氮气对系统中的残留水进行吹扫，以保证药液的含量或浓度不受影响。

B. 过滤模块的设计及所处区域的要求

法规要求：第三章（洁净度级别及监测）的第十三条（无菌药品的生产操作环境）可参照表 6–1 中的示例进行选择。

表 6-1　无菌药的生产操作环境要求

洁净度级别	非最终灭菌产品的无菌生产操作示例
B 级背景下的 A 级	处于未完全密封 a 状态下产品的操作和转运，如产品灌装（或灌封）、分装、压塞、轧盖 b 等 灌装前无法除菌过滤的药液或产品的配制 直接接触药品的包装材料、器具灭菌后的装配以及处于未完全密封状态下的转运和存放 无菌原料药的粉碎、过筛、混合、分装
B 级	处于未完全密封 a 状态下的产品置于完全密封容器内的转运 直接接触药品的包装材料、器具灭菌后处于密闭容器内的转运和存放
C 级	灌装前可除菌过滤的药液或产品的配制 产品的过滤
D 级	直接接触药品的包装材料、器具的最终清洗、装配或包装、灭菌

注：a. 轧盖前产品视为处于未完全密封状态。b. 根据已压塞产品的密封性、轧盖设备的设计、铝盖的特性等因素，轧盖操作可选择在 C 级或 D 级背景下的 A 级送风环境中进行。A 级送风环境应至少符合 A 级区的静态要求。

常见的几种过滤模块设计但是不限于此。

第一种情况，主过滤和冗余过滤都安装在 C 级，药液经过两级除菌过滤器过滤至 B 级或是 A 级，这种情况下，两级过滤器经常会选择套筒式过滤器，滤芯安装之后采用在线灭菌的方式进行灭菌。

第二种情况，冗余过滤安装在 C 级配液间，主过滤安装在 B 级，两级过滤器经常会选择套筒式过滤器，滤芯安装之后采用在线灭菌的方式进行灭菌。

第三种情况，冗余过滤器安装在 B 级配液间，主过滤安装在 A 级灌封区域，通常主过滤采用囊式过滤器，放置在湿热灭菌柜内进行灭菌。

为了防止在高风险区域释放有菌气体或液体，除菌过滤器系统中的首级过滤器应尽可能安置在无菌区域外。而第二级过滤器可根据产品批量大小、管路长短、灭菌和安装方便性等，安置在 C 级、B 级或 A 级区。

实际生产过程中，根据中国 GMP（2010 年修订）附录 1 的第七十五条："应采取措施降低过滤除菌的风险。宜安装第二只已灭菌的除菌过滤器再次过滤药液，最终的除菌过滤器应尽可能接近灌装点。"

一般主过滤器会考虑安装在 A 级区且靠近灌装机，一是风险小，二是末端的管路短，料液残留会减少，降低生产的成本，对于高价值的药液效果更加的明显。

对于非最终灭菌产品，由于除菌过滤是最终和唯一的除菌 / 灭菌手段，所以对除菌过滤前的药液微生物污染更需要严格的控制。常见的控制要求为：药液的微生物污染水平不高于 10cfu/100ml。如果过滤前药液的微生物污染水平高于这一水平，一般需要在除菌过滤器前安装一个预过滤器（0.45μm 或 0.2μm 孔径滤芯），以保证在最后一步除菌过滤前微生物的污染水平降低到 10cfu/100ml 以下，从而保证除菌过滤的效果。

除菌过滤器的安装设计不论是在非无菌的 C 级还是无菌的 B 级，都需要有 A 级层流的保护，以保证滤芯在灭菌前安装、过滤过程中的排气不受污染，从而保证产品的质量。

6.1.1.2 制造工艺过程案例

注射剂分为可最终灭菌和不可最终灭菌两大类。中国 GMP（2010 年修订）的附录 1"无菌药品"规定：对于可最终灭菌产品，产品的配制和过滤（指浓配或采用密闭系统的稀配）环境至少为 D 级；对于不可最终灭菌产品，灌装前可除菌过滤的药液、产品的配制与过滤环境至少为 C 级。

可最终灭菌注射剂常用的配制流程为：a. 检查所有要求的设备（称量和检测仪器）、容器和起始物料是否齐全且符合规定要求；b. 检查所有溶剂供应，检查所有中间控制实验室数据；c. 投入起始物料，确认标签或名称无误，确保投料顺序正确，投料完全；d. 调至设定温度，保证溶解持续时间，完全溶解；e. 中控实验室数据完整，根据中控实验数据添加调节（pH、密度、含量等）用的成分；f. 进行过滤，过滤后进行过滤器完整性测试；g. 计算收率。

非最终灭菌的小容量注射剂多采用 0.22μm 除菌过滤作为最终灭菌措施。生产过程中质量风险比可最终灭菌产品大，其常用的配制流程为：a. 检查已灭菌配件的包装完整性，不要接触与产品接触的表面，需用已灭菌的工器具与产品表面进行接触；b. 0.22μm 孔径的除菌过滤器在使用后，需进行过滤器完整性测试；c. 检查所有要求的设备（称量和监测仪器）、容器和起始物料是否齐全，且符合规定要求；d. 溶剂准备，检查所有中控实验室数据；确认标签或名称无误，投入起始物料，确保投顺序正确，投料完全；e. 调至设定温度，搅拌并保证原料完全溶解；f. 中控实验室数据完整，如必要，添加调节 pH、密度、含量等指标用的附加剂；g. 微生物污染水平在合格范围，除菌过滤器前端药液的微生物负荷不高于 10cfu/100ml；h. 将 C 级区容器内的药液通过检测的 0.22μm 孔径除菌过滤器过滤至储存容器内（连接程序应在 A 级洁净环境、层流下进行），储存容器如有呼吸器，呼吸器且应在 A 级环境保护之下；药液转移完毕，断开管路，进行 0.22μm 过滤器的完整性检测；i. 计算收率。

冻干粉针剂也多采用 0.22μm 除菌过滤作为最终灭菌措施，其常用的配制（全自动配液系统）流程如下：a. 投料前检查配料系统是否处于正常的正压保护之下；b.取消正压保护，选择投料程序；c.配料系统各自称重模块校准；d.原辅料称量；e.按照投料顺序加入不同物料，根据系统提示自动加水，搅拌，称重定容，用户根据产品性质进行微生物、理化等项目的取样工作；f.将C级配制好的药液通过气体介质输送至B级滤液接收罐（若滤液接收采用一次性装置，则B级区人员提前将一次性装置连接好），输送过程中需要经过0.22μm孔径除菌过滤器，部分用户还可以在除菌过滤器前加装一级0.45μm孔径过滤器用于除颗粒、降低微生物负荷；g.配料系统药液输送完毕后，启动在线清洗（CIP）程序，通过在线电导率仪判断清洗是否合格；h.合格后进行除菌滤芯的完整性测试（部分用户由于进行了药液浸润滤芯的完整性测试的验证，可在输送完毕后直接进行完整性测试；也有部分用户由于配料系统的设计选择在投料前进行完整性测试，但需要用户进行验证，证明完整性测试不会对系统的无菌性以及产品含量等项目造成影响）。i.测试完成后，对系统进行在线灭菌（SIP），然后对整个系统进行正压保护，保证系统的无菌性。j.物料平衡率以及收率用户根据各自的实际情况在最后或者其他步骤完成后进行计算。

图6-1为冻干粉针剂配料过程的简易流程图。

A. 小容量注射剂

盐酸肾上腺素注射液：盐酸肾上腺素注射液属于受体激动药，主要适用于因支气管痉挛所致的严重呼吸困难，可迅速缓解药物等引起的过敏性休克，亦可用于延长浸润麻醉用药的作用时间，它是各种原因引起的心脏骤停后进行心肺复苏的主要抢救用药，是临床急救常用药。

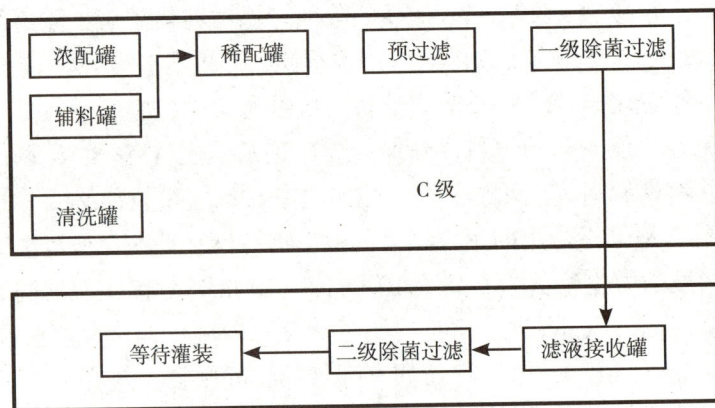

图6-1 冻干粉针剂配料过程

注：用户可根据产品的特点选择是否需要辅料罐或者浓配罐，或者根据产品特性增加水浴罐给配料罐的夹套维持一定的温度，或者采用冷热一体机及其他形式进行温度控制。清洗罐的作用为各个罐和管道提供注射用水，起到一个缓冲罐的作用，用户也可根据情况从水系统用水点直接进水。

盐酸肾上腺素注射液的配制方法：在调配罐中加入接近全量的注射用水，通入 CO_2 使之饱和，测定 pH 值应为 4.2 以下；称取处方量的无水亚硫酸钠及氯化钠于调配罐中，搅拌使其溶解；称取处方量的肾上腺素，加入至 1mol 稀盐酸溶液中，搅拌使其溶解，然后加入到调配罐中混合，用 10% 盐酸溶液调整 pH 值为 3.4~3.6；加入注射用水至全量，液面通入 CO_2 气体，预检性状、pH 值和含量合格后，再将药液经 0.45μm、0.22μm 微孔滤膜精滤至可见异物合格后，灌封。最终产品采用 100℃ 20 分钟灭菌处理。

盐酸肾上腺素注射液在生产中遇到的常见问题是变色，肾上腺素分子中有邻二酚结构，这是容易氧化变质的主要原因。空气中的氧、光、热以及微量金属粒子均是促使其氧化变质的条件。氧化变质的过程极为复杂，最后呈现红色至棕色，甚至产生沉淀。为避免氧化作用所引起的变色反应，需加入亚硫酸氢钠或焦亚硫酸钠作为抗氧剂；另外，除了加入抗氧剂外，还可采用在溶液中和灌封时通入 CO_2 以逐出氧气，操作中应避免与光线及铜铁离子接触，严格控制 pH 值、灭菌时间、灭菌温度等。肾上腺素难溶于水，故加入盐酸使之成为可溶解的盐，处方中加入氯化钠是用于调节溶液的渗透压，使之与血液成等渗。

氢化可的松注射液：氢化可的松注射液属于糖皮质激素药物，具有抗炎、免疫抑制、抗毒素和抗休克作用。氢化可的松注射液对除病毒外的各种病因引起的炎症均有作用。糖皮质激素减轻和防止组织对炎症的反应，从而减轻炎症的症状，亦可抑制炎症后期组织的修复，减少后遗症；氢化可的松注射液可防止或抑制细胞中介的免疫反应，延迟性的过敏反应，并减轻原发免疫反应的扩展；糖皮质激素能提高机体的耐受能力、减轻细胞损伤并发挥保护机体的作用；同时，氢化可的松注射液还有扩张血管、增强心肌收缩力并改善微循环的作用。

氢化可的松注射液的配制方法：取 20~25℃时的处方量乙醇置调配罐中，加入处方量的氢化可的松充分搅拌，使溶解澄明；称取处方量的室温注射用水加入上述溶液中，使成全亮；充分混合均匀即得氢化可的松的稀醇溶液，在药液中加入药用炭，充分搅拌，经铺有滤纸的板框过滤机或钛棒过滤器脱炭过滤，预检性状、pH 值与含量合格后，再将药液经 0.45μm、0.22μm 微孔滤膜精滤至可见异物合格后，灌封。最终产品采用 80℃ 40 分钟灭菌处理。

氢化可的松原料为无色、无嗅的结晶性粉末，几乎不溶于水（溶解度为 0.28mg/ml）。氢化可的松 1g 能在乙醇 40ml、丙酮约 80ml 中溶解，配制过程中将氢化可的松溶解在乙醇的操作极为关键，必须保证氢化可的松原料溶解充分，否则，加入余量的注射用水后，氢化可的松将很难继续溶解，继而导致溶液中氢化可的松的含量下降。

B. 冻干粉针剂

冻干粉针剂的配制方法与小容量注射剂的配制方法大同小异，下面为某冻干粉针制剂的配料工艺。

某冻干粉针制剂的特点：该产品为疏松白色或类白色块状物，储存条件为常温，避光。产品配制液温度需要控制在25+2℃。

配制方法：a. 检查配料系统正压保护压力是否在合格范围内；b. 取消当前正压保护程序；c. 启动配料系统称重模块校准程序，对各称重模块进行校准，校准合格后，选择该产品配料程序，启动；d. 操作人员按照生产指令单的规定量，称量原辅料；e. 按照设定的程序加料，搅拌，定容，确认药液pH、温度等参数后，除菌过滤；f. 将药液排料至滤液接收罐或者其他容器中，等待灌装；g. 输送结束确认无误后，进行物料平衡计算，同时通知可以进行灌装了；h. 选择在线清洗（CIP）程序，对于完成配制的输送管道以及配制罐进行清洗，清洗程序完毕后，电导率仪判定终点合格后，在线进行过滤器完整性测试；i. 完整性测试完成后，对系统进行在线灭菌（SIP），然后对整个系统进行正压保护，保证系统的无菌性，在正压保护期前进行投料，超过正压保护期，需要重新进行清洗灭菌。

6.1.1.3 鼻用喷雾制剂案例

鼻用喷雾剂，系指由原料药物与适宜辅料制成的澄明溶液、混悬液或乳状液，供喷雾器雾化的鼻用液体制剂。有单次使用的鼻喷雾制剂，也有多剂量喷雾剂。鼻用喷雾剂通过鼻腔给药途径，可以直接作用于鼻腔的黏膜和呼吸道，起效迅速，使用者携带使用便捷。

A. 工艺流程

鼻用制剂可根据原料药物的性质和剂型要求选用适宜的辅料。通常含有调节黏度、控制pH值、增加原料药物溶解、提高制剂稳定性或能够赋形的辅料。除另有规定外，多剂量水性介质鼻用制剂应当添加适宜浓度的抑菌剂，在制剂确定处方时，该处方的抑菌效力应符合法规要求。如制剂本身有足够的抑菌性能，可不加抑菌剂。用于手术、创伤或临床必需无菌的鼻用制剂需要满足无菌要求。

溶液型鼻喷剂，通常的制备方法：按照处方组成将各种活性成分、辅料及溶剂按顺序进行混合并制成溶液，部分单一的品种可采用一步配制法。处方组成复杂的配液可分为浓配和稀配两步。配制结束后，过滤、灌装、包装、贴签。

混悬型鼻喷剂，因处方中存在助悬剂等不溶性成分，与溶液型鼻喷剂相比，存在不溶性成分单独分散的工艺。待分散均匀后，再与其他成分混匀。对于原料有特殊粒径要求的制剂产品，如涉及原料微粉化处理，则需要按照现行相关法规、技术指南的要求对工艺进行验证。

如某混悬型鼻喷剂的主要工艺步骤为：将助悬剂高剪切分散于纯化水中至均一，将原料药物在一定量的表面活性剂的溶液中分散均匀，向助悬剂中加入原料药物分散液、渗透压调节剂、pH 调节剂，混合均匀；定容，灌装，轧盖，包装，贴标。

B. 工艺特殊点

尽管鼻喷制剂的生产工艺与其他产品大多相同，在某些方面也有其特殊性：a. 配制全过程应有防污染的措施，并对配制过程进行时限规定。须对特定参数、方法和某一时间下的数据（如温度、搅拌时间、搅拌速度、取样和测量值等）进行复核，以保证生产过程符合 GMP 及质量要求。b. 需要进行微生物限度控制。其中混悬型鼻喷剂因终产品无法过滤，需要从物料源头以及配液系统设备和过程操作进行微生物全程控制。c. 混悬型鼻喷剂因助悬剂和原料药物等不溶性组分，存在剪切分散工艺，并需要关注物料组分的加入顺序。d. 鼻用喷雾剂喷出后的雾滴粒子绝大多数应大于 10μm。

C. 生产过程控制

鼻用喷雾剂生产过程控制检查规程，目的是确保生产过程符合中国 GMP（2010 年修订）要求，最终保证产品质量，主要包括：a. 配料过程质量控制检查。b. 称量复核质量控制检查。c. 配制、过滤过程质量控制检查。d. 灌装过程质量控制检查。e. 包装过程质量控制检查。

D. 配液线设计的基本要求

a. 法规要求：设计、制造、材料、所有部件的配制、供给应符合现行相关法规、标准、指南的要求。

b. 厂房、设施：人流、物料路线确认、洁净级别、空调高效的要求等。

c. 系统设计：根据产能要求，设计合适数量的配料罐，并确定罐体的有效工作体积；对各配制罐压力、称重、pH、温度、电导、视窗、搅拌、取样、视镜等功能的设计要求；系统密闭性；过滤器的选型；药液传送方式的设计。

d. CIP\SIP 要求。

e. 共用介质：水、气的需求。

f. 制造加工的要求。

g. 自动化的控制要求：对于自动化系统应符合现行法规的相关系统设计和验证的要求。

6.1.1.4 不锈钢配液系统案例

不锈钢配液系统在中国的无菌制剂领域应用颇多，无论是普通的化药注射剂、中药注射剂还是在生物制剂方面都得到了广泛的应用。而且最近几年，随着中国 GMP（2010 年修订）的实施与推进，不锈钢配液系统也得到了长足的发展，从传统的手动系统发展成半自动系统，然后逐渐被自动系统所取代；不论是大生产设备还是小试、中试设备（高附加值产品），随时可见自动配液系统的影子，这得益于自动配液系统的自动化、模块化、可重复性、可验证性好。

A. 案例一：普通的化学药配液系统

化学药的种类有许许多多，每一种产品的配制又有其独特的要求，不能一概而论。典型的化学药配液系统，一般由 2~3 个罐子组成，浓配罐加稀配罐的方案较为常见，其中浓配罐用于辅料的配制以及脱炭，稀配罐用于主料的配制、含量的检测以及 pH 与温度的调节等，之后输送至灌装机灌装。如果产品的灌装时间很长，一般会在浓配罐与稀配罐之后增加储液罐，尽量降低生物负荷，如果客户的原料药非常好，可以直接通过配制罐配制好以后，输送到储液罐，再进行灌装，无需设置浓配罐与稀配罐的方式。

典型的双罐配液系统，主要由公用工程、配制罐、预过滤单元、储液罐、除菌过滤单元、缓冲罐单元等组成，系统可以实现药液的自动配制与输送、系统的自动清洗与灭菌以及在线完整性检测等，药液的配制与定容通过搅拌、称重等部件来完成，清洗通过判断系统末端的在线电导率检测清洗的效果，药液除菌过滤器可以进行生产前后的在线完整性检测。

B. 案例二：特殊制剂自动配液系统

特殊制剂是指相对于传统的注射剂等不同的制剂，其工艺的复杂性、难实现性，远远大于普通注射剂，但是其附加值也远远高于普通注射剂，例如：脂肪乳、脂质体、微球、纳米粒、混悬剂等。特殊制剂尤其是非终端灭菌的无菌产品，对于配液系统和设备整合能力要求高。

复杂制剂的配制过程需要借助于更多的外部设备，才能达到其工艺的要求，例如：超滤机、均质机、乳化剂以及挤出设备等，所以设备的对接接口很多，工艺复杂性高。一套典型的脂肪乳的配液设备，主要由公用工程、油相罐、水相罐、初乳罐、周转罐、均质机、成品罐等组成，可以实现在线清洗灭菌、产品自动配制、自动乳化、自动均质等功能。

6.1.2 中药无菌制品案例

6.1.2.1 中药无菌制剂的特点与概述

中药无菌制剂系指在无菌环境中采用无菌操作方法或无菌技术制备的不含任何活的微生物的中药制剂。中药无菌制剂的特点就是成分复杂及多组分协同作用，在制备制剂时通常需要将药材经过提取、纯化等步骤获得制剂所需的提取物或浸膏形式，将其作为制剂的原料。无菌制剂的制剂部分制备工艺过程与西药无菌制剂大体相同，如配制、除菌或减菌、灌装、密封等，而中药无菌制剂的配制工艺较同类型西药制品相对复杂，中药无菌制剂在配制过程中通常需要解决的问题包括：中药提取成分的进一步纯化；提取物（浸膏或干粉）溶解后的澄清度；大分子物质（如蛋白质、树脂等）的去除等。

在配制工艺设计时应充分考虑上述因素，通过现代化的配制技术使中药制剂达到充分发挥药效且不引起不良反应。

6.1.2.2 中药无菌制剂的配制工艺

A. 非最终灭菌无菌制剂的配制工艺

由于很多中药无菌制剂成分复杂且不稳定，灭菌的 F_0 值不能达到 8，因此，大多数中药无菌制剂的生产工艺以非最终灭菌产品工艺进行设计，过程控制需更加严格。

药液配制是将精制后的中药原液（粉、膏）分次加入溶媒并达到处方体积的过程，通常分为浓配和稀配两个过程。

a. 浓配工艺

在中药制剂的配制工艺设计时，除了考虑药液的渗透压、pH 值、去除热原外，中药无菌制剂还应考虑中药的少量大分子物质及复溶后不溶性颗粒的去除问题。

在浓配过程将全部药物加入部分溶剂中配成浓溶液，加热或冷藏后过滤，然后稀释至所需浓度，此法可滤除溶解度小的杂质和热原。

而药液中少量大分子物质的去除，可考虑使用 10~100K 分子量的超滤膜系统去除，此法既可去除大分子物质，也可截留微生物及热原，但同时可能对有效成分有一定的截留作用，可依据产品有效成分特点及工艺特点，选择合适的系统。

b. 稀配：稀配是将处理后的浓溶液配制至处方体积的工艺过程，从而符合灌装的要求。

c. 配制过程微生物控制

对于非最终灭菌制剂，在除菌过滤前药液的微生物应控制在较低的水平，以保证除菌过滤的有效性。因此，应控制稀配系统本身的微生物在较低的水平，同时，稀配工序的配制时间应尽可能短、操作尽可能在密闭系统中进行，以降低药液的微生物负荷。

有些中药制剂的成分中含有糖类等有利于微生物生长的成分，因此在配制全过程均应有效控制微生物，每个工序的硬件配备、流程及操作过程应掌握以不引入微生物为最低原则。

d. 药液 pH 值的控制：为了保证药液的 pH 值适宜使用，通常情况下，应对药液的 pH 值进行调节，以保证有效成分的稳定、改善药液的澄明度并有利于患者使用。配液工序的 pH 值调定要经过 2~3 次，浓配需要进行一次调试，本步骤调 pH 值可去除杂质，并使 pH 值接近质量标准设定值；稀配调试 pH 时，要保证搅拌一段时间后仍能达到稳定。调试 pH 值通常使用的是盐酸、氢氧化钠或碳酸钠，浓配工序的 pH 值终点可采用精密 pH 试纸作为判定，稀配工序的 pH 值终点判定则要求精度更高，应以 pH 测定仪来完成。

e. 除菌过滤：中药原液经浓配处理后，经过 5~0.45μm 粗过滤器去除大粒径的杂质，保护后工序的除菌过滤器。药液经稀配至处方量，经孔径为 0.22μm 过滤器除菌过滤后，送抵灌装机进行无菌灌装。

f. 料液过滤前微生物控制

对于最终灭菌产品，一般对过滤后 – 湿热灭菌前的微生物污染水平进行控制，其中包括过滤后 – 灭菌前的微生物总数及所含微生物的耐热性。

对于非最终灭菌产品，由于除菌过滤是最终和唯一的除菌/灭菌手段，所以对除菌过滤前，料液的微生物污染更需严格控制。常见的控制要求为：药液微生物污染水平不高于 10cfu/100ml。如果过滤前药液的微生物污染水平高于这一水平，一般需要在除菌过滤器前加装微生物负荷降低过滤器。总之，在最后一步除菌过滤器之前，微生物污染水平应降低到这一水平之下。

为了有效控制除菌过滤前药液微生物，减少除菌过滤时间，避免在过滤过程的微生物滋生，通常推荐在除菌过滤后设置无菌储罐，使药液在无菌状态下储存等待灌装。

B. 最终灭菌无菌制剂的配制工艺

最终灭菌无菌中药制剂与非最终灭菌配制工艺的浓配及稀配过程基本相

同，只是最终灭菌制剂的灭菌在灌封之后进行灭菌。

最终灭菌的无菌中药制剂工艺适用于可耐受高温灭菌产品，即使可进行最终灭菌，但在产品的浓配及稀配阶段也应控制药液的微生物，必要时可采用减菌方式，以降低药液在最终灭菌前的微生物负荷量，这样不仅保证灭菌的有效性，同时还使药液中的细菌内毒素得到有效控制。

6.1.2.3 中药制剂配制系统的检查要点（表6-2）

项目	控制点	控制要点
微生物控制	各工艺加工过程是否尽可能降低微生物污染水平	起始物料的微生物是否进行有效控制
		环境是否进行有效监控
		是否有防止尘埃产生和扩散的措施
		进入洁净区的物料是否得到确认，处理方式是否能达到洁净区的要求
		设备的设计是否理，规模是否适当，布局是否合理，是否便于操作与清洁、消毒、灭菌
		是否规定适当的时间对设备及用具进行清洁、干燥、贮存，以控制微生物负荷和细菌内毒素
		是否有效监控除菌过滤前微生物负荷，并确认得到有效控制
热原控制	各工艺加工过程热原是否得到有效控制	起始物料的热原是否进行有效控制
		工艺中是否有去除热原的工艺
		去除热原工艺是否有效
		配制工艺用水热原及微生物是否得有效控制
工艺控制	各工艺过程是否得到有效控制，降低批差异，产品质量稳定	称量仪器的量程和精度是否满足工艺要求，是否定期对其进行校验
		投料是否按照处方要求进行
		称量过程是否有适宜的预防和消除意外污染的措施
		称量过程是否有复核，以防止错误发生
		全部管道、容器与清洁等状态是否有清晰的标识，用以避免混淆差错的发生
		设备的清洁方式、贮存方式、灭菌方式是否经过验证并证明其有效
		除菌过滤系统的有效性，工艺参数均经过了相应的验证，大生产的工艺参数均没有超出规定的验证范围
		产品均匀性方面的工艺参数得到有效的确认
		工艺过程的物料平衡或收率制定合理有效并能有效发现生产过程的跑料、漏料异常
		生产过程是否对与药液可见异物及不溶性微粒有关的项目进行监控与确认，用以保证产品的可见异物和不溶性微粒符合规定的要求
		是否对药液中杂质进行有效控制，并确认控制措施有效性

项目	控制点	控制要点
设备功能	设备功能确认	产品的灭菌或加热工艺是否得到确认，并证明其确能得到灭菌或工艺要求，并对产品有效成分不产生明显不良影响
		设备的功能设计是否能满足工艺要求，如称重系统等
		配制系统的排水系统是否有防排水返流的装置，如空气阻断、止逆
		设备应配置干燥功能
		设备的清洗效果是否能得到验证，如水压力、清洗阀的覆盖程度等
		取样位置是否满足产品工艺及批量的要求

6.1.3 生物制品案例

6.1.3.1 生物制品典型应用案例

生物制品，制药配液技术在生产工艺中得到了广泛的使用。不同于化学制药，生物制药包含了原料或原液生产与制剂生产。以单克隆抗体生产为例，在单克隆抗体的原料或原液生产过程中，可分为上游细胞培养、下游蛋白质纯化。

在整个生产阶段中，制药配液技术主要应用于以下工艺步骤。

A. 原液上游细胞培养阶段

- 培养基配制
- 补料系统罐
- 细胞培养反应器

B. 原液下游蛋白质纯化阶段

- 缓冲液配制
- 澄清收获液收集罐
- 低 pH 病毒灭活罐
- 亲和层析收获液收集罐
- 阳离子交换层析收获液收集罐
- 疏水层析收获液收集罐
- 阴离子交换层析收获液收集罐
- 纳滤收获液收集罐
- 超滤洗滤收集罐

C. 制剂工艺阶段

- 制剂缓冲液配制罐
- 制剂配制罐

原液上游细胞培养阶段：以培养基配制为例。

在原液上游细胞培养阶段，主要在培养基配制时需要使用到配液系统。培养基配制，包括基础培养基和流加培养基配制，主要的工艺步骤是：先加入一定体积的注射用水，按照配方要求投入指定数量的培养基，混匀，测 pH 并调节 pH 至指定范围，加入注射用水至终体积，混匀，测 pH 并调节终 pH 至指定范围，根据工艺要求测定浊度等，过滤培养基至生物反应器。

基于使用要求，用于培养基配制的配液系统需考虑以下功能：称重系统、搅拌系统、温控系统、在线 pH、料液输送系统、取样口或取样系统、CIP 系统、SIP 系统（建议）。

原液下游蛋白质纯化阶段：以亲和层析收获液收集罐为例。

原液下游蛋白质纯化阶段，配液系统有广泛的应用。现在以亲和层析收获液收集罐为例。亲和层析收获液收集罐主要用于收集亲和层析工艺步骤的产物并根据工艺要求进行相应的处理以为下一步工艺步骤做好上样准备。

基于使用要求，用于亲和层析产物收集的收集罐需要考虑以下功能：称重系统、搅拌系统、温控系统、料液输送系统、通气系统（是否需要，基于产品和工艺要求）、在线 pH、取样口或取样系统、CIP 系统、SIP 系统（建议）。

制剂工艺阶段：以制剂配制罐为例。

制剂过程中，配液系统主要用于制剂溶液制备。单克隆抗体不耐受高温条件，因此采用非终端灭菌的无菌工艺进行生产，大多数为水针，部分为冻干制剂。

基于无菌工艺的要求，用于制剂配制的配液系统需要考虑以下功能：称重系统、搅拌系统、温控系统、料液输送系统、在线 pH、取样口或取样系统、CIP 系统、SIP 系统。

6.1.3.2 生物制品配液案例

配液是指按照工艺规程要求将既定的各成分、辅料以及溶解的成分按照一定的次序进行混合，制成批配制溶液的过程。生物制品生产中一般以纯化水（如大肠埃希菌表达的发酵用培养基配制）或注射用水作为溶剂，也可使用适量的有机溶剂作为溶剂。

A. 单元操作

依据生物制品的生产工艺流程，配液单元可分为培养基配制、发酵 / 细胞培养、收获、缓冲液配制、纯化以及制剂配制等。需要考虑工艺物料的物理和化学性质、操作模式、配制设备的加料方式等，因为这将影响设备的外形尺寸、操作平台的设置、设备的布置位置等，如物料的黏稠度、运输包装桶的大小，将会影响仓库的空间设计和物料存放区域的环境控制方式。

a. 培养基配制是为细菌提供合适生长的条件，包括碳源、氮源、生长因子等，分为种子培养基、基础培养基和补料培养基。其中，基础培养基是生物制品生产领域常用的培养基，在生物制品的细菌或细胞培养、分离和鉴定等方面发挥着不可或缺的作用。

b. 细菌或细胞的培养采用逐级放大模式，生物反应器的选择根据培养规模和工艺周期，往往选择多个罐。由于培养的微生物类别不同，生物反应器的大小及布置方式也随之不同。例如采用大肠埃希菌表达的工艺生产，发酵产生的热负荷比采用哺乳动物细胞培养要大得多，故生物反应器需要更高的冷却要求，即需要更大的冷却系统管道，意味着需要更多的空间和墙面考虑管道的布置。如果是独立的冷热控温单元，可考虑设置辅机室放置独立冷热控温单元。

c. 收获大多采用一级或多级过滤装置或离心机，由于需要打开设备进行清洗操作，一般采用物理隔断与下游纯化分开，以避免生物污染问题。

d. 缓冲液配制在生物制品的生产过程中起到非常关键的作用，它可以很好调节溶液的 pH 值，避免溶液前后 pH 变化较大而引起的蛋白质变性等问题。

e. 纯化生物反应器的大小和生产能力是决定纯化设备能力大小的关键，而且上游生产过程的变化将对下游生产造成重要影响。例如物料体积、产品和杂质的比例、杂质的种类、产品在生物反应器中的位置（产品是在细胞内或细胞外的培养液中）等，对纯化设备选型、设备尺寸、公用系统要求、自动化控制程度都会造成影响。

f. 制剂配制以疫苗为例，在接种前的稀释剂，大部分为磷酸盐缓冲液，pH 值控制在 7.2~7.4 之间，跟人体血液中 pH 的范围相当。

B. 质量控制

配制溶液的计量器具应在校验或确认的有效期内，关键的计量器具应进行风险评估，可以按照配制溶液的关键程度分为生产前校准，如直接监测工艺参数指标的 pH 计、溶氧电极等；定期校准或确认，如每 3 个月或半年进行一次，应尽可能避免在进行配液时由于设备的误差导致的溶液组分不满足工艺规程的要求。

一般溶液的配制需要药匙、烧杯、量筒、硅胶管道以及配液罐系统。在进行溶液配制时，一般要求按照以下原则进行器具的处理及准备：配液系统灭菌前，应最大可能的减少微生物的污染以及内毒素的残留，因为在进行溶液配制时，所有的设备表面、起始物料、空气以及其他媒介（如压缩空气，氮气等）都可能成为微生物的污染源，所以在进行高压灭菌前首先要知道微生物的污染水平，这样才能有效的保证灭菌的效果。

产品灭菌前微生物的监控也是国际制药行业中监管的要求，应该依据所采用灭菌的有效性和控制热原污染的相关风险来制定灭菌前微生物的控制标准。无菌药品的生产控制过程中，每个环节的设备或器具准备前的微生物的级别控制是无菌评价的先决条件，是重要的无菌保证值，同时也是控制产品热原及微生物污染的重要手段。通常生物制品过程并非全部为无菌，但为了有效控制，需要执行生产过程的产品热原及微生物污染控制。

在进行溶液配制时，所用的物料都依据药典和工艺需求建立了质量标准并进行了检验。在配制前需经过实验室的取样、检验、放行，然后才能领取和使用。取样操作的环境应符合中国 GMP（2010 年修订）和工艺条件的要求，对于不促进微生物生长的溶液配制的物料取样，一般只需要做到防尘，取样间不要求控制；但对于促进微生物生长的溶液配制需要在 D 级环境下配制，对于无菌制品所需溶液配制的物料取样，应在特殊的环境下取样。

对于固体物料溶解然后进行无菌过滤的料液，起始物料的微生物污染水平应进行控制（通常为 100cfu/g）；对于除菌过滤前非最终灭菌产品微生物的限度标准一般为 10cfu/100ml。可以设计一个合理的取样计划，对一定批数的溶液按照计划进行取样，掌握各种起始物料的微生物污染情况、批间差异和季节影响等有关情况，设定合理的微生物控制标准。

生物制品生产中，一般容器具的最后清洗及配制溶液的溶剂都为注射用水，清洗后的器具都应经过高压灭菌或干热灭菌。微生物易在水中滋生繁殖，因此应有效地防止污染，并定期对制药用水进行微生物和内毒素的监控。

物料的称量至少在专用的房间级别下，并同时在负压操作台下进行，可防止粉尘、试剂对人体的吸入危害。一批溶液配制的不同物料称量可在负压操作台下不同的时间按顺序进行，尽可能避免物料的粉末交叉污染。

C. 防污染措施

"最大限度降低微生物、微粒物和热原的污染"是生物制品药液配制时必须遵循的基本原则，生物制品为非最终灭菌药品，应从配液系统的源头抓起，防止污染的发生。

药液配制操作区环境"应达到适当的动态洁净度标准"，以尽可能降低产品或被处理物料被微粒或微生物污染。依据中国 GMP（2010 年修订）附录 1 的相关规定，药液配制及过滤工序的环境标准参考见表 6-3。

表 6-3　生物制品配液的环境级别

环境级别	D 级区	C 级区	B 级区
设备名称	配料罐 粗过滤器	精滤 无菌过滤	灌装前贮液缓冲罐

　　各种物料、工器具进入药液配制区域前均应先除去外包装并清洁干净，经过缓冲区再进入配液区也是预防污染的有效措施；药液配制区域应考虑设置：去外包装间、称量间及备料间（中转）以保证不把污染物带入配料区，保持配料区的整洁、干净，杜绝外源性污染源。

　　生物制品药液配制时，设备设施的防污染措施可参见表 6-4。

表 6-4　设备设施的防污染措施

设施名称	宜采取的防污染措施及要求
配料罐	罐体的制作应符合 ISO、ASME BPE、GB 相应标准的要求。做到无死角，不积液和不吸附物料。焊接处应打磨光滑做到无斑点、无凹凸不平，各类工艺功能接口应该做圆弧过渡处理。内部表面处理，尤其与物料接触表面，建议采用先机械抛光再进行电解抛光，$Ra \leqslant 0.4\mu m$，便于清洗
搅拌装置	建议一般采用磁力下搅拌的形式，无机械密封，能对料液进行低液位混合均匀，易进行 CIP/SIP 操作，做到不黏附物料，使配料罐能排尽物料不积液，该类型搅拌装置具备低污染风险。另外搅拌装置不应产生额外颗粒
计量装置	为防止积淀黏附物料，滋生污染源，对配料罐宜采用称重模块的方式对罐内的物料进行称重计量，而不应采用液位计尤其是玻璃管液位计
管道管件	选用安装符合 ISO、ASME BPE、GB 标准的部件，推荐其内表面处理为电抛光 $Ra \leqslant 0.4\mu m$，尽可能使用焊接连接方式或卡接，优先选择焊接连接方式。罐底阀宜采用手动或气动隔膜罐底阀，有固体物料宜采用罐底阀，能排尽物料不积液，便于 CIP/SIP 操作，喷淋球的安装符合覆盖性试验，工艺管口的连接死角尽量做到 $L/D \leqslant 2.0$
过滤装置	粗滤：除碳过滤器（钛棒或碟片式压滤机）应能清洗干净，快开式卡口安装，壳体内壁光滑、无死角、不黏附积沉物料；精滤及无菌过滤：壳体设计合理，快开式安装，内表面 $Ra \leqslant 0.4\mu m$，合理选用滤芯的材质，重视滤材（芯）的承载量，不宜多次重复使用，初次安装和使用前后应进行完整性测试，安装于系统上的呼吸器也应定期更换滤芯以防失效
输液泵	常用的有卫生型离心泵、旋转柱塞泵或隔膜泵，转子泵或蠕动泵，内部结构设计应无缝隙、无死角，与物料接触的部件均应作圆弧或斜面式处理，做到无残留料液积沉，即保证 CIP 后可以清空物料，应依据配料的料液黏度、比重，以及含有固型物（颗粒或粉末）的程度决定输液泵的型式

　　纯水（PW）、注射用水（WFI）按 GMP 规定的方式处理使用；压缩气体（空气、惰性气体）的制备应选择无油螺杆空压机制备，并经过除水、滤芯过滤处理后，输送至使用终端。在终端压液使用时须经过滤后方可使用（必要时经 $0.22\mu m$ 过滤）；用于在线灭菌（SIP）的纯蒸汽需符合质量要求；用于加热或冷却的冷热媒体应处于密闭的回路中，确保这些热交换流体不泄漏、不

对环境及药液产生污染。

　　非终端灭菌的药液无菌过滤器按中国 GMP（2010 年修订）要求宜设置两个串联使用，滤芯规格选用 0.22μm，并进行完整性测试。无菌过滤后的药液尽可能布置在靠近灌装区，减少输送的距离。经过无菌过滤后的药液进入灌装机高位贮罐后，应直接灌装，一般不宜进行循环。药液输送系统应完整密闭，在输送过程中能维持系统内的正压状态，在进行在线灭菌（SIP）时可以使系统管路中纯蒸汽维持一定压力，保障灭菌的可靠性。PAT 技术的引进，能够有效地减少人员和中控取样操作，可在线全程监测配制后药液理化状态，更加有利于配制后的药液符合预定的质量标准。

　　配液是药品、生物制品生产工艺的重要工序和关键环节，其系统的设计、制作、安装、运行和维护必须符合预定用途。应尽可能地降低交叉污染、混淆和差错的风险，便于操作、清洁、维护，做好设计、安装、运行、性能方面的确认验证工作。在线清洗（CIP）和在线灭菌（SIP）的验证是必须进行的一个步骤，应加强监测、验证等方面的管理，系统要有明显的状态标识，材质报告、压力容器制造监检证书等技术文件资料应完整，要制定出运行参数、清洁 / 消毒规程及其频率，加强运行后的维护保养与检修，注意人员培训和运行管理。

　　D. 清洗与灭菌

　　生物制品配制的生产区域属于洁净区，配液生产中涉及的工艺罐数量非常多、管网输送系统非常复杂、产品无法实现最终灭菌处理，所有的接触药液的设备在使用前和使用后均需进行彻底地清洗与灭菌。为保证生产过程的无菌控制，提高生产效率，推荐生物制品生产企业选择全自动在线清洗（CIP）工作站来实现系统的清洗过程。按中国 GMP（2010 年修订）的相关要求，配液车间的终淋水为注射用水，纯化水可作为预冲洗水使用。

　　在生物制品的生产环节，任何接触产品的设备进行工艺生产并得到清洗后还需得到及时灭菌。生物制品生产过程中，企业常采用在线灭菌方式来实现系统的完全灭菌，与传统的离线灭菌方法相比，在线灭菌在微生物污染控制、验证、安全和生产效率等方面的优势都非常显著。在线灭菌系统的工作原理主要是根据设置好的程序，自动开启纯蒸汽补气阀，通过温度与时间等参数的设定实现自动在线灭菌，温度检测点一般为配液罐体、呼吸器、液体过滤器、管路末端或最低点等，系统可以对每一步灭菌程序的时间、温度等关键参数进行曲线监测和打印记录，系统的灭菌终点由 PLC 进行自动判断。

　　生物制品车间的配液系统在进行纯蒸汽在线灭菌时需及时关闭呼吸器，并在系统的最低点安装疏水器，来满足所有低点的冷凝水均需得到及时排放的要求。任何采用纯蒸汽灭菌的生物制品注射剂配液系统均需确保有100%的可排尽性，以便灭菌过程中的冷凝水能依靠重力及时排放，系统的"重力全排尽"可通过安装确认中的坡度检查予以验证。

6.1.3.3 单克隆抗体制备案例

典型的单克隆抗体工艺中，有大量的液体处理单元，一次性技术的应用能够大大地简化操作、降低工艺风险并免去清洁灭菌验证、节省用水及能耗。这些液体处理环节从上游培养基配制、储存开始，到下游层析缓冲液配制、中间品收集、转移、制剂配方等，都需要对各种溶液进行有效的管理。我们通过来自于 4×2000L 的抗体生产线实例去了解一个高效的液体处理过程如何实施。

2000L 抗体工艺流程为：a. 细胞培养，其中包括四级细胞培养生物反应器，分别为 Wave、50L 一次性生物反应器、500L 一次性生物反应器及 2000L 一次性生物反应器。b. 细胞培养收获液，经深层过滤后的收获液用智能一次性配液罐进行低温收集。c. 抗体捕获，MabSelect SuRe LX 亲和层析，包括应用一次性配液罐进行层析缓冲液和中间品的配制、储存。d. 病毒低 pH 灭活，粗纯后样品经低 pH 病毒灭活，此过程应用智能一次性配液罐进行全自动酸碱精确滴定。e. 精纯，Capto S ImpAct 阴离子交换层析，包括层析缓冲液和中间品的配制、储存。f. 精纯，Capto Q 阳离子交换层析，包括层析缓冲液和中间品的配制、储存。g. 超滤浓缩及换液，包括缓冲液配制及浓缩液收集。h. 制剂配方，智能一次性配液罐进行配液。

智能一次性配液罐能够实现配液过程中的准确定量，pH、温度及电导监测；而智能一次性配液罐则在一次性配液罐的基础上能够进一步实现配液过程的自动控温、pH 自动滴定等高级操作。

其中，上游的液体管理主要来自于培养基的配制与储存，硬件由一次性生物反应器和智能一次性配液罐组成，包括 Wave、50L 一次性生物反应器、500L 一次性生物反应器及 2000L 一次性生物反应器及不同规格的配液系统，对应的配液系统规格参见表 6-5。

表 6-5　上游 2000L 规模的配液系统规格及数量

生物反应器	配液（包括基础培养基及补料培养基）
25L 一次性生物反应器	50L 混匀系统
50L 一次性生物反应器	50L 混匀系统
500L 一次性生物反应器	500L 混匀系统，100L 混匀系统
2000L 一次性生物反应器	2500L 混匀系统，500L 混匀系统，200L 混匀系统

智能一次性配液系统有着优异的混合性能，能够迅速地完成各种固－液混合操作。

随着分子生物技术的迅速发展，现在有越来越多的抗体工艺能够构建出较高表达水平的细胞株，上游工艺按表达量约 3~5g/L 计算，下游工艺的液体处理规模见表 6-6，对于一些热敏感或不稳定的蛋白质分子而言，需要考虑在下游处理环节保持低温环境。

表 6-6　抗体生产下游工艺的液体管理方案

下游工艺单元	溶液描述	配液、收集及转移容器规格
深层过滤	滤后中间品低温收集	2500L 混合系统
蛋白质捕获亲和层析 MabSelect SuRe LX 100L 柱体积 分 2 个循环处理	平衡缓冲液 10CV=1000L	1000L 混匀系统，1000L 储液罐
	冲洗缓冲液 5CV=500L	1000L 混匀系统，2×500L 储液罐
	洗脱缓冲液 10CV	1000L 混匀系统，1000L 储液罐
	再生缓冲液 5CV=500L	1000L 混匀系统，2×500L 储液罐
	CIP 缓冲液 8CV=800L	1000L 混匀系统，2×500L 储液罐
	粗纯中间品收集	500L 混匀系统，1000L 混匀系统
低 pH 病毒灭活 例如分别用 1M 的 HCl 及 NaOH 调节洗脱液中间品 pH 至 3.2 及 5.6	pH 自动滴定 根据中间品体积不同选择合适的配液系统进行操作	500L 混匀系统，1000L 混匀系统
阴离子交换层析 Capto S ImpAct 柱体积 160L 1 个循环	平衡缓冲液 5CV=800L	1000L 混匀系统，1000L 储液罐
	冲洗缓冲液 3CV=480L	500L 混匀系统，500L 储液罐
	洗脱缓冲液 5CV 800L	1000L 混匀系统，1000L 储液罐
	再生缓冲液 3CV=480L	500L 混匀系统，500L 储液罐
	CIP 缓冲液 3CV=480L	500L 混匀系统，500L 储液罐
	第一步精纯中间品收集	500L 混匀系统，200L 混匀系统
阳离子交换层析 Capto Q 柱体积 80L 1 个循环	平衡缓冲液 5CV=400L	500L 混匀系统，500L 储液罐
	再生缓冲液 3CV=240L	500L 混匀系统，500L 储液罐
	CIP 缓冲液 3CV=240L	500L 混匀系统，500L 储液罐
	第二步精纯中间品收集	200L 混匀系统，100L 混匀系统
超滤浓缩换液	洗滤缓冲液 500L	500L 混匀系统，500L 储液罐
制剂配方	原液及辅料	200L 混匀系统，100L 混匀系统

综上，我们可以得到 4×2000L 抗体生产线的配液系统及储液装置的所需基本配备，规格及数量统计见表 6-7。

表 6-7　4×2000L 液体管理汇总

配液或储液规格	数量
50L 混匀系统	1
100L 混匀系统	2
200L 混匀系统	2

配液或储液规格	数量
500L 混匀系统	3
1000L 混匀系统	5
2500L 混匀系统	2
50L 储液罐	8
100L 储液罐	16
200L 储液罐	6
500L 储液罐	52
1000L 储液罐	24

6.2 常见缺陷分析

6.2.1 化学制药常见缺陷分析

6.2.1.1 配液药液损失量过多

缺陷描述：配液系统配制完毕后在压料过程中发现从稀配罐压至滤液接收罐的药液损失量过大，以至于滤液接收罐的药液不能灌装满整个冻干机。

分析判断：药液损失在自动配料系统中是一种正常现象，用户往往根据药液损失量多配制进行弥补，但损失量过大，特别是对于原料昂贵的企业，容易造成原料成本直线上升，另外残存的药液会导致清洗困难，造成清洗成本的增加。针对此种情况分析如下。

a. 针对损失量大的问题从设计上就应该尽量避免，比如最短的管路，一定的坡度等。

b. 在验收或在生产过程中遇到此种问题一方面确认输送药液的气体压力是否满足，可通过调整压力的方式确认损失是否有所改善。

c. 在系统中特别是有过滤器存在的位置可能会残留比较大的一部分药液，可通过设置"二次压料"的方式，即从稀配罐压料至滤液接收罐的程序结束后，从滤器处加压将残留的药液输送至滤液接收罐以减少药液损失；或者在主过滤器前后引入无菌气体吹扫，将管路残留产品溶液输送到灌装缓冲罐内。

d. 在配料系统的灌装前段缓冲罐部分，液位探头设置不当，比如低液位探头位置设置过高，导致灌装结束前系统提示到达低液位无法灌装，而实际上还可继续进行灌装一部分药液，造成了药液的浪费。

e. 灌装模式，有自动称重功能的灌装模式，在灌装结束阶段执行 100%

称重，尽可能将结束阶段的灌装产品输送到冻干机。

6.2.1.2 配液系统称重不准

缺陷描述：在自动配液系统的称量过程中，称重模块的校准是必不可少的，但在日常的生产过程中会经常遇到校准不合格的情况。例如：加载砝码后，称重示数一直无法稳定；加载砝码后称重示数稳定，但达不到校准要求；或者在配料过程中未发现问题，但在生产过程中或生产结束后发现，生产数量偏低，或偏高，或含量不符合规定。

分析判断：在判定是称重模块本身出问题之前，先分析可能的其他原因。

a. 受到电磁干扰：因生产现场既有信号线又有动力线，而动力线会对压力传感器的弱电信号造成干扰。需要检查部分线路是否对强电和弱电以及信号线进行分开走线，同时对信号线采取穿管等方式进行屏蔽。需接地的，强电和弱电系统要分开，并可靠接地。

b. 所在罐体连接的软管与不锈钢管连接之间出现问题，软管长时间灭菌变形导致与不锈钢连接出现力的作用，需要更换软管；或是软管水平长度不够，导致称重受力作用；或者软管非水平安装。

c. 在验证或维护、维修、清洁消毒的过程中碰触、连接不当导致连接的相邻系统对称重模块造成影响，需要拆卸软管后重新连接调整至合适状态。

d. 存在其他系统对称重模块所在的罐体不可避免的产生影响且无法避免时，检查称重模块是静载模块还是动载模块，若为静载模块的话，在条件允许的情况下更换为动载模块，消除其他系统的影响。

e. 称重模块所在的位置发生变化，造成载荷不能够垂直加载到传感器上，影响称量准确性。

f. 生产过程中选择的搅拌速度不当，造成系统发生不易察觉的摆动，造成称重不准。

g. 操作过程中，传感器进水未及时清理或不注意保护传感器，导致其长时间在一个潮湿的环境下工作，会对传感器造成损坏导致称重不准。

h. 传感器安装过程中或者在使用过程中与其相连接的部分过紧或者过于松动导致称量不准确。

i. 部分配料系统存在多个罐体同时进行配料的情况，罐体与罐体之间，加料或者加溶剂都会对罐本身有冲击作用，对本身及其他系统的称重模块造成一定的影响，因此在设备前期的选型过程中，需要充分考虑工艺本身的特点选择称重模块。否则极易造成工艺过程的失败，导致产品的报废。

j. 罐是否带夹套，夹套里的媒介量不稳定，如称重过程媒介进入夹套且流量不稳定，导致称重数值变化。

6.2.1.3 配液系统灭菌温度达不到要求或无法维持灭菌温度

缺陷描述：在配液系统 CIP 结束后需要对其进行灭菌，保证系统处于无菌状态，等待进行下一批产品的生产，但在日常生产的过程中经常会遇到升温过程中一直达不到灭菌温度或达到灭菌温度后温度又下降至灭菌温度以下。

分析判断：此类问题与灭菌柜系统类似但比灭菌柜系统复杂，具体如下。

a. 系统在线清洗（CIP）后，系统对清洗水吹扫效果不好，导致残留水过多，升温后一直达不到灭菌温度或者滤芯堵塞导致蒸汽一直打不到冷点探头处。

b. 疏水阀故障，导致疏水不畅，温度达不到要求。

c. 系统密封性不好，存在泄漏点，蒸汽外泄，达不到灭菌要求。

d. 蒸汽源压力不足或者蒸汽源故障含水量过大，导致温度达不到要求。

e. 蒸汽阀门堵塞或所在位置压力传感器故障。

f. 温度探头读数发生漂移，实际已达到灭菌温度，但由于故障无法给予准确数据导致温度达不到要求。

g. 存在灭菌死角或管路阀门未开启，导致冷凝水过多；管路设计不合理、管路坡度不合理、排冷凝水低点没有独立疏水阀、灭菌过程控制不合理，导致多管路存在灭菌不彻底；灭菌冷凝水管路没有直排，疏水速度过慢，灭菌过程升温速度过慢。

h. 灭菌冷凝水管路疏水阀位置过高，离温度探头距离太短，导致灭菌过程中温度探头因冷凝水过多而降温。

上述描述的所有设备缺陷均带有人为操作因素，不可避免的人为因素导致错误的发生。随着科技水平的不断提高，目前，很多国内企业采用先进的生产执行系统（MES）来避免或减少人为差错导致的成本上升，图 6-2 为某企业的 MES 系统与配液系统进行连接，可协助操作人员正确进行操作，并且可以形成 EPR（电子批记录），协助人工进行复核，这是未来我国制药配液系统的发展趋势与方向。

```
                          ┌──────────────┐
                          │     开始      │
                          └──────────────┘
                                  │
            ┌──────────────────────────────────────────┐ 1
            │      生产计划，配方号，生产批次             │○
            └──────────────────────────────────────────┘
                                  │
            ┌──────────────────────────────────────────┐ 2
            │         按称量顺序列出原料                 │○
            └──────────────────────────────────────────┘
                                  │
      3 ┌──────────────────────────────────────────┐
       ○│         取料，检测条形码                    │
        └──────────────────────────────────────────┘
                                  │
      4 ┌──────────────────────────────────────────┐
       ○│       原料是否正确？过保持期？             │──N→
        └──────────────────────────────────────────┘
                                  │ Y
      5 ┌──────────────────────────────────────────┐
       ○│            称量与检测                      │
        └──────────────────────────────────────────┘
                                  │
      6 ┌──────────────────────────────────────────┐
       ○│          重量在公差范围？                  │──N→
        └──────────────────────────────────────────┘
                                  │ Y
        ┌──────────────────────────────────────────┐ 7
        │       打印投料标示卡（条码）               │○
        └──────────────────────────────────────────┘
                                  │
        ┌──────────────────────────────────────────┐ 8
     ←N─│         产品配方称重完毕？                 │○
        └──────────────────────────────────────────┘
                                  │ Y
        ┌──────────────────────────────────────────┐ 9
        │        打印并保存配料记录                  │○
        └──────────────────────────────────────────┘
                                  │
        ┌──────────────────────────────────────────┐ 10
     ←N─│              任务结束？                    │○
        └──────────────────────────────────────────┘
                                  │ Y
                          ┌──────────────┐
                          │     结束      │
                          └──────────────┘
```

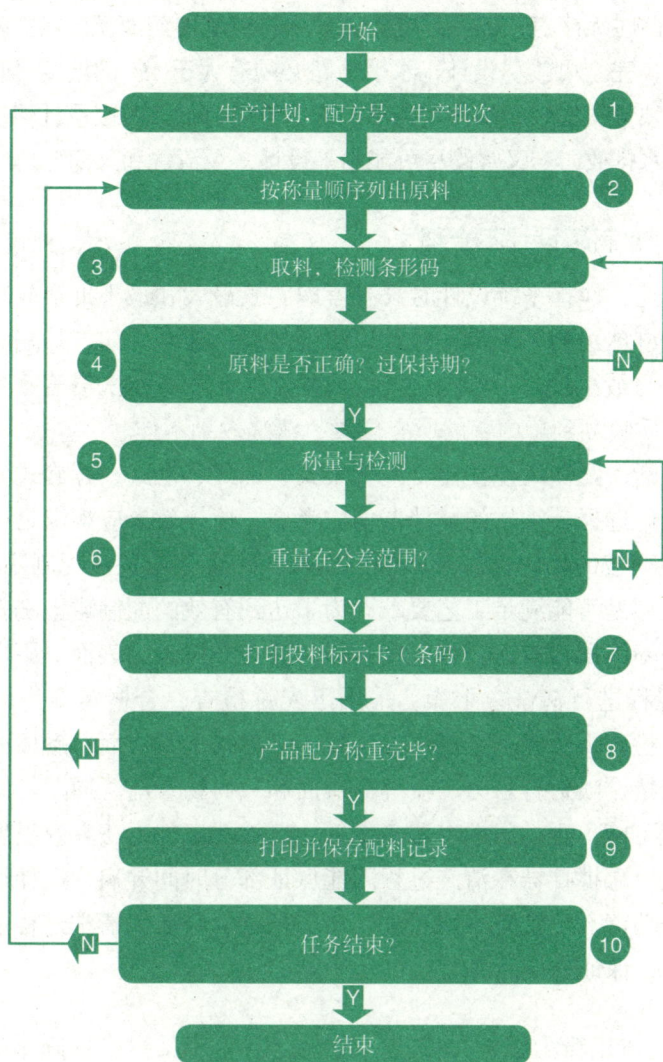

图 6-2　MES 系统与配液系统的对接示意图

6.2.2 中药制品常见缺陷分析

6.2.2.1 配液管路布局及安装不合理

缺陷描述：横向管路没有一定的坡度或坡度过小；盲管过长，支线管路过长又没有低点排放；管路流向不清晰，导致管路残存的水不利于流出，更容易导致微生物滋生。例如，某配液系统的清洗站纯化水进水管路水平安装没有坡度，导致管路残存的水不利于流出，更容易导致微生物滋生。

分析判断：配液系统管线系统应卫生型设计、无死角盲管、能完全被清洗和灭菌，灭菌时无冷点，确保系统无菌效果；系统内药液流向应清晰，药液输送流路简单，完全可排尽设计，水平管路必须有大于 1% 的坡度，水平管线上的隔膜阀必须倾斜安装，确保无残液。输送管路有低点时因设计清洗低点排尽和灭菌冷凝水排放。交叉管路尽可能水平设计，无清洗和灭菌死角。

6.2.2.2 配制罐设计不合理

缺陷描述：搅拌系统设计时没有考虑工艺最大和最小批量，导致搅拌效率不佳；喷淋球覆盖率不足，导致罐清洗效果不佳。例如，某配液系统稀配罐搅拌系统与最小批量不匹配，搅拌效果不佳；喷淋清洗覆盖率不足，无法使用清洗介质喷洒到罐内壁的所有位置，清洗效果不佳。

分析判断：配制罐搅拌器可配置桨式、锚式、框式、螺旋式、磁力等多种形式，无论选择什么样的搅拌器均应考虑，搅拌效果应能满足产品的工艺的要求，如药液的均匀性以及不能产生两次污染。应关注配制罐喷淋效果，喷淋球的选型是否能满足工艺要求；为了达到有效的配制罐清洗效果，可采用清洗覆盖率测试检查法：将核黄素均匀涂布在设备内表面，干燥，按照预定的清洗规程进行清洗，干燥，采用黑光灯检查，合格标准为无核黄素残留，黑光灯检查无荧光。选择喷淋装置应考虑以下几方面：罐体的尺寸与喷射范围、流量、喷射打击力、喷淋覆盖面和障碍物及清洗周期持续时间，不合理的设置可能出现的问题有覆盖率低、搅拌器底部无法有效喷射到或喷射冲击力很低。罐搅拌器在清洗过程因能保证部分时间开启，搅拌运行过程应带自动清洗功能。清洗宜采用清洗站供应稳定的介质，清洗过程中配制罐不应积液过多，保证排放能力。

6.2.2.3 防止粉尘扩散，排热、排湿，避免交叉污染措施不到位

缺陷描述：称量间等产尘房捕尘设施效果不佳；未设置为负压状态，或负压状态低于一般生产区压差。例如：某 C 级生产车间称量间内设有并排的 3 个称量柜，该称量间与浓配间有一个直通传递原料窗口，存在污染和交叉污染风险。

分析判断：产尘操作间采取专门的措施防止粉尘扩散，避免交叉污染并便于清洗。在设置负压的房间时，应考虑负压低于非尘房间，但不应低于一般生产区。应综合考虑产尘操作间产品和人员保护。

6.2.2.4 配制罐系统的材质不满足工艺要求

缺陷描述：使用过程可能对药品产生影响：主要表现罐体的材质、管

路、阀门不符合卫生级要求。

分析判断：罐体材质与制作配液罐系统不得对药品质量产生任何不利影响，与药液直接接触的罐体泵阀门和管道等所用的材料表面应当无毒，耐腐蚀，平整光洁易清洗和消毒，不得与药品发生化学反应及吸附药品或向药品释放物质。焊接可采用自熔自动双面轨迹氩弧焊接，对接管材自熔焊接，可避免焊丝材料的不纯；内外表面惰性气体保护自动焊接、焊口的同心度，保护气体的使用适宜度、焊缝的异物和夹沙杂质等指标均有较好的控制，卫生级管路罐体各进出管接口采用拔管翻边，加焊平接头的方法连接；经拉延处理形成圆弧过渡，避免直接开孔插焊造成的清洗死角，管路连接采用焊接方式为主，不锈钢卫生快卡连接为辅，法兰连接慎用，不使用螺纹连接。尽可能地减少了弯和焊缝，管路设计和安装避免死角和盲管，将死水段减少至最少或彻底消除，便于清洁和灭菌。管路变径应考虑坡度，不能存在积液。

6.2.2.5 配制系统未设置防止污染装置

缺陷描述：排水管路中没有安装止逆阀或空气隔断装置，可能导致排水系统倒返，罐体未安装平衡空气的呼吸器等。

分析判断：配制罐应安装通气的除菌过滤器，以补偿由于液位和温度改变引起的压力变化，避免罐内液位变化时，外界空气吸入罐内造成的污染，过滤器滤芯应为不脱落的纤维，具有疏水性并能承受蒸汽灭菌高温；配液系统排放末端管路需安装空气隔断装置或止回装置，排放管路末端加装阀门，排放完毕可关闭，以杜绝污物倒灌装，有效防止污染，尽可能避免明沟排放。

6.2.2.6 配液操作规程设计不合理

缺陷描述：未对配液的密封性进行测试、系统的内容物不明晰等。

分析判断：配制罐及其系统在使用前后要进行清洗和灭菌，应做正压和负压保压试验，确认无漏点，防止污物吸入系统，其操作应在洁净环境条件下进行。配液罐应标明配制液的名称、规格、批号及批量等，防止物料发生混淆。配制罐操作规程中应有定期去除或降低内毒素污染的措施，如定期进行碱液清洗等。

6.2.2.7 配制系统验证不充分

缺陷描述：配制罐的清洗、灭菌效果未进行验证或验证不充分，清洗、灭菌后罐体的存放方式及时间没有进行验证，换品种的清洗残留的检测方法及取样方法未进行有效验证。例如，某配制液系统在同一条生产线生产两个品种，但对换品种清洗的残留检测方法精度不够，取样方法的回收率未进行验证。

分析判断：配制系统的清洗效果应定期进行验证，特别是无菌注射剂类的生产线验证方案中应考虑清洗后罐体内部的微生物限度、细菌内毒素、可见异物、不溶性微粒及活性物质清洗效果，应能达到产品的工艺要求及注射剂的通用要求。活性物质的残留检测方法的灵敏性及取样方法的回收率均应进行验证。残留标准的确定应充分考虑残留对产品带来的风险。配制系统的灭菌效果应定期进行验证，灭菌参数应包括温度、压力、时间，确保配制系统的冷点位置均能达到灭菌的要求。清洗、灭菌后罐体的存放方式及时间应进行验证，并依据验证结果制定相关的操作规程。清洗、灭菌后罐应能够防止二次污染风险。

6.2.3　生物制品常见缺陷分析

6.2.3.1　除菌过滤工艺的确定与操作

A. 过滤工艺的确立

对于非最终灭菌的生物制品，为保证产品的安全性，不仅要考虑最终产品的无菌，还要考虑过滤材质对产品的影响，即过滤器相容性实验，做法如下：筛选过滤器材质和厂家→过滤器溶出物检测→料液与过滤器相容性试验→过滤器细菌挑战性实验→过滤工艺确认。

a. 筛选过滤器材质和厂家：对过滤器供应商进行筛选，考察其内毒素含量、与目的蛋白质吸附性以及关键辅料吸附性等差异，选择过滤器时还需考虑用于检测过滤器完整性的设备和过滤器使用的方便性等因素，以便于将来商业化生产的操作。

b. 过滤器析出物/溶出物检测：选择与目的药液相似的溶剂作为供试液，与过滤器在挑战温度下接触一定的时间，以确定在此溶剂、挑战的实验条件下，溶剂对过滤器无影响。

c. 料液与过滤器相容性试验：使用除菌过滤器与目的药液接触足够多的时间，以确定在生产的条件下（如：温度），药液与过滤器在所接触的时间范围内是兼容的。

d. 过滤器细菌挑战性实验：将目的药液制备成含挑战菌的菌悬液，将此菌悬液在不同的压差、与滤器不同的接触时间和参数条件下模拟生产条件，以确定药液不会改变过滤器对挑战菌的截留能力。

e. 过滤工艺确认：根据上述验证，确认过滤工艺，如过滤时的压力、温度、过滤时间、过滤器完整性测试条件等。

B. 过滤器完整性检测

采用两个过滤器冗余过滤的方式，在灭菌前对两个过滤器分别做完整性检测，使用结束后，按照已经验证的方法对过滤器进行清洗和完整性检测，待检测合格后，半成品方可用于灌装。以确认过滤药液的温度、压力与时间对过滤器的完整性没有影响，并积累相应的数据。在线安装与灭菌过滤器宜采用在线膜完整性测试。

C. 过滤环境的考虑

在制剂生产过程中选择使用一次性容器与耗材，如半成品储存容器等，通过无菌焊接机和封管机等实现无菌连接。因此，相对于选择一次性装置的条件，我们选择相适应的生产环境，包括：C级环境下半成品的过滤，在B级环境下，无菌焊接机将装有半成品的储液袋与分液器无菌焊接连接等。

D. 中试生产的经验作为商业生产的指导

a. 在中试生产阶段，即进行过滤器的选择以及无菌过滤工艺的相应验证，为商业化生产做好信息储备，从而避免商业化生产时由于无菌过滤的工艺问题而造成的产品质量风险以及药液的损失。

b. 在中试生产阶段考虑无菌过滤工艺、过滤装置的选择对整个产品生产工艺的影响，为将来的商业化生产时、厂房建设、布局的合理化设计作好经验储备。

6.2.3.2 转料过程中管道和过滤器内残留料液的处理

缺陷描述：产品灌装量非常小且产品附加值高，残留量较大时带来的经济损失很大。

分析判断：可采用压缩空气动力吹扫法、无菌压缩空气吹扫主过滤器前后产品溶液、过滤器到灌装管路坡度设计和距离最短化、减少硬管连接、利用移动罐等设计降低残留量，或者尽可能选择低泡点过滤器。

6.2.3.3 CIP 罐体清洗不彻底，CIP 站的排水不畅

缺陷描述：搅拌轴顶部法兰不易清洗干净；桨叶的底部不易清洗干净；因清洗的各步骤间存在空吹，在空吹时，排水管道的排水如果与附近区域的地漏有联通，则会造成反水、反气。

分析判断：增大 CIP 站的清洗压力和调整固定喷淋球的喷射方向，同时在罐体中部设置一个或多个固定喷淋球；CIP 站的排水管道应该与其他区域

地漏所在的排水管道在该排水系统中的位置独立分开，使 CIP 站的排水能有效排出。采用底部搅拌器应选择带有自动清洗功能，在清洗过程中能部分时间浸没搅拌器并开启搅拌；罐排放水能力应大于进水能力。罐体和管路应无清洗死角。清洗过程各介质切换宜有空气吹尽步骤，最后淋洗结束宜有吹干功能。

6.2.3.4 制药配液和生产中使用的一次性系统的缺陷

制药配液工艺中使用的一次性系统主要包括缓冲液配制系统、储存袋、过滤器（预过滤器、除菌过滤器等）、无菌接头、无菌断开器、无菌转移、封管机、接管机、取样系统、冷藏和冷冻系统等。各系统常见的缺陷，主要如下所述。

A. 无菌连接和断开器

a. 材质的生物兼容性、工艺兼容性问题。在生物制品的生产过程中，可能会采用不同 pH 值、不同极性的溶液。这就要求所有和溶液接触的部件具有很好的兼容性和稳定性。为了提高生物制品的安全性，生产过程中与产品接触的材料需要符合工艺对材料的耐温、耐酸碱及耐压能力等要求，此外还需要与生物制品成分相兼容，减少有害物质的浸出和溶出，减少对生物产品的吸附等。

b. 无菌公母连接器增加了系统的复杂度和对库存管理的要求，相关操作人员必须接受相关培训以减少错误连接的概率。无菌连接器宜能高温灭菌或辐照灭菌，适用于不同材质管路对接。

c. 有的连接器之间存在密封不严的缺陷，需要额外增加配件来增加密封性防止泄露，这也增加了微生物污染的风险以及操作上漏液的风险等。

B. 封管机

在生物制药工艺过程中使用的无菌封管机主要是用于将一次性制药配液袋、一次性储液袋和无菌转移系统上面的热塑管通过加热元件加温，使其在高温和压力的作用下管路熔合为均质的一段，然后用剪刀从此段中剪开，实现安全分离。但是在使用过程中还是存在一些缺陷需要解决，具体如下所述。

a. 封管机对不同尺寸的软管的兼容性不够，密封不同管径的软管可能需要不同规格的封管机，或者是需要更换不同型号的管道支架。这不仅会增加企业的成本，同时也增加了操作者的操作难度。

b. 在某些情况下可能存在封管不牢固的现象，导致漏液的风险。

c. 管路中有产品溶液时热熔封对产品有风险。热熔封会产生热氧化物质以及未知溶出析出成分的风险。

C. 配液和储液系统

a. 当料液的特性（如：pH、温度、时间和极性等）超越了供应商标准验证资料的化学兼容性和可提取物范围时需要进行可提取物和浸出物的验证，这会增加生物制药企业的时间和成本。同时，在某些极端的情况下，也可能出现液体不兼容的情况发生。

b. 目前，生物制药企业在使用一次性储液系统的时候，缺乏合适的完整性检测方案和设备，无法在使用前确保系统的完整性。大体积的 3D 储液袋由于片材焊接技术较复杂，容易出现焊接不牢固而导致漏液的情况发生。

c. 不同厂家的储液系统和储液袋的兼容性不够，一个厂家的储液系统往往只能采用专用的储液袋，而不能采用其他品牌的储液袋。这导致生物制药企业一旦购买了一个厂家的储液系统就只能采购其对应的储液袋，而不能储备第二家供应商以应对突发的供货不足和产品质量缺陷等问题。厂家升级或更换袋子材质可能会导致重新兼容性和可提取物与浸出物的验证等问题。

d. 制药配液系统中存在一些死角，增加了固体物质搅拌溶解的时间。并可能出现溶质溶解不充分的情况。

e. 配液搅拌设计可能无法避免使用过程中脱落物产生。

f. 对员工要求较高，需要充分培训后才能使用，安装和生产过程需要保护，防止外力对袋子破损。

g. 由于较多的人工连接或确认，自动化程度受限，使用过程更易受人员影响。

6.2.3.5 配液系统的其他缺陷分析

在线配液系统的常见缺陷类似于 GMP 中对于其他设备的要求，在材质文件，审计追踪，数据完整性等方面容易存在问题。相对于其他设备，在线配液系统更需要电导和 pH 等检测器的稳定的灵敏度和及时的反馈，所以常见的缺陷也基本上体现以下几个方面。

A. 材质信息和验证文件的缺失

在线配液系统所配置的缓冲液用于生物工艺的上下游各个环节，其配制的缓冲液的洁净程度，是否有析出等问题，对于其他使用其缓冲液的工艺步骤，以及对终产品有着明显的影响。这些设备需要详细的可追溯的材质文件，保证所采用的材质不会对于样品有影响。此外，设备到厂的各种验证文件，也是保证设备良好运行的重要保证。

B. 审计追踪和数据完整性的缺陷

目前的在线配液系统均采用电子软件系统进行缓冲液配制的编程和控制，根据中国 GMP（2010 年修订）附录关于电子数据处理系统的规定，计算机化系统应当纪录输入或确认关键数据人员的身份，只有经过授权人员，方可修改已输入的数。每次修改已输入的关键数据均应经过批准，并考虑建立审计追踪系统，用于记录数据的输入和修改以及系统的使用和变更。也就是在线配液系统中也需要对其软件进行使用权限分级，具备审计追踪、电子记录、电子签名和数据的完整性的功能。

C. 在线检测器的缺陷

在线的电导检测器和 pH 检测器对于在线缓冲液的精准配制具有重要的作用。这些部件的灵敏度的变化，是否具有温度补偿性能，是否具有定期的校验或校准，使用时长记录等信息的缺失，会影响到配制的缓冲液的准确性。因此对于这些检测器定期记录，定期的校准等日常维护工作是十分重要的。

D. 清洁验证

类似于其他的制药设备，在设备中总会残留若干原辅料或者微生物，这些残留物会影响后续批次的药品，带来毒副作用，因此创建合适的清洁验证方案和清洁规程，对于设备的稳定运行十分重要。同时操作规程中应有定期去除或降低内毒素污染的措施，如定期进行碱液清洗等。

第7章
制药用水系统和控制要点

7.1 目的和范围

制药用水是制药生产不可缺少的物料，其参与生产、清洁、消毒等重要生产过程，甚至是药物制剂制备的重要组成成分。因此设计、建造、使用和维护良好的制药用水系统尤为重要。本指南将从制药用水系统和制药用水使用者的角度提供给读者制药用水系统整个生命周期中（从设计到建造，调试和验证，使用和监控，维护和定期评估，变更和风险管理）的一些法规及行业要求，实践过程的考虑要点。

7.2 制药用水的定义和选择原则

7.2.1 制药用水的定义

各国药典都对制药用水有明确的定义和使用的规定。表 7-1 总结了《中国药典》《美国药典》和《欧洲药典》对制药用水的定义和分类。

表 7-1　各国药典对制药用水的定义和分类

药典	水的分类	水的定义
《中国药典》	饮用水	现行版《中国药典》仅提出制药用水的原水通常为饮用水。饮用水为天然水经过净化处理所得到水，其质量必须符合国家《生活饮用水卫生标准》
	纯化水	为饮用水经过蒸馏法、离子交换法、反渗透法或其他任何适宜的方法制备的制药用水。不含任何添加剂，其质量应符合药典纯化水项下的规定
	注射用水	为纯化水经蒸馏所得的水，应符合细菌内毒素试验的要求。注射用水必须在防止细菌内毒素产生的设计条件下生产、贮存和分装。其质量应符合药典注射用水项下的规定
	灭菌注射用水	为注射用水按照注射剂生产工艺制备所得。不含任何添加剂。主要用于注射用灭菌粉末溶剂或注射剂的稀释剂。其质量应符合药典灭菌注射用水项下的规定

药典	水的分类	水的定义
《美国药典》	纯化水	纯化水的来源至少为饮用水。纯化水可能通过去离子、蒸馏、离子交换、反渗透、过滤或者其他合适的纯化过程制备。纯化水必须符合药典规定的化学纯度要求，并防止微生物污染
	血液透析用水	血液透析用水的来源至少为饮用水。其是用来稀释血液透析用的浓缩液。血液透析用饮用水是经过进一步纯化得到。其应符合药典要求的化学、细菌和内毒素要求
	注射用水	注射用水的来源至少为饮用水。原水经过初步处理后应经过最终的纯化步骤。注射用水必须符合药典规定的化学纯度要求，同时应满足额外的细菌内毒素的要求
	灭菌纯化水 *	包装的纯化水，经过灭菌
	灭菌注射用水 *	包装的注射用水，经过灭菌
	抑菌注射用水 *	包装的注射用水，经过灭菌，并加了一种或者几种抑菌剂
	灭菌冲洗用水 *	包装的注射用水，经过灭菌。一个包装用一次，通常大于 1L，并可以快速使用完
	灭菌吸入用水 *	包装的注射用水，经过灭菌。通常用于吸入器或者制备吸入溶液
《欧洲药典》	纯化水	在没有无菌和无热源要求时，用于药物制剂的制备。符合官方标准的饮用水经蒸馏法、离子交换法、反渗透法或其他适宜的方法制备的制药用水
	高纯水	无须使用注射用水的情况，但又对水中微生物有严格的要求的控制时，可采用纯化水。高纯水可采用反渗透技术与超滤或者去离子等技术相结合的方法进行制备
	注射用水	用于注射剂的配制，或者用于溶解/稀释注射剂产品（灭菌注射用水） 注射用水可以由符合官方要求的供人饮用的饮用水或者由纯化水制备。注射用水或者通过蒸馏方法制备，或者通过与蒸馏方法相当的方法，如反渗透法结合其他适宜技术如电去离子法、超滤法、纳米过滤法制备。但使用前应通知药品监督机构
	包装纯化水	纯化水被灌装或者储存在特定的容器中，并保证符合微生物指标要求。包装纯化水应符合药典规定的标准要求，没有任何添加物质
	灭菌注射用水	注射用水分装到容器中，密闭，并用加热的方式灭菌，确保产品细菌内毒素符合要求。灭菌注射用水中不能有任何添加物质 在符合要求的条件下检查，应透明无色 每个容器中应有足够量的水，确保能够取出标示量的水

没有收载到药典专论中，但是也可能被用于制药生产的水，包括饮用水、软化水、蒸馏水、反渗透水、超滤水、去离子水、实验室用水等。这些未载入药典的水也至少应该符合饮用水的要求，并符合相应的工艺要求。表7-2是对一些未载入药典的水的解释。

表7-2 未载入药典的水的解释

水的分类	解释
软化水	饮用水经过去硬度处理所得到的水。将软化处理作为最终操作单元或者最重要的操作单元，以降低通常由钙、镁离子污染物造成的硬度

水的分类	解释
反渗透水	将反渗透处理作为最终操作单元或者最重要的操作单元的水
超滤水	将超滤处理作为最终操作单元或者最重要的操作单元的水
去离子水	将离子去除或者离子交换过程作为最终操作单元或者最重要的操作单元的水
蒸馏水	将蒸馏作为最终操作单元或者最重要的操作单元的水
实验室用水	经过特殊加工的饮用水，使其符合饮用水要求

7.2.2 制药用水的选择原则

中国 GMP（2010 年修订）规定：制药用水应当适合其用途，并符合《中国药典》的质量标准及相关要求。制药用水至少应当采用饮用水。《中国药典》制药用水通则中也规定：一般应根据各生产工序或者使用目的与要求选用适宜的制药用水。药品生产企业应确保制药用水的质量符合预期用途的要求，并对该通则中提到的制药用水常见的指南用途做了说明。《美国药典》以及欧盟对制药用水质量的指南的说明（Note for Guidance on Quality of Water for Pharmaceutical Use，CPMP，CVMP，2002）（图 7-1，表 7-4 至表 7-7）中都对制药用水的选择做了规定，现行版《中国药典》其分类和应用见表 7-3。

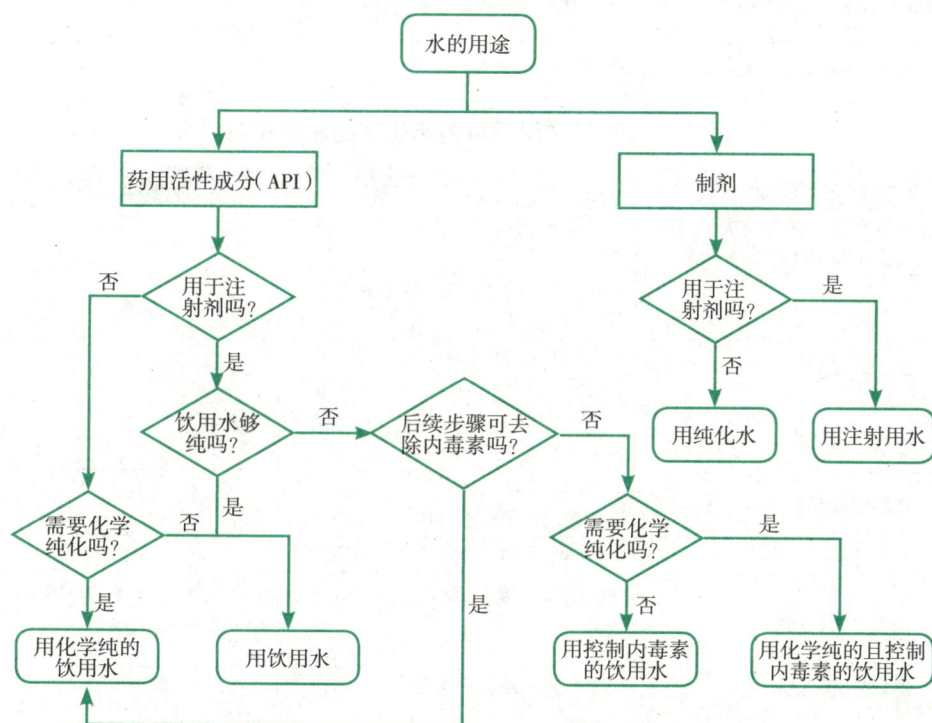

图 7-1 《美国药典》制药用水选样决策树

表7-3 现行版《中国药典》制药用水的分类及应用

水的分类	水的应用
饮用水	饮用水可作为药材净制时的漂洗、制药用具的粗洗用水。除另有规定外，也可作为饮片的提取溶剂
纯化水	纯化水可作为配制普通药物制剂用的溶剂或试验用水；可作为中药注射剂、注射剂等灭菌制剂所用饮片的提取溶剂；口服、外用制剂配制用溶剂或稀释剂；非灭菌制剂用溶剂用器具的清洗用水。也用作灭菌制剂所用饮片的提取溶剂
注射用水	注射用水可作为配制注射剂、滴眼剂等的溶剂或稀释剂及容器的精洗
灭菌注射用水	注射用灭菌粉末的溶剂或注射剂的稀释剂

表7-4 欧盟对作为药用辅料的水的说明

无菌制剂	可接受的最低水质	非无菌制剂	可接受的最低水质
注射剂	注射用水	口服制剂	纯化水
滴眼剂	纯化水	喷雾剂溶液	纯化水 *
血液透析滤过用的溶液	注射用水	皮肤用制剂	纯化水 **
腹膜透析用的溶液	注射用水	鼻腔或耳用制剂	纯化水
鼻腔或耳用制剂	纯化水	直肠或阴道制剂	纯化水
皮肤用制剂	纯化水		

注：* 在治疗某些疾病时，例如囊胞性纤维病（cystic fibrosis），可能用雾化形式给药，需要无菌和无热源。在这种情况下，应使用注射用水或灭菌用高纯水。

** 对于某些产品，如兽药橡胶乳头浸泡（veterinary teat dips）可以用饮用水，需要考虑产品的化学组成和对微生物的要求不同，合理说明并经过批准。

表7-5 欧盟对用于原料药生产的水的说明

生产类型	要求	最低水质要求
原料药生产中在最后分离和纯化步骤前中间产品的合成	原料药或者制剂产品没有无菌或者热源的要求	饮用水 *
发酵介质	原料药或者制剂产品没有无菌或者热源的要求	饮用水 *
中草药提取	原料药或者制剂产品没有无菌或者热源的要求	饮用水 **
最后分离和纯化	原料药或者制剂产品没有无菌或者热源的要求	饮用水 *
最后分离和纯化	原料药不是无菌的，但是会用在无菌非注射用的产品中	饮用水
最后分离和纯化	原料药无菌，但不会用于注射剂	饮用水
最后分离和纯化	原料药无菌，但会用于无菌、注射剂产品中	纯化水，内毒素限度为0.25EU/ml，并控制相应的细菌
最后分离和纯化	原料药无菌，无热源	注射用水

注：* 当生产要求需要比化学纯更高的质量时，应使用纯化水。

** 申请者应考虑可能的水质波动，尤其是矿物质成分不能影响提取物的组成。

表 7-6　欧盟对用于制剂生产但不作为辅料出现在最终制剂中的水的说明

生产类型	最低水质要求
制粒	纯化水 *
压片和包衣	纯化水
非菌冻干工艺前使用	纯化水
无菌冻干工艺前使用	注射用水

注：* 对于预混兽药，例如颗粒的浓缩物（granulated concentrates），可以用饮用水但需要考虑产品的化学组成和对微生物的要求不同，合理说明并经过批准。

表 7-7　欧盟对设备、容器和密闭系统清洗的水的说明

设备、容器和密闭系统清洗	产品类型	最低水质要求
初洗	中间产品和原料药	饮用水
最后淋洗	原料药	和原料药生产过程使用相同的水
在线清洗 * 的初洗	非无菌药物制剂	饮用水
在线清洗 * 最后淋洗	非无菌药物制剂	纯化水或者质量高于纯化水的水
在线清洗 ** 的初洗	无菌制剂	纯化水
在线清洗 *** 最后淋洗	无菌非注射制剂	纯化水或者质量高于纯化水的水
在线清洗 *** 最后淋洗	无菌注射制剂	注射用水 ****

注：** 有些容器，比如滴眼剂的塑料容器可能不需要初洗，因为事实上初洗可能反而增加颗粒物的污染。在某些情况下，吹灌封工艺也不需要淋洗。

*** 如果设备用 70% 的酒精干燥，用于稀释酒精的水应该和最后淋洗的水的水质相同。

**** 如果接下来的步骤是去除热源，使用高纯水也可以接受，只要有验证数据并合理说明。

7.3 原水

7.3.1 法规和行业要求

现行版《中国药典》和中国 GMP（2010 年修订）都要求制药用水系统的原水应符合相应的当地的饮用水标准的基本要求。美国、日本和欧洲药典及世界卫生组织、欧盟关于制药用水的指南也有同样的规定。相关药典和指南中也说明原水可能有各种来源：包括市政用水、井水、地表水等。如果原水的来源不符合饮用水的要求就要求企业通过检测确认原水的水质，如果需要，要做进一步的处理确保制药用水系统的用水应符合饮用水的要求。

7.3.2 设计考虑

应综合考虑工厂的用水数量、质量要求、运营的效率以及国家法规的要求决定原水的来源。原水的来源决定后，应考虑以下要点，对原水系统进行设计。

7.3.2.1 原水的预处理

原水处理的步骤，系统的设计应有文件记录。原水常见的处理方法有：除盐、过滤、软化、灭菌或消毒（例如加入次氯酸钠）、除铁、絮凝、降低某种有机物或者无机物的浓度。具体选择需要根据原水的水质评估。

7.3.2.2 原水系统制造材料和设计的要求

与原水接触的所有材料，应符合适宜监管机构规定的饮用水（自来水）要求（例如 GB/T 17219）。

原水处理水管道的设计和安装符合饮用水要求，并尽量减少盲管死体积。原水管道不应与污水管或雨水排水管直接相邻放置。如果土壤高度污染或具有腐蚀性，则应作特殊防护，以确保水系统管道的完整性不受土壤条件的影响。

如果将水系统连接到不经常使用的水管上，则应采取措施防止水系统出现微生物繁殖，措施包括定期冲洗水管或在水系统和水管之间安装适宜的回流防护装置。

应根据系统设计的要求确定是否需要原水储罐。

如果需要在原水系统中添加微生物抑制剂，其添加系统设计应确保足够的添加流量，并考虑到原水流量和微生物水平的变化。微生物抑制剂的浓度范围制定时还应考虑制药用水系统的设计。可以考虑配备监测微生物抑制剂浓度范围的设备。

7.3.2.3 原水和厂内水系统的接驳

从相关监管机构得到所有必需的批准/许可后才能进行市政供水的接驳。接驳应包含所有必要的装置（例如防回流装置或空气隔断），以符合当地的管理要求。

在建造新的水井之前，应从适宜的管理机构得到所有必需的批准/许可。水井和相关组件的建造应符合所有相关管理机构的设计要求。在连接水井供给总管的各个供水支管上，应安装截断阀。

7.3.3 验收和使用

原水系统的验收、运行和维护以及监控都应该有相应的程序规定，实际操作和监测数据等应有完整的记录。本节中重点论述在验收、运行和维护以及日常监控中需要考虑的要点。

7.3.3.1 原水系统的验收

原水系统应按照设计要求逐项验收，操作和记录应符合良好工程管理规范（GEP）要求，试运行和验收的项目可参考制药用水系统相应试运行和确认工作，比如检查与设计图纸的符合性；检查设备部件的材质和正确安装；管道的连接状况；管道和储罐的清洁，钝化；检查系统的排净能力；管道试压等。

7.3.3.2 原水系统的运行和维护

A. 原水系统的微生物控制

城市水源通常通过在给水管网中加入微生物抑制剂并控制微生物抑制剂残留（例如次氯酸盐溶液或氯胺类）来控制微生物的繁殖。工厂给水中残留的微生物抑制剂足以将微生物水平控制在设定限度以下。

对于现场水井和部分城市给水系统，要求对工厂内给水采取微生物防护措施，以确保水处理系统的给水低于设定的微生物限度或本地饮用水（自来水）管理要求。可以向给水中加入次氯酸盐溶液或其他的微生物抑制剂，对微生物进行抑制。

应制定微生物抑制剂的投放点以及原水系统的清洗消毒频率。

微生物抑制剂的选择应根据水系统供应商建议或其他监管机构的要求确定，常用的化学药品为工业级次氯酸盐溶液或氯胺，其质量应符合 GB/T 17218 要求。

B. 原水设备/系统的维护要求

如果原水经过二次处理才达到饮用水的要求，那么应制定原水处理系统的维护流程和工作计划。具体内容可参考本章制药用水系统维护的相关内容。

如果原水系统配备原水储罐，需要制订储罐的预防性维护程序并根据程序定期执行预防性维护。如果原水不能保证微生物限度，应该进行额外检查。原水储罐可以依据下列项目进行目视检查：内壁涂层是否有裂纹、破裂状况和翘起区域，是否有微生物的繁殖，是否有沉淀物，通风口和溢流管状况。以决定是否要进行清洁或维修。

C. 原水系统的变更管理

系统设计发生变化时，应进行评估，并预先经过相应部门的批准。必要时，应进行额外的测试，以避免对水系统供水造成影响。

7.3.3.3 原水系统的取样和监测

应基于风险评估制定原水系统的取样监测计划。风险评估应至少考虑最坏的情况下的取样、系统设计、细菌增殖速度和消毒的频率、潜在的污染、水的温度，内部微生物控制、供水系统的设计、季节和环境的变化。

取样计划中应至少包括取样点、取样周期、监测频率、监测项目、取样时系统的运行状态以及取样器具、取样人员等。例如取样点至少应包括原水进入工厂的节点，经过处理达到饮用水要求的节点和进入制药用水系统的节点。根据水质、历史测试结果和／或日常趋势、适用的法规要求，可提高取样频率和增加监测点。

7.3.4 现场检查要点

应有流程规定原水系统的管理，包括水质监控、日程操作和维护。

工厂应能提供文件（例如水质分析报告）证明制药用水处理系统的给水符合适用的饮用水标准。对于以市政供水公司供水作为原水的工厂，可以参考供水公司的水质分析报告作为合格的依据。但需要定期进行自检和／或请有资质的外检机构进行结果确认，建议根据供水情况和产品工艺风险按照现行中华人民共和国国家标准 GB 5749—2006：《生活饮用水卫生标准》，进行定期的全项测试。

工厂应对原水的质量进行定期回顾，并保留文件记录。

7.4 制药用水系统设计

7.4.1 法规和行业要求

7.4.1.1 制备方法

各国药典对于纯化水制备水源的要求如下。

- ◇ USP："由符合美国环境保护署国家饮用水基本规定、欧盟、日本饮用水规范或世界卫生组织饮用水质量指南的水制备而成。"
- ◇ EP："由符合相关部门饮用水规定的水制备而成"。
- ◇ JP："由水制备而成。"
- ◇ ChP："由符合中华人民共和国国家标准的水制备而成。"

纯化水：为饮用水经过蒸馏法、离子交换法、反渗透法或其他适宜的方法制备的制药用水，不含任何添加剂，其质量应符合现行版《中国药典》及中国 GMP（2010 年修订）纯化水项下的规定。纯化水有多种制备方法，应严格监控各生产环节，防止微生物污染。

美国环境保护署、欧盟、日本、世界卫生组织、《欧洲药典》关于制药用水的指南对于纯化水的制备方法是同样的规定。

注射用水：注射用水应为纯化水经蒸馏所得的水，应符合细菌内毒素试验要求。

美国环境保护署、欧盟、日本、世界卫生组织、《欧洲药典》规定，注射用水生产用原水最低质量要求应为饮用水标准；原水需经预处理以便于后续的蒸馏（或按规定经验证的工艺）。

《美国药典》从 19 版开始，已经将反渗透法收藏为法定的注射用水生产方法之一，但由于反渗透装置是在常温下运行，不具备可靠的抗微生物污染的能力，因此，反渗透法制备注射用水的稳定性不如蒸馏法。在日本法规下，允许采用蒸馏、反渗透、超滤方法生产注射用水。

7.4.1.2 法规要求

A. 中国 GMP（2010 年修订）对制药用水的要求

　　a. 制药用水应适合其用途，并符合现行版《中国药典》的质量标准及相关要求。制药用水至少应采用饮用水。

　　b. 水处理设备及其输送系统的设计、安装、运行和维护应确保制药用水达到设定的质量标准。水处理设备的运行不得超出其设计能力。

　　c. 纯化水、注射用水储罐和输送管道所用材料应无毒、耐腐蚀；储罐的通气口应安装不脱落纤维的疏水性除菌滤器；管道的设计和安装应避免死角、盲管。

　　d. 纯化水、注射用水的制备、贮存和分配应能防止微生物的滋生。纯化水可采用循环，注射用水可采用 70℃以上保温循环。

　　e. 应当对制药用水及原水的水质进行定期监测，并有相应的记录。

　　f. 应当按照操作规程对纯化水、注射用水管道进行清洗消毒，并有相关记录。

　　g. 规定：发现制药用水微生物污染达到警戒限度、纠偏限度时应当按照操作规程处理。

B. 欧盟 GMP 对制药用水的要求

水处理设施及其分配系统的设计、安装和维护应能确保供水达到适当的质量标准。水系统的运行不应超越其设计能力。注射用水的生产、贮存和分

335

配方式应能防止微生物生长，例如，在70℃以上保持循环。

欧盟GMP对制药用水的要求主要体现在以下3个方面：强调水质需满足《欧洲药典》要求；强调"质量源于设计"，制药用水的设计能力需匹配其运行能力；强调"过程控制"的重要性，并明确"防止微生物快速滋生"是制药用水运行中最重要的内容。

C.美国FDA cGMP对制药用水的要求

美国FDA cGMP并没有关于制药用水的直接要求，很少涉及制药用水的设计；以下几点为美国FDA cGMP对制药用水的默认要求：排放口需满足空气隙的要求；制药用水用热交换器需采用防止交叉污染的双板管式换热器；储罐需安装呼吸器；需要有日常维护计划；需要有清洗和消毒的书面规程，并保有记录；需要有制药用水系统标准操作程序。

另外，制药企业必须根据美国FDA的《高纯度水系统检查指南》建立合适的质量标准，指南对制药用水有以下关键性要求：要求死角最少，参照"3D"死角原则；要求注射用水回路的用点处无过滤器；多数注射用水分配系统管道材质为316L不锈钢；热交换器采用双板设计或采用压差监测；要求储罐采用呼吸器，防止外界污染；管道坡度要求；使用卫生型密封泵；制备后24小时内使用；最后冲洗用水质量需达到注射用水标准；未添加挥发性蒸汽。

《美国药典》和《欧洲药典》都要求为控制工艺用水系统建立适当的警戒水平和纠偏限度，其目的就是建立各种规程，以便于在监控结果显示某种超标风险时实施这些规程，而不是用以判断工艺用水的合格与不合格。

D.WHO GMP对制药用水的要求

其主要内容包含制药用水的一般要求、质量标准、制药用水在工艺和剂型中的应用、制药用水的纯化、储存与分配系统、制药用水系统运行中的考虑因素、制药用水系统的其他要求等；具体内容如下。

    a. 一般要求：WHO GMP主要关注系统能否稳定、持续的生产符合预期质量的制药用水；水系统的使用需要质量保证部门的批准；水系统的水源和制备得到的纯化水和注射用水中的电导率、总有机碳（TOC）、微生物、内毒素和一定的物理属性（如温度）需要定期得到检测并将结果进行记录；使用化学消毒剂的地方，需要证明已被完全去除。

    b. 质量标准：WHO GMP主要对饮用水、纯化水、高纯水、注射用水和其他级别的制药用水的质量标准进行了明确的描述。

    c. 制药用水在工艺和剂型中的应用：WHO GMP明确药监机构将确

立各自工艺和剂型中制药用水的使用标准和原则，对制药用水的质量要求需考虑中间品或最终产品的特性，对高纯水有明确说明，同时，纯蒸汽的冷凝水水质指标与注射用水质量标准一致。

d. 制药用水的纯化、储存与分配系统：在 WHO GMP 中明确介绍了饮用水、纯化水、高纯水和注射用水的纯化方法。储存与分配系统为制药用水系统中的重要组成部分，因储存与分配系统无任何纯化处理功能，避免储存与分配系统中制药用水的水质发生二次污染尤为关键。储存与分配系统所用的材质需适用于任何质量的制药用水，并保证不对水质产生负面影响。储存与分配系统需要设计良好的消毒或杀菌方式，以便有效控制生物荷载。水温最好控制在 70~80℃为宜，同时，15~20℃也是认可的。对于纯化水和注射用水储罐，需要安装呼吸器、压力监控和爆破片，并具备缓冲能力以满足连续运行和间歇生产的需求。保持管网系统的湍流状态，避免系统出现死角 L < 1.5D，热消毒（温度 > 70℃）和化学试剂消毒（臭氧消毒，使用前去除）均是控制微生物指标的良好方法。

e. 制药用水系统运行中的考虑因素：需要有效的工厂验收测试（FAT）和现场验收测试（SAT），需要有验证计划并遵循设计确认（DQ）、安装确认（IQ）和运行确认（OQ）原则，性能确认（PQ）采用三阶段法进行。

f. 制药用水系统的其他指导要求：通过在线或离线方法进行水质质量的监测，在给定的周期内按照既定程序进行系统维护，定期对系统各个部分进行检查。

E. ASME BPE 标准

a. 设备或管路系统的设计、材质和操作符合其清洁维护，因此由设备生产出来的产品不会反过来影响人类和生物的健康。

b. 完成排水，管线应指定详细的方向和坡度。从最高点到指定的排放点，斜度应为连续的。

c. 药典水系为 SS316L 或其他的合金钢材质时，表面抛光应小于或等于 25μin 或 0.6μm（见 ASME BPE SF6）和中心抛光，所有内表面应钝化。

d. 药典水系统为多聚体材质时，表面抛光应小于或等于 25μin 或 0.6μm。

e. 标准的一般材质为 316、316L，或经过双方同意的其他材质。自动焊接末端的材质应符合所规定的化学组成要求。对于非自动焊接末端，化学组成应满足 ASTM 说明中的要求。

    f. 为了使阀门和阀门的制造物与管相匹配，在控制部分内的焊接末端的厚度必须符合要求的公差。阀门末端的公称壁厚应和将要焊接的管相同。

    g. 对于焊接加工接触表面的压力容器、罐、管路和配管系统在焊接后应进行抛光，按照 ANSI/AWS A3.0 的规定，焊接加工应限于弧焊或高能束（电子束和激光束）加工。所有焊接程序应符合此标准的 "MJ-8" 部分。

F. PIC/S 标准

    a. 制造设备应设计、定位和维护，以适应其预期的目的。

    b. 应该安装设备以防止出现错误或污染的危险。

    c. 生产设备不应对产品有任何危害。与产品接触的生产设备的部件必须不具有反应性、添加剂或吸收性，这样会影响产品的质量，从而造成任何危害。

    d. 固定的管道工作应该清楚地标明其内容，并且在适用的地方，流动的方向。

7.4.2 设计考虑要点

7.4.2.1 制备系统设备设计时需要考虑项

A. 纯化水制备工艺流程的选择需要考虑因素

原水水质质量、产水水质、设备工艺运行的可靠性、系统微生物污染预防措施和消毒措施、设备运行及操作人员的专业素质、适应不同原水水质变化的适应能力和可靠性、设备日常维护的方便性、设备的产水回收率及废液排放的处理、日常运行维护成本、系统的监控能力等。

预处理系统的出水水质主要取决于工艺的选择和原水水质，预处理出水水质需满足后续纯化系统的进水水质要求。处理效果主要体现以下方面。

    a. 去除原水水中较大的悬浮颗粒、胶体、部分微生物等，这些物质可能附着在 RO 膜表面并导致膜表面在运行阶段出现污堵。

    b. 去除原水中的钙、镁离子，防止在 RO 膜的浓水侧出现碳酸钙、硫酸钙、硫酸镁、碳酸镁等难溶解盐，从而造成 RO 膜的污堵。

    c. 去除大于 5μm 以上的颗粒物，防止大颗粒对 RO 膜表面机械性损伤。

    d. 去除水中含有的氧化物质，防止氧化物质对 RO 膜表面的氧化性破坏。

B. 制药用水制备系统设备的设计、配置和布局，需要考虑的物理因素

    a. 安装所需的空间，尽量采用模块化单元设计。

    b. 建筑的结构负荷满足系统单元安装的载荷。

    c. 系统设备的安装应预留维护所需的足够通道。

    d. 能够安全处理再生和消毒化学品的能力。

    e. 接触材料的沥出物可能造成的污染。

    f. 吸附型接触材料的负面影响。

    g. 规定要求的卫生设计。

    h. 所应用管材、阀件等抗腐蚀能力。

    i. 系统各部位无渗漏连接。

    j. 防止微生物滋生的配置。

    k. 对清洗和消毒剂的兼容能力（热力和化学方面）。

    l. 系统容量和输出要求，以及系统是否能够对所有必要仪表，测试和取样点的相关重要质量参数进行监控。

    m. 设计合理的取样点，以防止潜在的污染，以及设备工艺步骤采用合适的仪表，可对流量、压力、温度、电导、pH 以及有机碳总量等参数进行测量。

常温下，纯水系统极容易受到微生物感染，尤其是无需用水或用水需求很低时，设备长期处于静止状态。所以，就必须考虑微生物控制和消毒装置。

C. 常温下，应当考虑技术

    a. 始终保持纯水设备流量。

    b. 通过管道中热交换器或厂房冷却来控制系统的温度，从而降低微生物生长的风险。

    c. 采用紫外线消毒装置。

    d. 选择能够进行热水消毒的水处理部件；以及和 / 或采用化学消毒（包括臭氧等介质）。

D. 设计注射用水制备系统时，应当考虑因素

    a. 进水水质。

    b. 要求达到的水质参数。

    c. 最佳的匹配产能，防止过频启动或停止循环。

    d. 吹扫和排放功能。

    e. 冷却通风防止外界污染。

7.4.2.2 储存系统设备设计时需要考虑项

a. 纯化水储罐应采用无毒、耐腐蚀材料制造。注射用水储罐应采用优质低碳不锈钢，而不直接与纯化水或注射用水接触的部件、零件则可以使用不锈钢材料制造。

b. 纯化水储罐和注射用水储罐的罐盖、人孔和罐底阀门等零部件应设计为卫生连接的方式，并方便拆卸和清洗。可拆卸零部件与罐体之间的密封材料应无毒、无析出物、耐高温、无脱落物。

依据中国 GMP（2010 年修订）规定：纯化水储罐和注射用水储罐应采用无毒、耐腐蚀材料制造。

WHO GMP 附录制药用水中规定：制药用水系统如果使用不锈钢材料，材料级别至少为 316L。

c. 罐体结构件不得有裂纹、开焊和变形，内壁表面光滑平整、无死角。

WHO GMP 附录制药用水中规定：抛光后的内表面的粗糙度的算术平均值（Ra）不得超过 $0.8\mu m$。

美国机械工程师协会 – 生物工艺设备（ASME BPE）–2009 规定：Ra 小于或等于 $0.6\mu m$。

d. 纯化水储罐和注射用水储罐的最低处有排口，可排尽，不积水。储罐应设有液位计量装置，该装置不得对水质产生不利影响。再循环系统储罐顶部应设置喷淋装置，喷淋装置的设置应避免形成能滋生微生物的死角。

罐底排水管的管径应按照输送泵进水要求计算，排水管路少设弯头，减少泵吸入管路损失。传感器的选型应考虑是否符合卫生要求和对储罐内极端温度压力的耐受情况。为确保系统安全运行，罐内还可加设高、低液位报警开关或与输送泵联锁的流量开关。喷淋装置的选型及安装位置的确定与罐顶设计应结合考虑，以确保储罐顶及罐顶件所有的内表面随时处于湿润更新状态，并维持腔体内的温度，用以控制水系统中的微生物。喷淋装置需定期拆下检查，故喷淋装置的设计要考虑易于拆装。

e. 储罐的通气口应安装不脱落纤维的 $0.22\mu m$ 疏水性通气过滤器，并具备足够的空气流通量。注射用水储罐配备的通气过滤器的外壳宜采用电或蒸汽加热。

在储罐的顶部需安装孔径为 $0.22\mu m$ 的疏水性通气过滤器〔如：聚

四氟乙烯（PTFE）或聚偏氟乙烯（PVDF）]。过滤器通量要考虑最大的泵流量或蒸汽消毒后迅速冷凝时的最大气流速度（无正压保护系统时）。要考虑系统灭菌对过滤器的影响。当采用臭氧灭菌时，过滤器要求抗臭氧；当采用纯蒸汽灭菌时，过滤器要求耐高温。医药工艺用水系统设计规范（GB 50913—2013）中要求，为了避免通气过滤器的疏水性滤芯表面形成水膜或被二次蒸汽凝结水堵塞，注射用水储罐通气过滤器的不锈钢外壳宜采用电或蒸汽加热，使过滤器高于罐内水温。通气过滤器进行离线或在线完整性测试，故通气过滤器的靠近储罐的一侧应装有切断阀，并应设置在方便安装、拆换的位置。

f. 当纯化水储罐和注射用水储罐采用大于 0.1MPa 蒸汽灭菌时，储罐应按压力容器设计，并达到卫生设计标准。对需加热贮存的注射用水储罐罐体应保温，保温层表面应平整、光洁，不得有颗粒性物质脱落，不应对不锈钢产生腐蚀，并应用金属薄板包裹保护。

储罐应按压力容器设计，储罐上应设置泄压阀或防爆膜以防止超压，并达到卫生设计标准。对需加热贮存的不锈钢储罐罐体应保温，保温材料中可溶出氯化物、氟化物、硅酸盐及钠离子含量应符合《覆盖奥氏体不锈钢用绝热材料规范》（GB/T 17393）的规定，以避免不锈钢受到腐蚀，保温材料不应采用石棉制品。

g. 储罐的大小应能满足各种工艺用水条件下的储水量要求。纯化水储罐和注射用水储罐的容量应符合下列要求。

贮水量的大小应该能满足系统循环时，蒸馏水机能保证连续运行；能满足用水点的平行以及顺序的各种使用要求；在纯化水和注射用水使用高峰时期，储罐内的水位不应低于输送泵净正吸水压头所要求的水位，并确保有足够的水流流过所有的供水点和回水管道。

应能够保证在制水设备出现故障，或因为设备消毒，或再生循环而停产的情况下，能提供短期储备用水。在确定储罐的容量时，应考虑能够保证提供生产一个批次产品，或者一个工作周期，或者其他合理需求的一段时间的用水。

影响储罐容量的因素包括用户的要求范围、使用量、持续时间、时间分配和变化、预处理和最后处理水供应之间的平衡，以及系统是否再循环或不再循环。仔细考虑这些因素，将影响制水成本和供水质量，储罐的大小首先应能满足各种工艺用水条件下的贮水量。

341

7.4.2.3 系统循环分配设计时需要考虑项

纯化水的分配输送应当能够防止微生物的滋生和污染。由于循环输送能够使水在管道中连续不断地流动，能够始终使系统管道的内表面处于被湍急的水流冲刷地状态，有效地阻碍管壁上生物膜的形成，容易维持系统内正常供水中微生物控制水平，纯化水、注射用水系统在设计中均采用循环输送。为有效防止微生物的滋生和污染的，注射用水的分配输送应避免死角，保证配水管路中适当的水流速度。

如：中国GMP（2010年修订）要求纯化水、注射用水的制备、储存和分配应当能够防止微生物的滋生。纯化水可采用循环，注射用水可采用70℃以上保温循环。

WHO GMP附录——制药用水规定：应采用持续循环的管道系统进行制药用水的分配。

纯化水、注射用水的分配输送均应能有效防止微生物的滋生和污染（注射用水应采用循环输送）。循环输送管路需满足以下要求。

A. 设计时循环供水流速宜大于1.5 m/s

国际制药工程协会（ISPE）在《制药工程基准指南第四卷——水和水蒸气系统》中推荐最小回流速度大于等于3英尺/秒（0.914m/s）。《美国药典》对工艺用水系统中的水流状态提出了明确的要求，希望工艺用水处于"湍流状态"下流动（在系统设计不合理的情况下，如供水干管流速虽为1.5m/s，但是回水管路没有考虑变径或循环流量较小时也可能不能保证回水管路处于"湍流状态"）。

B. 循环回水流量宜大于泵出口流量的50%

国际制药工程协会（IPSE）的专家建议在循环返回储罐的预计消耗流量的典型设计值至少为最大值的1.5倍。

C. 支管长度不宜大于支管管径的3倍

国际制药工程协会（IPSE）建议使用点支管长度（L）不宜大于支管管径（D）的3倍，即$L/D \leq 3$。WHO附录制药用水规定：在管道的安装过程中，分支管道应不大于支管道直径的1.5倍（$L/D \leq 1.5$）。美国机械工程师协会（ASME）生物工艺设备（BPE）标准要求$L/D \leq 2$。美国食品药品管理局（FDA）高纯水检查指南（1993）建议：$L/D \leq 6$，注意此处L是指主回路管道的中心线到支管端头的距离。

工艺用水可以根据需要采用不同的循环方式确保工艺用水水质和使用要求。工艺用水宜采用单管循环输送，并符合以下要求：总长度（不含管道弯曲、弯头等）小于 400m；循环供水管路的直径（DN）不大于 65mm。

ISPE《制药工程基准指南》第四卷建议：循环输送管路长度通常不超过 400m，管路系统通常使用直径为 2 英寸（50mm）和更小的管道。为便于运行维护和管理，注射用水的分配输送管路要尽量采用单管循环输送。当工艺用水采用单管循环输送，且总长度（不含管道弯曲、弯头等）大于 400m 或循环供水管路的直径（DN）大于 65mm 时，工艺用水应考虑采用双管循环输送。

工艺用水输送泵应采用不锈钢卫生泵、卫生卡箍作连接件。泵外壳底部应能完全排除积水，泵出水口宜设置为 45° 角。当采用双端面机械密封时，纯化水输送泵应采用纯化水润滑，注射用水输送泵应采用注射用水润滑。

a. 泵所有与工艺用水接触的零部件表面粗糙度应 Ra ≤ 0.8μm。WHO GMP 附录制药用水中规定：抛光后内表面的粗糙度的算术平均值（Ra）不得超过 0.8μm。美国机械工程师协会 – 生物工艺设备（ASME BPE）–2009 规定：Ra 小于或等于 0.6μm。

b. 泵应选择易拆卸的结构形式，应选择易清洁的开式叶轮。

c. 输送泵的密封：输送泵宜采用双端面硬质碳化硅密封结构的密封。

d. 泵应处于供水系统的低点：为了排除离心泵供水时可能引起微粒污染的气蚀，应充分考虑泵的性能曲线和吸水压头要求；泵外壳底部应设置有完全排除积水的排放阀；泵出水口宜设置为 45° 角；使泵内上部空间无容积式气隙，避免纯蒸汽灭菌后残余蒸汽聚集在泵体的上部，从而影响泵的运转。

工艺用水输送泵提供的扬程和流量应确保水在输送系统中保持湍流，输送泵的选型如下。

a. 应满足系统运行过程中实际用水数据统计提供的峰值用水量 + 回水流量。

b. 泵的扬程选择应考虑在出去循环系统管道阻力的情况下，仍能满足各使用点用水的压力。

c. 输送泵的选型还应考虑克服安装环境中一定汽蚀条件下的稳定运转。

d. 注射用水输送泵宜采用变频泵，用水峰期通过改变泵的转速，使整个循环回路流速始终处于 1.0m/s（ISPE 0.914）以上。

如果系统设计配置了备用泵，应定时交替运行，并以支路连续循环的方式将少部分水始终通过备用泵，保持其湍流状态。

换热器应当能够防止微生物的滋生，按卫生要求设计，采用优质低碳

343

不锈钢制造。换热器可完全排除积水。换热器的设计应考虑易清洁性和排尽性，内表面达到 Ra=1.0μm 的标准，换热器接口为卫生型接头。

7.4.2.4 工艺用水系统的清洗、消毒或灭菌

制药用水系统中微生物指标会随着时间的推移而增长，企业需要采取合适的微生物抑制手段并进行周期性消毒和灭菌，以保证水中微生物符合满足药典要求；制药用水系统中常见的微生物控制措施见表 7-8。

表 7-8　制药用水系统中常见的微生物控制措施

类型	纯化水系统	注射用水系统
正常运行时 （微生物控制措施）	臭氧消毒 紫外线（UV）杀菌 低温储存	70℃以上循环 低温储存
周期性 （灭菌、消毒措施）	巴氏消毒 臭氧消毒 纯蒸汽灭菌 过热水灭菌	纯蒸汽灭菌 过热水灭菌

A. 巴氏消毒时应考虑问题

　　a. 热负荷及流量大小。

　　b. 温度、压力及允许压降的范围；高温水可能造成泵抽气端空穴（气蚀）。

　　c. 消毒过程中产生的蒸汽可能堵塞呼吸器，需要对呼吸器配置电加热功能。

　　d. 消毒完后重新注水聚冷产生局部真空，可考虑自控开关呼吸器及负压泄爆片的应用。

B. 注射用水输送管道采用蒸汽灭菌时应考虑问题

　　a. 系统所有低点安装适合的疏水器，以利于排放冷凝水和空气。

　　b. 蒸汽导入口位置应合理，确保系中所有点均能得到彻底灭菌。

　　c. 对于装在注射用水系统用于自动排凝结水的疏水器要求为：热静力型，316 或 316L 不锈钢制造，具有卫生接口和自排功能。

7.4.3 制备系统设计

预处理设备应根据原水水质配备，出水应符合后续处理设备的进水要求；原水中的游离氯超过后续设备进水标准时，会影响设备的运行使用寿命和出水水质。

纯化水系统：美国环境保护署、欧盟、世界卫生组织、日本药局方、《欧

洲药典》、现行版《中国药典》中均未对纯水制备方式进行特殊规定。因此，任何合适的经认证的纯化技术或者技术顺序均可用来制备纯化水。目前主要采用离子交换、超滤和／或反渗透工艺。此外，蒸馏技术也是主要手段之一。

7.4.3.1　原水箱

一般在原水箱进水前添加一定量的次氯酸钠溶液，该添加浓度需要和罐体的缓冲时间相匹配，满足次氯酸钠抑制和杀灭微生物。预处理单元次氯酸钠浓度不宜过高或过低，通常控制在大于 0.3mg/L，可通过残余次氯酸钠监测进行自动检测，并在进入反渗透（RO）膜前进行去除；设计考虑配置人孔，便于后期的周期性清洗的操作。

7.4.3.2　多介质过滤器

填充滤料可选用石英砂、无烟煤等，按照不同粒径进行分层填充，水流自上而下通过逐渐精细的介质层，通常介质床的孔隙率应允许去除颗粒的尺寸最小为 10~40μm，主要去除水中的大颗粒杂质、悬浮物、胶体等以降低原水浊度对膜系统的影响。

可以通过浊度仪、进出口压差或设定反洗的间隔时间来判定是否需要气动反洗程序；出水要求标准为浊度＜ 1，SDI ＜ 5，通常反洗后，再以操作流方向进行短暂正向冲洗使介质床复位。

在设计和选择多介质过滤器时，需要对原水中浊度和硅化物含量进行重点分析，较高时需要在前端添加一定浓度的絮凝剂。

7.4.3.3　软化单元

通常盛装的介质为树脂，主要采用钠基阳离子交换树脂；用钠型树脂中可交换的 Na^+ 来交换出原水中的钙、镁离子而降低过流水的硬度，防止钙、镁离子在 RO 膜表面结垢，使原水变成软化水，要求产水达到需求的硬度（其也用于去除低亲和力阳离子，如铵离子）。

通常设计为双级串联软化器，当一个进行再生时，另一个可以继续运行，先后交替再生确保生产的连续性。另外，系统容器的筒体、管路部分设计也应考虑耐受腐蚀性。

树脂的选用，美国 FDA 要求食品处理中所用的聚合物和聚合物辅料——离子交换树脂，应满足美国 FDA 21 CFR173 中直接加入食品中的辅助性食品添加剂的使用规定。

7.4.3.4 膜技术

A. 微滤

微滤是用于去除细微粒和微生物的膜工艺；在最终过滤的过滤器中，孔径的大小通常是 0.04~0.45μm。微孔过滤器最适合应用于纯化水制备系统的中间过程，而不适用于循环分配系统。过滤器在系统中不应是唯一的微生物控制单元，它们应当是全面微生物控制措施当中的一部分。设计时选材应可耐受加热和化学消毒。

B. 超滤

采用超滤系统作为反渗透的预处理，系统可适应较大范围的进水水质变化，超滤的采用可以更有效地保护反渗透装置，使反渗透膜免受污染，其进水浊度要求应< 50，产水 SDI < 3。

C. 反渗透（RO）系统

利用反渗透膜去除水中溶解盐类，同时去除一些有机大分子、前阶段没有去除的小颗粒等。反渗透膜可以渗透水，而不可以渗透其他的物质，如：很多盐、酸、沉淀、胶体、细菌和内毒素。

要求在反渗透（RO）装置停止运行时，自动冲洗，以去除沉积在膜表面的污垢，对装置和反渗透膜进行有效的保养。

长期运行后，会沉积某些难以冲洗的污垢，如有机物、无机盐结垢等，造成反渗透膜性能下降，这类污垢必须使用化学药品进行清洗才能去除，以恢复反渗透膜的性能。

反渗透（RO）产水中过量的 CO_2 可能会引起产水的电导率达不到药典的要求。如果水中的 CO_2 水平很高，可通过脱气将其浓度降低，脱气器可安在一级 RO 与二级 RO 之间。

反渗透膜必须防止水垢的形成、膜的污染和膜的退化。水垢的控制通常是通过膜前水的软化过程来实现。防止反渗透浓水中碳酸钙、碳酸镁、硫酸钙等难溶盐浓缩后析出结垢堵塞反渗透膜，从而损坏膜元件的应用特性，因此在进入膜元件之前设置了阻垢剂加药装置。反渗透膜污垢的减少可通过前期可靠的预处理来减少杂质及微生物污染。

设计要求：进水要求：满足设备供应商设计要求标准。消毒需求：所有的反渗透膜都能用化学剂消毒，化学剂因膜的选择不同而不同。特殊制造的膜可以采用 80℃左右的热水消毒。控制需求：设备产水可根据设置的限度标准进行自动排放的执行。可根据纯化水储罐的液位自动启停或转换为低频自循环。

7.4.3.5 电法去离子（EDI）

当采用电法去离子（EDI）设备时，宜以反渗透作为它的前处理工序；RO 装置适合于含盐量高的水源，RO 除盐容量很大，能保持较高脱盐率，EDI 装置适合于含盐量低的水源，交换容量非常有限。

设计要求：进水要求：满足设备供应商设计要求标准。产水要求：满足用户需求及药典要求纯化水的质量标准。控制需求：可参考对关键的参数（进水压力、浓水流量、产水电导等）进行监控。

7.4.3.6 注射用水制备系统

注射用水的制备通常通过三种蒸馏方式获得：单效蒸馏、多效蒸馏、热压式蒸馏。电力成本较低的地区，选用热压式蒸馏水机较为经济，热压式蒸馏水机蒸汽耗量小，但电量消耗较大。

A. 法规要求

现行版《中国药典》中对注射用水的生产的做了规定，注射用水应为纯化水经蒸馏所得的水。

美国环境保护署、欧盟、世界卫生组织、日本药局方、《欧洲药典》规定，注射用水生产用原水最低质量要求应为饮用水标准；原水需经预处理（或按规定经验证的工艺）以便于后续的蒸馏。

B. 典型的设计特点及要求

a. 进水要求：满足纯化水药典要求质量标准［中国 GMP（2010 年修订）］。

b. 蒸馏水机承受压力 8bar 或更高，压力容器设计符合 GB150 或其他可被接受的压力容器法规标准，如 ASME 或 PED 欧共体承压设备指令认证。

c. 对于多效水机第一效蒸发器、全部的预热器和冷凝器都应采用双管板结构，双管板可以防止交叉污染。

d. 冷凝器的设计要有倾斜角；各蒸发器和冷凝器要有不凝气体排放装置。

e. 冷凝器设计应有防真空装置。

f. 蒸馏水机应有具备在线消毒功能。

g. 蒸馏水机的一效、末效应配置液位超高自动排放功能。

h. 各效均应配有底部排放。

i. 末效浓缩水应配置防污水倒流装置。

j. 冷却水应有连续调节功能（保证注射用水出水的恒温）。

k. 所有输汽管应做保温，减少热损失。

l. 控制柜采用送风保护，要达到防尘、防热、防潮作用；仪表柜与强电柜分开。

m.可采用有纸记录仪，即对进／出水电导率、出水温度和 TOC（可选）进行记录打印。

n. 注射用水的电导率仪应有温度补偿功能。

o. 架体应有调整水平的装置。

p. 凡与原料水、纯蒸汽、注射用水接触的材料应采用 316/316L 或其他与之性能相符的材料，要求接触面表面光洁度 < 0.8μm。

q. 各部位密封采用无毒无脱落的制药级别材质，且考虑其耐受高温的性能。

r. 配备产水温度／电导不合格排放功能。

7.4.4 储存和分配系统设计

制药用水储存与分配系统可根据使用温度的不同分为三个不同发热形式：高温循环系统、常温循环系统和低温循环系统。设计方案的选择不受法规约束，可根据用户用水点的温度要求、消毒方式以及系统规模等因素选择符合实际需求的方案，需要考虑产品剂型、投资成本、用水的效率、能耗以及操作维护的便捷性、运行过程的风险等因素。

正确的设计储存与分配系统对制药用水系统成功与否至关重要，任何制药用水储存与分配系统应达到下列三个目的。

目的一：保持制药用水水质在药典要求的范围之内。

目的二：将制药用水以符合生产要求的流量、压力和温度输送到各个工艺使用点。

目的三：保证初期投资和运行费用的合理匹配。

制药用水的分配的两个基本概念是"批次"分配和"动态的／连续的"分配。

批次概念是至少要用两个储罐。当一个正在装填水时，另一个用于为不同加工程序上的用户提供制药用水。当用终处理系统中出来的水将一个储罐填满后，它是隔离的并且它内部的水是经检测的。只有经检测后，那个储罐才能使用。通常是 24 小时后就将水排出，但是可验证是否能放置更长时间。在排水操作完成后，储罐和分配系统通常是要经消毒后才能再使用的。

动态／连续概念弥补了同时需水时的需水量峰值，打开整个水系统，只用单个储水罐同时来接收最后的预处理系统制备的水，在储罐中存储水以及最后将水供应到各个加工程序的用户处，同时还要维持水质。

结合 ISPE 制药用水储存与分配系统设计思路可归纳为 8 种形式：批处理循环系统；多分支 / 单通道系统；单罐、平行循环系统；热储存、热循环系统；常温储存、常温循环系统；热储存、冷却再加热系统；热储存、独立循环系统；使用点热交换系统。

制药用水储存及分配系统所涉及的主要组成部分主要有：贮罐、贮罐附件、输送泵、换热器、输送循环管路、使用点、监控和控制系统。各主要组成部分设计要求分述如下。

7.4.4.1 贮罐

制药用水系统中，常温纯化水的储存和热注射用水的储存具有相似的要求和微生物控制标准，贮罐设计的理念极其相似。

A. 制药用水贮罐容量的大小

　　a. 应能满足分配管路的灌注用水。

　　b. 满足各种工艺用水条件下的存水量。

　　c. 保证贮罐内水位始终不低于泵所需的吸入高度。

　　d. 应储备足够的水量，以保证制水设备进行维修和在出现紧急情况时，仍能维持一定时间的正常生产。

B. 制药用水贮罐状态

对于纯化水贮罐，由于通常为常温储存，根据"在有利于微生物生长的条件下，水停留的时间越短越好"的原则，应该确定一个最小贮水量。对于注射用水贮罐，虽然始终处于热状态（80℃保温储存），但相对于管路系统（70℃湍流循环）风险更大，也应尽可能做到最小储存水量。

C. 制药用水贮罐形式

在制药用水系统中广泛采用的贮罐可分为立式贮罐与卧式贮罐两种类型，应优先选用立式贮罐，比较容易满足输送泵对水位的要求，罐内水流速较快有利于阻止生物膜形成，回水喷淋效果也较好。若受条件限制必须选用卧式贮罐，则应注意罐顶喷淋装置设计及回水流量压力控制以确保罐顶淋洗效果。

D. 制药用水贮罐出水的连接

由于热注射用水输送泵在贮罐液位较低时极易发生气蚀，而注射用水贮罐高度受厂房及蒸馏水机高度限制，不可能太高，故设计贮罐时应注意使罐内液位在水泵运行状态下应始终高于警戒线，或采用增大贮罐和输送泵位差。

工艺用水系统中采用多个贮罐并联以获得所需的贮水容量情况下，贮罐与贮罐之间连接管道必须进行精心设计，注意避免贮罐之间连接管道上可能出现的死水管或盲管。应特别注意采取预防措施，确保有足够的水流流过所有的供水点和回水管道，对注射用水还应满足＞80℃储存要求。进贮罐的分配管路应能单独排水及灭菌。

E. 制药用水贮罐受压需求

按照贮罐能否进行在线灭菌又可将贮罐分为受压贮罐（压力容器）和常压贮罐（非压力容器）。当制药用水系统拟采用纯蒸汽灭菌或过热水灭菌在线灭菌时，必须使用耐压的贮罐，在此情况下，贮罐应安装卫生型安全阀或泄爆片。

F. 制药用水贮罐材质、光洁度及保温要求

制药用水贮罐采用 316L 不锈钢材料制造，贮罐的内部表面应使用机械抛光或机械抛光加电抛光，使贮罐的内表面光洁度达到 Ra ≤ 0.6μm（25Ra）的标准，罐体外部的表面也应抛光处理。

注射用水贮罐若为热储存方式，则罐体可设置矿棉抽真空保温方式，保温层的外壳为 304 不锈钢保护层。纯化水贮罐若采用巴氏消毒方式，也应设置保温层。

G. 制药用水贮罐特殊产品设计要求

为满足产品的特殊需要，贮罐可以设置高纯氮充氮保护功能，充氮量可自动调节，氮气不断充入，使贮罐内部始终略为保持正压。当用水量大时，充氮量加大；用水量小时，充氮减少。

7.4.4.2 贮罐附件

常见的工艺用水贮罐附件有人孔、呼吸过滤器、喷淋球、安全阀、温度传感器接头、高/低液位传感器接头、压力传感器接头、进水管、进气管等，罐顶件安装时接头应尽可能短，靠近清洗球，并减少盲区，使内表面易于被充分淋洗，减少死角。

A. 制药用水贮罐进水管要求

贮罐进水管的管径按照制水系统供水的最大流量计算。在纯化水或注射用水入贮罐的进水管道上应安装适当的阀门，以便必要时隔离进水管路，并设置放尽阀。进水管部分应当作为蒸馏水机的附件，纳入蒸馏水机的管理程序，不合格注射用水排放与灭菌程序等与蒸馏水机一起考虑（进水管也可根据需要从罐底管路进）。

B. 制药用水贮罐出水管要求

出水管的安装应当考虑到必要时将贮罐内的水全部排空无残留的要求，因此，设置在贮罐的底部。罐底出水管的管径按照输送泵进水要求计算，出水管路少设弯头，减少泵吸入管路损失，罐底出水口上可加设锥形挡板以扩大采水面，防止涡流现象。

C. 制药用水贮罐附件仪器仪表要求

目前，制药用水贮罐玻璃管水位计由于存在污染已不再使用，当前基本应用电信号水位控制装置，纯化水罐可用液位开关、电容式液位计、隔膜压力式、称重式、雷达液位计、差压液位计等；注射用水罐多采用隔膜压力式、称重式、差压液位计等。传感器的选型应考虑是否符合卫生要求和对贮罐内极端（消毒）温度压力的耐受情况。为确保系统安全运行，罐内还可加设高 / 低液位报警开关或与输送泵恒压联锁的流量开关。

D. 制药用水贮罐隔离附件的要求

制药用水分配过程中，为避免因贮罐内部水位变化而造成的水体污染，在贮罐的顶部需安装孔径为 0.22μm 的除菌级疏水性过滤器（PTFE 或 PVDF）。筒体为 316L 不锈钢，内壁抛光精度应 ≤ 0.6μm，具有卫生级接口；呼吸过滤器呼气通量要考虑最大的泵流量或蒸汽消毒后迅速冷凝时的最大气流速度（无正压保护系统时）；对臭氧灭菌系统要抗臭氧，对纯蒸汽灭菌系统要耐高温；注射用水贮罐为了避免呼吸过滤器的疏水性滤膜被二次蒸汽凝结水堵塞，及贮罐顶部通气区域存在低温点而造成水系统污染，应选用带电加热或蒸汽加热的呼吸过滤器；贮罐的氮气保护系统注入时也应有升温措施。呼吸过滤器需定期拆卸、清洗、灭菌、烘干，进行完整性测试，再装于罐上进行 SIP，故过滤器的出气口应装有切断阀，便于在线灭菌（SIP）；呼吸过滤器安装的位置应考虑可以方便的拆换，故注射用水贮罐应设置人员登高设施。

E. 制药用水贮罐附件气体保护设计要求

特殊要求的制药用水系统应在贮罐上接入保护气体，保护气体作用：能维持制药用水储存及分配系统正压，防止外部回流污染，另外满足某些特殊工艺用水要求，如：低含氧量，低 CO_2 溶解量等。通常使用受压气体（无油压缩空气或氮气）用来保持正压。

使用无油压缩空气的好处：低安装成本；低操作成本；无窒息危险；改善氧化层。使用氮气的好处：对抗氧性产品有好处；抑制了好氧性细菌的滋生；有效控制了电导率和 pH（无 CO_2 溶解产生碳酸根）。

F. 制药用水贮罐附件喷淋设计要求

贮罐顶部需设置喷淋装置，喷淋装置的选型及安装位置的确定与罐顶设计应结合考虑，以确保贮罐顶部及罐顶件所有的内表面随时处于湿润更新状态，用以控制水系统中的微生物。回水的压力与流量应确保喷淋装置能有效的工作。通常考虑经济因素，制药用水贮罐采用上半球开孔的固定喷淋球，以在回水较小流量压力情况下，确保对罐顶的充分淋洗，管壁则通过流体的重力自流淋洗，但此流量可参照相关规范［如：ASME BPE-2009、USP、ISPE］的要求；喷淋装置需定期拆下检查，故喷淋装置的设计要考虑易于拆装；喷淋装置与管道的连接方式有螺纹、快开夹头、销钉等，推荐的连接方式是后两种。

7.4.4.3 输送泵

A. 材质及清洁要求

制药用水输送泵为 316L 不锈钢制造（浸水部分），电抛光并钝化处理。表面粗糙度要求 Ra ≤ 0.8μm 满足便于清洁的要求；就卫生和清洁而言，泵应该设计成易拆卸的结构形式，采用易清洁的开式叶轮；泵及进出水管具有卫生级结构，能在线清洗（CIP）及在线灭菌（SIP），并能耐受较高的工作压力。

B. 泵的选型要求

能在含蒸汽的湍流热水下稳定的工作（注射用水）；泵的最大流量能满足高峰用水量加回水流量要求；宜采用变频泵，通过改变泵的转速，使回水流速恒定；泵的出水口采用 45° 角，使泵内结构上部空间无容积式气隙，减少气蚀发生；由于是热状态下的注射用水输送，故应充分重视泵的性能曲线和吸水压头关系，避免产生汽蚀，影响泵的正常运转；注射用水输送泵的密封宜采用加注射用水润滑冲洗的双端面密封方式，纯化水输送泵的密封采用加纯化水润滑冲洗的双端面密封方式，硬质碳化硅单机械密封用于纯化水输送泵也能接受；在泵体的底部应装有将泵壳的余水排尽的排水阀；若采用备用泵设计，应保证其备用泵端过流避免死水段带来的生物污染；泵的流量、扬程需考虑回水喷淋的工作压力（依喷淋球参数不同），每个供水循环管道阻力损失应有所控制，避免回水压力过低。

7.4.4.4 换热器

考虑到安全性及卫生级结构，用于制药用水系统的换热器结构型式有：双管端板管壳式换热器（U 型或直通），双壁板板式换热器（选型时注意是否有低速区或无流速区，选择湍流充分的），卫生级套管式换热器，及贮水罐带夹套等。

换热器的换热面积可根据极端（消毒及升温）热量需求。换热器的设计应考虑易清洁性和排尽性，内表面应达到 Ra ≤ 1.0μm 的标准；换热器接口为卫生型接头（注意：管程的单程截面积不要超过循环干管的截面积，使管程内的流体流速不低于循环干管，同时为了确保充分湍流，须仔细设计列管管径及流速等参数，列管过长时应加装膨胀节，或可设计为"U"形换热器）。此外，由于管壳式换热器的入口段存在一个流体分配的放大区域，通过优化入口部分设计造成充分湍流，避免生物膜的形成。

7.4.4.5 输送循环管路

A. 管道管件阀门选材标准要求

制药行业的国际管道工业标准有：DIN 11850、JIS–G 3459SCH10S、SMS 3008、ASME BPE–2009、ISO 2037 等，应注意在制药行业管道、管件、阀门选用时应采用同一个标准，以避免焊接困难。管道的连接尽量采用自动轨道焊接方式，少用接头。

B. 管道安装坡度要求

管道阀门安装设计时应考虑可排尽性及坡度。制药用水系统管道的排水坡度一般取 1%。ASME BPE 标准要求较短管坡度＞2%，较长管道坡度为 1%~0.5%。ISPE 建议，对于纯蒸汽杀菌系统，整个系统需满足"全排尽原则"以确保冷凝水能完全排除；水平管路上的隔膜阀必须旋转一定角度安装才能保证没有积液；配管系统中如有积水，还必须设置积水排泄点和阀门。但应注意，排水点数量必须尽量少，减少倒灌风险。

管路中所使用的异径管应采用偏心异径管，焊接时应管底平齐，保证停车放尽时管内不残留积水。管路中使用的软管必须卫生联接，设计安装时注意长度和坡度，不允许有积液，使用后可在线消毒。

C. 管道安装盲管要求

管路常出现的问题是"死角"。死角是从使用的管道轴线量起，未使用部分的长度与使用管道直径的比值。由于死角可能形成生物膜，应尽量减少，或采取特殊的消毒手段。

国际制药工程协会（IPSE）建议使用点支管长度（L）不宜大于支管管径（D）的 3 倍，即 $L/D ≤ 3$（L 表示主回路管道的外壁到支管端头的距离）。

WHO GMP 附录制药用水的规定：在管道的安装过程中，分支管道应不大于支管道直径的 1.5 倍，即 $L/D ≤ 1.5$（L 表示主回路管道的外壁到支管端头的距离）。

美国机械工程师协会（ASME）生物工艺设备（BPE）标准要求为 $L/D ≤ 2$

（L 表示主回路管道的外壁到支管端头的距离）。

美国 FDA 高纯水检查指南 1993 建议：$L/D \leq 6$（注意此处 L 是指主回路管道的中心线到支管端头的距离）。

但是如果没有专用组件很多支管尺寸很难达到"2D"原则，而且阀门的组装会花去很多时间，减小了灵活性，如果可能对产品质量造成影响，任何死角都是不允许的，如果不会对产品质量造成影响，稍长也是可以的。

零死角阀门也是一个解决方案。对于注射用水储存及分配系统，应尽量用一切手段去消除死角。管路系统设计时，注意流体流动的最佳流向，使死角处于流动方向上。

D. 阀门的选择及安装建议要求

阀门优先选用隔膜阀，T/L 型阀（零死角阀）等，膜片优先采用 Viton（氟橡胶），PTFE（聚四氟乙烯）、EPDM（三元乙丙橡胶）或 EPDM/PTFE 双膜；由于不锈钢隔膜阀的阀体几乎终身不需要维修，因此采用焊接方式连接阀门最为理想。

E. 流速的要求

当管路流速确定后，循环管路的管径就与管路流量有关，而管路流量则与工艺用水量和回水流量有关。循环系统可通过变频泵与装于回水管路上的流量计或压力来控制回水流速及压力，峰值期间恒流 / 恒压，以节能。

循环供水设计流速宜大于 1.5m/s；循环回水设计流速应保证不小于 1.0m/s，循环回水流量宜大于泵出口流量的 50%。

7.4.4.6 使用点

A. 热注射用水使用点的连接并不复杂，目的就是为了保证从出口阀门到用户间的管路尽可能短，减少死管段。

B. 制药用水工艺使用点常出现水系统运行操作规程中缺乏防止管道放空后残留在管道中的非无菌空气污染系统的问题。解决的方法是采用双阀设计，制定相关的操作规程，规定使用前先开第二级阀门再开第一级阀门以冲洗管道。

C. 排放点必需和地漏等保持空气阻断，即不能和下水管道直接相连。

D. 从循环管路内流出的注射用水，还应防止倒流。用水点阀门与使用工序或设备之间应直连，应就近连接至设备，否则使用点阀门后的配管会成袋型，因而需再增设排水阀，例如：当洗瓶机设备布置在洗瓶间中央，循环干管为布置美观而靠墙敷设时就会产生上述现象。

E. 为确保注射用水系统的独立性，不同水质的管路间应无交叉污染的风险。

F. 对于常温及冷注射用水，结合国外设计的优点和国内实际情况及中国 GMP（2010 年修订）要求，使用时分以下两个工况。

    a. 使用点不使用低温注射用水时，关闭循环干管上的切断阀，全部使用点管路进入热循环，有利于系统自消毒及节约冷冻水；

    b. 使用点使用低温注射用水时，打开循环干管上的切断阀，关闭循环干管上切断阀右下的切断阀，打开冷冻水和支管排水阀，排去不合格温度注射用水，待支管注射水温度达到要求后，关闭支管排水阀，打开使用点阀门用水；用水结束后，先关闭使用点阀门和换热器冷冻水阀门，打开支管排水阀，待水温回升至 > 70℃时，关闭支管排水阀和循环干管切断阀，打开它们之间的阀门，支路重新进入热循环。

优点：符合中国 GMP（2010 年修订）关于循环管路中水温的控制要求，不合格的水予以排放，不进入主循环。消毒可与主循环管路一起进行，简化了使用点的操作及配管。使用点支管及循环管路的流速得到了良好控制。可手工或自动操作，节约投资费用。

对于工艺使用点用水量较少的单个低温用水点，还可采用集成的管中管式换热器。

7.4.4.7 监控和控制系统

A. 制药用水系统数据监控要求

在制药用水系统的储存及分配中，下列参数应得到有效的监控：贮罐的水位、贮罐的压力（氮封、蒸汽或过热水灭菌时）、温度（注射用水）、输送泵供水的温度（注射用水）、输送泵供水的压力、回水升温换热器产品进口温度、回水升温换热器产品出口温度、回水的流量（泵变频维持流量稳定）和压力、纯蒸汽灭菌时系统的压力、在线的电导率检测仪（必需）、在线的 TOC 检测仪等。

B. 制药用水系统取样口位置设置要求

制备——蒸馏水机出水口取样或纯化水机出口取样；储存——贮罐的取样；循环分配——泵出口、所有使用点阀门（含封闭管使用点）和回水管、换热器出水口；紫外灯出口等。

为了保证取样不受污染，取样管道与阀门要考虑以下问题：取样点方便卫生；不要在直接排放口取样；不宜放在离楼面小于 0.6m 或高于 1.6m 处。美国 FDA 规定注射用水取样量不得少于 100ml，以 100~300ml 为宜，取样点必须真实反映最终使用点所得到的水质，因此，取样点必须尽可能的靠近最终使用点。取样应在系统运行时进行，且不能影响系统正常运行。

7.4.5 现场检查要点

A. 原水的水质是否按周期检验，是否合格，这既是中国 GMP（2010 年修订）的要求，也是设计水系统的基本前提。

B. 工艺用水系统设置的采水监测点，出水点至少应设置在进入纯化水储罐前、在线消毒设备前后、进入注射用水储罐前、各个涉及使用工艺用水的功能间使用点以及总进水点、总回水点。

C. 工艺用水系统的状态标识（正常、维护、停用、待用）。

D. 工艺用水系统的输送管道的水种和流向标识，分别使用多种工艺用水时，输水管道上应明示工艺用水种类以及流向。

E. 了解制水人员工艺用水系统管道的清洗消毒要求（频次、消毒方法、操作流程）；包括产水量、产水质量、储存条件、循环温度、检验条件和操作、现场记录、消毒记录等，是否与操作文件和企业内控要求一致。

F. 检验人员工艺用水的监测和检测要求、操作检验流程是否与标准操作规程（SOP）一致。

G. 是否有经 QA 确认的工艺用水制备流程图或取样监控文件。

H. 工艺用水验证资料，是否包含验证计划、方案、报告以及再确认相关技术资料。是否对工艺用水系统的产水质量和产水能力进行验证确认，以证明能够满足产品和产量的需要，并保存相关验证确认记录。

I. 岗位文件是否涵盖工艺用水管理规定中有关工艺用水的种类、使用环节、制备方法、使用过程以及储存的规定。

J. 工艺用水系统管理规定中是否涵盖区域设备操作规程、管道清洗消毒规定以及设备日常维护规定等，并抽查记录。

K. 工艺用水各环节部位关键计量器具是否在有效期范围，检查对应的检定证书。

L. 制水设备是否有对应的预防性维修计划，是否涵盖系统各环节设备。

M. 制水量及使用时间与验证及文件规定是否相符，是否有排空记录。

N. 现场使用阀门是否有使用不当现象，如阀门类型、安装角度等。

O. 对于常温循环系统，是否装有流量监测装置，循环回流流速是否达到要求。

P. 现场的储存分配系统连接管路是否存在盲管及不利于清洗的死角。

Q. 现场的排放低点坡度是否符合要求，是否存在残留排放现象。

R. 呼吸器是否采用不脱落纤维的疏水性滤器，是否按照操作要求进行了周期完整性测试。

S. 工艺用水系统的检查项目以及合理的督察计划，应包括以下内容。

    a. 所有取样点的取样和监测计划。

    b. 监测中需要报警和采取措施的参数设定。

    c. 监测结果和趋势评估。

    d. 对系统最近一次年度检查结果的审查。

    e. 对最后一次检查后系统的所有变更进行审查，并检查是否实施了变更控制。

    f. 所记录的变动以及对变动进行过的调查。

    g. 对系统状态和条件的全面检查。

    h. 维护、失败和维修记录。

    i. 关键仪器设备的校审和校准。

    j. 对于新系统还需检查系统性能确认、运行确认、安装确认。

7.5 制药用水系统调试和验证

本节提供了制药用水系统调试和确认 / 验证活动的一般性规范和建议性指导原则。在放行制药用水处理设备和分配系统前，可依照本地验证程序规定对这些系统进行调试和验证。《中国药典》收载的水系统，直接或间接影响产品质量的药典收载以外的水系统，可根据本验证程序进行验证。

应有验证程序规定制药用水系统调试和验证的要求。

7.5.1 法规和行业要求

制药用水系统调试和确认的法规要求需要符合中国 GMP（2010 年修订）中"第七章 确认与验证"，具体实施细则需要符合中国 GMP（2010 年修订）"附件 2 确认与验证"的相关要求。

7.5.1.1 中国 GMP（2010 年修订）中"第七章 确认与验证"的要求

✧ 第一百三十八条 企业应当确定需要进行的确认或验证工作，以证明有关操作的关键要素能够得到有效控制。确认或验证的范围和程度应当经过风险评估来确定。

✧ 第一百三十九条 企业的厂房、设施、设备和检验仪器应当经过确认，应当采用经过验证的生产工艺、操作规程和检验方法进行生产、操作和检验，并保持持续的验证状态。

❖ 第一百四十条　应当建立确认与验证的文件和记录，并能以文件和记录证明达到以下预定的目标：

（一）设计确认应当证明厂房、设施、设备的设计符合预定用途和本规范要求；

（二）安装确认应当证明厂房、设施、设备的建造和安装符合设计标准；

（三）运行确认应当证明厂房、设施、设备的运行符合设计标准；

（四）性能确认应当证明厂房、设施、设备在正常操作方法和工艺条件下能够持续符合标准；

（五）工艺验证应当证明一个生产工艺按照规定的工艺参数能够持续生产出符合预定用途和注册要求的产品。

❖ 第一百四十一条　采用新的生产处方或生产工艺前，应当验证其常规生产的适用性。生产工艺在使用规定的原辅料和设备条件下，应当能够始终生产出符合预定用途和注册要求的产品。

❖ 第一百四十二条　当影响产品质量的主要因素，如原辅料、与药品直接接触的包装材料、生产设备、生产环境（或厂房）、生产工艺、检验方法等发生变更时，应当进行确认或验证。必要时，还应当经药品监督管理部门批准。

❖ 第一百四十三条　清洁方法应当经过验证，证实其清洁的效果，以有效防止污染和交叉污染。清洁验证应当综合考虑设备使用情况、所使用的清洁剂和消毒剂、取样方法和位置以及相应的取样回收率、残留物的性质和限度、残留物检验方法的灵敏度等因素。

❖ 第一百四十四条　确认和验证不是一次性的行为。首次确认或验证后，应当根据产品质量回顾分析情况进行再确认或再验证。关键的生产工艺和操作规程应当定期进行再验证，确保其能够达到预期结果。

❖ 第一百四十五条　企业应当制定验证总计划，以文件形式说明确认与验证工作的关键信息。

❖ 第一百四十六条　验证总计划或其他相关文件中应当作出规定，确保厂房、设施、设备、检验仪器、生产工艺、操作规程和检验方法等能够保持持续稳定。

❖ 第一百四十七条　应当根据确认或验证的对象制定确认或验证方案，并经审核、批准。确认或验证方案应当明确职责。

◇ 第一百四十八条　确认或验证应当按照预先确定和批准的方案实施，并有记录。确认或验证工作完成后，应当写出报告，并经审核、批准。确认或验证的结果和结论（包括评价和建议）应当有记录并存档。

◇ 第一百四十九条　应当根据验证的结果确认工艺规程和操作规程。

7.5.1.2 欧盟 GMP 附录 15 "确认与验证"

必须制定相关的验证方案，详细说明确认和验证将如何进行。方案应当经过审核和批准。验证方案应详细描述关键步骤和接受标准。

应按照确认和/或验证方案编写验证报告，汇总获得的数据和结果、对观察到的偏差进行评估、得出必要的结论，提出必要的纠偏措施。确认/验证方案中计划的变更，应有相应记录并有适当的解释。

确认完成且结果令人满意时，应有书面批准，同意进入下一步的确认和验证。

7.5.2　验证实施

国际上通行的 V 型图模型（图 7-2）描述了需要在确认阶段进行测试的重要项目要求，由三组文件包组成。这些文件包括用户需求说明（URS）、功能设计说明（FDS）和详细设计说明（DDS）。该模型还描述了在哪个阶段完成这些重要项目要求相对应的测试。

359

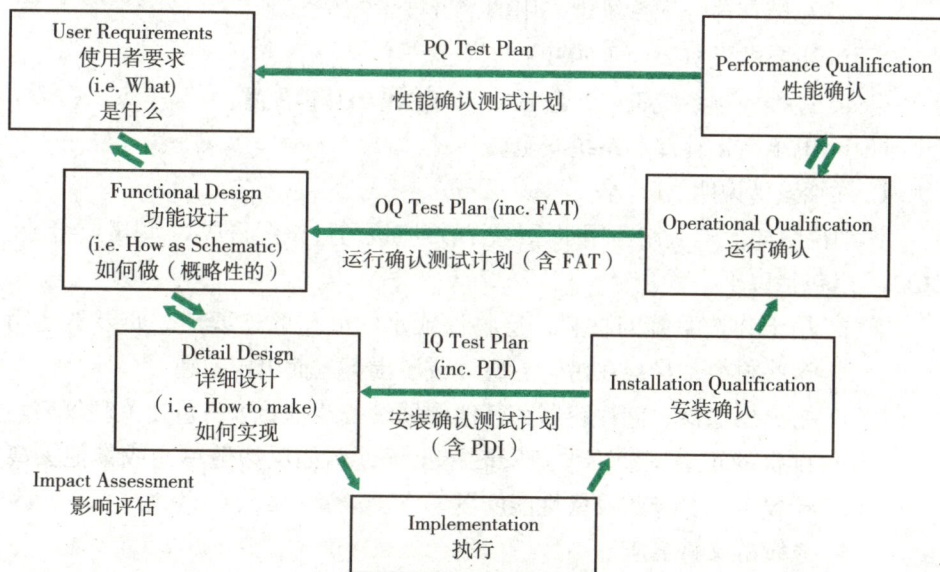

图 7-2　V 型图模型

7.5.2.1 设计阶段

确认阶段测试项目要求文件包括用户需求说明（URS）、功能设计说明（FDS）和详细设计说明（DDS）。

A. 用户需求说明

URS 描述制药用水系统制备和分配的产品要求。一般地，URS 要全面地描述水系统的性能和能力。URS 应当给出可以接受的质量属性，包括水的品质要求，诸如总有机碳（TOC）、电导率、微生物和细菌内毒素等。原料水品质和季节直接影响系统设计要求。原水品质应当包含在 FDS 或 DDS 中。

应将针对 URS 要求的 PQ 阶段测试记录部分与 URS 文件进行前后对照。测试过程的任何变更都应该变更管理系统控制之下，变更控制系统应该在质管部门的监管之下。

B. 功能设计说明

详细描述制药用水系统如何实现需要的功能。FDS 应该通过试运行或 OQ 测试或检验。FDS 应当包括以下要求。

　　a. 详细、明确的水系统规定的容量和流速。

　　b. 制备系统原料水质量。

　　c. 报警与信息。

　　d. 用水点：流速、温度、压力。

　　e. 在储存与分配系统中采用的消毒技术。

　　f. 主要的人机界面（HMI）布局。

　　g. 过程控制系统策略；包括输入／输出和互锁配置。

　　h. 电子数据存储和系统安全。

C. 详细设计说明

详细说明如何建造制药用水系统。DDS 应该通过试运行或 IQ 测试或检验。DDS 可以包括以下一些项目。

　　a. 用于建造系统的材料，这将保证水的品质的连续性。如果不使用这些材料，将会在污染、腐蚀或浸出等方面出现问题。

　　b. 泵、换热器、储存容器和其他领域设备技术要求，包括关键仪表。

　　c. 设备的正确安装。设备安装不正确，例如反渗透单元或其他去离子设备，会导致设备性能问题。

　　d. 系统的文件需求。

　　e. 储存容器的空气过滤器操作（如电加热还是蒸汽加热）。

　　f. 系统的描述（如工艺流程图等）与水源品质和周期性变化的关系。

g. 电气图——这些图纸应当考虑系统的结构检查和故障分析。

h. 硬件技术说明——控制系统的体系结构和硬件。

i. 软件技术说明——控制系统软件结构和主要组成。

D. 系统级影响评估

对于制药用水系统，理解直接影响、间接影响、无影响系统之间的不同非常重要。一个系统可以包括不直接影响最终水产品质量的组件，但是它仍可以是一个直接影响系统。对工艺步骤或组件评估同样分间接影响或无影响。通常影响评估是对组件逐个评估。

例如直接影响系统生产注射用水或传送注射用水给最终用户，也可能既生产又传送。通常，这样的系统是由非关键组件和关键组件组成。

有些系统支持设备的运行，但却是不影响最终水的无影响系统。例如：对直接影响制药用水制备系统提供电力能源系统，对工艺网络提供仪表压缩空气系统。

直接影响系统需要确认，而间接影响系统可能需要部分确认。

E. 组件级影响评估

系统中的组件要有唯一性的标识，通常在管道和仪表（P&ID）标出。组件可能是系统或设备单元的组成部分，例如反渗透膜、换热器、泵、紫外灯、电导率仪等。

a. 非关键组件：非关键组件是指在操作、接触、控制数据、警报或故障中，间接或者不会影响最终的水质量的组件。

按照 ISPE 的指南，这些非关键组件的设计、采购、操作都应按良好工程管理规范（GEP）来执行。对于这些非关键组件的追溯、维护、校准，比对关键组件的要求可以适当放宽。

b. 关键组件：关键组件是指在运作、材料或结构方式、接触、数据控制、警报或故障中会直接影响到最终的水质量的组件。应对直接影响系统中的每个组件进行风险（影响）评估。

F. 关键质量属性和关键过程运行参数

通常直接影响系统中的仪表是重要的关键组件。仪器可以对关键工艺运行参数的测量或控制，或使该系统内的水保持在制药要求范围内。某些仪器可以检查"警戒限"和"行动限"。当仪器的控制、监测功能不属于关键问题时，要根据传感组件与产品水接触情况确定建造材料是否关键。

a. 关键质量属性

关键质量属性，通常表明水的技术指标符合性，对于制药用水系统而言，下述的参数可能作为关键参数：总有机碳、电导率、温度、微生物、细菌内毒素、硝酸盐、pH、亚硝酸盐、氨、易氧化物、不挥发物、重金属、其他关键质量属性关键过程运行参数。

可能的关键工艺运行参数包括：正常工作温度、消毒处理（时间/温度/频率）、压力、流量、臭氧含量。

关键工艺运行参数，包括适当的最小/最大的操作范围，在正常情况下，要在OQ期间做测试。而对水质的长期影响则是在PQ期间做测试。

b. 设计范围与操作范围

设计范围：对控制变量所规定的范围或精度，设计者依据它来设计水系统的性能要求。

正常运行条件（警戒限）：可由制造商选择的，在正常运行期间，将其作为参数预期的可接受值，这个范围必须在容许运行范围以内。

容许运行范围（行动限）：经验证的关键参数的范围，在这个范围内生产的产品水是可接受的。

对制造商而言，把警戒限和行动限与正常操作范围一起应用也是一个良好的行为规范。警戒限和行动限应该以系统的实际能力为根据。警戒限依据正常的运行经验，比行动限的范围小，用于启动纠正措施；行动限被定义为根据产品验收标准而订立的工艺条件。超出行动界限的偏差必须记录并保留，因为它们代表着与验证参数存在的偏差。

7.5.2.2 设计确认

对制药用水系统的设计文件依次进行完整性和准确性的检查，以确保系统的设计能满足。目前的通用做法是在设计文件最终确定后总结一份设计确认报告，其中包括对用户需求说明的审核报告。以下列出了制药用水系统的设计确认报告中应该包含的内容。

A. 设计文件的审核

制备和分配系统的所有设计文件（用户需求说明、功能设计说明、P&ID、计算书、设备清单、仪表清单等）内容是否完整、可用且经过批准。

B. 制备系统的处理能力

审核制备系统的设备选型、物料平衡计算书，是否能保证用一定质量标准的供水制备出合格的纯化水、注射用水，产量是否满足需求。

C. 储存和分配系统的循环能力

审核分配系统泵的技术参数及管网计算书确认其能否满足用点的流速、压力、温度等需求，分配系统的运行状态是否能防止微生物滋生。

D. 设备及部件

制备和分配系统中采用的设备及部件的结构、材质是否满足 GMP 要求。如反渗透膜是否可耐巴氏消毒，储罐呼吸器是否采用疏水性的过滤器，阀门的垫圈材质是否满足 GMP 或者 FDA 要求等。

E. 仪表确认

制备和分配采用的关键仪表是否为卫生型连接，材质、精度和误差是否满足用户需求说明和 GMP 要求。

F. 管路安装确认

制备和分配系统的管路材质、表面光滑度是否符合用户需求说明，连接形式是否为卫生型，系统坡度是否能保证排空，是否存在盲管、死角，焊接是否制定了检测计划。

G. 消毒方法的确认

系统采用何种消毒方法，是否能够保证对整个系统包括储罐、部件、管路进行消毒，如何保证消毒的效果。

H. 控制系统确认

控制系统的设计是否符合用户需求说明中规定的使用要求。如权限管理是否合理，是否有关键参数的报警，关键参数数据的存储。

7.5.2.3 调试和验证计划

试运行和确认计划可以在项目设计阶段之后（或者尽可能同步）编制。试运行和确认计划定义系统（或系统的部分组件）在其运行条件下试运行和 GMP 确认所需做的工作。

试运行和确认计划可以分成两部分文件，文件分开的目的是可以减小人员的责任范围，也可以使文件的归类和移交更方便。计划也应该关注从试运行到确认的转移过程，这样有利于保持系统在满足确认状态。

调试应该是一个有良好计划、文件记录和工程管理的用于设备系统启动和移交给最终用户的方法。并且保证设备和系统的安全性能和功能性能均能够满足设计要求和用户预期。确认活动提供由质量部门审核通过的文件记录，这些记录证明用户接收到的设备或者系统可以生产和分配符合一定质量标准的水系统。

水系统的操作者应该特别关注调试和确认计划，此计划可以提高调试和确认的效率，并减少费用（时间、人力、物力）。调试和确认计划应该确保所有的确认活动全面而且不重复。质量部门应该参与调试和确认计划的建立，调试和确认计划应制定取样计划，以判定是否满足用户需求说明。

7.5.2.4 安装确认

在安装确认中，一般把制药用水的制备系统和储存分配系统分开进行。

A. 安装确认需要的文件

    a. 由质量部门批准的安装确认方案。

    b. 确认方案内容已经过培训且记录完整。

    c. 竣工文件包。工艺流程图、管道仪表图、部件清单及参数手册、电路图、材质证书、焊接资料、压力测试清洗钝化记录等。

    d. 关键仪表的技术参数及校准记录。

    e. 安装确认中用到的仪表的校准报告。

    f. 系统操作维护手册。

    g. 系统调试记录，如工厂验收测试和现场验收测试记录。

B. 安装确认的测试项

    a. 竣工版的工艺流程图、管道仪表图或者其他图纸的确认。

    b. 部件的确认。

    c. 仪器仪表校准。

    d. 部件和管路的材质和表面光洁度。

    e. 焊接及其他管路连接方法的文件。

    f. 管路压力测试、清洗钝化的确认。

    g. 系统坡度和死角的确认。

    h. 公用工程的确认。

    i. 自控系统的确认。

7.5.2.5 运行确认

A. 运行确认需要的文件

    a. 由质量部门批准的运行确认方案。

    b. 确认方案内容已经过培训且记录完整。

    c. 供应商提供的功能设计说明、系统操作维护手册。

    d. 系统操作维护标准规程。

    e. 系统安装确认记录及偏差报告。

B. 运行确认的测试项目

    a. 系统标准操作规程的确认：系统标准操作规程（使用、维护、消毒）在运行确认应具备经审批的试行草稿，在运行确认过程中审核其准确性、适用性，可以在性能确认第一阶段结束后对其进行审批。

b. 检测仪器的校准：在运行确认测试中如果需要对水质进行检测，需要对这些仪器是否在校验有效期内进行检查。

c. 储罐呼吸器确认：纯化水和注射用水的储罐呼吸器在系统运行时，需检查其电加热功能（如果有）是否有效，冷凝水是否能够顺利排放等。

d. 自控系统的确认：系统访问权限。检查不同等级用户密码的可靠性和相应的等级操作权限是否符合设计要求。紧急停机测试。检查系统在各种运行状态中紧急停机是否有效，系统停机后系统是否处于安全状态，存储的数据是否丢失。报警测试。系统的关键报警是否能够正确触发，其产生的行动和结果和设计文件一致。尤其注意公用系统失效的报警和行动。数据存储。数据的存储和备份是否和设计文件一致。

e. 制备系统单元操作的确认（确认各功能单元的操作是否和设计流程一致）：纯化水的预处理和制备。流程是否和设计一致，消毒是否能够顺利完成，产水和储罐液位的连锁运行是否可靠。注射用水制备。蒸馏水机的预热、冲洗、正常运行、排水的流程是否和设计一致，停止、启动和储罐液位的连锁运行是否可靠。

f. 制备系统的正常运行：将制备系统进入正常生产状态，检查整个系统是否存在异常，在线生产参数是否满足用户需求说明要求，是否存在泄漏等。

g. 储存分配系统的确认

循环泵和储罐液位、回路流量的连锁运行是否能够保证回路流速满足设计要求。

循环能力的确认。分配系统处于正常循环状态，检查分配系统的是否存在异常，在线循环参数如流速、电导率、TOC 等是否满足用户需求说明要求，管网是否存在泄漏等。

峰值量确认。分配系统的用水量处于最大用量时，检查制备系统供水是否足够，泵的运转状态是否正常，回路压力是否保持正压，管路是否泄漏等。

消毒的确认。分配系统的消毒是否能够成功完成，是否存在消毒死角，温度是否能够达到要求等。

水质离线检测。建议在进入性能确认之前，对制备系统产水、储存和分配系统的总进、总回取样口进行离线检测，以确认水质。

h. 最差条件确认：测试关键运行参数的上下限和可能出现的最差条件，包括断电状态。

7.5.2.6 性能确认

只有"直接影响"系统才需进行 PQ，同 IQ，OQ 一样，PQ 要经过 QA 的批准，PQ 阶段发生的所有变更都要经过 QA 的审核和批准。

性能确认用来提供系统或设备符合用户需求的书面证据，通常在安装确认和运行确认成功执行后开始。但是，在某些情况下，PQ 也可以和 OQ 或工艺验证一起执行。

取样应在生产条件下进行。例如，如果在使用前有管道冲洗，那么在取样之前应该进行相同的管道冲洗。

使用点取样应尽可能接近最终使用点。例如，如果水是通过软管或硬管道供应的，则样品应从软管末端取样或尽可能接近使用点的硬管末端取样。

取样地点应战略性地选择。所有使用点位置和最终处理过程都要进行取样，可能原水和预处理系统中的组件也需要取样。需要评估系统风险，并在 PQ 方案中证明取样点位置的合理性。

如果要采用在线仪表，应该对在线仪表进行验证。取样点应尽可能接近在线仪器。验证工作的范围取决于仪表的最终用途，包括但不限于：产品 / 水的放行、关键工艺参数的工艺输入和 / 或仅限于维护目的。

取样点的关键质量属性需要在 PQ 方案中明确说明。

A. 现有系统

对于现有系统，PQ 应该根据本地变更控制程序执行。工厂应评估变更的范围、变更对现有系统的影响和取样计划是否可以充分证明系统能力足以确保关键质量属性。

B. 新系统

PQ 应根据本地程序执行并遵守政府法规、药典和 GMP 的要求。此外，性能确认一般采用三阶段法执行。

a. 第 1 阶段

● 本阶段应确定最终的运行范围。

● 持续时间应大于 2 周。

● 最终处理过程下游的取样点每天都要取样。

● 取样应在最差的条件下、并在规定的运行范围内进行。所有的关键工艺参数的挑战都应该在 PQ 方案中明确讨论和证明。

● 关键工艺参数可以根据阶段 1 的反馈数据调整。本阶段的持续时间可以适当延长以证明修改后的关键工艺参数的有效性。

- 完成本阶段后，将生成一份结果汇总报告。SOP 需要最终确定，建立最终的关键工艺参数。所有的不良趋势应明确确定，并相应增加取样频率。本报告应建立初步的示警和行动限度。
- 本阶段完成后，水可以放行用于生产，但在第 2 阶段成功完成之前，产品将被滞留。

b. 第 2 阶段

- 第 2 阶段应在最终确定的 SOP 规定下执行，以证明系统可以在关键工艺参数的运行范围内持续运行。
- 持续时间应在 2~4 周。
- 最后处理过程下游的微生物和内毒素取样点应每天取样。如果第 1 阶段的取样检测结果和 / 或在线仪表检测结果良好无不良趋势，则化学取样频率可以降低。应说明取样频率调整的适当理由。
- 取样应在最差的条件下、并在规定的运行范围内进行。所有的关键工艺参数的挑战都应该在 PQ 方案中明确讨论和证明。
- 完成本阶段后，将生成一份结果汇总报告。在所有的关键质量属性都已被证明满足要求后，产品可以放行。本报告中应包含修订后示警和行动限度。

c. 第 3 阶段

- 第 3 阶段用以证明随着时间的推移和季节性波动系统的长期性能。
- 持续时间应 1 年。
- 最终处理过程下游的微生物和内毒素取样点应轮流取样，取样频率应根据取样点的风险、在线仪表、取样点的关键性、系统的稳定性以及第 1 阶段或第 2 阶段中识别的任何不良趋势确定。取样频率不应低于日常监测计划。应在 PQ 方案中说明取样频率设定的合理理由。
- 可以在正常运行期间进行取样，但应根据 PQ 第 1 阶段或第 2 阶段中正常运行状态下的适用的最差条件定期取样。
- 完成本阶段后，将生成一份结果汇总报告。本报告应建立最终的示警和行动限度。在所有的关键质量属性都已被证明满足要求后，产品可以被认为是完全合格的，应当转换到常规监测系统。

367

7.5.2.7 分析仪器、分析方法、测试设备及测试方法的需求

a. 用于执行验证步骤的仪器都需要在校准状态。

b. 被定义为关键部件或用于关键工艺参数的监测或控制的仪器都需要纳入工厂的校验计划。

c. 用于分析样品的测试方法应经过验证。

7.5.2.8 程序和培训

标准操作程序需要在性能确认阶段生效和实施。

7.5.2.9 确认与验证最终报告

验证报告应按照本地验证程序的要求完成。发布最终确认报告提供证据和正式批准确认。下列信息通常出现在确认最终报告中。

a. 所有确认方案中定义的活动已经被完成和核实，并且，结果符合验收标准。

b. 使用了良好文件规范。

c. 所有的测试结果符合验收标准（例如：限度和范围）。

d. 需要确认的组件和系统所有需要的 SOP，预防性维护程序、培训材料和备用件要求，已经编制并且得到批准，或者为满足这些文件的需求有可接受的行动计划。

7.5.2.10 验证偏差

应按照本地验证程序的要求处理验证偏差。确认和验证过程中应明确定义可接受标准，与可接受标准不同的偏差应记录和评估。未达到可接受标准的失败同样应记录和评估。

偏差评估后，需要执行后批准 / 接受。

7.5.2.11 定期的性能评估

系统应该被定期评估，以确认验证状态释放得到维护，是否需要进行一定程度的再验证。定期性能评估的具体指导参见本章"制药用水系统定期性能评估和再验证"。

7.5.2.12 验证状态维护（在整个生命期内维持确认状态）

在完成性能确认和制药用水系统的使用放行后，必须依照本地验证程序

通过持续的活动和适当程序以维持系统在验证状态，包括单元操作、校准、维修、预防性维护、程序、手册和图纸，标准化的工具、工艺参数和质量属性的趋势、变更控制、偏差、纠正和预防措施、培训、记录、日志等。

维护和变更会直接影响制药用水系统，所以每次控制变更在工厂实施后应形成文件。根据对系统执行工作的意义和风险决定所需文件，测试和确认的等级。

7.6 制药用水系统监控

7.6.1 法规和行业要求

制药用水系统的运行通常是通过管道连续进行输送的，除了通过初期的设计及验证来确保其相关质量，各国的药典也要求对水质量进行定期的检测和监控。但由于水中微生物等一些质量指标通常很难进行持续的实时检测，且监控样品多为流动水监控，结果有一定的滞后性，因此对制水单元的质量控制必须在日常运行中的监控基础上，建立相对应的水质趋势控制，每个工厂应建立规程，根据不同的限度按规程进行通知、调查、纠正行动和预防行动。

7.6.1.1 中国 GMP（2010 年修订）对制药用水系统监测相关要求

✧ 第一百条　应当对制药用水及原水的水质进行定期监测，并有相应的记录。

✧ 第一百零一条　应当按照操作规程对纯化水、注射用水管道进行清洗消毒，并有相关记录。发现制药用水微生物污染达到警戒限度、纠偏限度时应当按照操作规程处理。

7.6.1.2 欧盟 GMP 无菌制药附录中对制药用水的要求

水处理设施及其分配系统的设计、安装和维护应能确保供水达到适当的质量标准。水系统的运行不应超越其设计能力。注射用水的生产、贮存和分配方式应能防止微生物生长，例如，在 70℃以上保持循环。

7.6.2 取样监测计划

7.6.2.1 取样的目的和原则

由于水系统的流程控制较为复杂，为了确保满足最终使用端的水符合质量标准，需要对水系统各个阶段进行有计划的取样和监测，并保证足够高的频率，以确保系统处于控制之下并连续生产出可接受质量的水。

取样监测计划制定应基于设计、验证结果和风险评估，与取样监测的目的、对应的水的质量要求相适应，并应有书面的流程。取样监测计划应定期回顾，评估取样位置、监测项目和监测频率是否合适。

取样监测流程中还应该规定非常规取样要求，例如对水系统实施改造、日常维护维修后，发生偏差时的情况。

无论是在线、联机监测，还是离线检测，都应确保不会给样品和系统带来额外的污染，而导致对系统的性能、运行状态、水质做出错误的判断。

7.6.2.2 取样点和取样频率的确定

水样品的分析通常有两个目的，过程控制评估和最终使用的水质量控制评估。过程控制分析常常着重于系统内水的属性，质量控制主要与系统输送的不同用途的水有关。样品应取自处理和分配系统中有代表性的位置。例如在软化单元前后取样，重要的是要监测水的硬度以确认软化单元在正常工作。而在分配系统中的某个使用点取样，是为了监测使用的水的质量。

日常监控的取样频率通常基于性能确认第3阶段的结果建立，通常比在性能确认中确认的取样频率少。对于注射用水，尤其是微生物和内毒素通常应有更高的监测频率。对于纯化水，考虑到系统影响风险较大，可以比注射用水日常监测频率低，但要确保适用并符合法规要求。

表7-9、表7-10中列出了推荐最低测试频率。

表7-9 进水测试频率

水样类型	测试频率（最低）		
	微生物	化学	内毒素
原水	每月	每年	无
饮用水	每月	每年	无

表7-10 预处理和终端水取样率

水样类型	取样位置	测试频率（最低）		
		微生物	化学	内毒素
预处理水	每个预处理步骤出口	每月	根据预处理步骤决定	无

水样类型	取样位置	测试频率（最低）		
		微生物	化学	内毒素
药典收载以外的水	终端处理步骤出口	每月	无	无
	储存水	每周	无	无
	分配水	使用点——每月	环路——每周	无
		环路——每周（可以每周在每个环路上测试一个使用点）		
药典收载的水（纯化水，注射用水）	终端处理步骤出口	每周	无	纯化水——无 注射用水——每周
	储存水	每天	无	纯化水——无 注射用水——每天
	分配水	使用点——每两周	环路——每天（如果是使用多个环路，各环路每天轮流取样）	纯化水——无 注射用水环路——每天（如果是使用多个环路，各环路每天轮流取样）
		环路——每天（可以每周在每个环路上测试一个使用点）		

7.6.2.3 取样注意事项和样品处理

取样过程应制定有效措施防止样品造成污染，并防止样品之间发生交叉污染，取样的设置及操作要保证样品的代表性。应在程序中说明取样时系统运行的要求。例如只在设备 / 系统消毒后或储罐再次注水时取样。

对于用于过程控制评估目的的微生物样品的取样，应在专门设计的卫生阀门处取样，并可在取样前对阀门进行足够的冲洗。应保持固定的阀门开度，以一定的冲洗速度和固定的时间来冲洗阀门和连接处。并有额外的措施防止污染，比如取样前和取样后，消毒出口，使用灭菌的管子或者密封圈等连接引导水流。

对于使用点的取样，要确保取样时样品转移的方式和取样用具和实际使用水的操作一致。例如：在生产使用中接软管，那么取样时必须经过软管后再取样。如果生产使用前要对水流出口进行消毒，那么取样前也要执行相同的操作。同时，取样操作也应有避免额外污染样品。

所取的样品如果不能立即处理，应存放在设定温度下，在规定时间内检测。样品存放的时间和条件必须经过验证后才可以接受，并在取样流程中定义。

取样时应收集足够重复检测使用的化学样品。并有足够的样品留作备用，在第一份样品检测合格后可以丢弃。

7.6.3 警戒限度、行动限度及异常处理

7.6.3.1 警戒限度和行动限度的建立

建立监测数据的警戒限度和行动限度可以更好的帮助及时评估水系统的运行状况，及时发现异常趋势。建立警戒限度和行动限度时应依据以下原则。

a. 应依据历史数据建立每类水样的示警和行动限度并记录在本地程序中。

b. 示警和行动限度必须根据本地程序的定义定期回顾和重新计算。

c. 每个工厂应建立程序，说明在超出限度时需要进行的通知、重新取样、调查、纠正行动和预防行动。

d. 警戒限度应低于行动限度。行动限度可以和水质的接受标准或工艺要求一致，也可以低于标准。制定策略应取决于水的用途和监测项目的质量特性等因素。

饮用水：饮用水限度至少符合本地饮用水标准。如果没有本地饮用水标准，饮用水必须符合 WHO 饮用水标准。用于产品生产的饮用水，限度可以更严格以适用于生产工艺。

原水：原水限度应根据水系统处理的需要制定。

预处理水：预处理行动限度（参考《生活饮用水卫生标准》，具体以结合 GMP 要求执行）。

表 7-11　中外药典纯化水检测指标对比

检验项目	现行版《中国药典》	《欧洲药典》(9.2)	《美国药典》(40)
性状	无色的澄清液体，无臭	无色的澄清液体	—
酸碱度	应符合规定	—	—
氯化物、硫酸盐与钙盐	—	—	—
硝酸盐	≤ 0.000006%	不大于 0.2ppm	—
亚硝酸盐	≤ 0.000002%	—	—
氨	≤ 0.00003%	—	—
CO_2	—	—	—
易氧化物或总有机碳	TOC 和易氧化物二选一，TOC 不得过 0.5mg/l，易氧化物符合规定	TOC 和易氧化物二选一，TOC 不得过 0.5mg/l，易氧化物符合规定	TOC 不得过 0.5mg/l
不挥发物	≤ 1mg/100ml	—	—
重金属	≤ 0.00001%（0.1ppm）	≤ 0.1ppm（药典规定：如果电导率符合注射用水的要求，此项可以不做）	—

检验项目	现行版《中国药典》	《欧洲药典》(9.2)	《美国药典》(40)
铝	—	不大于10ppb	—
电导率	不得过5.1μS/cm（25℃）	不得过5.1μS/cm（25℃）	不得过1.3μS/cm（25℃）
微生物限度	≤100cfu/ml	≤100cfu/ml	≤100cfu/ml

表7-12 中外药典注射用水检测指标对比

检验项目	现行版《中国药典》	《欧洲药典》(9.2)	《美国药典》(40)
性状	无色的澄明液体；无臭	无色的澄明液体	—
pH	5.0~7.0	—	—
硝酸盐	≤0.000006%(0.06ppm)	不大于0.2ppm	—
亚硝酸盐	≤0.000002%	—	—
氨	≤0.00002%	—	—
电导率	符合规定，不同温度有不同的规定值，例如1.3μS/cm（25℃）	符合规定，不同温度有不同的规定值，例如1.3μS/cm（25℃）	符合规定，不同温度有不同的规定值，例如1.3μS/cm（25℃）
总有机碳	不得过500μg/L	不大于0.5mg/L	不大于0.5mg/L
易氧化物	—	—	—
不挥发物	≤1mg/100ml	—	—
重金属	≤0.00001%	最大0.1 ppm	—
铝	—	不大于10ppb	—
细菌内毒素	<0.25EU/ml	<0.25IU/ml	<0.25EU/ml
微生物限度	≤10cfu/100ml	10cfu/100ml	10个/100ml

7.6.3.2 超标的异常处理

企业内部必须有相对应的程序描述异常处理流程，流程中必须有超标及超警戒的描述及相关的处理措施以确保质量的安全（表7-11、表7-12）。

A. 化学结果超标

任何化学结果超标发生，必须通报质量管理代表、注射用水使用和生产的相关人员，并且按流程要求启动超标调查程序。如果需要，依据本地程序再次取样和测试。

如果再次取样测试超标，从最初测试失败到下次测试合格前，所有已生产的产品溶液和使用注射用水冲洗过的零部件必须按流程进行滞留处理，并在调查报告内注明。

质量管理部高层管理人员依据水样测试结果和历史数据回顾确定需要额外采取的行动和最终处置措施。

B. 内毒素结果超标

按相关要求立即再对原有的样品处理，按超限度措施通知相关人员确定下一步的行动。

如果发生超行动限度，应该立即通知质量管理部门经理、注射用水使用和生产相关人员。所有产品溶液和使用了不合格的注射用水进行冲洗的组件将被暂缓放行。受影响的批次和被清洗组件日期将记录到调查报告中。调查报告应该包括历史数据的回顾来确定当前或者发展中的趋势。

对受影响的设施进行相关流程跟进处理。例如：对注射用水终端处理步骤、储罐、主管和支管循环系统启动多次取样；所有受影响的最终处理设备应当立即停止使用；所有受影响的储罐在使用前必须排空，重新消毒和注水。

质量管理部高层管理人员依据水样测试结果和历史数据回顾确定需要额外采取的行动和最终处置措施。

C. 微生物检测结果超标

如超过行动限度，必须通报质量管理代表，生产相关人员和其他使用水的人员。并按照相关要求启动超标调查程序，如果需要，依据本地程序再次取样和测试。

调查应包括（不限于）相关取样点的数据回顾、适用的消毒程序和整个系统的任何影响因素。

对于制药用水或注射用水，在可能的情况下发现的所有微生物的种类都应该分离鉴定。适当的分子生物学、形态特征或基因方法可被用于分离鉴定。微生物鉴定的信息应包括在工厂微生物监控的数据库中。

对于其他的水质类型，可能的情况下，超过行动限度的菌落必须进行分离鉴定种类，并定义一个低于行动限度且应用革兰染色分离鉴定菌种种类的限度。

7.6.4 现场检查要点

对于已经建成的并明显处于控制下的系统，下面列举了一些检查要点。

a. 取样和监控计划，标出所有取样点的图纸。

b. 监控报警和行动等级设定。

c. 监控结果和趋势评估。

d. 对上一年度系统评审进行检查。

e. 对上一次审计之后系统所作的任何更改进行评审，检查更改控制是否已执行。

f. 对记录的偏离评审以及调查。

g. 系统状态和条件的总体检查。

h. 系统运行的要求检查，例如是否满足流速、温度、管道密封性、无盲管等要求。

i. 维护、故障和修理日志评审；以及检查重要仪表的校验和标准化。

7.7 制药用水系统运行维护

7.7.1 法规和行业要求

中国 GMP（2010 年修订）都要求设备的设计、选型、安装、改造和维护必须符合预定用途，应当建立设备使用、清洁、维护和维修的操作规程，并保存相应的操作记录。水处理设备及其输送系统的设计、安装、运行和维护应当确保制药用水达到设定的质量标准。

PIC/S GMP 和欧盟 GMP 在设备保养与清洁中也有类似描述，要求制定设备预防性维护的计划和规程（包括职责分配）。

WHO GMP 则提到，制药用水的制备、储存和分配系统，需要进行设计、安装、调试、验证以及维护，以保证水质要求。对系统的使用包括安装、调试、验证和其他未计划的维护或修改工作，应当经过质量认证部门的批准。

PIC/S 提到，制造设备应设计、定位和维护，以适应其预期的目的。维修和维护操作不应该对产品质量有任何危害。

ISPE 提到，标准、标准规格、法典、法规和行业指南，以及可接受的工程及设计方法，用以设计、建造、运行及维护制药设备，不仅要考虑到法规适应性，还要考虑到安全性、经济、环境保护以及可操作性。预处理的目标是为了提供水的质量能减少最后处理操作和维护问题，使最后处理步骤产出的水达到最后处理的标准。正确设计的系统会使设备大小最小化，再生、考虑微生物控制和维护之间的时间的最大化。

7.7.2 维护计划制定和实施

7.7.2.1 维护计划

制药用水系统维护目的在于确保工艺用水品质稳定，符合预定用途。维护计划制定需在风险评估基础上，综合考虑系统设计特点、设备运行频率，以及产品工艺的需求决定维护实施方式与周期。在预处理能力和可靠程度上的投入可降低在后处理工序上的维护要求。

维护实施是计划性的周期活动，WHO GMP 制药用水篇要求建立符合严格控制的、已备案的维护计划，并考虑以下要素。

a. 规定系统元件维护频率。

b. 建立校验计划。

c. 在标准操作规程中规定特殊任务，如巴氏消毒。

d. 对批准的易损件控制方式。

e. 发行明确的维护计划和说明。

f. 工作结束后对所使用的系统评审和批准。

g. 记录和审核维护过程中出现的问题和偏离。

7.7.2.2 多介质过滤器

A. 工艺特点

过滤介质为不同直径的石英砂分层填装，较大直径的介质通常位于过滤器顶端，水流自上而下通过逐渐精细的介质层，介质床主要用于除去原水中的大颗粒、悬浮物、胶体及泥沙等以降低原水浊度对膜过滤系统的影响，达到反渗透系统进水要求。

B. 风险描述

多介质过滤器主要利用渗透过滤作用，将原水中大颗粒悬浮物截留在孔隙中，随时间推移，可造成介质床堵塞，运行时可监测进出口压差、出水浊度或设定反洗程序间隔时间。

C. 维护要点

通常出水浊度＞1、SDI＞5或进/出口压差接近0.08MPa时，可通过反向冲洗操作来去除沉积的微粒，同时反向冲洗也可以降低过滤器的压力。一般情况下反向冲洗液可以采用清洁的原水，反向冲洗后，再以操作流方向进行短暂正向冲洗，使介质床复位。为保证良好的运行效果，需对填料介质进行定期更换。

7.7.2.3 软化设备

A. 工艺特点

软化器通常由盛装树脂的容器、树脂、阀或调节器以及控制系统组成，用于降低水质硬度。软化原理主要是用钠型阳离子树脂中有可交换的 Na^+ 来交换出原水中的钙离子、镁离子而降低水的硬度，以防止钙离子、镁等离子在 RO 膜表面结垢。

B. 风险描述

软化器的工作原理是离子交换，因此树脂需要通过再生才能恢复期交换能力。通常采用双级串联软化器，当一个进行再生时，另一个可以继续运行，确保生产的连续性。当原水中重金属水平超标时，易造成软化树脂重金属污染，软化功能下降。

C. 维护要点

当软化器出水硬度大于内控要求值时，需采用食用盐水对离子交换树脂进行还原再生，可采用 PLC 控制系统来对软化器进行控制，系统提供一个盐水储罐和耐腐蚀的泵，用于树脂再生。同时需定期对原水进行监测，以防止软化树脂重金属污染，必要时可在前端增加锰砂过滤器降低软化器负荷。

7.7.2.4 超滤

A. 工艺特点

超滤属于膜过滤法，利用膜表面的微孔结构对物质进行选择性分离，用于去除水中的有机物、细菌，以及病毒和热源等。可取代机械过滤器、直接与反渗透装置组合。超滤与反渗透采用相似的错流工艺，进水通过加压平行流向多孔的膜过滤表面，通过压差使水流过膜，微粒、有机物、微生物、热原和其他的污染物不能通过膜，进入浓缩水流中排掉。超滤的废水流可使过滤器进行自清洁，并减少更换过滤器的频率。超滤和反渗透一样，超滤不能抑制低分子量的离子污染，也不能阻隔溶解的气体。

通常要求超滤进水浊度 < 50NTU、余氯 < 200ppm、pH 2~13、温度 5~45℃、SDI < 3。

B. 风险描述

大多数超滤通过连续的废水流来除去污染物，通常情况下废水流是变化的，因此超滤系统运行可能导致微孔堵塞，需要及时地进行反洗或化学清洗处理。

C. 维护要点

当跨膜压差 > 0.15MPa，需要对超滤进行反洗。超滤装置也可采用全流过滤、频繁反洗的全自动连续运行方式间隔时间进行冲洗。另外，外压式超滤杂质附着在膜表面，当反洗和气洗时，膜丝之间相互摩擦，容易把杂质去除。

由于大多数聚合膜能承受多种化学药剂清洗，也可采用化学清洗方式，如次氯酸盐（pH=12）、过氧化氢、过氧乙酸、盐酸（pH=2 的盐酸溶液）、氢氧化钠（0.5%）及其他药剂。

7.7.2.5 反渗透（RO）

A. 工艺特点

反渗透是压力驱动的膜法分离技术，所采用的半渗透膜可以渗透水，而不可以渗透其他的物质，如：很多盐、酸、沉淀、胶体、细菌和内毒素，因此能去除水中溶解性盐及相对分子质量大于 100 的有机物。RO 法是用于降低离子型 TDS、TOC 以及进水中的悬浮物质的有效方法。当前使用的膜材料主要为醋酸纤维素和方向聚酰胺类，具体参数见表 7-13［中国 GMP（2010 年修订）厂房设施与设备）］。

表 7-13 醋酸纤维素膜和聚酰胺膜的相关参数

参数名称	醋酸纤维素膜	聚酰胺膜
pH	4~7	2~11
氯限度	1.0	0.05
抗菌性	差	好
操作温度范围	15~28	5~50
拦截率	90~98	97~99
消毒温度限度	30	50~80
给水的 TDS 范围	30~1000	30~1000
水质污染指数	5	5

B. 风险描述

反渗透膜经过长期运行后，膜表面会沉积某些难以冲洗的污垢，如有机物、无机盐结垢等，造成反渗透膜性能下降。由于反渗透膜材不耐氯、常温膜耐热性能差，使用过程中膜材容易受到氧化或加热退化。

C. 维护要点

反渗透装置停止运行前应自动冲洗，以去除沉积在膜表面的污垢，进行日常反渗透装膜保养。

当反渗透脱盐率下降或产水量下降时，需采用化学药品进行清洗去除运行产生的污垢，以恢复反渗透膜的性能。化学清洗使用反渗透清洗装置进行，装置通常包括清洗液箱、清洗过滤器、清洗泵以及配套管道、阀门和仪表，当膜组件受污染时，可以用清洗装置进行 RO 膜组件的化学清洗。

反渗透预处理阶段采用 $NaHSO_3$ 去除余氯，并监控余氯水平。醋酸纤维素膜宜在反渗透前监控水温。

7.7.2.6 电去离子（EDI）

A. 工艺特点

电去离子是通过阳、阴离子膜对阳、阴离子的选择透过作用以及离子交换树脂对水中离子的交换作用，在电场的作用下实现水中离子的定向迁移，从而达到水的深度净化除盐，并通过水电解产生的氢离子和氢氧根离子对装填树脂进行连续再生，因此 EDI 制水过程不需酸、碱化学药品再生即可连续制取超纯水。

B. 风险描述

设备每次停机和重启动都会造成压力和流量的变化，对 EDI 模块的机械性产生冲击。

给水里的污染物会对除盐组件有负面影响，增加维护量并降低膜组件的寿命。如钙、镁离子与 CO_2 会造成膜表面结垢，余氯会造成反渗透膜氧化。

C. 维护要点

系统的停机和重启动的次数应当尽可能的少，以保证 EDI 系统的平稳运行。EDI 操作时，产水阀和排放阀应同时打开，在关闭一个阀门之前应先将另一个打开，保持产水出口压力比浓水出口压力高。

EDI 给水的预处理是实现其最优性能和减少设备故障的首要的条件。给水需定期监测，监控标准见表 7-14。

表 7-14　EDI 给水监控标准

项目	标准
进水相当电导率（FCE）	< 40μS/cm
温度	5~45℃
压力	1.4~7bar
总氯	< 0.02ppm（
Fe，Mn，S	< 0.01ppm
pH	pH4~11
总硬度	< 1ppm（以 $CaCO_3$ 计）
SiO_2	< 1ppm（以 SiO_2 计）
TOC	< 0.5ppm（以 C 计）

通常情况下，EDI 系统运行一定周期（视给水质量）或以下情况可能需要清洗。

a. 温度和流量不变，产水压降增加。

b. 温度和流量不变，浓水压降增加。

c. 温度、流量、电流和进水相当电导率不变，产水质量降低。

d. 温度和流量不变，膜堆的电阻增加。

EDI 单元清洗时，可采用无机酸、碳酸钠、氢氧化钠、过氧化氢等药剂。特殊制造的 EDI 装置可采用热水消毒。

7.7.2.7　蒸馏设备

A. 工艺特点

采用纯化水为原水经蒸馏法制备注射用水是世界公认的首选方法。蒸馏法是通过气液相变法和分离法对原料水进行化学和微生物纯化的工艺过程。在这个工艺中水被蒸发了，产生的蒸汽从水中脱离出来，而流到后面去的未蒸发的水溶解了固体、不挥发物质和高分子杂质。在蒸馏过程当中，低分子杂质可能被夹带在水蒸发后的蒸汽中以水雾或水滴的形式被携带，通常蒸馏的方法能减少 99.99% 内毒素含量。当前采用蒸馏法的制水设备有单效蒸馏水机、多效蒸馏水机和热压式蒸馏水机。

B. 风险描述

挥发性有机杂质的带入（如三卤代甲烷），以及气体杂质的带入（如氨和 CO_2）、除雾故障、蒸发器溢流、排水不当、冷凝器和蒸发器中的滞留水、泵和压缩机的密封问题、蒸发器和冷凝器泄漏，换热器工业蒸汽端结垢，可能导致运行期间产水电导率质量变动。

C. 维护要点

进水采用去除 CO_2 的步骤，用以去除溶解的 CO_2 和其他挥发性杂质或不会冷凝的杂质；监控进水氯离子水平；目视或自动的高水位指示，防止锅炉溢流和过沸；不工作时正确排水，以减少锅炉水中微生物生长，以及与其有关的沸水中的内毒素积聚；设置浓水排放比例/周期，防止未蒸发的浓水蓄积；定期清洗，将锅炉水中杂质的积聚控制到最小；周期整体检查小孔泄漏，保证冷凝水中不含未挥发原水的污染物。

7.7.2.8 紫外灯

A. 工艺特点

紫外线破坏微生物（细菌，病毒，霉菌，真菌或藻类），穿透微生物外膜改变其 DNA，DNA 编码的变化最终导致微生物死亡。紫外线具有无射线残留的特点，常用 185nm 或 254nm 段波长，185nm 用于降低 TOC，254nm 用于降低微生物水平。紫外灯使用方便，通常配有强度指示器或时间记录器。

B. 风险描述

紫外灯的杀菌效果与微生物所接收的光照强度有关，因此对水的流速有严格的要求，需定期更换灯管避免光强随寿命衰减；给水中悬浮固体可以"遮蔽"细菌，阻止与紫外光的充分接触，可保护微生物免受紫外光的破坏；原水次氯酸化中的不完全光解和氯胺光解释放的氨可导致紫外灯失效。

C. 维护要点

监控紫外灯光照强度，以相对照射强度下降或绝对强度低于设计标准建立紫外灯更换周期，及紫外灯强度常规检查，紫外灯罩的常规清洗；下游氯的检测、下游设去离子器。

7.7.2.9 微孔过滤器

A. 工艺特点

微孔过滤是用于去除小微粒和微生物的膜处理方法，一般不产生废水流和再生使用。用于终端过滤时，微孔过滤器孔径的大致范围为 0.04~0.45μm。微孔过滤最适合用于中心纯化水生产系统一些组件后的微生物的截留（不能去除离子和内毒素），而在分配系统中则不建议使用。

B. 风险描述

微孔过滤器用于截留微生物，而死头设计可能会降低使用寿命，因此需要定期更换，采取适当的操作步骤来保证在安装和更换膜的过程中过滤器的完整性，从而来确保其固有的性能。微孔过滤安装地点数量的最小化，可以使维护操作变得简单。

C. 维护要点

制定微孔滤芯更换周期，更换前后进行完整性测试。

7.7.2.10 储罐

A. 工艺特点

制药用水储罐通常由 304 或 316L 材质制造，内壁抛光以避免微生物膜附着，进水通过喷淋球均匀喷洒保持内壁润湿，并配备主动/被动呼吸器以保持内外压平衡。

B. 风险描述

呼吸器滤芯破损或储罐密闭不良可引入外界空气中微生物和悬浮粒子，造成水质波动；储罐微小裂纹可能使杂质残留，附着微生物膜；在线仪表故障导致数据异常、操作判断错误；呼吸器套筒中冷凝水蓄积滋生微生物；停产期罐内余水未排尽滋生微生物。

C. 维护要点

定期检查储罐内壁完好性、检查喷淋球活动是否灵活；定期检查更换密封圈；建立呼吸器疏水滤芯更换周期，并在更换前后测试滤芯完整性；定期检查在线仪表校准情况及对应的不合格排放功能是否正常运行；定期检查呼吸器电加热套、套筒内干燥度；停用时排尽罐内余水。

7.8 制药用水系统变更和风险管理

7.8.1 法规和行业要求

7.8.1.1 变更管理

本节提供了制药用水系统变更和风险管理活动的推荐规范和指导原则。在系统设计、调试或正式使用中，发生改变初始系统设计目的或改变设备工艺及参数，可能影响水质的变更，需要进行变更管理。

中国、欧盟、美国、WHO、ICH 等国家和组织的 GMP，虽然对变更控制的理解及规定有不同的描述，但都有其共性，具体如下。

    a. 通过不同的等级、不同程度的限定条件，将各类变更进行分类。

    b. 对严格设定条件下的微小变更，按照批准的变更管理原则进行自我评估。

    c. 对产品关键质量特性可能有潜在的重大影响的变更，必须根据要求提供相应的研究资料并证明变更对产品质量没有产生影响。

各国 GMP 变更管理综述如下。

    a. 中国的规定在详细程度上与 ICH Q7 基本一致，唯一不同之处是 ICH Q7 针对 API 的变更管理，而中国的规定是适应于药品。

    b. 欧美对于变更管理的规定只有简短的几条，主要强调变更控制的目的是要确保系统处于验证状态，同时提到风险分析。

    c. ICH Q10 强调了变更管理应贯穿产品生命周期、基于知识和风险的评估方法和变更管理系统的有效性。

中国 GMP（2010 年修订）第一百四十二条对变更有如下要求：当影响产品质量的主要因素，如原辅料、与药品直接接触的包装材料、生产设备、生产环境（或厂房）、生产工艺、检验方法等发生变更时，应当进行确认或验证。必要时，还应当经药品监督管理部门批准。在第十章"质量控制与质量保证"中，用整个第四节讨论"变更控制"的管理。制药用水系统的变更控制也应该遵守相关要求。具体条款如下。

    ✧ 第二百四十条　企业应当建立变更控制系统，对所有影响产品质量的变更进行评估和管理。需要经药品监督管理部门批准的变更应当在得到批准后方可实施。

    ✧ 第二百四十一条　应当建立操作规程，规定原辅料、包装材料、质量标准、检验方法、操作规程、厂房、设施、设备、仪器、生产工艺和

计算机软件变更的申请、评估、审核、批准和实施。质量管理部门应
当指定专人负责变更控制。

◇ **第二百四十二条**　变更都应当评估其对产品质量的潜在影响。企业可
以根据变更的性质、范围、对产品质量潜在影响的程度将变更分类
（如主要、次要变更）。判断变更所需的验证、额外的检验以及稳定性
考察应当有科学依据。

◇ **第二百四十三条**　与产品质量有关的变更由申请部门提出后，应当经
评估、制定实施计划并明确实施职责，最终由质量管理部门审核批
准。变更实施应当有相应的完整记录。

◇ **第二百四十四条**　改变原辅料、与药品直接接触的包装材料、生产工
艺、主要生产设备以及其他影响药品质量的主要因素时，还应当对变
更实施后最初至少三个批次的药品质量进行评估。如果变更可能影响
药品的有效期，则质量评估还应当包括对变更实施后生产的药品进行
稳定性考察。

◇ **第二百四十五条**　变更实施时，应当确保与变更相关的文件均已
修订。

◇ **第二百四十六条**　质量管理部门应当保存所有变更的文件和记录。

ICH Q10 制药质量体系涉及变更内容：创新、持续改进、工艺性能与产
品质量监控结果以及 CAPA 均推动了变更的产生。为了适当地评估、审批并
实施变更，公司应建立有效的变更管理体系。向监管方初次提交申报资料前
后的变更管理程序通常不同，其中在提交给监管机构的文件方面的变更要求
可参见当地规定。

变更管理体系确保持续改进能够及时有效地实施。同时，该体系应高度
确保所发生的变更不会带来意外的后果。变更管理体系应包括以下内容，并
与生命周期的各阶段相适应。

a. 应当运用质量风险管理手段来评估变更提议。对评估投入的精力
和必经的程序应与风险水平相适应。

b. 应当对照有关的上市许可批准文件来评估变更申请，包括设计空
间（如已建立）和 / 或目前对产品与工艺的认识。应通过评估来
确定当地规定中是否要求对提交给监管机构的相关文件作出变更。
如 ICH Q8 所述，设计空间内的运行不算是变更（从提交给监管机
构的文件角度来看）。但从制药质量体系的角度来看，公司的变更
管理体系应对所有变更作出评估。

c. 应有专家组对变更申请做出评估，由其提供相关领域（如药物开

发、生产、质量、法规事务和医学）的专业技术和知识，来确保变更在技术上的合理性。应当设定对申请的变更的预期评估标准。

　　d. 实施变更后应进行评估，从而确认变更目的是否已达到，以及对产品质量是否无不良影响。

　　《美国药典》〈1231〉制药用水系统"4.3.3"和"5.4.5"也对水系统的变更控制提出相关要求。

7.8.1.2　风险管理

　　基于用户需求说明（URS），在水系统开始设计前，需要对整个系统进行风险分析。所有的制药用水系统都需要风险评估。通过风险评估识别关键工艺参数、关键设计要素和关键部件。

　　对制药用水系统的风险管理应符合中国 GMP（2010 年修订），第二章"质量管理"中第四节"质量风险管理"的要求。附录"确认与验证"中第二条要求确认和验证的范围和程度应根据风险评估的结果确认。

　　《美国药典》〈1231〉制药用水系统更是在制药用水系统的设计、验证、变更、日常监控和系统评估等整个生命周期的管理中都要求应基于风险评估。

7.8.2　变更管理实施

　　水系统的主要活动包括例行保养维护、改造和设计变更。

　　维护是在不改变系统设计意图基础上的常规工作，典型包括"相似"件的替换。"相似"件的替换指的是替换件和原件的一些关键质量属性和性能一致，例如材质、尺寸、工作原理等，没有必要必须是相同的厂家和型号，但此种情况下，需要有判断"相似"的说明文件。例如，更换一个新厂家或型号的取样阀就可以认为是"相似"件的替换。维护是对于水系统潜在的影响最小工作。

　　改造包括更换"不同"部件，改变系统配置或改变控制程序。需要基于所改动的内容进行风险评估，根据其对水质量的影响决定是否按照变更程序管理。例如，改变水系统浓水排放位置，从排放到地漏更改为排放到收集罐内，用于工厂绿化用水，对水系统产水质量没有任何影响。对于在现有循环回路上新增加一个单独的用水点，由于其对循环系统进行了变动，需要按照变更管理程序进行 URS 编写，进行风险评估，然后按照验证流程进行。

　　设计变更需要按照变更程序管理，其代表着对初始设计的主要改变。很多情况下，不得不修改初始系统条件，并且系统中由于改变而被影响的部分需要经过再次验证。例如，在一条纯化水生产线上增加一个去离子装置，就将会改变最终处理的效果，影响水质量。需要按照变更管理程序进行 URS 编写，进行风险评估，然后按照验证流程进行。

表 7-15 至表 7-17 列出了维护、改造和变更三个类别的典型工作。

表 7-15　维护工作举例

预处理或最终处理制备	蒸馏水机	储存和分配
原水储罐的清洗 / 检查 / 衬胶	仪表的相似件替换或校准	换热器的静水压测试
隔断阀或控制阀门（相似件）的替换 / 清洗 / 重安装	检查和水压测试	管道的维修 / 替换（相似件）
取样阀（相似件）的替换 / 清洗 / 重安装	清洗、钝化和除锈	隔断阀或控制阀门（相似件）的替换 / 清洗 / 重安装
仪表的替换（相似件）	热压式蒸馏水机压缩机的替换（相似件）——不适用于多效蒸馏水机	取样阀（相似件）的替换 / 清洗 / 重安装
现有设备（如：氯化器、过滤器、软化器、去离子床等）的相似件替换 / 维修 / 清洗	焊缝裂纹	垫圈、阀座或膜片的替换（相似件）/ 清洗 / 钝化 / 除锈
碳滤器的相似件替换 / 维修 / 清洗	呼吸器替换（相似件）	呼吸器的检查 / 替换（相似件）
替换滤芯、树脂、反渗透膜等	垫圈替换（相似件）	爆破片的替换（相似件）
	泵或泵密封替换（相似件）	泄漏 / 破裂维修
	阀门维修 / 替换（相似件）	
	管道维修 / 替换（相似件，不改变初始设计）	仪表（相似件）替换 / 校准

表 7-16　改造工作举例

预处理或最终处理制备	储存和分配
安装新增设备（增强能力），如新的加氯器、过滤器或软化器	安装新的用水点或拆除现有的用水点
	重新布置现有用水点
	改变管道路径

表 7-17　设计变更举例

预处理或最终处理	储存和分配
在现有系统上添加的操作单元	添加一个新的回路或子回路
	安装额外的设备（增强能力），如更多的储罐

不是所有的对于制药用水系统的维护和维修都需要正式的变更控制。不影响系统完整性的常规预防性维护，不要求与关键性变更（将系统暴露于环境中）相同等级的批准和文件。一些预防性维护可以在工厂的常规"工作程序"下进行（如旋转设备的润滑），其关键在于，这些工作不需要将与水接触的表面暴露于环境中或者不影响系统的设计。

举例说明计划一个变更时的考虑和评估要点。例如空调测试出现的空调噪声超限的偏差，偏差的纠正措施是加装消音器，而加装消音器就产生了一个变更。首先评估是什么变更，例如属于维护、改造还是设计变更，亦或是属于主要变更还是次要变更？如果是维护，属于最小的变更，可能不需要走变更程序；如果是改造就需要评估对系统到底有多大影响，以加装消音器为例，是否影响风量，温/湿度等关键质量属性，如都不影响可能只需要做最基本的验证，如图纸更新，部件规格/型号检查等；如果评估为设计变更，改变了设计初衷，如消音器占用风管截面积，导致风量不足，则应适当考虑是否需要重新进行验证。

工厂应有变更管理程序规定变更执行过程中的人员职责、变更分类原则、变更流程和文件记录要求。变更流程通常分为变更申请、申请批准、变更评估、变更实施、变更实施效果评估、变更最终关闭几个关键步骤。从上一个步骤进入下一个步骤应有明确的审核和批准的要求。

以下推荐的是变更控制过程中的一些基本要求。

    a. 变更控制过程说明，包括各部门的批准、责任归属、变更的关键程度及风险评估、验证内容等。

    b. 在制药用水系统上执行的不同种类工作，维护和改造的详细说明和分类。

    c. 每一类维护工作，改造和设计变更的确认要求。

    d. 所有受变更工作影响的受控图纸更新到反映真实"竣工"条件。

    e. 核实所有与水接触的材料满足指定要求。

    f. 清洗和消毒要求。

    g. 产品或系统的放行要求。

下面就水系统增加 EDI 执行的变更举例。

    a. 变更预评估：评估变更对产水水质影响。评估需要更新的文件，包括图纸，操作 SOP，维护 SOP。评估实验室取样测试 SOP 的更新，评估所需要进行的验证，评估其他需要进行的工作（例如药监部门备案）

    b. 变更计划批准：需要工厂质量负责人批准

    c. 开始实施变更并同步验证：URS，RA，DQ，SAT，IQ，OQ，PQ 等验证与现场安装调试活动。

    d. 更新相关文件和图纸，及培训工作

    e. 变更主要工作完成，在验证确认水质量并被质量负责人批准后放行给用户使用

    f. 变更其他工作完成，质量负责人批准后关闭变更。

7.8.3 风险管理实施

在系统首次启动、系统重大变更或工艺改变前必须执行系统风险评估。风险评估必须识别区域内影响系统稳定运行的风险和产品、环境污染风险。风险基于但不限于系统验证活动、日常监控和系统应用。

应完成系统关键组件的风险评估，以评估对系统的潜在影响。风险评估的结果影响试车、确认和变更控制过程中要求的活动。

常用的风险评估的工具是 FMEA 和 HACCP。下文举例说明使用两种风险评估工具的应用过程，文件记录要点和实际应用示例（图 7-3、图 7-4，表7-18 至表 7-20）。

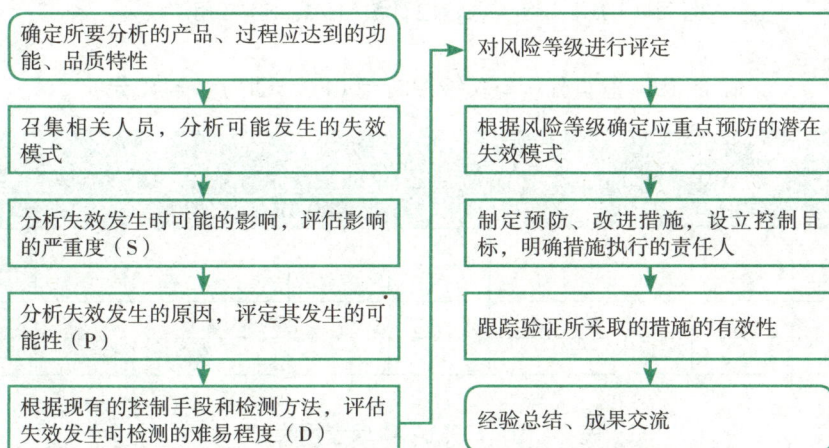

图 7-3　失效模式与影响分析（FMEA）应用流程

表 7-18　失效模式与影响分析（FMEA）文件记录

产品、过程功能、品质特性要求	潜在失效模式	可能影响效应	严重性	失效模式的可能原因	可能性	现有控制检测手段	可检测性	风险等级	风险认可	建议措施	采取措施后的等级			
											严重性	可能性	可检测性	风险等级

```
┌─────────────────────┐        ┌─────────────────────┐
│ 对每个工艺阶段,执行危害分析 │───────→│ 对其跟进,确定 HACCP 有效运行 │
│ 及预防措施          │        └─────────────────────┘
└─────────────────────┘                    │
          │                                 ↓
          ↓                        ┌─────────────────────┐
┌─────────────────────┐            │ 建立文件系统          │
│ 确定关键控制点 CCPs   │            └─────────────────────┘
└─────────────────────┘
          │
          ↓
┌─────────────────────┐
│ 为各 CCP 确定关键限度 │
└─────────────────────┘
          │                         要求拥有产品及工
          ↓                         艺知识以识别 CCP
┌─────────────────────┐
│ 建立系统以监控关键控制点 │
│ (CCP)              │
└─────────────────────┘
          │
          ↓
┌─────────────────────┐
│ 建立当监控发现 CCP 超出受控状 │
│ 态时采取必要的行动的整改措施 │
└─────────────────────┘
```

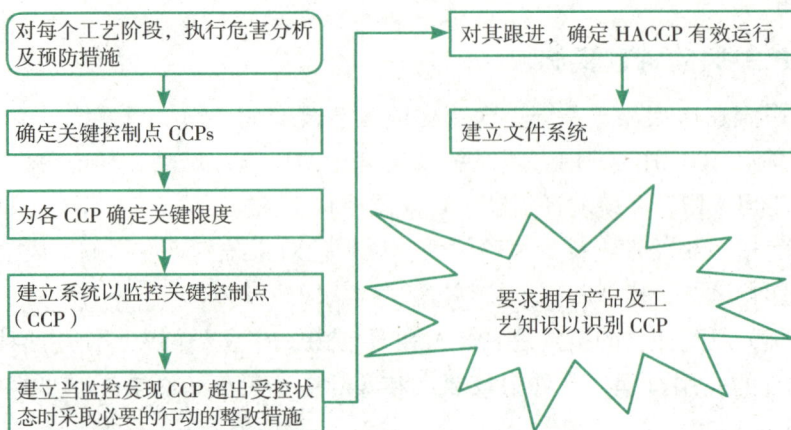

图 7-4　危害分析与关键控制点(HACCP)应用流程

表 7-19　危害分析与关键控制点(HACCP)文件记录

质量危害	关键控制点CCP	目标水平	关键限度	预防措施	监测CCP系统	可能的纠正措施(假设CCP超出控制)	验证	保留记录

表 7-20　FEMA 实际应用举例

关键部件	任务说明	失效事件	可能性	最差情况	严重性	可检测性	风险级别	预防措施
过滤器	除菌过滤器	材质不符合要求	L	腐蚀脱落杂质,对产品造成污染	H	H	M	IQ方案中检查材质证书
		泄露	L	不能起到过滤效果,对产品造成污染	H	L	M	定期完整性测试

注:L:低。H:高。M:中。

7.8.4 现场检查要点

A. 对最近一次检查后系统的所有变更进行审查。

B. 抽查重要系统变更,检查变更内容,变更风险评估,文件更新,验证确认,系统放行。

C. 审查维护、保养和维修记录,确认是否有需要变更控制而没有进行变更控制。

D. 检查日常维护后系统的确认或验证。

E. 检查风险评估的行动项是否全部在验证或确认中执行。

7.9 制药用水系统定期性能评估和再验证

7.9.1 法规和行业要求

中国 GMP（2010 年修订）附录"确认与验证"对设施设备的定期评估和再验证有如下要求。

✧ 第五十条 对设施、设备和工艺，包括清洁方法应当进行定期评估，以确认它们持续保持验证状态。

✧ 第五十一条 关键的生产工艺和操作规程应当定期进行再验证，确保其能够达到预期效果。

✧ 第五十二条 应当采用质量风险管理方法评估变更对产品质量、质量管理体系、文件、验证、法规符合性、校准、维护和其他系统的潜在影响，必要时，进行再确认或再验证。

✧ 第五十三条 当验证状态未发生重大变化，可采用对设施、设备和工艺等的回顾审核，来满足再确认或再验证的要求。当趋势出现渐进性变化时，应当进行评估并采取相应的措施。

《美国药典》〈1231〉"制药用水"中"4.3.4"，和欧盟 GMP 附录"确认与验证"第 4 条也要求应对水系统进行定期评估，确认系统的验证状态得到维持。如果需要，可能会调整维护计划、操作要求、监控计划，甚至进行一定程度的再验证。

7.9.2 定期性能评估策略和实施

应对制药用水系统进行定期评估，评估系统是否处于验证状态，能稳定持续的生产出符合质量要求的制药用水，以及确定是否要做出改进（例如，控制程序、设备配置、监测计划、再确认、警戒限等）。

7.9.2.1 定期性能评估的目的

a. 分析结果，评估趋势。

b. 与历史数据比较，确定数据的替换。

c. 评估水系统的控制状态。

d. 确定评估期变更对系统的影响。

e. 评定采样频率。

7.9.2.2 定期性能评估的内容可能包括或者涉及内容

a. 系统描述和产品信息。

b. 水的用途。

c. 取样检测和分析结论（例如，化学、微生物、内毒素等）。

d. 偏差（超过警戒线、行动限的结果）。

e. 控制菌评估。

f. 预防性维护与故障检修（包括相关日志的审查）。

g. 图纸审查。

h. 程序审查。

i. 会影响水质量（包括关键工艺运行参数）的任何变更和需要确认的系统变更。

j. 系统确认和验证的状态。

k. 培训记录。

l. 先前的定期性能评估。

m. 质量控制（QC）实验室评估。

n. 综述／建议和行动计划。

o. 附录和附件。

p. 审核和批准。

系统的定期性能评估可以和相关控制软件定期评估的要求和结果合并进行，以减少文件上的工作量。

7.9.3 再验证策略和实施

再验证是一个已进行过验证的系统，由于变更需要再次进行验证。结合变更控制系统，应该建立评估需要再验证的程序。"7.8 制药用水系统变更和风险管理"中也描述了如何应用变更管理程序实施变更后的再验证。

首先系统的改变需要基于所改动的内容进行风险评估，根据其对水质量的影响决定是否按照变更程序管理。

验证活动必须基于风险（对患者和用户的伤害风险，对产品质量的影响及法规不符合性）。例如，验证活动应能反映同工艺或被验证的对象相关的风险，验证中使用的取样计划需要反映已被识别的风险水平，对风险的评估必须基于对产品、相关工艺、系统、和／或对流程影响分析的风险分析及合适的系统。

再验证应按照本地验证程序的要求加入到验证主计划中，并依照验证主计划实施验证。

制药用水系统或设备遇到以下情况应考虑进行再验证，可以是部分测试项目的部分验证。

  a. 系统关键设备、部件使用点更换或变更等。

  b. 系统长时间停机后重新启动。

  c. 系统运行过程中出现重大性能偏差，维护后重新启用。

第8章
制药配液用药用辅料和直接接触
药液材料的使用管理和技术要求

原国家食品药品监督管理总局于 2016 年 8 月发布了《药用辅料、药包材与药品关联审评审批的公告》，改变了我国以往将原料药、药用辅料、药包材单独审批、办法生产许可证书的历史，保证药用辅料和药包材自身质量基础上，更加关注其对制剂安全有效性的影响。2019 年 8 月，新颁布的《中华人民共和国药品管理法》（2019 年修订）中明确规定，国务院药品监督管理部门在审批药品时，对化学原料药一并审评审批，对相关辅料、直接接触药品的包装材料和容器一并审评。在法律层面上确定了原料药、药用辅料和药包材在我国监管的模式。原辅包关联审评审批制度的实施，凸显了药用辅料和药包材在保证制剂质量的作用，进一步加强了药用辅料和药包材的质量评价，加强了对可能影响制剂的各要素的管控。因此，必须全面进行原料药、药用辅料、药包材的质量与制剂质量进行综合评估，才能保障原辅包的适用性以及制剂的安全性和有效性。

8.1 化学制药配液用药用辅料和包装材料的使用管理和技术要求

在现行版《中国药典》四部中，对药用辅料进行了明确定义，系指"生产药品和调配处方时使用的赋形剂和附加剂，是除活性成分以外，在安全性方面已进行了合理评估，且包含在药物制剂中的物质。"

药用辅料可从来源、用途、剂型、给药途径等进行分类。按来源可分为：天然物辅料、半合成物和全合成物辅料；按用途可分为：溶媒、抛射剂、增溶剂、助溶剂、乳化剂、渗透压调节剂、稳定剂、矫味剂、抑菌剂、助悬剂、抗氧剂、pH 调节剂、表面活性剂等；按用于制备的剂型可分为：口服溶液剂辅料、注射剂辅料、眼用制剂辅料、冲洗剂辅料、灌肠剂辅料等；按给药途径可分为：口服用辅料、注射用辅料、黏膜用辅料、经皮或局部给药用辅料、经鼻或吸入给药用辅料和眼部给药用辅料等。

按照药用辅料的分子量分可以分为大分子药用辅料、小分子药用辅料。大分子药用辅料质量控制指标有分子量及其分布、聚合度、支化度、分子取代位点等，较为复杂，其功能性指标与其结构密切相关，国产大分子药用辅料与国外产品有一定的差距；小分子药用辅料质量控制指标有纯度、残留溶剂、有关物质等，小分子药用辅料质量控制较为简单，国产小分子药用辅料质量与国外同类产品没有差距，并大量出口。

在现行版《中国药典》中，对药包材进行了明确定义，系指"药品生产企业生产的药品和医疗机构配制的制剂所使用的直接与药品接触的包装材料和容器。"

药用包装材料可以按材质、形制和用途进行分类。按材质可分为塑料类包材、金属类包材、玻璃类包材、橡胶类包材、陶瓷类包材以及其他类（干燥剂）包材等；按用途和形制可分为：输液瓶、安瓿、注射剂瓶、药用滴眼剂瓶、药用胶塞等。

制药配液工艺过程中使用的辅料，包括制药用水，是药品生产中的基础物质，其质量状况会直接影响药品的质量。直接接触药液的包装材料与药液的相容性以及包装材料本身质量的符合性和一致性也会影响药品质量甚至用药安全。因此，药品生产中需对辅料和直接接触药液的包装材料进行全面管理，对采购、运输、取样和检验、仓储、生产使用等各个环节进行严格管理，从而确保药品生产使用的药用辅料和药包材符合药用要求和注册质量要求。

8.1.1 化学制药配液用药用辅料的使用管理和技术要求

8.1.1.1 药用辅料管理总则

药用辅料的通则性管理规定参见现行版《中国药典》通则 0251 章节"药用辅料"，该通则中明确了药用辅料的生产、贮存和使用应符合以下管理规定。

    a. 生产药品所用的辅料必须符合药用要求，即经论证确认生产用原料符合要求、符合药用辅料生产质量管理规范和供应链安全。

    b. 药用辅料应在使用途径和使用量下经合理评估后使用，对人体无毒害作用；化学性质稳定，不易受温度、pH 值、光线、保存时间等影响；与主药无配伍禁忌，一般情况下不影响主药剂量、疗效和制剂主成分检验，尤其不影响安全性；且应选择功能性符合要求的辅料，经筛选尽可能用较小的用量发挥较大作用。

c. 药用辅料的国家标准应建立在药品监督管理部门确认的生产条件、生产工艺以及原材料来源等基础上，按照药用辅料生产质量管理规范进行生产，上述任何影响因素发生变化，均应重新验证，确认药用辅料标准的适用性。

d. 药用辅料可用于多种给药途径，同一药用辅料用于给药途径不同制剂时，需根据临床用药要求制定相应的质量控制项目。质量标准项目的设置需重点考察安全性指标。

e. 药用辅料用于不同给药途径或用于不同用途对质量的要求不同。在制定辅料标准时既要考虑辅料自身的安全性，也要考虑影响制剂生产、质量、安全性和有效性的性质。药用辅料的试验内容主要包括两部分：与生产工艺及安全性有关的常规试验，如性状、鉴别和含量等；影响制剂性能的功能性指标，如黏度和粒度等。

f. 药用辅料的残留溶剂、微生物限度、细菌内毒素、热原、无菌等应符合所应用制剂的相应要求。

g. 药用辅料的包装上应注明为"药用辅料"，且辅料的适用范围、包装规格及贮藏要求应在包装上明确；药品使用的辅料应写入药品说明书中。

8.1.1.2 药用辅料相容性的要求

药用辅料本身或其杂质复杂的化学成分也并非完全是惰性的，其与药物活性成分间可能发生物理、化学等反应，其自身或反应产物也可能存在着生物安全性风险，药用辅料与药物活性成分之间这种可能存在的相互作用会影响到药品的整体质量安全、有效性和质量可控性。

药用辅料及其杂质与药物活性成分在物理、化学、生物等方面的这种相互作用被称为药用辅料与药物的相容性（本指导原则主要限于化学药物用辅料与药物相容性研究）。不同的剂型、不同的给药途径、不同的作用部位的药物制剂对药物相容性研究的重点和项目不同，应按照药品质量源于设计的理念有针对性的研究药用辅料与药物相容性，如乳糖作为口服固体制剂用辅料应关注其粉体学性能研究，作为注射用辅料应重点关注其残留蛋白质导致过敏反应的生物安全性风险，作为吸入用辅料则应关注其 $\beta-$ 乳糖含量影响制剂主药稳定性的风险。新型制剂如口服缓/控释制剂用辅料成药性的研究应主要体现在辅料对药物溶出曲线的影响因素。

药用辅料与药物的相容性主要分为药用辅料与药物的物理相容性、化学相容性和生物安全相容性三个方面，这三个方面相互影响、相互联系、互为前提。药用辅料与药物的相容性研究应自始至终贯穿于药物制剂的研发、生产、使用、运输、已上市产品变更的全过程中。

8.1.1.3 基于风险的药用辅料管理策略

风险管理技术可用于确定药用辅料的合适 GMP 管理程度，辅料的风险评估管理程序应嵌入在药品生产企业的药品质量体系中。来自于每个供应商的每种辅料，药品生产企业应从其来源直到用于制剂的整个过程识别其质量、安全和功能方面的风险。

确定制药配液中的药用辅料所带来的风险，需要对以下方面知识有深刻的理解。

    a. 辅料对患者安全、产品质量带来什么影响。

    b. 管理这些物料的支持性业务流程。

    c. 物料的质量标准。

    d. 物料监控或控制的关键质量属性和限度。

    e. 用户的工艺需求。

    f. 法规监管要求。

    g. 物料的功能或用途。

    h. 供应商的质量管理水平。

    i. 物料管理中与 EHS 相关的风险。

欧盟在 2015 年 3 月颁布了《关于对人用药品中辅料通过正式风险评估确定合适 GMP 管理的指南》，该指南明确了药品生产许可持有人的以下职责。

    a. 药品生产许可持有人应保证辅料适用于在药品中的用途，确认怎样的 GMP 管理水平是适当的，辅料的 GMP 管理应基于正式的风险评估确定。

    b. 辅料的风险评估 / 风险管理程序应整合在药品生产许可持有人的质量体系中。

    c. 药品生产许可持有人应有针对辅料的风险评估文件，并能提供 GMP 审计员现场检查。

同时，该指南明确了辅料的风险管控内容包括但不限于以下内容。

    a. 传染性海绵状脑病污染可能性。

    b. 病毒污染可能性。

    c. 微生物、内毒素 / 热原污染可能性。

    d. 辅料生产中产生的任何杂质，包括作为工艺流部分带入的杂质风险，例如残留溶剂、催化剂。

e. 无菌辅料的无菌保证风险。

f. 辅料生产中共用设备带入的杂质风险。

g. 环境控制、存贮条件、运输条件带来的可能风险。

h. 供应链复杂性带来的可能风险。

i. 辅料稳定性带来的可能风险。

j. 包装完整性带来的可能风险。

此外，根据辅料的用途和功能，还应考虑以下因素带来的不同风险：辅料所在的药品类型和用途、辅料在制剂中的用途或功能、辅料在药品中的比例、辅料的日摄入量、辅料已知的质量缺陷或造假情况、辅料对制剂关键质量属性已知的或潜在的影响。

为了管理辅料生命周期阶段的风险并确定不同阶段的管理活动，应选择适当的风险管理流程并在整个生命周期中贯彻执行。

ICH Q9 中描述了制药行业通用的质量风险管理流程，该流程仍旧适用于药用辅料的风险管理。企业可能已经制定了其他质量风险管理流程，尽管本指南建议了一种流程方法，但并不意味着拒绝或否定其他流程方法。

参照典型质量风险管理流程图的基本框架，药用辅料质量风险管理的具体步骤通常包括以下内容。

a. 制定一个辅料清单，描述辅料用途、供应商等信息。划分辅料的生命周期阶段并制定每一阶段的管控流程图。对辅料分类有助于评估辅料的重要性和风险。

b. 结合辅料质量标准、工艺信息和管控流程，识别并评估辅料对患者安全、产品质量的风险。

c. 识别控制措施，基于风险做出的控制决策包括但不限于：

● 采购决策，选择哪一家供应商，是否需对供应商进行评估，评估的程度，是否需执行现场审计。

● 检验决策，哪些质量属性属于关键质量属性，需要对哪些质量指标进行检验，检验的控制限度。

● 仓储决策，哪些仓储条件会影响产品质量，对哪些仓储条件进行控制及控制限度。

● 使用决策，使用中的控制点和控制措施，包括变更控制。

d. 实施控制措施。

e. 审核风险并监控控制措施。

对所有辅料进行全生命周期的风险评估通常是一个庞大工作。此时，使用合适的辅料分类显得尤为重要，这是简化评估工作的常用手段。

8.1.1.4 药用辅料的过程管理

此外，对药品生产企业来说，任一药用辅料的使用管理都包括了采购、运输、取样和检验、仓储、生产使用全过程的管理。这些过程的管理要求如下。

A. 采购管理

药品生产企业是药品质量责任人，药用辅料的使用应建立完善的管理制度，确保使用符合要求的药用辅料生产药品。

药用辅料的采购应选择合适供应商，供应商的选择应考虑但不限于以下因素：供应商的资质证明、辅料质量标准、辅料 COA 报告、生产工艺简述（尤其关注辅料的来源）、稳定性考察（如需）、供应商审计结果、购销合同和质量协议。

供应商的选择流程可参考图 8-1 进行。

已经准入的药用辅料供应商，应根据中国 GMP（2010 年修订）的有关要求，对药用辅料生产企业的质量体系进行定期审计和回顾分析，建立所有辅料及供应商的质量档案。

B. 运输管理

药用辅料运输应关注以下因素对辅料质量的影响。

　　a. 运输途中的温度、湿度、光照等条件是否符合药用辅料的保存要求。

　　b. 外包装的完整性。

　　c. 混淆的风险。

C. 取样和检验管理

从准入供应商处采购的药用辅料，在放行使用前应取样进行检验，检验结果应符合相应的质量标准。对物料的放行可参考以下流程（图 8-2）。

中国 GMP（2010 年修订）中对原辅料的取样做了以下规定。

　　a. 应当制定相应的操作规程，采取核对或检验等适当措施，确认每一包装内的原辅料正确无误。

　　b. 一次接收数个批次的物料，应当按批取样、检验、放行。

　　c. 取样应当至少符合以下要求：质量管理部门的人员有权进入生产区和仓储区进行取样及检查；应当按照批准的操作规程取样，操作规程应当详细规定授权取样人、取样方法、取样器具、样品量、存放容器类型和状态、贮存条件以及取样注意事项等；取样方法应当科学、合理，以保证样品的代表性。

　　d. 样品应当按照规定的贮存要求保存。

这些规定中要求制药企业首先应当制定取样规程，确保所接收的原辅料按规定取样，并且明确了按批取样原则。目前国内外广泛采用的统计抽样标准是计数调整型抽样检验标准，它适用于连续批的调整型计数抽样。常见的取样标准包括：ANSI/ASQC Z1.4：计数抽样检验程度程序及表格；ISO 2859：计数抽样检验程序；GB/T 2828：抽样检验程序。

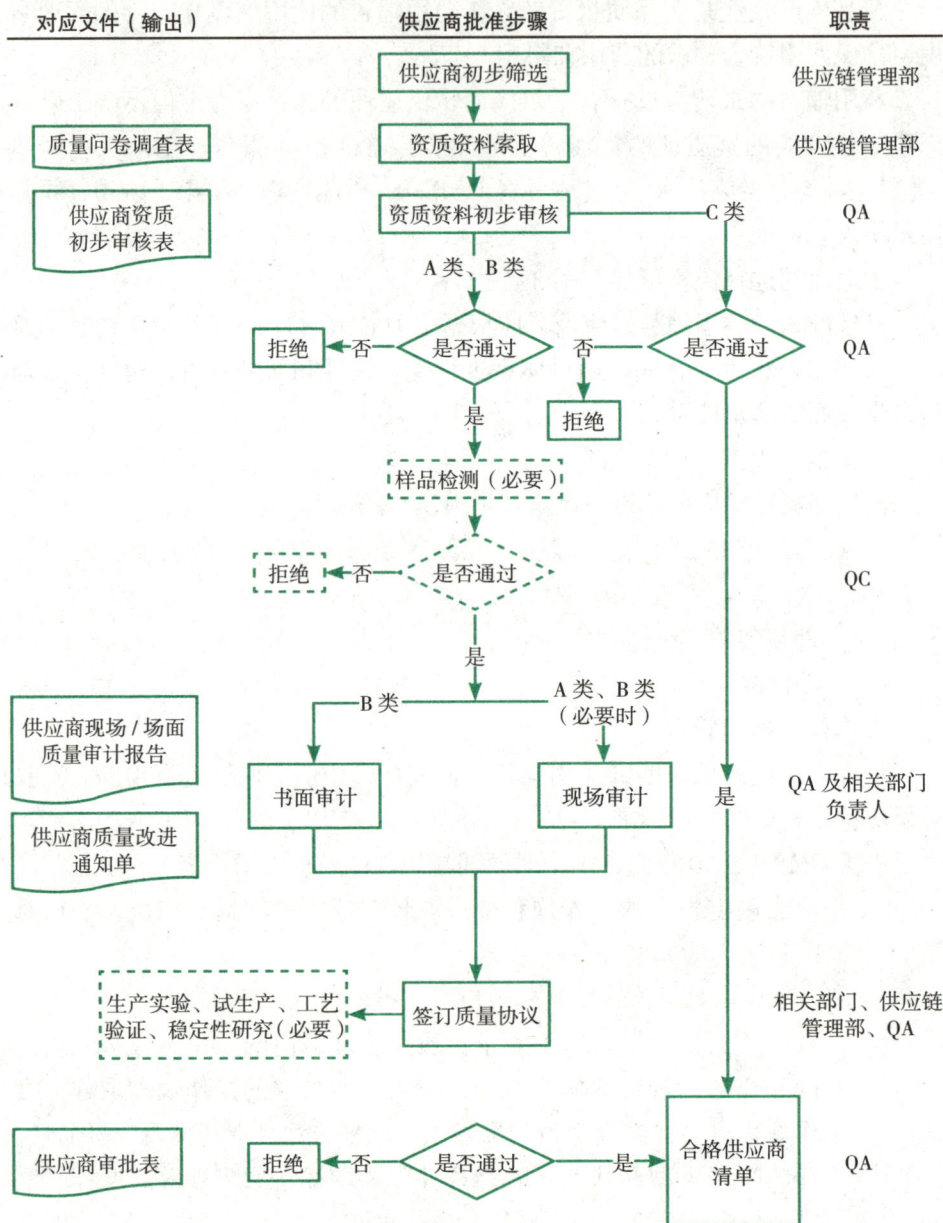

对应文件（输出）	供应商批准步骤	职责
	供应商初步筛选	供应链管理部
质量问卷调查表	资质资料索取	供应链管理部
供应商资质初步审核表	资质资料初步审核 → C 类	QA
	A 类、B 类	
拒绝 ← 否 — 是否通过 — 否 → 拒绝 ；是否通过	是	QA
	样品检测（必要）	
拒绝 ← 否 — 是否通过	是	QC
供应商现场/场面质量审计报告	B 类 → 书面审计 ；A 类、B 类（必要时）→ 现场审计	QA 及相关部门负责人
供应商质量改进通知单		
生产实验、试生产、工艺验证、稳定性研究（必要） ← 签订质量协议		相关部门、供应链管理部、QA
供应商审批表	拒绝 ← 否 — 是否通过 — 是 → 合格供应商清单	QA

图 8-1　供应商的选择流程

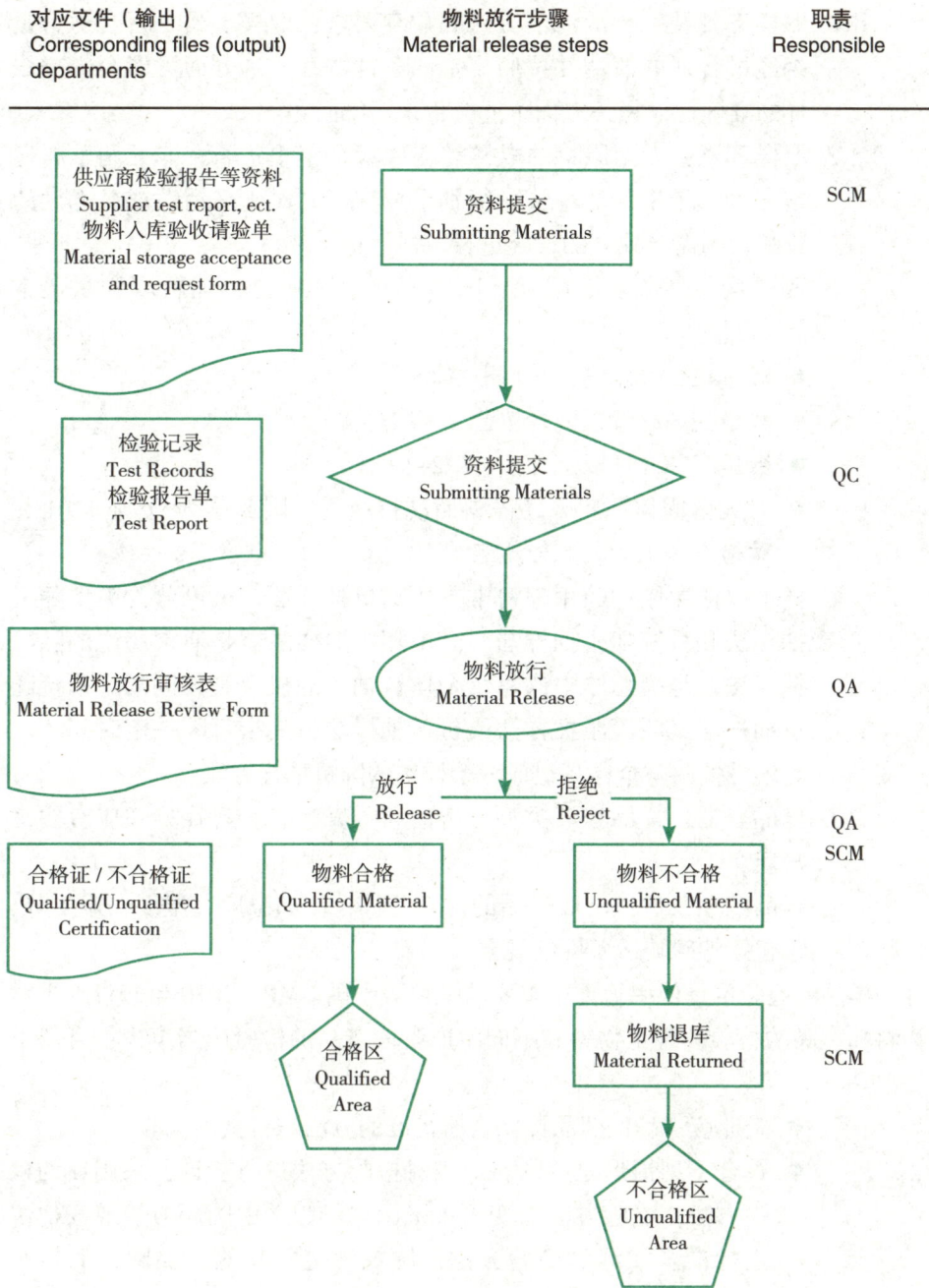

对应文件（输出） Corresponding files (output) departments	物料放行步骤 Material release steps	职责 Responsible

供应商检验报告等资料
Supplier test report, ect.
物料入库验收请验单
Material storage acceptance and request form

资料提交
Submitting Materials　SCM

检验记录
Test Records
检验报告单
Test Report

资料提交
Submitting Materials　QC

物料放行审核表
Material Release Review Form

物料放行
Material Release　QA

放行 Release　拒绝 Reject　QA SCM

合格证 / 不合格证
Qualified/Unqualified Certification

物料合格
Qualified Material

物料不合格
Unqualified Material

合格区
Qualified Area

物料退库
Material Returned　SCM

不合格区
Unqualified Area

3.9.9

图 8-2　物料放行流程

　　取样样品是否具有代表性，会影响检测结果的可靠性。影响样品取样的因素包括但不限于以下内容。

　　a. 取样人员：只有经过合适培训并经授权的人方可执行取样操作。

b. 取样工具及工具的清洁方法和贮存要求：取样工具是否合适，是否经过合适的清洁并按照规定的条件贮存，一方面可能会影响取样的准确性，另一方面可能会带来污染问题。

c. 取样环境：无菌原料的取样需在 A 级环境下进行；非无菌辅料通常在不低于生产环境洁净级别下取样；而对于高活性或高毒性的物料，则需要独立的设施进行取样保护。

d. 取样量：参考以上国际、国内样品取样标准，辅料取样量通常如下。

- 数量在 3 件以内，每件取样。
- 数量在 300 件以内，按 $\sqrt{N}+1$ 取样。
- 数量在 300 件以上，按 $\sqrt{N}/2+1$ 取样。
- 对无菌固体原料，还需参照现行版《中国药典》（通则 1101 无菌检查法）中的取样规定。

e. 样本取样原则：药用辅料常采用随机抽样法，又可分为简单随机抽样法和系统随机抽样法。简单随机抽样法就是通常所说的随机抽样法，是指总体中的每个个体被抽到的机会是相同的。系统随机抽样法又叫等距抽样法或机械抽样法，是指每隔一定时间或一定编号抽取一个样品组成一个样本的随机抽样方法。

f. 样品容器：样品容器类型、清洁和干燥状态、封存方式应有明确规定。

g. 样品贮存条件：已取样品的保存条件，例如温度、湿度、避光等，也包括特殊转运条件的规定。

样品的检验也是使用管理中重要的一环。中国 GMP（2010 年修订）中对物料和产品的检验，规定物料和不同生产阶段产品的检验应当至少符合以下要求。

- 企业应当确保药品按照注册批准的方法进行全项检验。
- 符合下列情形之一的，应当对检验方法进行验证：采用新的检验方法；检验方法需变更；采用现行版《中国药典》或其他法定标准未收载的检验方法；法规规定的其他需要验证的检验方法。
- 对不需进行验证的检验方法，企业应当对检验方法进行确认，以确保检验数据准确、可靠。
- 检验应当有书面操作规程，规定所用方法、仪器和设备，检验操作规程的内容应当与经确认或验证的检验方法一致。

- 检验应当有可追溯的记录并应当复核，确保结果与记录一致。所有计算均应严格核对。

该规定明确了药品应按照注册批准的质量标准进行全项检验，注册批准的质量标准包括法定标准、行业标准或企业标准。检验所用的方法应经过验证或确认，检验活动应当有书面操作规程进行规定并有可追溯的检验记录进行记录。

在美国 CFR 21 的 211.84（d）中指出，样品的检查和测试应满足以下要求：a. 至少应对药品中的每一组分进行一个特定的鉴别测试。b. 每一组分应按照书面规定的纯度、效价和质量规格等进行测试。生产者可以使用来自供应商的分析报告替代这些测试，但前提是生产者必须对这些组分进行至少一个特定的鉴别测试，并且须在合适的时间间隔内通过适当的验证来确保供应商分析报告的可靠性。

在 ICH Q7 中，第 7.3 章节 "进厂物料的取样和测试" 中规定如下。

- ✧ 除了3）中指出的物料，对每批物料至少做一个鉴别测试。在生产者对供应商有一个系统评估的前提下，供应商的分析报告可以用来替代其他项目的测试。
- ✧ 对供应商的批准应当包括一次评估，提供足够的证据（如过去的质量记录）证明该供应商始终都能提供符合质量标准的物料。在减少内部测试之前，至少应当对三批物料作全检。同时，最低限度应每隔一定时间进行一次全检，并与供应商分析报告进行比较，供应商分析报告的可靠性应当定期进行检查。
- ✧ 工艺助剂、有害或剧毒原料、其他特殊物料或在同一个公司内转移至不同部门的物料不需测试，前提是能取得制造商的分析报告，证明这些物料符合规定的质量标准。对这些物料不作现场测试应当说明理由，并用文件记录。

综上，可以看出美国 FDA 和 ICH 对进厂辅料的管理理念是相近的，进厂辅料可以不进行全检，前提是必须进行鉴别测试并有供应商的分析报告，且应定期检查和评价供应商分析报告的可靠性。而中国 GMP（2010 年修订）监管要求进厂辅料应按照注册质量标准进行全检，凡购入的药用辅料，都必须按照药品批准注册时核准的质量标准进行检验，确保符合药用要求。对已颁布国家药品标准的药用辅料，必须符合国家药品标准的要求。

无论辅料的检验是否采用全检，最终的检测结果都应符合预先制定的检验标准。中国 GMP（2010 年修订）中对物料质量标准做了以下具体规定。

a. 药品生产所用的原辅料、与药品直接接触的包装材料应当符合相

401

应的质量标准。进口原辅料应当符合国家相关的进口管理规定。

b. 物料和成品应当有经批准的现行质量标准；必要时，中间产品或待包装产品也应当有质量标准。

c. 物料的质量标准一般应当包括以下内容。

- 物料的基本信息：企业统一指定的物料名称和内部使用的物料代码；质量标准的依据；经批准的供应商；印刷包装材料的实样或样稿。
- 取样、检验方法或相关操作规程编号。
- 定性和定量的限度要求。
- 贮存条件和注意事项。
- 有效期。

法定标准是国家颁布的对辅料质量的基本要求，是药品生产中必须达到的质量标准。在中国，法定标准质量标准应当符合现行版《中国药典》的通用技术要求和格式，并使用其术语和计量单位。《中国药典》收载的药用辅料，同一品种规格的辅料至少应符合《中国药典》各论的要求。

现行版《中国药典》四部凡例第二十二条规定：在采用中国药典收载的药用辅料时，还应考虑制备制剂的给药途径、制剂用途、配方组成、使用剂量等其他因素对其安全性的影响。根据制剂的安全风险程度，选择相应等级的药用辅料，特别是对注射剂、眼用制剂等高风险制剂，在适用性、安全性、稳定性等符合要求的前提下，应尽可能选择注射用级别的药用辅料。

d. 仓储管理：仓储中的药用辅料管理应重点关注以下两方面管理。

- 存放温度、湿度条件的符合性。需要对库房的温度、湿度分布进行验证，证实库存条件能长期稳定符合物料的存放环境要求。
- 存放效期的控制。需要有书面规定药用辅料的存放效期，包括近效期和过效期的处理规定，以及复验期的规定。

e. 生产使用管理：检验合格且在效期内的药用辅料经放行后可用于生产环节使用。药用辅料在使用环节应重点关注以下方面的管理：外观完整性检查、称量过程中的防污染和混淆控制、物料平衡计算、暂存环境条件和暂存时间控制、符合工艺要求的投料顺序和加工工艺控制。

不同使用途径的药用辅料对生物相容性的要求不同，即一种辅料收录于药典等相关文件中，并不意味着这种物质可以不加限制的使用，需要根据其不同的使用途径和用量对其生物相容性进行研究，欧盟对已有药典标准的药用辅料实行欧洲药典适应性认证（Certificate of Suitability Procedure, CEPs），对于用于注射剂、眼用制剂、吸入制剂的药用辅料在新的关联审评制度下都属于高风险药用辅料。建议不同给药途径的药用辅料生物相容性研究项目可参考，但不强行要求表 8-1 列出的试验项目，或不仅限于表 8-1 列出的试验项目。

表 8-1　药用辅料在不同使用途径对试验的需求

试验项目	注射用	眼部接触用	吸入用	吞食用
急性毒性试验	+	−	+	+
长期毒性试验	+	−	+−	+−
眼刺激试验	−	+	−	−
血管刺激试验	+	−	−	−
肌肉刺激试验	+	−	−	−
皮肤黏膜刺激试验	−	+	+	−
主动过敏试验	+	+	+	−
迟发超敏试验	+	+	+	−
光敏毒性试验	−	+	−	−
Ames 试验	+	+−	+−	+−
染色体畸变试验	+	+−	+−	+−
微核试验	+	+−	+−	+−
一般发育毒性试验	+−	+−	+−	+−
致畸试验	+−	+−	+−	+−
围产期毒性试验	+−	+−	+−	+−
致癌试验	−	−	−	−
毒代动力学试验	+−	+−	+−	+−
安全药理学试验	+−	+−	+−	+−
热源试验	+	−	−	−
溶血试验	+	−	−	−
微生物限度试验	+	+	+	+

注：a. "+"必做；"−"免做；（+−）提供资料，必要时做。b. 降压性物质、残留蛋白质、不溶性微粒：不是生物学试验。c. 微生物限度试验根据使用途径采用不同标准。

8.1.1.5　口服溶液剂药用辅料的管理与质控

口服溶液剂是指原料药物溶解于适宜溶剂中制成的供口服的澄清液体制剂。口服溶液剂的溶剂常用纯化水，对于纯化水的质量控制应参照各国药典要求。此外，根据需要口服溶液剂还可以加入适宜的附加剂，如抑菌剂、增稠剂、助溶剂、增溶剂、缓冲剂、稳定剂、矫味剂以及色素等。

口服溶液剂的质量特性要求主要包括：稳定，无刺激性，不得有发霉、酸败、变色、异物、产生气体或其他变质现象，装量，微生物限度，含量。

结合口服溶液剂质量特性要求，附加剂的使用管理除应遵循 8.1.1 中的通用管理要求外，附加剂种类及用量的选择应符合制剂标准的相关规定，且不能影响产品的稳定性、安全性和疗效，不能对检验产生干扰。

以抑菌剂为例，考虑口服溶液剂本身的制剂特点，口服溶液剂在生产和贮存过程中，发生微生物污染、发酵或长霉的可能性较大，因此，在口服溶液剂的处方中常会加入抑菌剂，以降低微生物污染超标的风险。但是，不论是天然的还是人工合成的抑菌剂，都存在着一定的安全风险，因此，对于口服溶液剂中加入的抑菌剂，应在研究阶段对其种类、用量、质控标准进行全面研究，以确保既能达到适当抑菌效力，使产品的微生物限度在有效期内符合要求，又不会对人体产生毒性。针对儿童、婴幼儿及孕妇等特殊人群的口服溶液剂，应尽量减少抑菌剂的使用。

由于口感对患者依从性有较大影响，因此矫味剂也常被加入到口服溶液剂处方中，以提高药液的口感。常用的矫味剂包括甜味剂、芳香剂、胶浆剂、泡腾剂。口服溶液剂中加入矫味剂时，首先，矫味剂不应对药液内在质量产生影响。例如，口服溶液剂以蔗糖作为矫味剂时，蔗糖成分可能有利于微生物的生长，生产及贮存过程中微生物的污染和繁殖可能导致产品质量不合格，因此会需要特别考虑其用量，或是在处方中加入适当的抑菌剂，以防止微生物超标。其次，还应考虑矫味剂在药液 pH 条件下的稳定性。例如，蔗糖在酸性条件下不稳定，因此在 pH 值偏酸性的口服溶液中使用蔗糖作为矫味剂时，可能导致蔗糖分解，达不到要求的矫味剂作用。除此之外，也应考虑矫味剂的加入对适用人群的影响。例如，蔗糖作为矫味剂的口服溶液剂可能对某些特定类型的患者（如糖尿病患者）不宜。

综上，基于口服溶液剂的质量特性要求，其药用辅料应重点关注以下质量指标的控制：外观性状、鉴别、微生物限度。

8.1.1.6 注射液药用辅料的管理与质控

注射液是原料药物或与适宜的辅料制成的供注入体内的无菌液体制剂，包括溶液型、乳状液型或混悬型等注射液。其所用溶剂一般分为水性溶剂和非水性溶剂。水性溶剂最常用的为注射用水（对于注射用水的质量控制可参照各国的药典），也可用 0.9% 氯化钠溶液或其他适宜的水溶液。非水性溶剂常用植物油，主要为供注射用的大豆油，其他还有乙醇、丙二醇和聚乙二醇等。供注射用的非水性溶剂，应严格限制其用量。此外，根据需要还可以加入适宜的附加剂，如渗透压调节剂、pH 值调节剂、增溶剂、助溶剂、抗氧剂、抑菌剂、乳化剂、助悬剂等。

注射液的质量特性要求主要包括：澄清度、粒径、不溶性微粒、细菌内毒素或热原、可见异物、pH 值、装量、无菌、含量、有关物质、渗透压摩尔浓度。

结合注射液的质量特性要求，附加剂的使用管理除应遵循 8.1.1 中的通用管理要求外，注射液生产过程中应最大限度降低微生物、各种微粒、热原或细菌内毒素的污染。注射液所用辅料应从来源及生产工艺等环节进行严格控制，并应符合注射用质量要求。所用溶剂应安全无害，并与其他药用成分兼容性良好，不得影响活性成分的疗效和质量。所用附加剂应不影响药物疗效，避免对检验产生干扰，使用浓度不得引起毒性或明显的刺激性。因注射液给药方式较多，包括皮下注射、皮内注射、肌内注射、静脉注射、静脉滴注、鞘内注射、椎管内注射等，选择附加剂时还应考虑给药方式，如静脉给药与脑池内、硬膜外、椎管内用的注射液均不得加抑菌剂。

综上，基于注射液的质量特性要求，其药用辅料应重点关注以下质量指标的控制：外观性状、鉴别、无菌、细菌内毒素或热原。

注射剂药用辅料属于高风险的药用辅料，应关注的安全性项目见 8.1.1 中药用辅料管理过程。

8.1.1.7 滴眼剂药用辅料的管理与质控

滴眼剂系指由原料药物与适宜辅料制成的供滴入眼内的无菌液体制剂。可分为溶液、混悬液或乳状液。滴眼剂中可加入调节渗透压、pH 值、黏度以及增加原料药物溶解度和制剂稳定的辅料等。

滴眼剂用辅料属于高风险用途的药用辅料，其毒性、刺激性、用量等毒副反应是质量管理的重点，尤其对于多剂量给药的滴眼剂中通常需要加入抑菌剂，以防止滴眼剂开启后微生物污染。如果是抗生素类药物的滴眼剂，目前抑菌剂的用量随意且不规范。例如苯扎氯铵（Benzalkonium Chloride）化学名称为氯化二甲基苄基烃铵，是滴眼剂常用的抑菌剂，但其对眼部有刺激性，此外由于市售的苯扎氯铵多为混合物，苯扎氯铵按照烷基链碳数目的不同可以分为 C_{10}、C_{12}、C_{14}、C_{16} 等，随着碳链数目的增加，苯扎氯铵的刺激性增加，但是抑菌效果没有显著的提高，因此，目前国外已经提倡使用碳链长度为 C_{12} 的苯度氯铵代替苯扎氯铵混合物。

滴眼剂的质量特性要求主要包括：可见异物、粒度、装量、无菌、含量、有关物质、渗透压摩尔浓度、沉降体积比（混悬型滴眼剂）。

结合滴眼剂的质量特性要求，附加剂的使用管理除应遵循 8.1.1 中的通用管理要求外，滴眼剂所用药用辅料不应降低药效或产生局部刺激；除另有规定外，滴眼剂应与泪液等渗并具有相近 pH 值；多剂量眼用制剂一般应加适当抑菌剂。在抑菌剂的选择上，应尽量选用安全风险小的抑菌剂；此外，眼内注射用溶液等不得加入抑菌剂、抗氧剂或不适当的附加剂。

综上，基于滴眼剂的质量特性要求，其药用辅料应重点关注以下质量指标的控制：刺激性、用量、抑菌力、使用的酸碱度范围、与药物的相容性、是否需要摘除隐形眼镜、微生物限度或无菌、与滴眼剂直接包装材料的相容性。

8.1.1.8 外用洗剂药用辅料的管理与质控

外用洗剂系指用于冲洗开放性伤口或腔体的无菌溶液。冲洗剂由原料药物、电解质或等渗调节剂溶解在注射用水中制成。

外用洗剂的质量特性要求主要包括：装量、无菌、细菌内毒素或热原。

结合外用洗剂的质量特性要求，附加剂的使用管理除应遵循 8.1.1 中的通用管理要求外，外用洗剂所用辅料应无毒、不降低药效或产生局部刺激性。

综上，基于外用洗剂的质量特性要求，其药用辅料应重点关注以下质量指标的控制：外观性状、鉴别、微生物限度或无菌、细菌内毒素或热原。

8.1.1.9 灌肠制剂药用辅料的管理与质控

灌肠制剂系指灌注于直肠的水性或油性溶液、乳状液和混悬液，以治疗、诊断或营养为目的的液体制剂。

灌肠制剂的质量特性要求主要包括：装量、微生物限度。

结合灌肠制剂的质量特性要求，附加剂的使用管理除应遵循 8.1.1 中的通用管理要求外，其药用辅料应重点关注以下质量指标的控制：外观性状、鉴别、微生物限度。

8.1.2 化学制药配液用包装材料的使用管理和技术要求

8.1.2.1 药包材管理总则

药包材的通则性管理规定参见现行版《中国药典》通则 9621 "药包材通用要求指导原则"，该指导原则中明确了药包材在生产、贮存和使用中应符合以下管理规定。

药包材的原料应经物理、化学性能和生物安全评估，应具有一定的机械强度、化学性质稳定、对人体无生物学毒害。药包材的生产条件应与所包装制剂的生产条件相适应；生产环境和工艺流程按照所要求的空气洁净度级别进行合理布局，生产免洗用包材，从成品成型以后工序洁净度要求应与所包装的药品生产洁净度相同。根据不同的生产工艺及用途，药包材的微生物限度或无菌应符合要求；注射剂用药包材的热原或细菌内毒素、无菌等应符合所包装药品的要求；眼用制剂用药包材的无菌等应符合所包装药品的要求。

药包材与药物的相容性研究是选择药包材的基础，药物制剂在选择药包材时必须进行药包材与药物的相容性研究。与药液直接接触的所有药包材，都会向药液中释放出不溶或可溶性物质。不溶性物质我们通常称之为微粒污染，可溶性物质我们通常称之为萃取物。这些物质可能会对药品质量产生潜在不利影响，影响药品的安全性和有效性。因此，在选择药包材和容器时，既要考虑良好的化学稳定性和阻隔性，也要考虑低迁移性。包装材料和药物的相容性，包括物料相容、化学相容及生物相容，是选择药包材的前提条件。相容性研究试验应考虑剂型的风险水平和药物与药包材相互作用的可能性（表8-2），一般应包括三部分试验内容：药包材对药物质量影响的研究，包括药包材的萃取物研究以及萃取物的毒理学评估等；药物对药包材影响的研究，考察药包材使用后的完整性、功能性及质量变化情况；药物的质量变化研究，包括加速试验和长期试验。

表8-2 药包材风险程度分类

不同药包材的风险程度	制剂与药包材发生相互作用的可能性		
	高	中	低
高	吸入制剂、注射液、冲洗剂	注射用无菌粉末、植入剂	—
中	眼用液体制剂、鼻吸入气雾剂及喷雾剂、软膏剂、乳膏剂、糊剂、凝胶剂、膜剂	—	—
低	外用液体制剂、气雾剂、栓剂、口服液体制剂	散剂、颗粒剂、丸剂	口服片剂、胶囊剂

药包材标准是为保证所包装药品质量而制定的技术要求。药包材质量标准分为方法标准和产品标准。药包材的质量标准建立在经确认的生产条件、生产工艺以及原材料来源等基础上，以上因素如发生变化，需重新制定药包材质量标准，并确认标准的适用性。不同给药途径的药包材，其规格和质量标准亦不相同，应根据制剂质量要求、使用方式等制定相应的质量控制项目。

药包材的包装上应注明包材使用范围、规格及贮藏要求，并应注明使用期限。

8.1.2.2 基于风险的药包材管理策略

风险管理技术可用于确定药包材的合适 GMP 管理程度，药包材的风险评估管理程序应嵌入在药品生产企业的药品质量体系中。来自于每个供应商的每种药包材，药品生产企业应从其来源直到用于制剂的整个过程识别其质量、安全和功能方面风险中。

确定制药配液中的药包材所带来的风险，需要对以下方面知识有深刻的理解。

    a. 药包材对患者安全、产品质量带来什么影响。

    b. 管理这些药包材的支持性业务流程。

    c. 药包材的质量标准。

    d. 中间产品、产品监控或控制的关键质量属性和限度。

    e. 法规监管要求。

    f. 供应商的质量管理水平。

    g. 药包材管理中与 EHS 相关的风险。

    h. 药包材的功能或用途。

    i. 药包材的构造材质。

    j. 工艺溶液或溶剂。

    k. 接触时间。

    l. 接触面积。

    m. 不同工艺阶段存在萃取物、微粒污染、微生物污染的可能性。

    n. 其他有助于了解工艺流的信息。

为了管理药包材生命周期阶段的风险并确定不同阶段的管理活动，应选择适当的风险管理流程并在整个生命周期中贯彻执行。

ICH Q9 中描述了制药行业通用的质量风险管理流程，该流程仍旧适用于药包材的风险管理。企业可能已经制定了其他质量风险管理流程，尽管本指南建议了一种流程方法，但并不意味着拒绝或否定其他流程方法。

参照典型质量风险管理流程图的基本框架，药包材质量风险管理的具体步骤通常包括以下内容。

    a. 制定一个药包材清单，描述药包材材质、用途、供应商等信息。同时制定一个产品物料清单和产品工艺流程图。划分药包材的生命周期阶段并制定每一阶段的管控流程图。对药包材分类有助于评估药包材的重要性和风险。

    b. 结合药包材质量标准、工艺信息和管控流程，识别并评估药包材对患者安全、产品质量的风险。风险评估应使用所有可获得的信息和数据，评估的因素包括但不限于：溶剂 / 药液的萃取能力、接触时间长短、接触面积大小、药液的温度、药包材内在抵抗萃取的特性、萃取物的毒性程度。

c. 识别控制措施，基于风险做出的控制决策包括但不限于：相容性研究决策，基于药包材的风险等级排序，以及公司可获得的资源，最终决定选择哪些药包材进行相容性研究。采购决策，选择哪一家供应商，是否需对供应商进行评估，评估的程度，是否需执行现场审计。检验决策，哪些质量属性属于关键质量属性，需要对哪些质量指标进行检验，检验的控制限度。仓储决策，哪些仓储条件会影响药包材质量，对哪些仓储条件进行控制及控制限度。使用决策，使用中的控制点和控制措施，包括变更控制。

d. 实施控制措施。

e. 审核风险并监控控制措施。

8.1.2.3 药包材的过程管理

药包材过程管理要求与药用辅料相似，参见 8.1.1 章节描述。

8.1.2.4 口服溶液剂用包装材料的管理与质控

口服溶液剂常用的包装材料有玻璃、塑料等材质，常见的包装形式为瓶装，瓶装包装方式通常还需要使用瓶盖、瓶塞进行密封。

玻璃按照材质可分为高硼硅玻璃、中硼硅玻璃、低硼硅玻璃和钠钙玻璃等。不同材质的玻璃性能差别较大。口服溶液剂在进行与玻璃包装容器相容性考察时，应重点考虑玻璃中无机离子的释放对药液 pH 的影响，对药液不溶性微粒的影响，有害金属元素向药物制剂中的迁移，尤其应该关注包括不同温度及不同酸碱度条件下玻璃的脱片出现的可能性，含有着色剂的避光玻璃的避光性，以及玻璃对药液成分的吸附等。用于盛装口服溶液剂的玻璃容器的质量要求，在使用管理中，至少应对玻璃材质的包装材料的尺寸、耐水性、耐酸性、耐碱性、耐热性、内应力、金属离子浸出物等进行相关的质量控制。

塑料按照材质可分为高密度聚乙烯（HDPE）、低密度聚乙烯（LDPE）、聚丙烯（PP）、聚对苯二甲酸乙二醇酯（PET）等。塑料材质的容器用于口服溶液剂的包装时，其相容性试验应重点考察双向穿透性（包括水蒸气、氧气的渗入以及水分、挥发性药物的透出）；塑料成分向药液中的迁移（塑料中添加剂、加工时分解产物对药物的影响）；塑料对药液的吸附；药液所用溶剂与塑料容器的相互作用；以及塑料容器对药液不溶性微粒、密封性等问题。用于盛装口服溶液剂的塑料容器的质量要求，在使用管理中，至少应对塑料材质的包装材料的壁厚、密度、密封性、抗跌性、透氧透湿性、溶出物等进行相关的质量控制。

口服溶液剂所使用的瓶盖主要是塑料材质的，且一般用于塑料瓶的密封，瓶盖的材质可以与瓶身不同，但是需要考察与塑料瓶的匹配性和塑料瓶的整体密封性。瓶塞主要是胶塞，一般用于玻璃瓶的密封，同时要配有铝盖或者铝塑组合盖进行封严，可分为易刺型口服溶液瓶盖、撕拉式口服液体瓶盖等形式。采用任何形式的瓶盖，均需考虑其与瓶子的匹配性和密封性。

易刺型口服液体瓶盖一般使用易刺型铝盖或易插铝塑组合盖。易刺型铝盖一般用于小剂量的口服溶液剂，其盖顶部位有直径约为 2~3mm 的薄顶，内部配有橡胶塞或垫片，便于吸管的插入。对于此类铝盖，除了考虑橡胶塞或者垫片对药物的吸附、药液与橡胶塞或者垫片的作用以及溶液不溶性微粒等相容性问题外，在质量控制上至少应考虑铝盖与橡胶塞或垫片的尺寸及配合性，以及铝盖的刺穿性能等。

撕拉式瓶盖又分为上撕拉型和侧撕拉型，材质通常为铝合金。采用螺旋形式的瓶盖，通常还需要在瓶口增加一层铝箔进行密封。采用这两种类型的瓶盖时，都需考虑铝盖或铝箔与瓶子的密封性，以及与药液的相容性。相容性的考察重点可包括有害金属元素向药物制剂的释放、铝合金材质对药物的吸附以及微粒等问题。

8.1.2.5 注射液用包装材料的管理与质控

注射液常用包装容器有玻璃安瓿、玻璃输液瓶、玻璃注射剂瓶、塑料安瓿、塑料输液瓶（袋）、预灌封注射器等，瓶装方式通常需使用胶塞和瓶盖进行密封，因此注射液用包装材料常用材质有塑料、玻璃、橡胶等。

注射液产品是直接进入人体内作用，包装材料的质量风险远高于口服剂型，所以直接接触注射液产品的包装材料，不仅要能满足药品本身应能达到的无菌保证水平的要求，同时更要关注包装材料和药品之间的相互作用。

注射剂作为高风险产品，原国家食品药品监督管理总局曾发布多个指导原则，要求对产品与包装材料进行相容性研究，如《化学药品注射剂与药用玻璃包装容器相容性研究技术指导原则》《化学药品注射剂与塑料包装材料相容性研究技术指导原则（试行）》《化学药品与弹性体密封件相容性研究技术指导原则》等，国际上也有多个相关的技术指南指导进行相容性研究。

塑料材质的容器用于注射液的包装时，其相容性试验应重点考察：水蒸气、氧气的渗入；水分、挥发性药物的透出；塑料成分向药液中的迁移（塑料中添加剂、加工时分解产物对药物的影响）；塑料对药液的吸附；药液所用溶剂与塑料容器的相互作用；塑料中添加剂的溶出；塑料容器制备不良时产生的微粒。用于盛装注射液的塑料包装容器的质量要求，在使用管理中，至少应对塑料材质的包装材料的壁厚、密度、密封性、抗跌性、不溶性微粒、穿刺力、渗透性、溶出物、生物试验（包括急性全身毒性、溶血、皮肤致敏、皮内刺激、细胞毒性）等进行相关的质量控制。

玻璃材质的容器用于注射液的包装时，其相容性试验应重点考察：玻璃中无机离子的迁移（影响药液的 pH）；玻璃中有害金属元素的迁移（影响药物的安全性）；不同酸碱度药液导致的玻璃脱片等。用于盛装注射液的玻璃容器的质量要求，在使用管理中，至少应对玻璃材质的包装材料的尺寸，线热膨胀系数，三氧化二硼含量，耐水性，耐酸性，耐碱性，内应力，砷、锑、铅、镉浸出物等进行相关的质量控制。

橡胶材质的容器用于注射液的包装时，其相容性试验应重点考察：橡胶中各种添加物的溶出；胶塞对药物的吸附；橡胶填充料在药液中的脱落；橡胶中有害添加物的释放；胶塞等制备不良时产生的微粒（落屑）等。用于注射液的橡胶类药包材的质量要求，在使用管理中，至少应对橡胶材质的包装材料的温度时应性、穿刺落屑、穿刺力、密封性、不溶性微粒、溶出物等进行相关的质量控制。

8.1.2.6 滴眼剂用包装材料的管理与质控

滴眼剂用容器包括低密度聚乙烯（LDPE）药用滴眼剂瓶、聚丙烯（PP）药用滴眼剂瓶、聚酯（聚对苯二甲酸乙二醇酯）药用滴眼剂瓶等，根据使用剂量的不同，分为多剂量滴眼剂瓶和单剂量滴眼剂瓶。多剂量滴眼剂由瓶身、瓶盖及瓶嘴三部分或者瓶身、瓶盖两部分组合而成，装量较大，开启后可反复使用，需添加抑菌剂等以保证药液的稳定；单剂量滴眼剂瓶为瓶身和顶盖两件套组合，顶盖与瓶体连接处设有刻痕，瓶体下方设有标示板。内装单次用药剂量，一次性使用，不含抑菌剂。一般采用"吹瓶 – 灌装 – 封口"三合一的 BFS 工艺。低密度聚乙烯药用滴眼剂瓶和聚丙烯药用滴眼剂瓶均有单剂量和多剂量品种，而聚酯药用滴眼剂瓶多为多剂量品种，主要供包装非油脂性、非芳香性、非挥发性的眼药水用。

自《中国药典》2010 年版开始，眼用制剂的定义为直接用于眼部发挥治疗作用的无菌制剂，明确的规定了眼用制剂应该为无菌制剂。对药用制剂生产以及包装提出了更严格的要求。

　　滴眼剂产品包装容器均为塑料，由于是直接接触患者眼部组织，其应用部位及应用方式的特殊性，决定其包装材料的质量风险高于普通外用液体剂型，且作为液体制剂，其与药包材发生相互作用的可能性也高。滴眼剂瓶作为高风险制剂用药包材，不仅要能满足药品本身应能达到的无菌保证水平的要求，同时更要关注包装材料和滴眼用药品及其添加剂之间的相互作用。

　　塑料材质容器的滴眼剂包装，其质量特性要求主要包括：外观、鉴别、密封性、滴出量、可见异物、溶出物试验、炽灼残渣、正己烷不挥发物、脱色试验（着色瓶）、微生物限度、无菌、细胞毒性、异常毒性、眼刺激试验。其中，溶出物试验应考察澄清度、pH变化值、吸光度、易氧化物、不挥发物、重金属等项目。对于单剂量滴眼剂瓶，还应考察开启力，水蒸气透过量；对于多剂量滴眼剂瓶，还应考察抗氧剂、组合性能等项目。而对于聚丙烯多剂量药用滴眼剂瓶，由于其生产工艺中常加入烷基铝作为聚丙烯（PP）合成的催化剂，为控制铝离子随药液进入人体的量，因而对其单独增加了铝离子迁移量的检测。

8.1.2.7 外用洗剂、灌肠剂用包装材料的管理与质控

　　洗剂系指含原料药物的溶液、乳状液或混悬液，供清洗无破损皮肤或腔道用的液体制剂。灌肠剂系指灌注于直肠的水性或油性溶液、乳状液和混悬液，以治疗、诊断或营养为目的的液体制剂。洗剂和灌肠剂均应无毒、无局部刺激性。

　　目前还有一种一次性使用的无菌灌肠剂，主要用于协助诊断以及术前肠道准备应用于溃疡性结肠炎患者的临床治疗，属于无菌制剂的范畴，其包装的管理与质控也应与注射剂用塑料包装容器基本一致。

　　这两种制剂的包装主要是塑料材质，少量为铝塑软膏管。管理和质量控制的关键点与口服溶液制剂用塑料容器基本一致。

8.1.2.8 冲洗剂用包装材料的管理与质控

　　冲洗剂系指用于冲洗开放性伤口或腔体的无菌溶液，应无菌、无毒、无局部刺激性，属于无菌制剂。其包装主要是塑料材质，包装的管理与质控也应与注射剂用塑料包装容器基本一致。

8.2 中药制药配液用药用辅料和包装材料的使用管理和技术要求

8.2.1 中药制药配液用药用辅料的使用管理和技术要求

在中药制剂中，药用辅料是制剂处方设计时为解决制剂的成型性、有效性、稳定性、安全性加入处方中的，除主药（药材、饮片、提取物、提取挥发油等）以外的一切物料的统称。在制剂处方设计阶段，应根据不同制剂类型特点、给药方式、分散体系等因素，选取适宜的药用辅料。

2017 年 12 月 5 日原国家食品药品监督管理总局颁布《原料药、药用辅料及药包材与药品制剂共同审评审批管理办法（征求意见稿）》药用辅料由单独审批改为在审批药品注册申请时共同审评审批。中药液体制剂由于历史沿革，汤剂（近似口服液）的质量研究通常是其他剂型质量研究的参比制剂。质量研究过程通常关注澄明度、放置稳定性、颜色（外观性状）变化、絮凝、分层、药效改变、变质等影响因素；其影响因素多参考化学药质量研究指导原则来选择。

中药液体制剂辅料选择基本的原则有以下几点：与主药无配伍禁忌；在有效的浓度范围内对人的身体无毒性；不影响主药的性质和疗效；对产品检测不产生干扰；均应符合药用标准。在实际生产中，要根据以上原则和具体品种进行辅料种类和使用量的筛选实验。一般应作体外药物与辅料相互作用的研究，考察辅料对主药的物理稳定性、化学稳定性与生物学稳定性是否有影响。

8.2.1.1 中药注射剂药用辅料的质量控制

中药注射剂作为高风险剂型，其工艺过程中使用的药用辅料，包括制药用水，是药品生产中的基础物质，是药品生产过程的首要条件，其质量状况会直接影响药品的质量。因此，中药液体制剂，特别是中药注射剂生产中需对辅料进行严格管理，对物料的采购、验收、检验、仓储、发放、使用等各个环节进行严格的质量管理，从而确保药品生产使用的物料符合药用要求。

A. 中药注射剂中常用的辅料

液体制剂处方中常用辅料包括增溶剂、助溶剂，抗氧剂、pH 值调节剂、渗透压调节剂、冻干填充剂等，其中助溶剂和增溶剂、抗氧剂等几大类并非属于必须使用的辅料，而溶剂、pH 值调节剂、渗透压调节剂等几类辅料则是必须使用的。

增溶剂是指加入的起增溶作用的表面活性剂，由于表面活性剂形成胶团后，使药物在溶剂中溶解度增大。增溶剂的正确应用需熟悉增溶剂的性质，毒副作用，用量确定，使用方法等问题。某些中药液体制剂处方中常有含挥发油的中药，如干姜、冰片、细辛等，这些中药的部分有效成分，经提取后不能分散到水分子中间去。含挥发油的中药在做成注射液的生产工艺中，多采用增溶剂，可有效消除注射液的药液浑浊或乳光而使药液澄明。

由于第二种物质存在而增加难溶性药物在溶剂中溶解度的过程，这第二种物质称为助溶剂。助溶剂之所以能助溶，是因与难溶性药物形成的络合物、复盐或分子缔合物等复合物在水中的溶解度可大大增加。

pH 调节剂常用无机 / 有机酸或碱化合物、缓冲溶液来调节药液的 pH 值。如盐酸、枸橼酸、氢氧化钠、氢氧化铵、枸橼酸钠、磷酸氢二钠、磷酸二氢钠等。

填充剂常在冷冻干燥注射剂中使用。当冻干制品外形不饱满或萎缩成团粒时，有时可加入填充剂，起到固体支持作用，使干燥残留物能基本保持原来的体积，并维持足够的强度，避免贮存时破碎。使用的填充剂除必须具备注射用辅料的一般要求外，还应具备引湿性小、共熔点高、溶解速度快、冻干后外观洁白、均匀、细腻、廉价易得等特性。冷冻干燥注射剂常用的填充剂有：乳糖、葡萄糖、甘露醇、右旋糖酐、PVP 等。

B. 中药注射剂药用辅料管理工作流程

中药注射剂中药用辅料的质量控制过程包括供应商的审计和物料的入库放行两个方面的工作。企业应建立标准的供应商审计和物料入库放行标准操作流程，具体可参考 8.1.1 里药用辅料的过程管理部分。

C. 中药注射剂药用辅料质量标准

药用辅料质量标准主要分为法定标准、行业标准、企业标准三类，具体参见 8.1.1 里药用辅料的过程管理部分。

中药注射剂以其独特的疗效在临床发挥着重要的作用，但同时也伴随着不良反应，一直备受关注。《中华人民共和国药品管理法》规定，生产药品所需辅料必须符合药用要求，注射剂用辅料应符合注射用要求。中药注射剂辅料质量标准制定除参考药典标准外，还应关注与辅料生产工艺相关的安全性影响因素，如溶剂残留、辅料生产工艺引入杂质等。

8.2.1.2 外用中药配液制剂中药用辅料的影响

外用中药液体制剂系指药物与适宜的溶剂或分散介质制成的，通过体表给药以产生局部或全身性作用的溶液、混悬液或乳状液的液体中药制剂，包括洗剂、擦剂、灌洗剂等。常用辅料包括增溶剂、助溶剂、润湿剂、抑菌剂、助悬剂、抗氧剂、着色剂等。

8.2.1.3 口服中药配液制剂中药用辅料的影响

口服中药液体制剂是在汤剂基础上发展起来的剂型，其含有多种有效成分，对质量和口感影响较大。如何在不改变主要活性成分结构和口感的前提下，最大限度的保留有效成分，改善制剂口感为其制备工艺的一个难点。中药口服制剂中，辅料在提升制剂口感、改善澄清度、增强稳定性等方面起到关键作用。常用辅料有：矫味剂、澄清剂、抑菌剂等。

口服液制剂普遍存在入口苦涩、难咽等口感问题，特别是对于依从性较差的小孩和老年人而言，不容易接受。对矫味剂来说，在选择时要从口服液本身的理化性质出发，通过对口服液特性的了解加以选择，不同矫味剂可联合使用来更好地提升口服液口感。

对于口服液中澄清剂和抑菌剂而言，无论是人工合成的，还是天然的，在种类选择和用量方面，都存在着一定的安全隐患，而《中华人民共和国药品管理法》有明确的规定，针对儿童、婴幼儿或是孕妇等特殊人群，在应用时应尽量减少这些辅料的加入，应在保证安全的前提下适量应用。随着对辅料认识不断提高，《中国药典》对它们的要求也是越来越严格。建议选取使用广泛、安全度高和研究较为深入的药用辅料。

8.2.2 中药制药配液用包装材料的使用管理和技术要求

中药配液过程是指将经过提取、浓缩、精制等工序制得的中药浸膏、提取物或浓缩液，经过溶解、混合、分散、过滤、灭菌等工艺，分散在适宜分散介质中的过程。配液系统通常包括罐体、连接管路、阀门、O型圈等，组件材质通常包括不锈钢（奥氏体）、聚四氟乙烯、搪瓷、玻璃、硅胶、橡胶等。

中国GMP（2010年修订）中对直接接触药品的设备规定："生产设备不得对药品质量产生任何不利影响。与药品直接接触的生产设备表面应当平整、光洁、易清洗或消毒、耐腐蚀，不得与药品发生化学反应、吸附药品或向药品中释放物质。"

由此可以看出包装材料选择适宜，质量控制得当，产品的质量才能得到保障。为保障产品的质量，在药品研发阶段，通过药液配制系统与药液的相容性研究选择适宜产品的材质，在产品生产阶段，定期评估系统的质量至关重要。

8.2.2.1 中药注射剂用包装材料的质量控制

配液过程中药液与设备接触面大、生产时间可能较长（有冷置、沉降等工序），也可能有加热，调节酸、碱等工序。在这些工序下，药液的极性、离子强度、酸、碱可能使设备释放出一些物质，释放的物质可能是有害物质，也可能释放的物质本身没有毒性，但易与药液产生反应而对药品质量产生不利影响，从而影响产品的安全性、稳定性、有效性。因此，在设备选择时，应根据药液的性质以及产品的剂型，对设备与药液相容性进行风险评估，根据评估结果对设备进行相应的质量控制。由于设备的材质不同，评估方法应有所不同，如：不锈钢配液罐，常用的 316L 材质不锈钢罐，主要组成分别为 C 含量 6%，Cr 含量 17%，Ni 含量 12%，Mo 含量 2%，按照 ICH Q3D 元素杂质指导原则，Cr、Ni、Mo 作为控制元素杂质，并根据不同剂型有不同的控制水平。下面将根据主要的组件材质安全性风险评估进行举例。

A. 不锈钢材质的安全性风险评估

相比于不锈钢 304 类型，不锈钢 316 类型具有较强的抗腐蚀能力而被广泛用于制药行业的不锈钢配液系统。耐酸、耐碱、与药液的化学兼容性好，经过电抛光及化学钝化处理的不锈钢材质对物料的吸附小。

不锈钢配液系统与药液之间是否需要相容性研究应基于风险评估的结果进行。结合产品物料和工艺信息，对不锈钢配液系统进行风险评估，风险评估应使用所有可获得的信息和数据，评估考虑的综合因素包括但不限于：溶剂/药液的萃取能力、接触时间长短、接触面积大小、药液的温度、材料内在抵抗萃取的特性、萃取物的安全性评估。

对绝大多数产品来说，通常评估结果认为不锈钢配液系统是低风险系统，对产品是足够安全的，无需进行相容性研究。但对某些产品来说，例如酸性较低的产品、对金属离子敏感的产品、高风险产品（如注射剂），这些产品在决定采用不锈钢配液系统前，仅仅进行风险评估可能是不足的，还需考虑进行适当的相容性研究。对于中药制剂，由于成分多样、性质复杂，仅参考化学药，采用 FMECA 方式直接评估金属（或重金属）风险，过于主观。因此，我们建议在临床前的质量研究中，应当对中药制剂生产过程中直接接触的设备进行相容性实验及数据评价。

根据不锈钢材质组分，潜在的浸出物为元素杂质，检查方法有多种，传统方法是采用重金属比色法，但此方法是对能够与硫代乙酰胺或硫化钠作用显色的金属杂质，有反应的典型物质有铅、汞、铋、砷、锑、锡、镉、银、铜、钼。此方法是对这十种元素的限量总和，不能给出单个元素的含量，有些材质中潜在的物质如铬，不能测定，而且每种元素的毒性不同，难以合理地评估安全性。目前采用原子吸收分光光度法（AAS）、电感耦合等离子体质谱法（ICP-MS）和电感耦合等离子体原子发射光谱法（ICP-OES）进行单个元素的测定，采用 ICH 中的 ICH Q3D 元素杂质指导原则中需要评估的元素以及元素杂质 PDE 进行风险评估，具体见表 8-3、表 8-4，当药品中含有的杂质低于或等于安全性阈值时，对患者将不产生安全性问题。但同时也要考虑这些杂质是否与药液产生相互作用而导致澄清度、pH 值、聚合物生成等。

表 8-3　在风险评估中要考虑的元素

元素	分类	如果有意加入（所有给药途径）	如果无意加入		
			口服	注射	吸入
Cd（镉）	1	是	是	是	是
Pb（铅）	1	是	是	是	是
As（砷）	1	是	是	是	是
Hg（汞）	1	是	是	是	是
Co（钴）	2A	是	是	是	是
V（钒）	2A	是	是	是	是
Ni（镍）	2A	是	是	是	是
Tl（铊）	2B	是	否	否	否
Au（金）	2B	是	否	否	否
Pd（钯）	2B	是	否	否	否
Ir（铱）	2B	是	否	否	否
Os（锇）	2B	是	否	否	否
Rh（铑）	2B	是	否	否	否
Ru（钌）	2B	是	否	否	否
Se（硒）	2B	是	否	否	否
Ag（银）	2B	是	否	否	否
Pt（铂）	2B	是	否	否	否
Li（锂）	3	是	否	是	是
Sb（锑）	3	是	否	是	是
Ba（钡）	3	是	否	否	是
Mo（钼）	3	是	否	否	是
Cu（铜）	3	是	否	是	是
Sn（锡）	3	是	否	否	是
Cr（铬）	3	是	否	否	是

表 8-4 元素杂质允许日暴露量

元素	分类	口服（μg/d）	注射（μg/d）	吸入（μg/d）
Cd（镉）	1	5	2	2
Pb（铅）	1	5	5	5
As（砷）	1	15	15	2
Hg（汞）	1	30	3	1
Co（钴）	2A	50	5	3
V（钒）	2A	100	10	1
Ni（镍）	2A	200	20	5
Tl（铊）	2B	8	8	8
Au（金）	2B	100	100	1
Pd（钯）	2B	100	10	1
Ir（铱）	2B	100	10	1
Os（锇）	2B	100	10	1
Rh（铑）	2B	100	10	1
Ru（钌）	2B	100	10	1
Se（硒）	2B	150	80	130
Ag（银）	2B	150	10	7
Pt（铂）	2B	100	10	1
Li（锂）	3	550	250	25
Sb（锑）	3	1200	90	20
Ba（钡）	3	1400	700	300
Mo（钼）	3	3000	1500	10
Cu（铜）	3	3000	300	30
Sn（锡）	3	6000	600	60
Cr（铬）	3	11 000		3

B. 搪瓷材质的安全性风险评估

搪瓷常用于反应釜、配液罐等，搪瓷是将无机玻璃质材料通过熔融凝于基体金属上并与金属牢固结合在一起的一种复合材料，在金属表面进行瓷釉涂搪可以防止金属生锈，使金属在受热时不至于在表面形成氧化层，并且能抵抗各种液体的侵蚀。搪瓷材质在高温加压下能够抵抗有机物、无机酸类的侵蚀，同时也能防止金属对药液副作用的影响。另外，由于它还具有优良的机械性能和弹性，因此，它有耐高温及在温度突然改变而不碎裂等优点，而且还容易清洗，可保证产品的纯度。目前，化工厂设备中尤其是制药的设备中，像反应锅、减压浓缩锅、蒸馏器、过滤器、泵、贮槽等化工单元操作设备中被广泛的应用。根据搪瓷组成成分相关信息，搪瓷的潜在浸出物为元素杂质，可以参考不锈钢材质的安全性风险评估。

C. 硅胶材质的安全性风险评估

硅胶软管常被用作配液系统的连接管路，硅胶管是含有硅氧键的线型高分子弹性体，具有很高的热稳定性，并具有优异的耐臭氧老化、氧老化、光老化的性能，通常被认为具有化学惰性。而硅胶管在实际使用中，要经过氢氧化钠浸泡、清洗、高温灭菌等过程，其风险主要在氢氧化钠浸泡和高温灭菌后，由于硅胶管接触药液，有些中药含有挥发性成分（挥发油类），例如：荆芥、土荆芥、薄荷等药材挥发油含量较高，而且，多数中药成分复杂、基础物质研究比较匮乏，产品的极性等信息了解不够全面。硅胶是否对产品产生影响，应根据产品的风险、硅胶软管的材质、使用期限等进行风险评估，以评估是否进行相容性研究。应结合溶剂／药液的萃取能力、接触时间长短、接触面积大小、药液的温度等因素进行相容性研究，评价指标应根据系统材质的组成成分、产品质量标准等考察溶液的 pH 值、不溶性微粒、溶液颜色、硅胶管中浸出的有机物、金属离子、细菌内毒素、细胞毒性检查、致敏试验、皮内刺激试验、急性全身毒性试验、溶血试验等，并根据 PDE 值进行风险评估。

综上，根据不同材质进行风险评估后，建立了一套评估配液系统的方法，在此过程对配液系统的质量也有了深入的了解。因此，在采购这些材料时，除了参考相应的行业标准，如美国材料与试验协会标准（ASTM）、美国机械工程师协会标准（ASME）、美国注射剂协会颁布的技术报告（PDA），还要根据产品的性质，制定特定的标准以满足产品需求。在生产使用过程中，应采用适宜的方法对配液系统进行质量评估，最大程度达到对产品质量的有效控制。

8.2.2.2 外用中药配液制剂用包装材料的影响

外用中药与配液系统是否产生相互作用，使组件成分迁移、组件对药液成分吸附，从而影响产品的有效性、安全性，可以参考 8.2.2.1 进行相应的风险评估。风险评估的程度，应结合产品性质、使用剂量、组件材质的组成、组件的可提取物研究资料等相关信息，根据允许日暴露量、产品质量标准评估是否相应开展相容性研究。

8.2.2.3 口服中药配液制剂用包装材料的影响

配液系统对口服中药的影响，应从产品质量的有效性、安全性、稳定性等方面考虑，如配液系统成分迁移至产品中，可能是有害物质超过了允许日暴露量而增加产品的安全隐患，也可能是迁移物质与产品发生反应而影响产品生物利用度，引起产品的有效性降低等。因此需要结合产品的剂型、组件材质的组成及可提取物研究资料等进行适当的风险评估，从而有效控制组件对产品的影响。

8.3 生物制药配液用药用辅料和包装材料的使用管理和技术要求

8.3.1 生物制药配液药用辅料和包装材料的种类

8.3.1.1 生物制药中常规的辅料和包装材料及特点

A.pH 调节剂

主要为 CO_2 气体、碳酸氢钠、氢氧化钠、氨水、液氨、盐酸等。pH 调节剂可以分为酸、碱及缓冲液三类。蛋白质类生物药的理化稳定性与 pH 值有关，需用酸碱调节剂调节其 pH 值，常用的主要为盐酸和氢氧化钠。在使用时一般将其稀释至一定倍数使用。

B. 配 / 储液袋

用于配制及收集、储存经过滤后的溶液，以有效减少不同溶液或批次间在配制或储存过程中存在的相互混淆及交叉污染的风险。基于对溶液里所包含的成分以及配制 / 储存量的大小，对配制 / 储存袋的材质、强度以及相应的功能设计有特殊的标准和要求。

C. 过滤器

过滤器包括囊式过滤器、除菌过滤器等。在配液的生产工艺中通过对过滤器不同孔径的选择，可以对溶液进行阶梯式的颗粒去除以及无菌过滤，从而保证溶液在生产过程中需要满足的无菌条件。

D. 硅胶管 /C-Flex

用来传输溶液。

E. 垫圈

直接与产品接触，提高密封性。

F. 不锈钢材料

管道复杂，灵活度低等。不锈钢种类：304，316 等。

G. 工艺气体

工艺气体包括氮气（N_2），氧气（O_2），二氧化碳（CO_2），高压空气等，被普遍用于生物制药的生产工艺中，诸如发酵过程中溶氧的控制，pH 的控制调节等。由于工艺气体在制药生产工艺中会和药物产品直接接触，从而被确定为关键的工艺参数（CPP），对产品的质量及安全起着关键的作用。因而对于工艺气体的纯度、质量控制和管理至关重要。

8.3.1.2 细胞培养及发酵（上游工艺）

上游原辅料选择的原则为在满足细胞代谢与表达的需求的同时，不能给下游纯化带来太大的纯化压力。在满足工艺需求的同时，主要以生物负荷、有毒、有害物质含量作为选择考量。

A. 培养基

培养基主要为细胞生长提供营养物质和一定的保护作用。主要物质包括糖、氨基酸、维生素、微量元素、脂类、生长因子、抗剪切保护剂等。

B. 补料

在细胞培养过程中，往往需要额外添加一定的营养成分，也就是通常说的补料。补料一般为高浓度的氨基酸、维生素、生长因子等，无论是对不锈钢还是一次性耗材均有一定要求。

C. 代谢调节剂

在生物制药生产的发酵工艺中，代谢调节剂主要用于对糖酵解过程的调节和控制，通过对碳水化合物和糖的分解，从而合理提供细胞生长所需的能量（ATP）。根据生产工艺的需求，实际的使用量以及添加时机应由工艺开发的实验数据来支持。对于代谢调节剂的来源及成分也有质量上的明确要求。

D. 消泡剂

细胞在反应器中培养时，由于搅拌的作用会产生气泡，消泡剂可降低表面张力，抑制泡沫产生，常用的消泡剂一般有矿物油类、有机硅类、聚醚类。

8.3.1.3 蛋白质提纯（下游工艺）

A. 填料

亲和层析、离子交换、分子排阻（分子筛）、疏水层析和反相层析等填料。

B. 缓冲液

缓冲液可以抗衡蛋白质中 pH 值的改变。

C. 稳定剂

加入作为稳定剂的药用辅料，以保持其生物学活性。

D. 表面活性剂

使用表面活性剂，可以显著的减少溶液表面张力和剪切力对抗体蛋白的影响。能使药物的溶解性加大。

E. 增溶剂

具有增溶效果的表面活性剂。

8.3.1.4 制剂灌装及冻干

A. 缓冲液

一个弱酸和它的盐所组成的混合溶液，具有缓冲酸或碱的能力，这种混合溶液共同构成缓冲体系。因为蛋白质的物理化学稳定性与 pH 值有关，通常蛋白质的稳定性 pH 值范围很窄，应选用适当的缓冲体系，以提高蛋白质在溶液中的稳定性。

常用的缓冲体系主要有：枸橼酸－枸橼酸钠、组氨酸－组氨酸盐酸、磷酸氢二钠－磷酸二氢钠等体系。需根据蛋白质的特性筛选出不同的缓冲体系，在生物大分子药的制剂处方开发中需慎重地选择缓冲体系，因为缓冲液中的某种离子都可能产生不需要的反应，如：枸橼酸盐离子容易与钙结合，所以有钙离子存在的情况下不能使用；磷酸盐是酶的抑制剂或是一个代谢物，重金属易以磷酸盐的形式从溶液中沉淀出来，而且它在 pH 7.5 以上时缓冲能力很小等。

B. 稳定剂

糖和多元醇属于非特异性蛋白质稳定剂，具有稳定性好、人体不蓄积、安全等特点。蔗糖、海藻糖、甘油、甘露醇、山梨醇最常用。糖和多元醇的稳定作用与其浓度密切相关，不同糖和多元醇的稳定程度取决于蛋白质的种类。还原糖与氨基酸有相互作用，因此避免使用。

C. 表面活性剂

表面活性剂，是指加入少量能使其溶液体系的界面状态发生明显变化的物质。

蛋白质或多肽类的生物药对表面活性剂是非常敏感的，含长链脂肪酸的表面活性剂（如十二烷基硫酸钠等），甚至长链的脂肪酸类化合物（如月桂酸等）均可引起蛋白质的解离或变性。但少量的非离子型的表面活性剂（主要是聚山梨酯类）具有防止蛋白质聚集，促进药物在长期贮存过程中稳定的作用。其机理是因为表面活性剂倾向于排列在气－液界面上，从而使蛋白质离开界面来抑制蛋白质的变性。

D. 等渗调节剂

常用的等渗调节剂主要有葡萄糖和氯化钠。氯化钠是中性盐，在稳定蛋白质中起关键作用，在蛋白质类的生物药中加入少量中性盐，会增加蛋白质分子表面的电荷，增强蛋白质分子与水分子的作用，有效增加药物的溶解度，使蛋白质更加稳定。

E. 冻干保护剂

在蛋白质类生物药冻干过程中加入某些冻干保护剂可改善产品的外观和稳定性，冻干保护剂主要有：海藻糖、蔗糖、葡萄糖、甘露醇和山梨醇等。虽然冻干可以使蛋白质类药物稳定，但有些蛋白质类药物在冻干过程中可能失去活性，主要因为：从液态到固态的相变过程当中，包在蛋白质周围的水分子被除去而失活；缓冲组分的结晶和高浓度的盐或缓冲液 pK_a 对温度敏感而使浓缩时蛋白质有限的溶解度、pH 变化等均能导致蛋白质类药物失活。在选择冻干制剂的缓冲体系和辅料时，要充分考虑温度对溶解度和 pH 值的影响。

F. 冻融袋

直接接触药物的材料需符合制药工艺要求，因材料的成分和生产工艺的不同，这些材料的组分可能会被所接触的药液溶出，或与药液发生相互作用而直接影响药品质量和用药安全。与药物接触的材料应具有生物相容性，并充分考虑药品在生产、贮存、运输及使用过程中可能面临的极端条件进行模拟、提取实验。加速、长期稳定性样品测试，并依据国家药品监督机构以及FDA、ICH 等颁布的技术指导原则对迁移物 / 浸出物进行物理、化学及生物安全性评估。

生物制品为非终端灭菌产品，通常经 0.22μm 的过滤器进行除菌过滤，因过滤器材料可能与药液发生作用或被溶出，也需对过滤器进行研究，包括微生物截流研究、过滤器析出物研究、过滤器兼容性研究、过滤器产品起泡点研究。利用研究数据结合应用进行风险评估。

8.3.2 生物制药配液中对原辅料和包装材料的管理控制

与化学制药和中药类似，生物制药对原辅料和包装材料的质量控制过程应包括供应商的审计、物料的入库放行。企业应建立标准的供应商审计和物料入库放行标准操作流程，具体可参考本书 8.1.1 里药用辅料的过程管理部分。

对于生物制药来说，由于其生产过程的特殊性，在进行供应商资质审核时还需注意一些特殊资质要求（表 8-5）。

表 8-5　供应商资质审核要求

供应商类别	供应物料	供应商资质审核要求	
		本地生产商 / 本地生产商的经销商	
		通用资质要求	特定资质要求
A 类	重要原辅料，例如培养基、过程液体	企业三证 生产（经营）许可证 产品质量标准与检测方法 检验报告单 企业简介 组织机构图与质量管理网络图 产品工艺流程简图	GMP 证书 该产品生产车间洁净区的法定机构检测报告 无海绵状脑病 / 疯牛病（TSE/BSE）声明 潜在危害人体健康物质说明
	直接与药品接触的包装材料	产品近期法定机构检测报告 质量体系认证证书等能证明企业质量保证能力的资料 质量保证协议 委托书与身份证 质量问卷调查表	药包材注册证 有效期证明材料 该产品生产车间洁净区的法定机构检测报告
B 类	关键耗材和生产过程物料，包括储液袋、填料	企业三证 生产（经营）许可证 产品质量标准与检测方法 检验报告单 企业简介 组织机构图与质量管理网络图 产品工艺流程简图	RSF 相关文件 动物源性成分说明
	印刷包材及外包装材料	产品近期法定机构检测报告 质量体系认证证书等能证明企业质量保证能力的资料 质量保证协议 委托书与身份证 质量问卷调查表	印刷经营许可证 医疗器械注册证 生产企业的医疗器械生产许可证

8.4　一次性配液与所用包装材料的相容性研究

一次性配液系统在无菌制药下游工艺中的运用越来越广泛，使用范围覆盖化学药、生物药和疫苗类制药。运用的工艺点也从原来的无菌制剂向前推进到中间体储存调节，下游病毒灭活等的关键步骤。一次性配液与包装材料的相容性也是全面评价一次性配液系统的重要环节。

一次性配液与包装材料的相容性研究是证明包装材料与配液之间没有发生严重的相互作用，并导致配液有效性和稳定性发生改变，或者产生安全性风险的过程；研究内容应包括包装材料对配液的影响以及配液对包装材料的影响。配液与包装材料的相容性研究，应在配液研发初期或是包装材料的选择时就开始进行，并贯穿于研发的整个过程。首先，应对配液系统所用材料以及添加剂等进行分析，然后通过初步的稳定性试验考察包装材料对配液短期稳定性的影响，并通过配液与包装材料的相容性研究考察包装材料中成分迁移进入配液的程度、包装材料对制剂中活性成分与药用辅料的吸附程度，确认包装材料可以保证药品质量稳定，并与配液相容性良好。

相容性研究主要包括三个方面：提取试验、相互作用研究（包括迁移试验和吸附试验）和安全性研究，针对包装材料对配液的影响进行。相容性研究过程主要分为以下六个步骤：确定直接接触配液的包装组件；了解或分析包装组件材料的组成、包装组件与配液的接触方式与接触条件、生产工艺过程；分别对包装组件所采用的不同包装材料进行提取试验，对可提取物进行初步的风险评估，并预测潜在的浸出物；进行制剂与包装容器系统的相互作用研究，包括迁移试验和吸附试验，获得包装容器系统对主辅料的吸附及在制剂中出现的浸出物信息；对制剂中的浸出物水平进行安全性评估；对配液与所用包装材料的相容性进行总结，得出包装系统是否适用于配液的结论。

8.4.1 提取试验条件的确定

一般情况下，物质在高温状态下的迁移速度要高于常温或低温状态。因此，提取试验需在较剧烈的条件下进行。应结合配液在生产、贮存、运输及使用过程中的最差条件，确定适宜的提取方法，如加热、索氏提取、回流或超声等。

对于注射剂，常采用将前处理后的包装材料置于密封容器中，用提取溶剂加热进行提取。试验时需要考虑生产工艺中可能的加热因素，如灭菌温度和时间。另外，也要注意到，在比灭菌温度更加剧烈的条件下，对塑料材料会产生在常温或灭菌条件下不会发生的破坏作用，因此需对提取温度和时间进行分析和考察，以保证从包装材料中提取出尽可能多的可提取物，但又不能使添加物过度降解以致干扰试验。建议在选择提取温度时，优先选择灭菌温度或在其基础上适当增加，但不应使包装材料产生变形。

8.4.2 迁移试验条件的确定

确定迁移试验条件时，应充分考虑配液在生产、贮存、运输中可能面临的最极端条件。

8.4.3 考察时间点

考察时间点的设置应基于对配液包装材料性质的认识，包装材料与配液相互影响的趋势而设置。一般可参考影响因素试验、加速稳定性试验的考察时间点进行设置，至少应包括起点和终点，中间点可适当调整。

一次性配液和常规药品与包装材料的相容性研究有所不同，一次性配液与包装材料接触的时间较短，所以在设定时间点时，可以与常规药品不同，可在实际使用的时间上适当增加时间进行考察即可。

8.4.4 考察项目

一般情况下，应根据材料性质、配液的质量要求设置考察项目。迁移试验的考察项目除质量标准规定的项目外，还应根据提取试验中获得的可提取物信息设定潜在的目标浸出物，以及在放置过程中，包装材料成分中的降解物质或其他新生成物质。

8.5 制药配液工艺中辅料和直接接触药液材料的风险管控

8.5.1 风险管控方法

8.5.1.1 概述

质量风险管理是对风险进行评估、控制、沟通与回顾的系统化过程。它是一个循环的过程，贯穿物料的采购、仓储、检验以及使用的全过程。

对于制药企业，应该明确制定质量风险管理的架构，从而确保应用于不同业务流程时的一致性，该架构应是质量管理体系的组成部分并得到有效执行。企业应该统一质量风险管理相关术语的定义以及关键风险因素的定义与衡量标准。

8.5.1.2 基于科学的质量风险管理

ICH Q9中，阐述了在制药行业通用的质量风险管理系统化方法。这一方法描述了质量风险管理的两个基本原则：质量风险评估应基于科学知识进行，并且最终将其与对患者的保护相关联。质量风险管理的投入水平、正式化程度、文件化程度与风险水平相适应。

确定制药配液中的辅料所带来的风险，需要对以下方面知识有深刻的理解。

    a. 辅料和直接接触药液的材料对患者安全、产品质量带来什么影响？

b. 管理这些物料的支持性业务流程。

c. 物料的质量标准。

d. 物料监控或控制的关键质量属性和限度。

e. 用户的工艺需求。

f. 法规监管要求。

g. 物料的功能或用途。

h. 供应商的质量管理水平。

i. 物料管理中与 EHS 相关的风险。

为了系统开发药液直接接触表面材料的评估计划，需要对产品工艺流有一个全面的知识，需要了解：材料组件的构造材质；工艺溶液或溶剂；接触时间；接触面积；不同工艺阶段存在萃取物、微粒污染、微生物污染的可能性；其他有助于了解工艺流的信息。

可以通过以下管理方法对识别的风险实现有效管理：通过流程设计，避免或降低已知风险；通过管控措施，将已知风险降低到可接受水平；验证证明已知风险被管理到可接受水平。

应优先通过流程设计或流程优化来降低风险，不能通过设计或优化降低的风险，应该通过特定的监控措施或人工管控措施，将风险降低到可接受的程度。降低风险的途径包括：降低风险的严重程度，减小风险发生的概率，提升风险的可检测性。

风险决策制定的控制措施在实施时，企业应制定一种系统化的方法来确证与药用辅料和直接接触药液的材料相关的风险被控制在可以接受的水平，确证的范围和程度应根据风险水平确定。

8.5.1.3 术语定义

本指南引用 ICH Q9 中的主要术语定义，这些主要术语包括以下内容。

a. 风险评估：在风险管理流程中通过组织相关信息支持风险决定的系统化过程。包括风险（危害源）识别、风险分析和风险评价。

b. 风险识别：根据风险问题或问题描述，系统使用信息来识别潜在危害源的过程。

c. 风险分析：结合识别的危害源，对风险进行估测。

d. 风险评价：采用定量或定性的方法，对估测的风险与已经制定的风险标准进行比较，测定风险的重要性。

e. 风险控制：执行风险管理决定的行动。

f. 风险降低：降低危害发生的可能性和危害发生的严重程度而采取

的行动。

g. 风险回顾：风险管理流程的输出 / 结果的回顾或监测，并考虑新知识和新经验的应用。

h. 严重性：对危害源可能造成结果的测量。

i. 风险：危害发生的可能性和危害发生的严重程度的结合。

j. 危害：对健康的损害，包括产品质量或有效性缺失造成的损害。

k. 危害源：危害的潜在来源。

l. 可检测性：发现或检测到危害源存在、出现的能力。

8.5.1.4 风险管理流程和具体步骤

药用辅料的生命周期通常包括以下几个主要阶段：采购、检验、仓储、使用。

为了管理辅料生命周期阶段的风险并确定不同阶段的管理活动，应选择适当的风险管理流程并在整个生命周期中贯彻执行。

ICH Q9 中描述了制药行业通用的质量风险管理流程，本指南引用该流程（图 8-3）用于辅料和直接接触药液材料的风险管理。企业可能已经制定了其他质量风险管理流程，尽管本指南建议了一种流程方法，但并不意味着拒绝或否定其他流程方法。

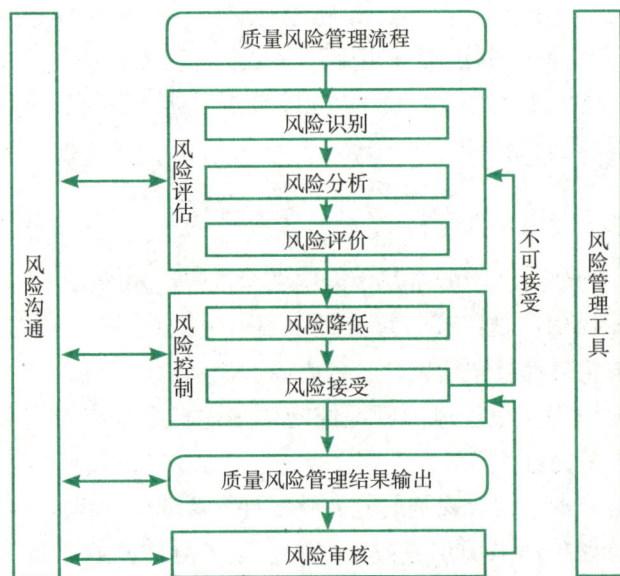

图 8-3 典型质量风险管理流程图

对于直接接触药液表面的材料，我们核心关注的是萃取物影响，这些材料购买之前的萃取物评估计划常见步骤如下。

a. 制定一个直接接触药液的材料清单，描述所用的材料类型（例如不锈钢、聚丙烯、EPDM 等）、生产厂家、产品类别号等。同时制定一个产品物料清单和工艺流程图。

b. 结合产品物料和工艺信息，对直接接触药液的材料进行风险评估和风险等级排序。风险评估应使用所有可获得的信息和数据，评估的因素包括但不限于：溶剂/药液的萃取能力、接触时间长短、接触面积大小、药液的温度、组件内在抵抗萃取的特性、萃取物的毒性程度。

c. 基于材料的风险等级排序，以及公司可获得的资源，最终决定选择哪些材料进行萃取物评估。

d. 获取选定材料的萃取物数据。这些数据可从供应商或内部测试中获取。在公司内成立一个材料安全评估团队，该团队能决定材料需要进行什么样的质量测试，它有哪些萃取物，需要使用什么样的模型溶剂，以及可接受的测试标准。如果从供应商处可获得充分的质量测试数据，则内部测试数据不是必需的。为了确保这些材料不被错误用于产品生产，可能需对材料使用模型溶剂或药液设计最差条件进行首次萃取物测试。

e. 制定一个所有直接接触药液材料的购买标准。需要注意的是之前的评估可能仅是针对该材料的特定用途，当该材料需要用于不同用途时，可能需要进行重新评估。除了制定购买标准外，如果可能，制定一个进厂检验放行程序文件也有助于该类材料管理。

8.5.1.5 风险评估工具

目前，没有限定究竟使用何种风险评估工具，不同的工具有不同的评估程序和适用范围，复杂程度也各不相同。以下是风险评估中常用工具。

a. 危险和可操作性分析（简称 HAZOP）
b. 失效模式与影响分析（简称 FMEA）
c. 故障树分析（简称 FTA）
d. 危害分析与关键控制点（简称 HACCP）
e. 预先危害分析（简称 PHA）

更多详情参见 ICH Q9 附件 1 "风险管理方法和工具"。

8.5.1.6 风险沟通

正如 ICH Q9 中的定义，风险沟通是指风险管理团队和其他各方，包括供应商之间分享有关风险和风险管理信息。风险管理流程的输出结果，包括对影响、风险、控制措施有效性的评估，都应该在决策制定者、参与部门、供应商之间分享。

在整个风险管理流程中都须进行风险沟通。尽管没有必要就每一风险的可接受度进行交流，但是当某种风险或影响发生变化时，应该和相关方进行沟通，以确保他们能及时做出调整。必要时，风险管理流程应能保证及时将升级后的风险呈现给高级管理者。

8.5.1.7 风险评估示例

质量风险管理的目的是识别并评估风险，制定风险控制措施，使故障发生的严重程度、发生概率以及故障的可检测性三者的结合降低到可接受的程度。

本指南将介绍一种常见风险评估方法——FMEA 法，该方法不是强制使用方法，企业可能已经规定了自己的合适风险评估方法，该方法建议并不意味着否定其他方法的使用。

FMEA 法是一种定量风险评估方法，用于评估过程中潜在的失败模式和因失败对产品性能或结果可能产生的潜在影响。一旦失败模式被确定，可应用风险降低来消除、减少或控制潜在的失败。FMEA 方法依赖于对产品和流程的深入了解，针对每种失败模式确定相应的风险顺序数，用数值进行分度，需定义每个分度，使用标准矩阵来分类和定义行动要求，常用于评估设备、设施、生产过程等以确定风险顺序数。该方法通常包括但不限于以下要素。

    a. 评估对象描述

    b. 对象的功能描述和 / 或过程要求描述

    c. 风险识别（潜在失效模式）

    d. 原因分析

    e. 失效影响分析

    f. 严重程度数（S）

    g. 现有控制措施（包括预防措施和检查措施）

    h. 发生概率数（O）

    i. 可检测性数（D）

　　j. 风险顺序数（RPN）

　　k. 风险决策（接受风险或采取进一步措施）

　　l. 采取控制措施后的风险顺序数再评价

A. 严重程度的定量分级（表8-6）

表8-6　严重程度数（S）的定量分级

分值[①]	可能的描述	
	对产品质量影响	对患者安全影响
3	严重质量缺陷，导致产品失败 直接影响工艺或质量数据的完整性 严重的法规符合性问题，会导致处罚或停产结果	导致患者死亡或不可逆的伤害
2	主要质量缺陷，可能会导致产品失败 间接影响工艺或质量数据的完整性 主要的法规符合性问题，会导致 CAPA 行动	引起患者可恢复的伤害
1	次要质量缺陷，不会导致产品失败 不影响工艺与质量数据的完整性 次要的法规符合性问题或未涉及法规符合性问题，问题可以直接改正	引起患者轻微伤害或不会引起任何伤害

　　注：①：分值的范围也可采取其他定义范围。

B. 发生概率的定量分级（表8-7）

表8-7　发生概率（O）的定量分级

分值	发生概率（次数百分率）
3	＞ 10%
2	1%~10%
1	＜ 1%

C. 可检测性的定量分级（表8-8）

表8-8　可检测性（D）的定量分级

分值	可能的描述
1	每次失败都能实现 100% 的检出，并能排除失败造成的风险
2	检测出失败的可能性 50%~ ＜ 100%
3	检测出失败的可能性 ＜ 50%

D. 定义风险等级矩阵（表8-9）

表 8-9　风险等级（RL）矩阵

严重程度数（S）	发生概率数（O）		
	1	2	3
3	3	6	9
2	2	4	6
1	1	2	3

E. 定义风险顺序数矩阵（表 8-10）

表 8-10　风险顺序数（RPN）矩阵

风险等级（RL）	可检测性数（D）		
	1	2	3
6, 9	6, 9	12, 18	18, 27
3, 4	3, 4	6, 8	9, 12
1, 2	1, 2	2, 4	3, 6

F. 定义风险顺序数可接受程度（表 8-11）

表 8-11　风险顺序数（RPN）可接受程度

分值	RPN 可接受程度
12,18,27	风险不可接受，必须降低风险
6,8,9	风险有条件接受，尽可能把风险降低至合理水平，但同时考虑成本/利益
1,2,3,4	风险可接受，不必采取进一步措施

G. FMEA 评估方法示例（表 8-12）

通常辅料生命周期包括多个阶段，每个阶段含有多个过程或步骤，每个过程或步骤要求根据辅料种类不同和具体产品工艺不同而有所不同，因此，对所有辅料进行全生命周期的风险评估通常是一个庞大工作。此时，通常对辅料按生命周期阶段进行评估，每个阶段使用合适的辅料分类显得尤为重要，这是简化评估工作的常用手段。

表 8-12 FMEA 评估方法示例

编号	对象描述	对象功能	过程要求	失效模式	原因分析	影响分析	严重程度（S）	现有控制措施（预防和检查）	发生概率（O）	可检测性（D）	风险顺序数（RPN）	风险决策
1	甘露醇	冻干粉针剂赋形剂	供应商资质完整 符合《中国药典》质量标准 用户特定质量要求……	供应商资质不完整	供应商未取得足够资质	严重的法规符合性问题，会导致处罚或停产结果	3	检查供应商资质材料的完整性和真实性	1	1	3	风险可接受
				不符合《中国药典》标准	工艺或质量问题	严重的法规符合性问题，会导致处罚或停产结果；主要质量缺陷，可能会导致产品失败	3	供应商质量体系审计；供应商检验报告核查；进厂检验	1	1	3	风险可接受
				不符合用户特定质量要求……	工艺或质量问题	主要质量缺陷，可能会导致产品失败	2	供应商质量体系审计；供应商检验报告核查；进厂检验	1	1	2	风险可接受

433

编号	对象描述	对象功能	过程要求	失效模式	原因分析	影响分析	严重程度（S）	现有控制措施（预防和检查）	发生概率（O）	可检测性（D）	风险顺序数（RPN）	风险决策
1	甘露醇	冻干粉针剂赋形剂	检验	取样过程符合取样程序……检验过程符合检验程序……检验结果符合内控标准……	……	……	……	……	……	……	……	……	……
		仓储	存放条件：密封、常温贮存；验收、存贮、发放符合仓存管理程序……	……	……	……	……	……	……	……	……	……
		使用	脱包要求……称量要求……暂存要求……投料要求……	……	……	……	……	……	……	……	……	……

8.5.2 风险管控内容

本部分重点介绍化学制药中无菌制剂用药用辅料和直接接触药液材料的风险管控内容。本指南旨在提供一种风险管控内容的参考原则，配液工艺中药用辅料和直接接触药液材料生命周期内每一具体风险点的识别、评估和控制将不在本部分中详述。

欧盟在 2015 年 3 月颁布了《关于对人用药品中辅料通过正式风险评估确定合适 GMP 管理的指南》，该指南明确了药品生产许可持有人的以下职责。

a. 药品生产许可持有人应保证辅料适用于在药品中的用途，确认怎样的 GMP 管理水平是适当的，药用辅料的 GMP 管理应基于正式的风险评估确定。

b. 药用辅料的风险评估 / 风险管理程序应整合在药品生产许可持有人的质量体系中。

c. 药品生产许可持有人应有针对药用辅料的风险评估文件，并能提供 GMP 审计员现场检查。

同时，该指南明确了辅料的风险管控内容包括但不限于：传染性海绵状脑病污染可能性；病毒污染可能性；微生物、内毒素 / 热原污染可能性；药用辅料生产中产生的任何杂质，包括作为工艺流部分带入的杂质风险，例如残留溶剂、催化剂；无菌药用辅料的无菌保证风险；药用辅料生产中共用设备带入的杂质风险；环境控制、存贮条件、运输条件带来的可能风险；供应链复杂性带来的可能风险；药用辅料稳定性带来的可能风险；包装完整性带来的可能风险。

此外，根据辅料的用途和功能，还应考虑以下因素带来的不同风险：药用辅料所在的药品类型和用途，药用辅料在制剂中的用途或功能，药用辅料在药品中的比例，药用辅料的日摄入量，药用辅料已知的质量缺陷或造假情况，药用辅料对制剂关键质量属性已知的或潜在的影响。

配液中直接接触药液材料的风险管控内容包括但不限于：萃取物污染可能性，重金属污染可能行，微粒污染可能性，微生物污染可能性，细菌内毒素污染可能性，无菌保证风险。

第9章
制药配液新技术介绍与展望

9.1 引言

众所周知，无论是针对生物制药、化学药、原料药还是中药，依据不同的产品特性，形态及生产工艺，配液的制备工艺及配制系统在药品的生产过程中起着非常重要的作用，其涵盖的范围包括药品生产过程中的各个不同工序。其中，在生物抗体类药物的原液生产中，还可涉及到培养基及缓冲液的配制。根据不同的药物配方和生产工艺要求，配液所实现的药物配制工艺各有不同，采用工艺控制策略，实现所相对应的配液系统设计也各不相同。目前，就小分子药物生产的配液工艺，设备及操作流程相对比较成熟；对大分子药物，特别是抗体类药物而言，由于药物活性蛋白的相对敏感性及不稳定性，对缓冲液及培养基的配制及储存要求就相对较高。

生物制药行业在过去的 20 年间有了长足的发展，特别是抗体和 Fc– 融合蛋白质类的药物的销售额逐年攀升。目前，大部分抗体产品是以 Batch 或 Fed–Batch 的模式进行细胞培养和表达。随着越来越多的原研药专利到期，生物类似药的竞争日趋激烈，制药企业在行业竞争中的成本压力日益凸显，越来越多的制药企业将上游工艺由批次生产向连续灌流生产转移，以此获得更高的抗体产量。与此同时，随着制药企业对于下游纯化过程的理解加深，基于对生产建设成本的考虑，并为同上游连续生产模式相适应，更多的企业将精力投入到蛋白质提纯的连续生产工艺中。这种生产模式的改变及发展趋势无疑将给配液技术、配液体量、系统设备及相对应的连续配制工艺的改进带来挑战。

事实上，连续生产工艺的概念及实际运用在其他行业里（如汽车制造工业，小分子药物生产等）已发展运用多年，因其成熟的、自动化的连续生产工艺大大提高了生产效率，降低了产品的生产成本并有效提高了产品质量的稳定性。在生物制药领域里，因生物制品的产品特殊性及对产品质量的特殊要求，连续生产工艺的概念及实际运用在近几年才逐渐被行业及监管部门普遍认同和接受。ICH 正在全球范围内，协同各监管部门及行业专家一起，计划用 3 年时间制定连续流生产技术 ICH Q13（Continuous Manufacturing）的指导原则。由此可见，致力于开发配液新技术及不断完善配液系统在制药行业的未来发展中将起着举足轻重的关键作用。

9.2 在线连续配液技术概览

近年来，全球生物制药市场呈现高速增长态势，生物医药市场扩张迅猛，可治愈或控制的疾病种类也越来越多，明显提高人民生活质量。生物技术药物的广泛使用也大力推动了生物医药的大规模产业化生产，诸如在目前已上市的单抗药物、胰岛素药物、疫苗药物等生产厂商，通过不断地扩大生产规模来满足目前的市场需求。大规模产业化对于现有的技术提出了新的要求，上游的表达量已经从毫克级优化到克级，下游填料的载量已经不断提高，层析柱直径已达到 2m，用来满足大规模生产的要求。缓冲液及培养液配制也是生物制药生产中必不可少的重要组成部分，生产规模的提高，对于目前的配液工艺及设备系统也提出了新的要求：提高目前规模厂房的缓冲液及培养液配制能力，满足生产的需求；提高缓冲液配制的电导和 pH 的准确性，以保证生产工艺及产品的稳定性。在线配液技术就是目前缓冲液配制瓶颈的最佳解决方案，在线配液可以是单机形式通过通讯方式和上、下游连接，也可以根据工艺特点整合进工艺设备。

9.2.1 在线配液系统的定义

在线配液系统是基于质量源于设计的理念将生产设备自动化，操作工艺流程化，模块化以及信息反馈智能化等相关新技术有效整合而成的综合性的实时溶液配制系统。目前，市面上存在着多种缓冲液在线配制系统，其中包括在线配液系统（In-line Conditioning System，以下简称 ILCS）以及在线稀释系统（In-line Dilution System，以下简称 ILDS）等，每种系统的缓冲液配制原理以及如何提高最大稀释比的极限，在进行在线配制系统设备选型时始终是比较头疼的问题。下面将简单介绍下不同缓冲液配制系统的区别，展示下单一组分母液的在线配液系统的优势。

9.2.2 在线配液系统

在线配液系统采用单一组分母液的酸体系、碱体系、盐体系、水和添加剂体系等组分，模拟传统的实验室配制模式，进行缓冲液的配制，见图 9-1。

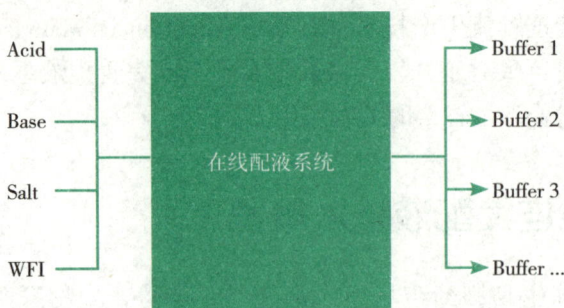

图 9-1　单一组分母液在线配液

注：Acid 为酸体系母液；Base 为碱体系母液；Salt 为盐体系母液；WFI 为注射用水；Buffer 为缓冲液。

以 4 种不同浓度及 pH 的醋酸钠溶液为例，仅需要选择 2M HAc 和 2M NaAc 两种单一组分的母液，便可通过流量反馈及 pH 反馈模式，进行此 4 种溶液配制，见图 9-2。如果需要更多种此类溶液，也无须增加母液，可明显的减少母液罐体数目。在线配制的母液为单一组分的酸体系、碱体系和盐体系等浓缩液，溶解度较高，因此可进行高达百倍的稀释配制，使得配制的母液罐的体积达到百倍的缩小，可充分提高配液间或者使用间的房间利用效率。

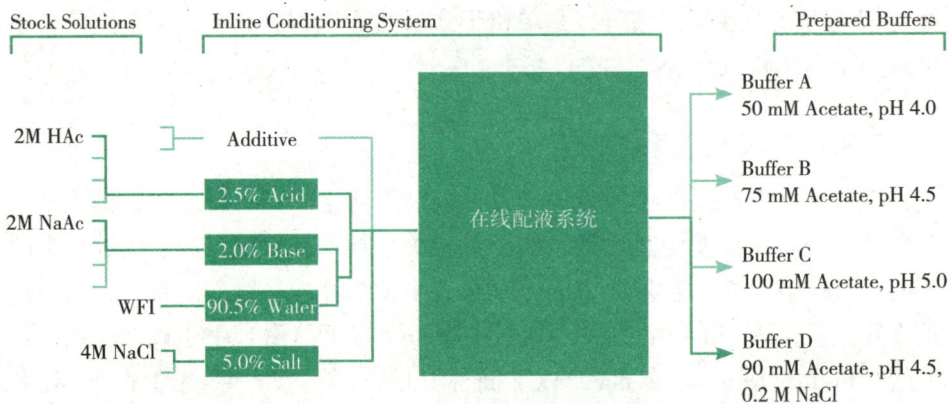

图 9-2　HAc 母液和 NaAc 母液在线配液

注：Stock Solutions 为母液；Inline Conditioning System 为在线配液系统；Prepared Buffers 为制备缓冲液。

在配液模式上，在线配液系统也具有配方模式，pH/流量反馈控制模式以及 pH 和电导反馈模式，适用于不同的缓冲液配制要求，见表 9-1。在使用反馈控制模式时，为了满足在线放行的要求，通常需要设计一组 pH/电导用于反馈控制，同时设计另一组独立的 pH/电导用于最终缓冲液的放行。这样的设计理念，可以大大提高在线配液系统的配液精度和可重复性，同时使其可拓展性更大，适用于不同项目、不同种类缓冲液的配制要求，并可以在后期开发新的缓冲液配方。由于现有 pH 计的测量原理，导致不同缓冲液体系 pH 的即时测量存在偏差，所以，pH 反馈模式还有待进一步完善。

表 9-1　在线配液系统（ILCS）的控制模式及特点

	流量配方模式	流量配方及 pH 反馈模式	pH 和电导 反馈模式
描述	每种缓冲液需要固定的流量配比配方	配方可以通过 pH 反馈调节，通过固定 pH 要求的配方配制	配方可以通过 pH 和电导反馈调节，通过固定 pH 和电导要求的配方配制
控制模式	流量反馈	pH 及流量双反馈	pH，电导及流量反馈
检测模式	pH、电导及物料量	pH、电导及物料量	pH、电导及物料量
特点	当母液浓度和温度准确时，配制的最终缓冲液比较稳定	允许起反馈调节的酸或者碱溶液浓度有误差，温度也可以有变化，可以配制出最终需要的缓冲液	各单一组分的酸、碱、盐体系的浓度均可以有误差，温度也可以有变化，可以配制出最终需要的缓冲液

9.2.3 在线稀释系统

市面上还有 ILDS 进行在线缓冲液的配制，ILDS 为多组分混合母液稀释系统。顾名思义，即将需要配制的缓冲液，比如 50mM PB 盐溶液，制备成高浓度的 500mM PB 多组分混合母液，使用时通过加 WFI，或者 WFI 和盐进行稀释即可，见图 9-3。

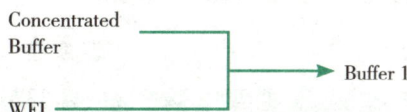

图 9-3　多组分混合母液稀释模式

注：Concentrated Buffer 为母液；WFI 为注射用水；Buffer 为缓冲液。

439

该模式一般稀释比例较低，主要由于多种组分的盐形成母液时，组分的相互作用造成溶解度会降低，最终导致最大稀释比在 20 倍以内，使得母液罐的体积并未明显减小。在准确性上，该模式仅是用泵和流量计的稀释功能，需要母液配制的非常准确，才可以保证稀释后缓冲液的精准性。一般的层析系统在泵的合适范围内，均可实现类似的功能，诸如层析中使用的梯度稀释，就是类似的高浓度母液稀释。

目前，也有在稀释后的缓冲液上增加了酸碱泵，使在线稀释系统具有 pH 的稀释后调节功能。增加的酸碱泵调整系统，可使缓冲液达到对应的 pH 值，但因酸碱溶液是加到稀释流路后侧，会影响缓冲液中离子的浓度，及离子的摩尔浓度，对于缓冲液要求严苛的应用中，会出现与传统配制模式不同效果的问题，严重的甚至会出现洗脱体积偏大或者峰形发生变化等问题。

随着生物药物的大规模产业化发展，越来越多需要在新建厂房或者车间升级时考虑缓冲液配制的设备。相对于其他的配液系统（在线稀释等系统），在线配液系统（ILCS）的单一组分母液模式，配合配方、pH/流量和pH/电导的配制模式，可明显降低母液罐的体积和数量，在配液中采用过程分析技术（Process Analysis Technology，以下简称 PAT）技术保证最终缓冲液的质量（pH 和电导），总体上增强已有厂房的生产能力。同样，由于 pH 的测量原理，即使是采用过程分析技术，并配合小试和 PQ 测试的数据进行研究，但由于该方法论本身和配液的准确性之间尚缺乏严密的论证，因此该技术在未来的发展中仍有不断完善的进步空间。

9.2.4 在线配液系统运行案例介绍

9.2.4.1 目标

利用酸碱盐等单一组分母液进行各种缓冲液的配制，减少罐体数量和体积；通过过程分析控制技术配制对应电导、pH 的缓冲液。所需配制的缓冲液种类、体积及其他要求见表 9-2。

表 9-2 缓冲液列表及要求

缓冲液	体积要求（L）	时间（小时）	pH/ 电导 / 摩尔浓度要求
Buffer 1（HCl 体系）	36 000	7.2	摩尔浓度
Buffer 2（Citric Acid 体系）	8000	1.6	摩尔浓度
Buffer 3（Citric Acid 体系）	8000	1.6	摩尔浓度
Buffer 4（Citric Acid 体系）	10 000	2.0	pH/ 电导 / 摩尔浓度
Buffer 5（Citric Acid 体系）	8000	1.6	pH/ 电导 / 摩尔浓度
Buffer 6（Citric Acid 体系）	8000	1.6	pH/ 电导 / 摩尔浓度
Buffer 7（Citric Acid 体系）	4000	0.8	pH/ 电导 / 摩尔浓度
Buffer 8（HCl 体系）	8000	1.6	摩尔浓度
Buffer 9（HAC 体系）	6000	1.2	摩尔浓度
Buffer 10（Citric Acid 体系）	12 000	2.4	摩尔浓度
Buffer 11（HAC 体系）	555	0.11	摩尔浓度
Buffer 12（NH₃/HAC 体系）	6000	2.08	pH/ 电导 / 摩尔浓度
Buffer 13（Tris HCl 体系）	10 000	2.0	pH/ 电导 / 摩尔浓度
Buffer 14（HAC 体系）	8000	1.6	摩尔浓度
Buffer 15（HAC 体系）	5000	1.0	摩尔浓度
Buffer 16（HAC 体系）	1000	0.5	摩尔浓度

9.2.4.2 结果——罐体数目及体积的结果

通过将待配制的缓冲液进行分析，筛选共用的组分，进行单一母液的制备，最终可以将配液间待配制的单一组分母液降为八种，减少了一半的罐体数目。而且每种溶液基本上都为单一组分高浓度母液形式存在，稀释倍数在百倍以上，因此每个罐体体积均明显缩小。比如 Buffer 1 的罐体由之前的 36 000L，缩小为 500L，明显减少了罐体的占地面积。

9.2.4.3 结果——常见缓冲液的配制结果

A. 固定摩尔浓度的缓冲液配制

固定摩尔浓度的缓冲液配制，需要每种组分最终的摩尔浓度保持一致，很多是配方已知的，但缓冲液使用量比较大，同时需要缓冲液的浓度非常精准。在此通过 ILCS 的各个泵后流量计进行流量反馈，分别进行了常用的不同浓度的酸、碱和盐等溶液的配方配制。

通过流量计反馈的配方配制，均可在 1 分钟内很快达到规定比例配制，而且可以实时监控配制缓冲液的电导值，将准确浓度的缓冲液用于下游其他应用。通过这样的方式，可以为已知配方的缓冲液节省提前配制的工作，减少提前配制所需要的缓冲罐，并且缓冲液在配制过程中可以实时检测对应的电导和 pH 值，保证缓冲液的准确性。

B. pH/ 电导 / 摩尔浓度缓冲液配制

在其中的一些应用中，需要缓冲液的 pH 值和电导值均比较精准，常规的配方稀释，由于缓冲液的缓冲能力不同，或者盐的添加，均会导致 pH 的偏移。ILCS 通过流量计反馈，保证摩尔浓度的准确性；通过 pH 计反馈，调整酸泵和碱泵的比例，进行配制过程中 pH 的微调，达到最终需要的 pH/ 电导 / 摩尔浓度均有要求的缓冲液的配制。

分别通过酸、碱、盐和水的原始缓冲液配制成固定浓度、固定 pH 的工作缓冲液。通过位于各个母液泵后的流量计进行流量反馈，和位于配制缓冲液中间的 pH 计进行酸碱微调，最终在 1 分钟内分别完成对应不同 pH、不同配方的缓冲液配制，这样通过 pH 计进行反馈控制的方式，可以更加节省终溶液的缓冲罐，实现工作缓冲液的实时配制。

9.3 配液系统的质量管理

当前的配液系统都包括药液配制、过滤以及相应的清洗与灭菌工艺过程，配液设备直接接触物料。所以设备的质量及其稳定性对产品质量好坏和稳定性的影响至关重要。在传统的手动与半自动生产过程中，由于过多的人为介入有可能导致产品不达标或者报废。对于附加值很高的产品而言，一批产品的报废会带来巨大的经济损失。因此采用全自动的配液系统是降低差错风险的第一步，也将是配液系统发展的未来趋势之一。

9.3.1 配液设备自动化及系统整合要求

对全自动配液系统的自动化和模块化的设计理念而言，可控性和可靠性成为配液系统的核心要求，尤其是软件的先进性和成熟性保证了配液系统的稳定运行。配液系统的自动化不仅体现在药液配制过程的自动化、药液输送的自动化、清洗灭菌的自动化以及完整性检测的自动化等方面，更体现在与其他设备对接过程中的自动化中。例如，与灌装机、超滤机、均质机、挤出器、球磨机、层析柱等自动衔接与通讯技术，更好的将配液系统相关设备集成化、自动化。

随着大量的应用实践，自动配液系统的智能化优势开始显现：a. 系统采用平板电脑与 SCADA 软件的控制程序，可以输出完整的批记录报告，完全符合 FDA 21 CFR Part 11 的相关要求；b. 可靠的程序联锁与互锁功能，防止设备的误操作；c. 内置的标准操作流程，使得操作变得更为简单，更有利于指导新人的培训；d. 软件内置预维护的功能，及时提醒客户相关设备部件的维护，保证设备安全稳定运行；e. 可编辑的配方程序，有利于新产品的扩展与研发，提高了设备的适用性，降低生产企业的前期投入成本。

9.3.2 在线配液系统的生命周期管理

为了确保在线配液系统自设备的用户需求说明、设备的设计、制造、确认验证直到运行维护的设备生命周期全过程均处于有效控制中，药企须结合风险管理对各个阶段进行管理。

在线配液系统的用户需求说明主要体现在以下方面。

    a. 设备配液能力：应根据将来的产能和配液批次对设备配液能力（例如配液速度等参数）进行相应的要求。需要根据工艺缓冲液确认酸/碱/盐/注射用水的泵能力以及进出口数量。

    b. 材料材质：除了常规设备提到的材质要求以外，由于部分管路长期与高浓度的酸/碱/盐母液接触，该部分材质需要考虑使用耐腐蚀的过液材料。

    c. 焊接：焊接部位是自动焊接还是手动焊接，对不同的焊接均应达到的要求进行检查。

    d. 表面粗糙度：基于产品及法规要求，对和产品直接接触的不锈钢表面的光洁度进行规定。

    e. 消毒与灭菌：应规定预期的消毒和灭菌方式。

    f. 混合：需考虑在线混合方式。

    g. 流速调节及监控：对流速调节及监控部分进行描述。

    h. pH 调节及监控：对 pH 调节及监控部分进行描述。

    i. 电导率调节及监控：对电导率调节及监控部分进行描述。

    j. 仪表要求：包括仪表数量、型号、量程、精度、安装位置等。这部分需要结合关键工艺参数提出需求。

    k. 流程图：可要求供应商提供配液系统管道仪表流程图。

    l. 通讯方式：结合整厂自控方式，提出在线配液系统和上下游设备的通讯方式。

    m. 控制方式：基于关键工艺参数，提出反馈控制方式的要求，例如流量 /pH/Cond 等。

可形成的在线配液系统用户需求表，如表 9-3 所示。

表 9-3 在线配液系统用户需求表示例

序号	项目	内容
1	系统最大工作总流速	5000L/h
2	酸泵工作流速	4~180L/h
3	碱泵工作流速	4~180L/h
4	盐泵工作流速	15~600L/h
5	注射水泵工作流速	100~5000L
6	反馈模式	流量 /pH/ 电导
7	最大工作压力	5bar
8	内部抛光	电抛光 Ra ≤ 0.5μm
9	外部抛光	外表面抛光处理，光滑易清洁，表面粗糙度为 Ra ≤ 1.6μm
10	酸泵入口数量	4
11	碱泵入口数量	4
12	盐泵入口数量	2
13	注射水泵入口数量	2
14	pH 数量	3
15	电导数量	3
16	在线混合池数量	1
17	空气感应器	3

在设备的设计和制造前，应确认其主要功能和性能参数，对于特定的缓

冲液配制，需要充分的小试实验来确认。主要材质和结构形式，清洗和消毒（灭菌）的方式，控制方式和可操作性，以及对药品生产环境的影响等应符合中国GMP（2010年修订）、用户需求及相应产品标准的要求。

在材料的选择上，接触液体的材料均应无毒、耐腐蚀、不脱落、不与流体介质发生化学反应、吸附或向缓冲液中释放物质。需要消毒、灭菌的材料应耐高温蒸汽或化学气体的消毒灭菌。接触液体的材质应当具有良好的追溯性证书，金属材料一般要求EN10204-3.1证书，非金属材料一般要求EN10204-2.1及以上的证书。对于接触液体的非金属材料还应符合化学稳定性好，对介质使用安全的证明。通常应满足FDA 21 CFR 177和USP Class VI的标准，以及BSE/TSE无动物来源的证明。另外，设备中带有受压元件的材料应符合国家相关强制性标准中的有关规定。

在结构的设计上，系统应易于清洁，与物料直接接触的部位应尽可能实现在线清洗、在线灭菌。系统应设置有关参数的测试点和必要的验证预留孔或取样孔。设计上应参考ASME BPE标准，和cGMP的相关要求（美国FDA 21 CFR 210和FDA 21 CFR 211）。系统应运行平稳，产生振动的设备应有主动隔振装置，传动机构和运动部件的暴露部位应有安全防护装置，传动系统应有密封装置，能防止润滑油、异物及摩擦产生的微粒进入待配制溶液。机械设计和结构相关的安全与健康规定应满足欧盟的2006/42/EC机械指令。系统的电磁兼容性应满足人身和环境保护的要求。设备既不干扰其他设备，同时也不受其他设备的电磁影响。系统的电磁兼容性的设计应满足欧盟的2014/30/EU电磁兼容指令。

在安全性能上，系统中涉及受压容器和受压管道的，应按照相关国家强制标准的规定进行设计、制造、检验和验收。设计和制造方应具有相应的资格证书，产品随机技术文件应齐全。在具有爆炸危险环境中使用的设备，应按照相应的防爆标准来进行产品的设计、制造、检验和验收。输送易燃、易爆介质的管道应有导除静电装置。系统的电气设计要求其符合一定的电气安全要求：例如，绝缘距离要求、耐高压要求、抗燃性要求、温升限制、关键零组件的使用寿命及异常状况测试等。应遵守国际相关的电气安全标准，如欧盟的LVD低电压指令。

在控制系统的设计上，应遵从良好自动化生产实践指南（GAMP），软件应确保电子记录、电子签名、在电子记录上的手签名是可信赖的、可靠的，并且通常等同于纸制记录和在纸上的手写签名，应符合美国FDA 21 CFR Part 11的要求。

在设备的确认验证阶段，相比于传统不锈钢配液系统，在线配液系统也

444

同样涉及到不锈钢管路/泵传输装置和相应的检测器，两者有较多重合的部分，后文不再赘述。下面列出了在线配液系统在确认和验证中需要格外注意的内容。

A. 仪器仪表

所配置的仪器仪表必须符合设计要求，布置合理。设备仪表安装的位置是否合适，能足以监控实际混合效果；数量是否足够，能够反应不同流路位置的溶液状态；所选择的仪器仪表是否具有适当的量程，同时具有适合的精度、线性度等要求，能够满足关键工艺参数的要求；系统关键仪表和安装确认用的仪表是否经过校准并在有效期内。必要时检查全部有关测量设备的牌号、型号、序号或其他标识记录，这些记录应证实每一台测量设备的测量能力，任何校准证书和其他有关性能的资料都应该是随时可用的。其中 pH 和电导是实现连续配液在线检测和反馈的主要仪表，建议根据缓冲液的特性选择合适的型号，并且结合盐效应选择适度冗余的 pH 数量。

B. 泵性能

泵的高低流量和精度是否满足关键工艺参数的要求。pH、电导、流量的反馈控制是否能够调节相应的泵速。

C. 在线混合性能

需要结合不同位置的 pH 和电导综合判断，在线混合器是否可以快速在线混合不同的母液组分和注射水。

D. 计算机化系统

在线配液系统需要记录所有酸/碱/盐/注射水的流量，以及在线检测的读值，更重要的是需要通过程序设计控制反馈功能。所以计算机化系统需要经过系统的确认和验证，以保证稳定地输出符合工艺要求的缓冲液。另一方面，如果将在线配液系统作为配液站，那么需要通过其与上下游罐体实现信号交互，这部分的确认和验证也需要单独进行。

E. 缓冲液及产品配制性能

需要确认在线配液系统可以满足产品配制工序中对各项性能参数的运行要求，确认各项性能参数的符合性。按照配制工艺，通过调节反馈控制方式在线配置相应溶液，待相应参数稳定后，取样并送 QC 进行检验。连续进行三次测试。

在线配液系统的维护频次取决于用户的使用频次，同时需要结合特定的工艺要求选择特定的维护方法和频次。表 9-4 至表 9-6 根据设备及系统的维护频次，分别列举了各维护项目和组件。

表 9-4　每批次或每周维护项目

组件	维护内容
pH 监控	按要求清洗、校正和储存 pH 电极
警报蜂鸣	使用前检查其是否运行正常
空气探头	使用前通入部分空气于整个系统中，确认系统是否有响应
完整系统	按照在线清洗/消毒程序处理

表 9-5　每月维护项目

组件	维护内容
泵	检查是否有油泄露
组件连接处	使用最大操作压力检查是否有泄露，如果有需更换垫片

表 9-6　每年或更高的频次维护项目

组件	维护内容
完整系统	需要在经过培训或有资质人员的操作下，每年度对所有探头、泵和阀门进行一次预防性的维护
泵	更换所有磨损件
pH 监控	如果在校正的过程中存在一定的困难可以考虑更换 pH 电极
电导监控	清洗和校正电导电极
流量计	校正流量计的零点
阀门	如果阀门组件进行过更换后需要进行重新校正

在保存设备时，推荐将设备管道充满 0.01M 氢氧化钠溶液或者工业酒精 [18% C_2H_5OH（乙醇），2% C_3H_7OH（异丙醇），80% H_2O（水）]。使用无菌氮气或者空气吹干系统会使管道产生静电，静电会损坏阀门控制机制，特别是 PP 管道的系统。

当系统灌满保护溶液时，温度不宜过低以防冻坏，也不宜过高以防蒸发。

　　a. 短期储存：设备短期储存按以下步骤进行，此储存步骤适用于低于一个月的储存周期。

- 将 pH 电极拆下，装进可插式固定块的校验槽。
- 可以使用常用的制剂清洗 pH，例如清洁剂，乙醇，弱酸，氢氧化钠，和盐溶液。
- 将系统封好，以防被周围的环境所污染。
- 将系统灌满保存溶液。

b. 长期储存：设备长期储存按以下步骤进行，这个步骤适用于长于一个月的储存周期。

- 执行上面短期储存的步骤。
- 将 pH 电极从可插式校验槽中移开，按照制造商所介绍的保存。
- 将系统至于无尘的洁净间中。

注意：设备储存温度须稳定在 4~25℃ 之间，空气的湿度及温度差异应尽量低，以防止水蒸气和被腐蚀。

在长期储存期间，将未使用过的 TC 橡胶垫片置于阴凉黑暗的环境之中，可以防止垫片老化和干化。如果长期不用设备，为了防止微生物滋长，储存方案需要按期实施。

综上，表 9-7 总结了在线配液系统风险管理的部分要点。

表 9-7　在线配液系统风险管理要点

在线配液系统	风险项目	风险控制措施
操作软件	软件自动化控制不能实现 pH 和电导反馈控制时间过长	在 URS 中定义放行缓冲液的 pH 和电导等关键质量参数的范围 在 PQ 中测试各项缓冲液的自动化配置效果
	无法有效记录并保存所有缓冲液配制过程	在 URS 中定义软件审计追踪、批记录等功能 在 PQ 中测试数据记录的功能
	软件自动化控制不能实现上、下游罐体信号交互	在 URS 中定义信号交互点表 在 PQ 中测试相应信号交互程序
材质	材质兼容性不适合缓冲体系	根据缓冲液母液和终缓冲液性质，在 URS 中对材质进行要求，PP 材质多适用高盐缓冲液 在设计阶段响应 URS 对材质的要求 IQ 中对材质进行检查，要求供应商提供相应材质证明 选择合适的清洗和保存方案
阀门	阀门不符合要求，存在死角，影响缓冲液组分和清洗效果	在 URS 中对阀门类型进行要求 在设计阶段响应 URS 对阀门的要求 IQ 中对阀门文件进行检查，要求供应商提供相应材质证明
过流件抛光	表面粗糙度不符合要求，导致缓冲液残留，影响 CIP 效果	在 URS 中对表面粗糙度进行要求 在设计阶段响应 URS 对表面粗糙度的要求 IQ 中对表面粗糙度进行检查，要求供应商提供相应文件
管路	管路设计不合理，有死角，影响清洗效果	在 URS 中对管路布局进行要求 在设计阶段响应 URS 对管路布局安装的要求 IQ 中对 P&ID 进行检查确认，检查管路的坡度是否符合要求
pH 计	仪表精度不够，导致反馈效果不好 受盐效应影响，导致测量结果失真	在 URS 中对 pH 数量、精度、校准标准等进行要求 在设计阶段响应 URS 对 pH 范围、精度、校准标准等要求 在 IQ 中测试 pH 校验；制定仪表检查校准 SOP，对仪表进行定期检查、校准 选择适当的保存方式

在线配液系统	风险项目	风险控制措施
电导检测器	仪表精度不够，导致反馈效果不好	在 URS 中对电导范围、精度、校准标准等进行要求 在设计阶段响应 URS 对电导范围、精度、校准标准等要求 在 IQ 中测试电导校验；制定仪表检查校准 SOP，对仪表进行定期检查、校准
流速 / 流量监测仪器	仪器精度不够，导致反馈效果差	URS 中要求精度、校准标准等，设计阶段确认，IQ 中确认，定期校验
泵	泵流量范围和精度无法满足工艺要求	在 URS 中对流量范围和精度进行要求 在设计阶段响应 URS 对流量范围和精度要求，OQ 中确认泵速范围及精度

9.4 配液新技术展望

随着生物药物的大规模产业化发展，缓冲液的配制逐渐成为扩大生产规模的瓶颈，传统的缓冲液配制，需要众多的不同规模的缓冲罐，而目前的厂房面积也会限制可储存的缓冲液的量。在线配液系统可以通过酸、碱、盐和水实时配制成各种浓度的终缓冲液，可以大大的提高厂房的利用能力，减少配制时间，降低配制成本，并且在配制中的 PAT 技术，也可以提高缓冲液的质量，总体上增强已有厂房的生产能力。

9.4.1 配液中心

在线配液技术未来可以通过多种形式提高工厂的利用效率，首先可以作为缓冲液配制中心，向不同的车间提供缓冲液（图 9-4），此种应用可以通过配液自动化提高整个工厂的利用效率，利用较小的工厂面积，运行更多的产品。同时，也可以实现配液结果的电子化记录，方便质量控制和管理。

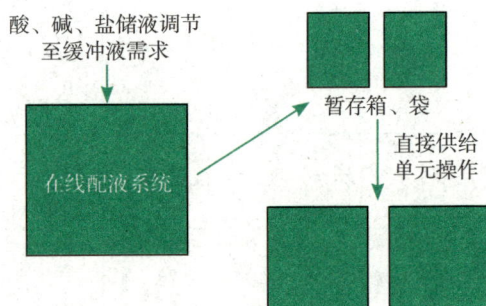

图 9-4 在线配液系统作为缓冲液配制中心

9.4.2 配液系统与层析系统的整合

同时在线配液系统也可以与层析设备相整合，作为单独车间里的层析系统进行在线缓冲液配制和层析。目前，国外的 Kedron 等客户采用这样的设计，此时需要把在线配液功能整合进层析设备中，这样的方式可以大大减少储液罐的数量，提高车间的利用效率。

9.4.3 连续性生产

与现代化配液体系开发紧密相关的另一个领域中，连续性生产工艺的战略也已经逐渐得到工业界的理解和响应。许多药物的生产企业都表示了对这种新工艺的浓厚兴趣和愿意尝试的意向。特别是在生物制药的领域，连续性细胞培养作为一种新型技术极大地拓展了行业对工艺生产方式的理解，它解决了因蛋白质质量不稳定或者表达量偏低，以及 Fed-batch 无法保证批次的稳定控制等一系列问题。而且，该类型工艺的应用可以去除了工艺开发过程中一些不必要的放大步骤，简化了生产工艺及其开发过程。一些企业也已经对已有的生产工艺进行升级或技术改造，以适应连续化生产的应用。

连续性生产体系中，无菌配液主要包括培养基、缓冲液等的配制。这类无菌配液系统为连续化生产带来更加稳定和更高效率的先进生产技术。当前，世界上一些大的生物制药企业也开始尝试从传统培养工艺的 Fed-batch 向连续生产工艺的转变，以期解决传统培养工艺无法真正满足需求的问题。连续性生产被证明在工艺自动化、质量源于设计以及在线分析技术的应用等方面具有比传统生产工艺更优的实用性。但与此同时，越来越多的下游工艺也开始考虑，并在技术上尝试连续生产的方式。例如，在线连续纯化工艺的出现已经显示出在化学与生物药生产工艺的一些特点。上述提到的工艺开发中的关键点看似与无菌配液体系相互分离，但实则牵一发而动全身。无菌培养液与无菌缓冲液的配制过程中，某一因素对无菌生产结果可以产生重要的影响，以及综合效应对生物药物蛋白质的表达和质量的影响。因此，要想实现连续生产还需要对无菌配液系统投入更多的技术与关注，才能将上游和下游真正的融合为一个整体，实现高质量蛋白稳定均一的表达和生产。我们也可以期待，在不远的未来，连续性生产的应用，将在业界带来革命性的变革。

9.4.4 即用配液生物工艺液体技术

在线配液技术由于配液设备自动化，操作工艺流程化，通过自动化程序可以降低人工操作的偏差，但是该技术相应要求技术门槛较高，仍然需要较为完善的场地，人员培训，以及初始设备投入。然而，新型的即用配液生物工艺液体技术在欧美已经非常成熟。通过专业的生物工艺供应商，在符合类GMP的质量管理系统要求下，建立完整的多供应商（例如：酸碱盐、缓冲液、细胞培养基、生物试剂等）体系，采用专业的配液及除菌技术，以及完善的工艺液体确认及验证，同时出具系统化的验证指南遵循相应的 ChP、USP、EP 或 JP 规范，进而生物制药企业可以直接采购即用生物工艺液体，进行无菌链接，直接进行相应的生物工艺上、下及药品分装工作。最终生物制药企业可以极大的减少自建配液设备、场地、人员以及供应商和质量控制体系，从而将更加专注于自有的更擅长的制药研发生产等工作。另外，即用配液生物工艺液体技术对于初创型制药企业亦是提升药品质量、加快研发速度、增加新药开发灵活性的最佳选择和实践。

9.4.4.1 即用浓缩液配制

对于在线配液系统，其功能是将浓缩液稀释成工艺的目标浓度，或通过少量几种母液配制成品类丰富的一系列缓冲液，虽然在线配液能释放大量的储液空间及配液工作量，但母液的配制依然是按照传统方式人工配制，整个配制过程依然会因为人工操作存在一定的风险。另外，由于缓冲液原料的种类、数量和传统方式完全一致，制药企业依然需要对所有的原辅料进行入厂检测，由于检测设备和检测能力有限，往往企业花费了大量的人力、物力后依然很难精确的判断采购的原辅料是否完全符合企业需求，而且对于母液生产过程需要建立完整的质量控制与放行流程，依然会因为人工参与较多而存在一定的风险。

为了释放更多与项目发展相关性较小的劳动力，在现有工厂条件下，基于有效利用空间推动更多项目发展的目的，大量生产企业希望能将浓缩液体配制这样的工作交给专业的企业来生产，通过缓冲液生产企业每批终产品的放行检测，确保产品准确，能有效降低企业自配母液偏差以及原料入厂检测的风险，医药企业可以通过文件审计或现场审计的方式确保所购买产品的准确性。

9.4.4.2 即用生物工艺液体

虽然通过使用即用浓缩液在线配液的方式能减少大量的设备投入，并释放一定的人力和生产空间，随着医药企业大量项目走向临床及商业化生产阶段，企业即将会面对进一步加大生产空间和生产设备的投入。

为了进一步控制风险，降低固定设备的投入，医药企业可以直接将所有液体的配制从车间取消，只需要在液体使用车间外建设小面积的缓冲间进行液体储存，相应液体通过无菌传送接头传送到液体使用车间。

最终，降低工艺液体风险，降低硬件设备投入，有效利用生产空间推进更多项目发展，并降低项目成本。

9.4.4.3 即用培养基

现有生物大分子药物的生产过程中，最重要的原辅料是细胞培养用的基础培养基和相关补料培养基。对于培养基，由于组分复杂且每种组分浓度极低，医药企业很难有办法建立确实可行的培养基入厂检测方法，而且对于培养基的配制，因为无法浓缩，医药企业只能完全人工配制，如果配制出完全精确的培养基往往是企业十分关注的话题。由于培养基生产企业能明确了解培养基的具体组分，从而能更为精确的控制培养基的配制工艺，通过专业的培养基检测放行，能更好的确保培养基的质量。

使用即用液体培养基，能避免培养基入厂检测，培养基配制及配制工艺验证的风险，确保生产顺利进行；而且，培养基成本较高，细胞表达的产品附加值更高。因此，在货期和物流允许的情况下，越来越多的企业愿意选择液体培养基来降低风险，而且这种采购模式已被欧美等发达国家的大量企业接受。

9.4.4.4 即用配液生物工艺液体的种类

生物工艺中缓工艺液体涵盖大分子生物要的整个上、下游生产工艺，由于不同生物药分子的特殊性以及不同制药企业所采用的工艺不同，每种生物药工艺所涉及的缓冲液和工艺液体也是不尽相同。图 9-5 简要地总结了生物制药工艺中可能会需要的化学物质。

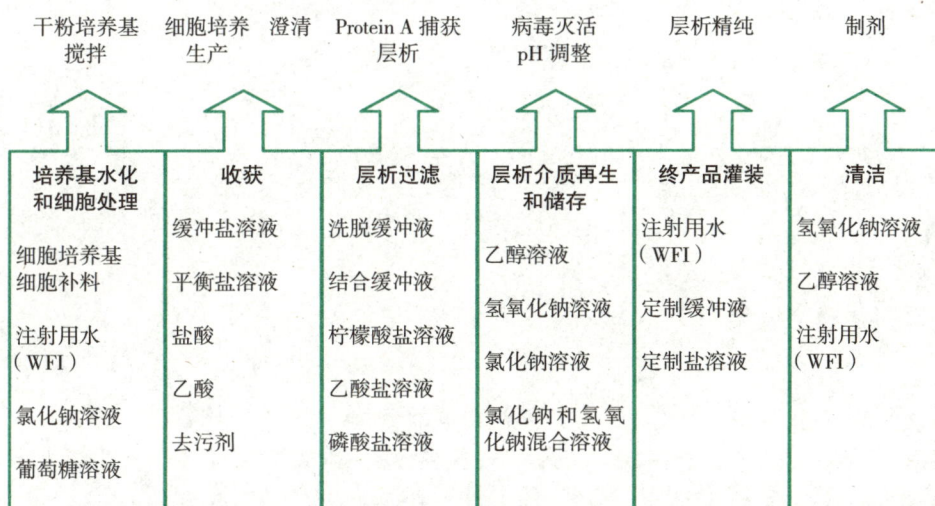

培养基水化和细胞处理	收获	层析过滤	层析介质再生和储存	终产品灌装	清洁
细胞培养基 细胞补料 注射用水（WFI） 氯化钠溶液 葡萄糖溶液	缓冲盐溶液 平衡盐溶液 盐酸 乙酸 去污剂	洗脱缓冲液 结合缓冲液 柠檬酸盐溶液 乙酸盐溶液 磷酸盐溶液	乙醇溶液 氢氧化钠溶液 氯化钠溶液 氯化钠和氢氧化钠混合溶液	注射用水（WFI） 定制缓冲液 定制盐溶液	氢氧化钠溶液 乙醇溶液 注射用水（WFI）

干粉培养基搅拌　细胞培养生产　澄清　Protein A捕获层析　病毒灭活 pH调整　层析精纯　制剂

图 9-5　生物工艺中缓冲液和工艺液体的种类

9.4.4.5　即用型缓冲液和工艺液体的稳定性

即用型生物工艺中缓冲液和工艺液体是根据工艺需求将不同成分按照一定配比水化后灌装到一次性储液袋中。制药企业在采购此类即用型液体后，在进行质量文件核实和产品检测后，即应用于生物工艺过程中。一般来说，制药企业在采购即用型缓冲液和工艺液体时，需要与供应商协商确定产品的稳定性检测，稳定性检测主要包括：外观，传导性/导电性，内毒素检测，组分浓度确定，渗透压，pH 值，无菌性，储液袋的溶出、浸出，储存条件验证，有效期验证。

科学技术前进的脚步不会停止，即用型、自动化、模块化、智能化的理念将更加坚定地践行制药工艺与制药装备的融合、进化与创新，为高质量、高稳定性药物制造过程不断贡献力量。

附录

中英文词汇对照表

（按英文缩写字母顺序排序）

序号	英文缩写	中文名称	英文名称
1	AAMI	美国医疗器械促进协会	Association for the Advancement of Medical Instrumentation
2	AAS	原子吸收分光光度法	Atomic Absorption Spectroscopy
3	ADC	抗体偶联药物	Antibody–Drug Conjugate
4	ADCF	无动物源成分	Animal Derived Component Free
5	ALCOA	归属至人、清晰可追溯、同步记录、原始一致、准确真实	Attributable, Legible, Contemporaneous, Original, Accurate
6	ANSI	美国国家标准局	American National Standards Institute
7	APC	高级过程控制	Advanced Process Control
8	API	药物活性成分	Active Pharmaceutical Ingredient
9	ASME	美国机械工程师协会	American Society of Mechanical Engineers
10	ASME BPE	美国机械工程师协会－生物工艺设备	The American Society of Mechanical Engineers Bioprocessing Equipment
11	ASQC	美国质量管理协会	American Society of Quality Control
12	ASTM	美国材料与试验协会	American Society for Testing and Materials
13	AWS	美国焊接协会	American Welding Society
14	BFS	吹瓶－灌装－封口	Blow/Fill/Seal
15	BI	生物指示剂	Biological Indicator
16	BOM	物料清单	Bill of Material
17	BPE	生物工艺设备	Bioprocessing Equipment
18	BPOG	生物制药论坛	BioPhorum Operations Group
19	BPSA	生物工艺系统联盟	BioProcess System Alliance
20	BSE	牛海绵状脑病	Bovine Spongiform Encephalopathy
21	BSI	英国标准协会	Britain Standard Institution
22	CA	醋酸纤维	Cellulose Acetate
23	CAD	计算机辅助设计	Computer Aided Design
24	CAM	计算机辅助制造	Computer Aided Manufacturing
25	CAPA	纠正和预防措施	Corrective Action and Preventive Action
26	CBER	FDA 生物制品审评研究中心	Center for Biologics Evaluation and Research

序号	英文缩写	中文名称	英文名称
27	CCEA	完整的、一致的、持久、可获得	Complete, Consistent, Enduring, Available
28	CCP	关键控制点	Critical Control Point
29	CDE	药品审评中心	Center for Drug Evaluation
30	CDER	药品审评研究中心	Center for Drug Evaluation and Research
31	CEPs	欧洲药典适用性认证	Certificate of Suitability Procedure
32	CFR	美国联邦法规	Code of Federal Regulations
33	cGMP	现行药品生产管理规范	Current Good Manufacture Practices
34	CHO	中国仓鼠卵巢细胞	Chinese Hamster Ovary
35	ChP	中国药典	Chinese Pharmacopoeia
36	CIP	在线清洗	Clean in Place
37	CMOs	合同制造商	Contract Manufacture Organizations
38	COA	检验报告	Certificate of Analysis
39	COP	离线清洗	Clean out Place
40	COTS	商用软件	Commercial Off-The-Shelf
41	CPC	CPC 公司	Colder Products Company
42	CPMP	欧洲药品评价局人用药委员会	Committee Proprietary Medicinal Products
43	CPP	关键工艺参数	Critical Process Parameter
44	CQA	关键质量属性	Critical Quality Attribute
45	CRM	客户关系管理系统	Customer Relationship Management
46	CRT	阴极射线现象管（CRT 显示器）	Cathode Ray Tube
47	CSV	计算机化系统验证	Computer System Validation
48	CVMP	欧洲药品评价局兽用药委员会	Committee for Medicinal Products for Veterinary Use
49	DCS	分布式控制系统	Distributed Control System
50	DDS	详细设计说明	Detail Design Specification
51	DI-GC/MS	直接进样 GC/MS	Direct Injection GC/MS
52	DIN	德国标准化学会	Deutsches Institut für Normung
53	DQ	设计确认	Design Qualification
54	DS	设计说明	Design Specification
55	E&L	可提取物和浸出物	Extractables & Leacheables
56	EDI	电法去离子	Electrodeionization Deionization
57	EHS	环境 / 健康 / 安全	Environment Health Safety
58	ELSIE	可提取物和浸出物安全信息交流协会	Extractables and Leachables Safety Information Exchange
59	EMEA/EMA	欧洲药品管理局	European Medicines Agency
60	EN	欧洲标准	European Norm
61	EP	《欧洲药典》	European Pharmacopoeia

序号	英文缩写	中文名称	英文名称
62	EPDM	三元乙丙橡胶	Ethylene Propylene Diene Monomer
63	ERP	企业资源计划	Enterprise Resource Planning
64	FAT	工厂验收测试	Factory Acceptance Test
65	FCE	进水相当电导率	Feed Water Conductivity Equivalent
66	FCS	现场总线控制系统	Fieldbus Control System
67	FDA	美国食品药品管理局	Food and Drug Administration
68	FDS	功能设计说明	Functional Design Specification
69	FMEA	失效模式与影响分析	Failure Mode and Effect Analysis
70	FS	功能说明	Functional Specification
71	FTA	故障树分析	Fault Tree Analysis
72	FTIR	傅里叶红外光谱法	Fourier Transform Infrared Spectroscopy
73	GAMP	良好自动化生产实践指南	Good Automated Manufacturing Practice
74	GC/MS	气相色谱质谱联用分析法	Gas Chromatography/Mass Spectrometry
75	GEP	良好工程管理规范	Good Engineering Practice
76	GMP	良好药品生产管理规范	Good Manufacturing Practices
77	GNB	革兰阴性菌	Gram Negative Bacterial
78	GSD	电子设备数据库文件	General Station Description
79	GxP	良好药品 x 管理规范	Good x Practice
80	HACCP	危害分析与关键控制点	Hazard Analysis and Critical Control Point
81	HAZOP	危险和可操作性分析	Hazard and Operability Study
82	HDPE	高密度聚乙烯	High Density Polyethylene
83	HDS	硬件设计说明	Hardware Design Specification
84	HEPA	高效空气过滤器	High Efficiency Particulate Air Filter
85	HMI	人机界面	Human Machine Interface
86	HS–GC/MS	顶空进样 GC/MS	Headspace GC/MS
87	HVAC	采暖、通风和空调系统	Heating, Ventilation and Air Conditioning
88	I/O	输入 / 输出	Input/Output
89	IC	离子色谱法	Ion Chromatography
90	ICH	人用药品注册技术要求国际协调会	International Council for Harmonization
91	ICP–MS	电感耦合等离子体质谱法	Inductively Coupled Plasma/Mass Spectrometry
92	ICP–OES	电感耦合等离子体原子发射光谱法	Inductively Coupled Plasma Optical Emission Spectrometer
93	ID	插入式设备	Insertion Devices
94	IDC	互联网数据中心	Internet Data Center
95	IEC	国际电工委员会	International Electrotechnical Commission
96	ILCS	在线配液系统	In–line Conditioning System
97	ILD	嵌入式设备	In–Line Devices
98	ILDS	在线稀释系统	In–line Dilution System

序号	英文缩写	中文名称	英文名称
99	IP	防护等级	Ingress Protection
100	IPA	异丙醇	Isopropyl Alcohol
101	IQ	安装确认	Installation Qualification
102	ISA	美国仪表、系统和自动化协会	The Instrumentation, Systems and Automation Society
103	ISO	国际标准化组织	International Standardization Orgnization
104	ISPE	国际制药工程协会	International Society for Pharmaceutical Engineering
105	ISTA	国际安全运输协会	International Safe Transit Association
106	JP	日本药典	Japanese Pharmacopoeia
107	LC/PDA/MS	液相色谱质谱联用分析法	Liquid Chromatography/Photodiode Array/Mass Spectrometry
108	LDPE	低密度聚乙烯	Low Density Polyethylene
109	LRV	对数降低值	Log Reduction Value
110	LVD	低电压指令	Low Voltage Pirective
111	MAb	单克隆抗体	Monoclonal Antibody
112	MES	制造执行系统	Manufacturing Execution System
113	MF	微滤	Micro Filtration
114	MPC	模型预测控制	Model Predictive Control
115	MS	质谱检测器	Mass Spectrometry
116	MWCO	截留分子量	Molecular Weight Cut Off
117	N66	尼龙66	Nylon 66
118	NF	纳米过滤	Nano Filtration
119	NMPA	国家药品监督管理局	National Medical Products Administration
120	NMR	核磁共振波谱分析	Nuclear Magnetic Resonance
121	NVR	非挥发性残留物	Non-Volatile Residue
122	OQ	运行确认	Operational Qualification
123	P&ID	管道仪表图	Piping and Instrumentation Diagram
124	PAO	聚α-烯烃	Poly-Alpha-Olefin
125	PAT	过程分析技术	Process Analysis Technology
126	PCS	过程控制系统	Process Control System
127	PDA	美国注射剂协会	Parenteral Drug Association
128	PDA	二极管阵列检测器	Photodiode Array
129	PDE	允许日暴露量	Permitted Daily Exposure
130	PE	聚乙烯	polyethylene
131	PEG	聚乙二醇	polyethylene Glycol
132	PEO	聚氧乙烯	Polyethylene Oxide
133	PES	聚醚砜	Polyethersulfone
134	PET	聚对苯二甲酸乙二醇酯	Polyethylene Terephthalate
135	PHA	预先危害分析	Preliminary Hazard Analysis

序号	英文缩写	中文名称	英文名称
136	PIC/S	药品检查国际公约组织	Pharmaceutical Inspection Convention and Pharmaceutical Inspection Co-operation Scheme
137	PID	比例 – 积分 – 微分控制器	Proportional Integral Differential
138	PLA	聚乳酸	Polylactic Acid
139	PLC	可编程逻辑控制器	Programmable Logic Controller
140	PP	聚丙烯	Polypropylene
141	PQ	性能确认	Performance Qualification
142	PQRI	药品质量研究学会	Product Quality Research Institute
143	PTFE	聚四氟乙烯	Polytetrafluoroethylene
144	PVC	聚氯乙烯	Polyvinyl Chloride
145	PVDF	聚偏二氟乙烯	Polyvinylidene Fluoride
146	PW	纯水	Purified Water
147	QA	质量保证	Quality Assurance
148	QbD	质量源于设计	Quality by Design
149	QMS	质量管理体系	Quality Management System
150	QRM	质量风险管理	Quality and Risk Management
151	QWP	质量工作组	Quality Working Party
152	RA	风险评估	Risk Assessment
153	RABS	限制进出隔离器	Restricted Access Barrier System
154	RO	反渗透	Reverse Osmosis
155	SAL	无菌保障水平	Sterility Assurance Level
156	SAM	蒸汽空气混合物	Steam-Air Mixture
157	SAT	现场验收测试	Site Acceptance Testing
158	SCADA	数据采集与监视控制系统	Supervisory Control And Data Acquisition
159	SCM	供应链管理	Supply Chain Management
160	SCT	安全阈值	Safety Concern Threshold
161	SD	有机溶剂 / 表面活性剂	Solvent-Detergent
162	SDI	污染指数	Silting Density Index
163	SDS	软件设计说明	Software Design Specification
164	SIP	在线灭菌	Sterility in Place
165	SLB	氯化钠乳糖培养基	Saline Lactose Broth
166	SLN	固体脂质纳米粒	Solid Lipid Nanoparticles
167	SMP	标准管理规程	Standard Management Procedure
168	SMS	软件模块说明	Software Module Specification
169	SOP	标准操作规程	Standard Operation Procedure
170	SQL	结构化查询语言	Structured Query Language
171	TACT	清洗时间、作用、浓度和温度	Temperature, Action, Concentration, Time
172	TC	卡箍快装接头	Tri-Clamp

制药配液风险控制相关技术考虑要点

序号	英文缩写	中文名称	英文名称
173	TCU	温度控制单元	Temperature Control Units
174	TDI	每日总摄入量	Total Daily-Intake
175	TDS	总溶解固体	Total Dissolved Solids
176	TFF	切向流过滤	Tangential Flow Filtration
177	TFF-HF	中空纤维切向流过滤	Tangential Flow Filtration-Hollow Fiber
178	TFF-UF	超滤切向流过滤	Tangential Flow Filtration-Ultra Filtration
179	TMP	跨膜压力	Transmembrane Pressure
180	TOC	总有机碳	Total Organic Carbon
181	TSE	传染性海绵状脑病	Transmissible Spongiform Encephalopathies
182	TTC	毒理学关注阈值	Threshold of Toxicological Concern
183	UAT	用户验收测试	User Acceptance Test
184	UF	超滤	Ultra Filtration
185	UPS	不间断电源	Uninterruptible Power Supply
186	URS	用户需求说明	User Requirement Specification
187	USP	《美国药典》	United States Pharmacopeia
188	UV	紫外光谱法	Ultraviolet Spectroscopy
189	VDC	直流电压	Voltage Direct Current
190	VDmax	最大验证剂量	Validation Dose Max
191	VHP	汽化过氧化氢灭菌	Vaporized Hydrogen Peroxide
192	WFI	注射用水	Water For Injection
193	WHO	世界卫生组织	World Health Organization
194	WIP	在线冲洗	Wash in Place